周術期に共通する必須知識

麻 1

周術期の循環管理 2

周術期の呼吸管理 3

［麻酔の副作用］
術後悪心・嘔吐（PONV） 4

［麻酔の副作用（低体温）］
周術期の体温管理 5

周術期の疼痛管理 6

手術体位 7

鏡視下手術
（ロボット支援下手術を含む） 8

【診療科別】手術の見取図

器外科 1

心臓血管外科 2

消化器外科
＋乳腺外科 3

泌尿器科 4

脳神経外科 5

産科・婦人科 6

眼科 7

耳鼻咽喉科 8

形成外科 9

口腔外科 10

整形外科 11

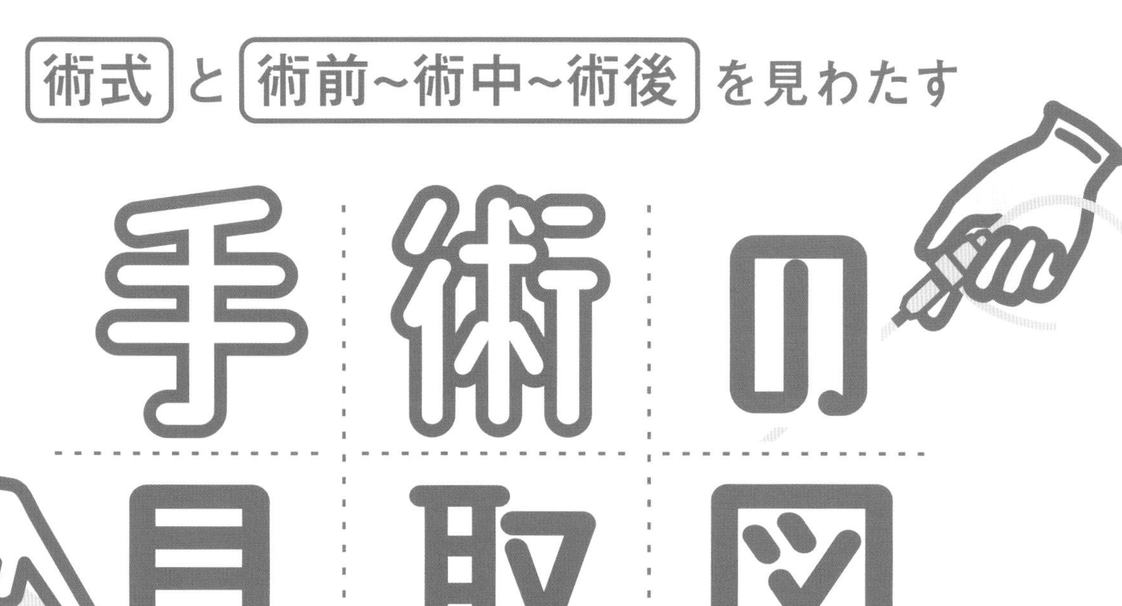

術式と術前~術中~術後を見わたす 手術の見取図

編著　齋藤 直美
著　札幌医科大学附属病院 手術部門
医学監修　札幌医科大学

照林社

周術期に一貫した看護を提供するために

手術を受ける患者さんは、術前から手術に対して期待や不安を抱えています。周術期にかかわる看護師は、そのような患者さんの周術期を通して一貫性のある看護を提供し、合併症なく在宅へとつなげるかかわりをする必要があります。

多くの場合、手術室看護師が術前・術中の患者さんにかかわり、術前・術後は病棟看護師が看護ケアを提供します。手術室は閉鎖的な環境のため、患者さんにどのような看護が提供され、麻酔や手術はどのようなことが行われているのか知ることは困難です。

しかし、麻酔の影響や術式のバリエーション、再建方法によって、術後管理が変わることは少なくありません。どのような過程を経てそうなったのかを知ることで、患者さんへの対応や観察項目、看護ケアが変わってきます。

特に全身麻酔に関する身体への影響は、循環、呼吸以外にも、体温管理や疼痛、悪心・嘔吐など多岐にわたります。これらの内容を正しく理解することで、疾患や術式、基礎疾患による術後合併症と区別して評価することができます。つまり術後の症状が一過性の反応なのか、術後合併症の予兆なのかを判断する視点が身についてくるということです。

手術室看護師から病棟看護師への術後の申し送りは、限られた時間の中で行われるため、互いに知りたい内容や聞きたい内容が共有しにくいこともあります。この本では、手術室看護師から病棟看護師への術後看護のポイントや、患者さんからの手術に対する質問や心理的支援にかかわる内容など、役立つポイントをまとめています。多くのICU看護師、病棟看護師、看護学生、手術室看護師のみなさんの手に届き、手術を受ける患者さんへの周術期の一貫した看護の提供に役立つことを祈っています。

最後に、出版にあたり協力してくださった、スタッフの伊藤幸子さん、寺林晃代さん、笠原裕太朗さん、古賀もも子さん、小木曽謙太さん、医療監修を行ってくださった先生方、照林社の皆様に深く感謝申し上げます。

2023年6月

齋藤直美

● 執筆　◆ 医学監修

周術期に共通する必須知識

1 麻酔 ［●齋藤直美 ◆枝長充隆］ 4
2 周術期の循環管理 ［●齋藤直美 ◆枝長充隆］ 6
3 周術期の呼吸管理 ［●齋藤直美 ◆枝長充隆］ 10
4 ［麻酔の副作用］術後悪心・嘔吐（PONV） ［●齋藤直美 ◆枝長充隆］ 12
5 ［麻酔の副作用（低体温）］周術期の体温管理 ［●齋藤直美 ◆枝長充隆］ 14
6 周術期の疼痛管理 ［●齋藤直美 ◆枝長充隆］ 18
7 手術体位 ［●齋藤直美 ◆枝長充隆］ 20
- 仰臥位 24
- 砕石位 26
- 側臥位 28
- 腹臥位 30
- 座位 32
- 手術体位一覧 34

8 鏡視下手術（ロボット支援下手術を含む） ［●伊藤幸子、古賀もも子、笠原裕太朗、齋藤直美 ◆京田有樹］ 36

【診療科別】手術の見取図

1 呼吸器外科

［●古賀もも子 ◆宮島正博］

- 呼吸器外科手術の全体像 40
- 手術でおさえておきたい呼吸器外科の解剖 42

1 胸腔鏡下肺葉切除術（ロボット支援下手術を含む） 44
2 胸腔鏡下肺区域切除術 46
3 気胸に対する手術 胸腔鏡下肺嚢胞切除術 48
4 胸腔鏡下縦隔腫瘍摘出術（ロボット支援下手術を含む） 50
5 肺全摘出術 52
6 縦隔腫瘍に対する手術 胸腺全摘出術（胸骨正中切開による） 54
7 悪性胸膜中皮腫に対する手術 胸膜切除／肺剥皮術［P/D］ 56
8 漏斗胸に対する手術 胸腔鏡補助下胸骨挙上術［NUSS法］ 58

2 心臓血管外科 ［●古賀もも子 ◆伊庭 裕］

▶ 心臓血管外科手術の全体像 …… 61
▶ 手術でおさえておきたい心臓血管外科の解剖 …… 62

9 腹部大動脈人工血管置換術 …… 68
10 胸部大動脈人工血管置換術 …… 70
11 胸腹部大動脈人工血管置換術 …… 74
12 冠動脈バイパス術［CABG］…… 76
13 大動脈弁置換術［AVR］…… 80
14 僧帽弁置換・形成術［MVR/MVP］…… 82
15 胸部・腹部ステントグラフト留置術 …… 86
16 経皮的大動脈弁留置術［TAVI］…… 88
17 経皮的僧帽弁クリップ術 …… 90
18 経皮的左心耳閉鎖術 …… 92

3 消化器外科＋乳腺外科 ［●笠原裕太朗 ◆奥谷浩一］

▶ 消化器外科＋乳腺外科手術の全体像 …… 94
▶ 手術でおさえておきたい消化器外科の解剖 …… 96

19 腹腔鏡下胃切除・胃全摘出術（ロボット支援下手術を含む）…… 98
20 胸腔鏡下食道切除術［VATS-E］…… 100
21 腹腔鏡下肝切除術［LH］…… 102
22 腹腔鏡下脾臓摘出術［LS］…… 106
23 膵頭十二指腸切除術［PD］…… 108
24 腹腔鏡下膵体尾部切除術（ロボット支援下手術を含む）…… 110
25 腹腔鏡下胆嚢摘出術［LC］…… 112
26 腹腔鏡下結腸右半切除術［LRHC］…… 114
27 腹腔鏡下S状結腸切除術［LS］/直腸切除術（ロボット支援下手術を含む）…… 116
28 腹腔鏡下直腸切断術［LAPR］…… 118
29 腹腔鏡下鼠径ヘルニア根治術 …… 120
30 ロボット支援下直腸切除術 …… 122
31 経肛門的内視鏡下手術［TAMIS］…… 124
32 乳房切除術 …… 126

4 泌尿器科 ［●伊藤幸子 ◆京田有樹］

▶泌尿器科手術の全体像 …… 128
▶手術でおさえておきたい泌尿器科の解剖 …… 130

33 腹腔鏡下腎摘除術 …… 132
34 腹腔鏡下腎尿管全摘除術 …… 134
35 ロボット支援下前立腺摘除術［RARP］ …… 136
36 ロボット支援下腎部分切除術［RAPN］（腹腔鏡下手術を含む） …… 138
37 ロボット支援下根治的膀胱全摘除術［RARC］（腹腔鏡下手術を含む） …… 140
38 腎移植術 …… 144
39 経尿道的手術 …… 146

5 脳神経外科 ［●小木曽謙太 ◆江夏 怜］

▶脳神経外科手術の全体像 …… 148
▶手術でおさえておきたい脳神経外科の解剖 …… 150

40 開頭脳動脈瘤クリッピング術 …… 152
41 血管バイパス術 …… 154
42 開頭頭蓋内腫瘍摘出術 …… 156
43 覚醒下焦点切除術 …… 158
44 微小神経血管減圧術 …… 160
45 頸動脈内膜剥離術［CEA］ …… 162
46 内視鏡下経鼻的腫瘍摘出術 …… 164
47 脳深部刺激療法［DBS］ …… 166
48 正常圧水頭症に対するシャント術 …… 168
49 穿頭術 …… 170

6 産科・婦人科 ［●伊藤幸子 ◆幅田周太朗］

▶産科・婦人科手術の全体像 …… 173
▶手術でおさえておきたい産科・婦人科の解剖 …… 174

50 帝王切開術 …… 176
51 子宮鏡下手術［TCR］ …… 180

52 単純子宮全摘出術（膣式）[VT] 182
53 子宮・付属器悪性腫瘍に対する手術（開腹） 184
54 腹腔鏡下子宮全摘出術 [TLH] 186
55 腹腔鏡下子宮筋腫核出術 [TLM] 188
56 腹腔鏡下卵巣腫瘍摘出術 [TLC] 190
57 ロボット支援下子宮全摘出術 [RASH] 192

7 眼科 [●齋藤直美 ◆大黒 浩]

▶眼科手術の全体像 195
▶手術でおさえておきたい眼科の解剖 196

58 白内障に対する手術 198
59 緑内障に対する手術 200
60 硝子体切除術（Vitrectomy） 202
61 網膜復位術（網膜内陥術、バックリング手術） 204
62 斜視に対する手術 206

8 耳鼻咽喉科 [●小木曽謙太 ◆山本圭佑]

▶耳鼻咽喉科手術の全体像 209
▶手術でおさえておきたい耳鼻咽喉科の解剖 210

63 鼓室形成術 212
64 人工内耳挿入術 214
65 喉頭微細手術（ラリンゴマイクロサージャリー） 216
66 内視鏡下鼻内副鼻腔手術 [ESS] 218
67 口蓋扁桃腺摘出術 220
68 気管切開術 222
69 耳下腺腫瘍摘出術 224
70 顎下腺腫瘍摘出術 226
71 甲状腺（腫瘍）摘出術 228
72 頸部郭清術 230
73 下咽頭喉頭全摘出術 232

9 形成外科 ［●齋藤直美 ◆齋藤　有］

▶形成外科手術の全体像 …… 235
▶手術でおさえておきたい形成外科の解剖 …… 236

74 熱傷治療 …… 238
75 顔面骨骨折整復固定術 …… 240
76 口蓋形成術 …… 242
77 耳介形成術 …… 244
78 皮膚皮下腫瘍切除術 …… 246
79 眼瞼下垂に対する手術 …… 248
80 乳房再建術 …… 250
81 遊離皮弁移植術 …… 252

10 口腔外科 ［●齋藤直美 ◆宮﨑晃亘］

▶口腔外科手術の全体像 …… 255
▶手術でおさえておきたい口腔外科の解剖 …… 256

82 抜歯術 …… 258
83 下顎枝矢状分割術［SSRO］ …… 260
84 舌悪性腫瘍に対する手術 …… 262

11 整形外科 ［●寺林晃代 ◆寺本篤史］

▶整形外科手術の全体像 …… 265
▶手術でおさえておきたい整形外科の解剖 …… 266

85 合指症に対する手術 …… 270
86 橈骨遠位端骨折に対するプレート固定術 …… 272
87 肩関節鏡視下手術 …… 274
88 上腕骨骨折に対する髄内釘固定術 …… 276
89 頸部脊柱管拡大術（椎弓形成術） …… 278
90 腰部後方椎体間固定術 …… 280
91 内視鏡下腰椎椎間板摘出術［MED］ …… 282
92 大腿骨頸部/転子部骨折に対する骨接合術 …… 284

93 人工股関節置換術［THA］ 286
94 大腿骨骨幹部骨折に対する髄内釘固定術 288
95 膝関節鏡視下半月板切除/縫合術 290
96 膝関節鏡視下前十字靭帯再建術 292
97 人工膝関節置換術［TKA］ 294
98 脛骨骨折に対するプレート固定術 296
99 アキレス腱縫合術 298
100 四肢切断術 300

本書に出てくる主な略語 302
索引 307

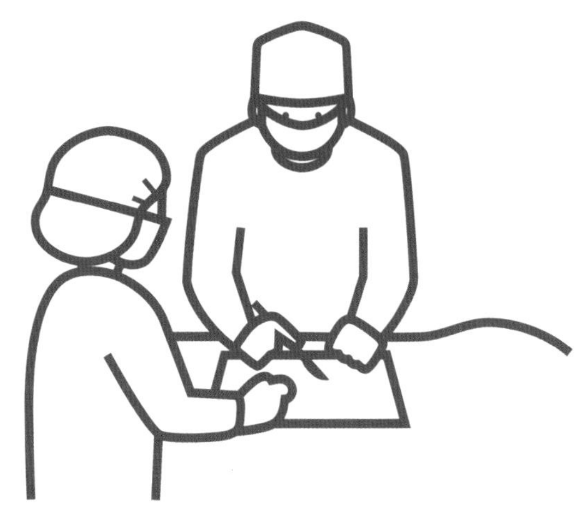

●本書の内容は、執筆者が臨床例をもとに解説しています。実践により得られた方法を普遍化すべく努力しておりますが、万一本書の記載内容によって不測の事故等が起こった場合、著者、出版社はその責を負いかねますことをご了承ください。
●各疾患の診療に関しては、常に学会ガイドライン等、最新の情報をご参照ください。また治療や看護実践にあたっては、自施設の方針・取り決めをご確認ください。
●本書に記載している薬剤や医療器具等の情報は、2023年６月１日現在のものです。薬剤等の使用にあたっては、個々の添付文書を参照し、適応・用量等は常にご確認ください。

装丁・本文デザイン：熊アート　本文イラスト：熊アート、吉村堂（アスラン編集スタジオ）、キシダサトコ、五十嵐 亨
DTP制作：熊アート、明昌堂

編著者一覧

編集

齋藤直美　札幌医科大学附属病院 手術部門 副看護師長
手術看護認定看護師

執筆（執筆順）

齋藤直美　札幌医科大学附属病院 手術部門 副看護師長
伊藤幸子　札幌医科大学附属病院 手術部門 指導主任看護師
古賀もも子　札幌医科大学附属病院 手術部門 主任看護師
笠原裕太朗　札幌医科大学附属病院 手術部門 副看護師長
小木曽謙太　札幌医科大学附属病院 手術部門 主任看護師
寺林晃代　札幌医科大学附属病院 手術部門 指導主任看護師

医学監修（執筆順）

枝長充隆　札幌医科大学医学部 麻酔科学講座 准教授
京田有樹　札幌医科大学医学部 泌尿器科学講座 助教
宮島正博　札幌医科大学医学部 呼吸器外科学 講師
伊庭　裕　札幌医科大学医学部 心臓血管外科学講座 講師／附属病院 病院教授
奥谷浩一　札幌医科大学医学部 消化器・総合、乳腺・内分泌外科学講座 講師
江夏　怜　札幌医科大学医学部 脳神経外科学講座 講師
幅田周太朗　札幌医科大学医学部 産婦人科学講座 講師
大黒　浩　札幌医科大学医学部 眼科学講座 教授
山本圭佑　札幌医科大学医学部 耳鼻咽喉科・頭頸部外科学講座 助教
齋藤　有　独立行政法人国立病院機構 北海道医療センター 形成外科 医長
宮﨑晃亘　札幌医科大学医学部 口腔外科学講座 教授
寺本篤史　札幌医科大学医学部 整形外科学講座 准教授

（2023年６月１日現在）

『手術の見取図』の説明書

- 11診療科・100項目の手術について、「どのような手術を行うのか」「手術を受ける患者の注意点は何か」を簡潔に解説しています。
- 手術中のイベントによって術後看護に影響を及ぼす内容を中心に解説しています。
- 全身麻酔が患者にどのような影響を与えるのか、周術期看護の基本となる必須知識もまとめています。

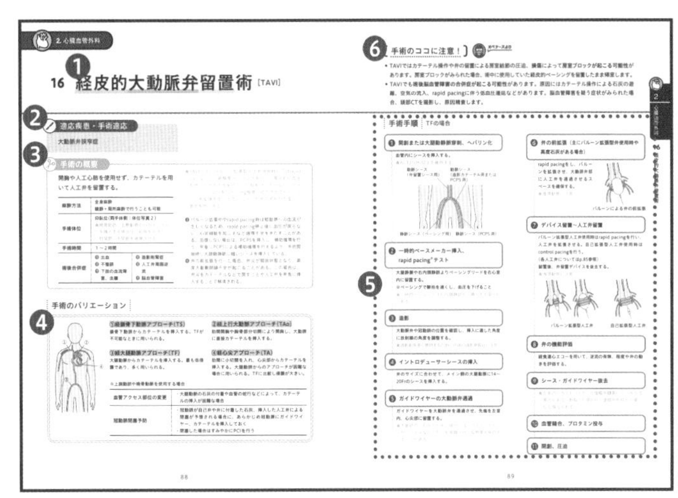

❶ 手術名・術式

❷ 適応疾患・手術適応

❸ 手術の概要

- 麻酔についてはp. 4 ～ 5 参照
- 実際の体位の写真はp. 24～33参照
- 一般的な手術時間のめやすを示しています（患者状態により異なる）。
- 術中～術後で起こる可能性がある・特に注意すべき合併症を中心に記載しています。

❹ 手術のバリエーション

- 術式によっては再建方法やアプローチ方法に種類があり、メリット・デメリットなどの違いについて記載しています。

❺ 手術手順

- 最も一般的な手術手順について、特に術後看護に関係する内容を中心に記載しています。
- 手順の詳細は省略していますが、ポイントとなる部分にはイラストを取り入れ、専門性の高い手術それぞれの、おおまかな流れと看護師の役割を把握することができます。

❻ 手術のココに注意！

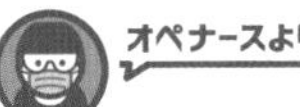
オペナースより

- 手術を受ける患者の注意点、観察項目、術後の継続看護など、周術期を通してのポイントを手術室看護師が補足しています。

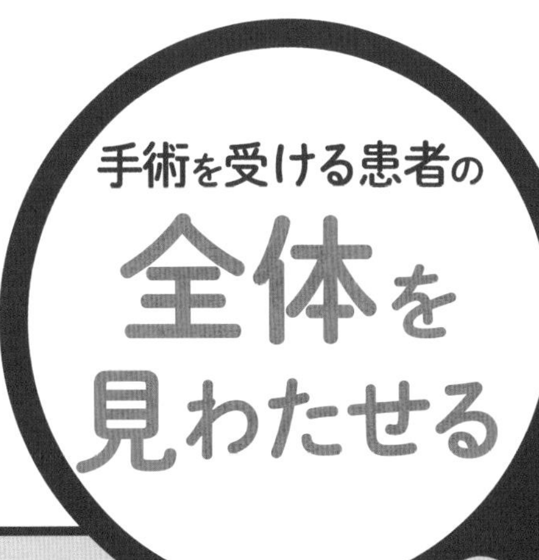
手術を受ける患者の
全体を
見わたせる

周術期に共通する必須知識

麻酔による生理的変化は、基礎疾患のない患者にも影響を及ぼします。また基礎疾患のある患者に対しては、麻酔による影響で多くの合併症を引き起こしやすくなります。術後に患者に起こる症状が、麻酔による影響なのか、手術による合併症なのか、アセスメントするためには、基礎知識となる麻酔による影響と、手術中にどのような管理が患者に行われているかを知る必要があります。

ここでは、実際に手術中に患者に行われている全身管理や疼痛管理、手術体位、鏡視下手術の要点をまとめました。

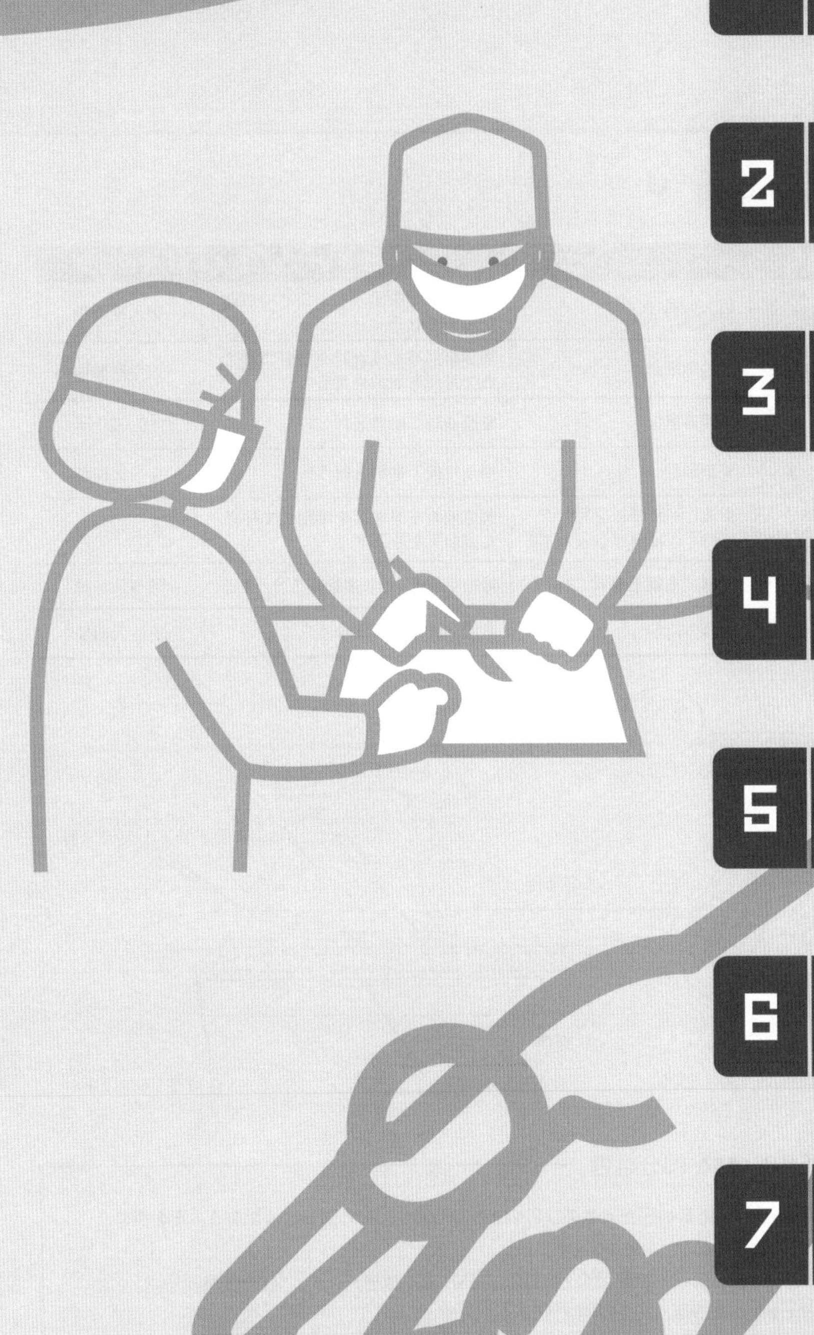

1 麻酔

2 周術期の循環管理

3 周術期の呼吸管理

4 [麻酔の副作用]
術後悪心・嘔吐(PONV)

5 [麻酔の副作用(低体温)]
周術期の体温管理

6 周術期の疼痛管理

7 手術体位

8 鏡視下手術
(ロボット支援下手術を含む)

1　麻酔

オペナースより❶

術式、基礎疾患の有無、患者の希望、入院・外来の有無などによって最も適した麻酔方法を選択、もしくは組み合わせて行います。

ドクターより❶

近年では、神経ブロックを併用する麻酔が増えてきています。

麻酔の種類 ❶

種類	方法		概要	作用時間
全身麻酔	吸入麻酔		吸入麻酔薬を吸入することで意識を喪失させる	吸入期間中
	全静脈麻酔		静脈麻酔薬を点滴静脈注射することで意識を喪失させる	投与期間中
（広義の）区域麻酔	表面麻酔		粘膜表層に麻酔を行う	10〜20分
	浸潤麻酔		局所に皮下麻酔を行う	1〜2時間
	伝達麻酔	神経叢ブロック 神経ブロック❶	超音波ガイドなどを使用して神経に麻酔薬を注入する	6〜24時間
	脊椎くも膜下麻酔		脊椎くも膜下腔に麻酔薬を注入する	2〜3時間
	硬膜外麻酔		硬膜外腔に麻酔薬を注入する	持続注入期間中

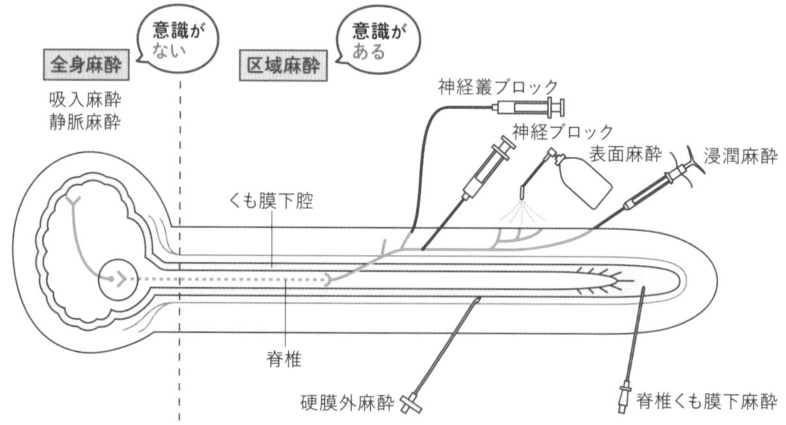

オペナースより❷

ASA-PS分類は、他の合併症リスクのめやすにもなります。

MEMO　ASA-PS分類 ❷

麻酔方法は、麻酔科医が患者の術前の状態から総合的に判断し、決定する。その際によく使用されるのがASA-PS分類である。
呼吸・循環・代謝・神経系の合併症、身体所見を参考に、Ⅰ〜Ⅴ(緊急手術時はE：emergencyを評価に加える)で評価する。

Ⅰ	全身状態が良好
Ⅱ	日常生活が制限されない程度の軽度の疾患をもつ
Ⅲ	日常生活が制限されるような重度の疾患をもつ
Ⅳ	日常生活が制限されるような重度の疾患をもち、常に生命を脅かされている
Ⅴ	手術をしなければ死亡するような瀕死の状態

麻酔のココがポイント

- 麻酔は、患者が苦痛を感じることなく、治療のために手術を行いやすくするためのものです。
- 全身麻酔を行う患者の場合、術前に、問診、**血液検査**、**胸部X線検査**、**心電図検査**などを行い、麻酔科医が総合的に、全身麻酔が可能か判断をしています。
- 内服薬によっては、麻酔方法に影響を及ぼすものがあるため、**事前に休薬や投与方法の変更**などの対応が必要な場合があります。

全身麻酔の流れとポイント

麻酔導入

全身麻酔の3要素

❶ 意識の喪失　❷ 鎮痛　❸ 筋弛緩

それぞれのバランスがとれていることが重要

この3要素を満たすために

❶ 吸入麻酔薬 or 静脈麻酔薬の投与による意識の喪失の維持
❷ 鎮痛のための麻酔薬（吸入麻酔薬、静脈麻酔薬、局所麻酔薬）の投与
❸ 筋弛緩状態の維持のための筋弛緩薬の投与

を行います。

術中

- 出血や手術操作によるバイタルサインの変化を考慮し、薬剤の投与量の調整を行う。

手術終了〜覚醒〜抜管

- 手術終了後に麻酔薬、筋弛緩薬の投与を中止し、患者の体内に残存する麻酔薬の代謝を待ち、麻酔覚醒の評価基準の1つである、呼名反応の出現を観察する。
- 抜管基準を満たしていれば抜管をする。

＜抜管基準＞

- **呼吸**

  自発呼吸の安定（呼吸数10〜25回/分、1回換気量：体重×10×0.7mL以上）
  深呼吸ができる
  SpO_2＝98〜100％

- **気道反射**

  気管吸引時に咳反射が起こる

- **意識**

  呼びかけに反応して開眼・手を握ったり離したりできる・開口・舌を出すことができる

- **筋弛緩の回復** ❷

  TOF比*が90％以上

- **循環不全がない**

  血圧：80mmHg以上、心拍数：120/分以下

＊TOF（train of four）比：神経探知刺激装置で0.5秒おきに4回連続する刺激を1群として、15秒ごとに繰り返す刺激法。筋弛緩薬が効いていないときは、第1刺激（T1）と第4刺激（T4）の高さの比（TOF比）がほぼ100％となる。

退室 ❸

- 退室前に、患者の状態を退室基準で評価する。

＜退室基準＞

- **中枢神経系**：完全に覚醒し、見当識がある
- **呼吸系**：呼吸が十分安定し、深呼吸ができる
- **循環系**：血圧、心拍数が安定し不整脈や胸痛がない
- **筋弛緩薬作用の消退**：深呼吸ができ、手をしっかり握ることができる
- **体温**：低体温によるシバリングがない
- **疼痛管理**：痛みのコントロールが容易にできる範囲である
- **術後の悪心・嘔吐（PONV）**がない
- **麻酔や手術の合併症**がない（薬剤によるアレルギー症状が起きていない など）❸

ドクターより❷

現在では、筋弛緩モニター使用が必須です。

オペナースより❸

抜管後の患者の状態は、病棟へ申し送りを行い、継続看護に活かす必要があります。
術中に発生したイベントによっては術後の指示が変更になることも少なくありません。術中に使用した麻酔薬や、術後の鎮痛目的で使用している薬剤の患者への影響を考慮した申し送りをしています。

ドクターより❸

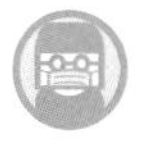

特に近年ではスガマデクスナトリウム（ブリディオン®）によるアレルギーに注意が必要です。

2 周術期の循環管理

オペナースより❶

血圧・脈拍の変動はあらかじめ予測される場合は、麻酔薬や鎮痛薬を調整しコントロールを行います。これらの要素とは別に、患者の基礎疾患、術式ごとの手術操作によっても血圧・脈拍に変動が起こります。

ドクターより❶

術前の脱水状態で血管内容量が少ない状況下で、麻酔薬による血管抵抗の低下で血圧低下が発生する可能性が高いです。かなり用心すべき時期です。

ドクターより❷

先行鎮圧が血圧、心拍数上昇を抑えるうえで重要です。

ドクターより❸

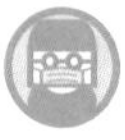

手術後の鎮痛を考えて鎮痛薬投与を行わないと血圧や心拍数、呼吸数が上昇します。

一般的な麻酔導入から抜管までの血圧・脈拍の変化 ❶

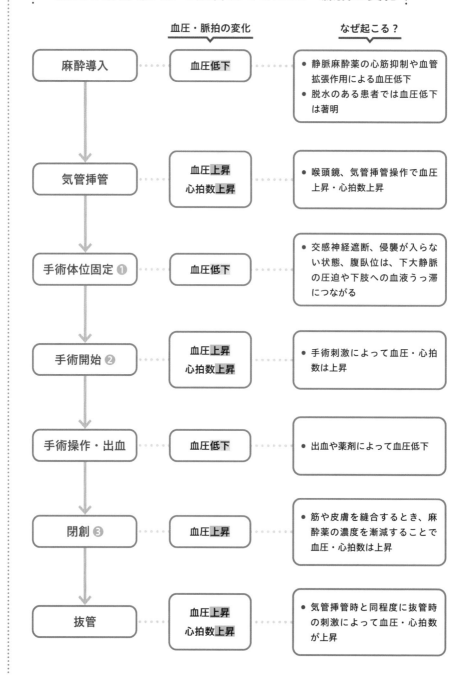

	血圧・脈拍の変化	なぜ起こる？
麻酔導入	血圧低下	・静脈麻酔薬の心筋抑制や血管拡張作用による血圧低下 ・脱水のある患者では血圧低下は著明
気管挿管	血圧上昇 心拍数上昇	・喉頭鏡、気管挿管操作で血圧上昇・心拍数上昇
手術体位固定 ❶	血圧低下	・交感神経遮断、侵襲が入らない状態、腹臥位は、下大静脈の圧迫や下肢への血液うっ滞につながる
手術開始 ❷	血圧上昇 心拍数上昇	・手術刺激によって血圧・心拍数は上昇
手術操作・出血	血圧低下	・出血や薬剤によって血圧低下
閉創 ❸	血圧上昇	・筋や皮膚を縫合するとき、麻酔薬の濃度を漸減することで血圧・心拍数は上昇
抜管	血圧上昇 心拍数上昇	・気管挿管時と同程度に抜管時の刺激によって血圧・心拍数が上昇

循環管理のココがポイント

- 手術操作や麻酔薬の影響を最も受けるのが循環です。術中はできる限り変動が起こらないように薬剤で調整を行います。
- 予測されない場面で血圧や脈拍の変動があった場合は、術野の状況や投与中の薬剤の血中濃度を考慮し、消去法で原因を探り対応を行います。

循環管理の周術期合併症 ❷

高血圧*	
原因	理由・対応など
浅麻酔 術後疼痛	● 疼痛刺激に対する交感神経の興奮によるもの ● 術中は麻酔薬・鎮痛薬の追加投与で調整 ● 術後は鎮痛薬の投与で対応 ● 交感神経系刺激によるものであるため頻脈や発汗、散瞳を伴うことが多い
高二酸化炭素症	● 交感神経刺激を伴うため高血圧になる ● 換気の適正化で調整
手術操作	● 動脈遮断時には、末梢血管抵抗が急激に増大し、高血圧とともに過大な心負荷を伴う ● 整形外科の上下肢の手術で使用するタニケット装着後には後負荷の増大がみられる。解除後に後負荷の低下
内分泌疾患に伴うもの	● 甲状腺機能亢進、褐色細胞腫では、術中高度の高血圧、頻脈が発生することがある

低血圧*	
原因	理由・対応など
深麻酔	● 麻酔薬の心収縮力抑制あるいは血管拡張作用による深麻酔となると、用量依存性に血圧は低下する
循環血液量不足 （出血・脱水）	● 前負荷の減少により、心拍出量が減少する ● 徐々に進行した場合代償機構がはたらくため、血圧が低下する前に末梢血管抵抗が上昇し頻脈になる ● 術前：脱水、出血 ● 術中：麻酔（脊椎くも膜下麻酔、硬膜外麻酔）による血管拡張に伴う相対的循環血液量不足、輸液不足、術中出血、体位（腹臥位、座位） ● 術後：術後出血、術中の輸液不足、術後硬膜外麻酔などの鎮痛処置
心不全	● 術前から心機能低下がある場合は、麻酔薬の心収縮力抑制・血管拡張作用のため心不全となる可能性がある ● 大動脈解離で心タンポナーデとなった場合は、左室拡張不全による心不全に陥る
神経反射	● 喉頭鏡操作・眼球圧迫・腸管牽引では迷走神経反射が生じ、頸部手術では頸動脈洞反射が生じ、その結果徐脈と血圧低下が起こる ● 腸管牽引の際に放出されるプロスタサイクリンが低血圧の原因になることがある
アナフィラキシーショック	● 薬剤（特に抗菌薬）、輸血、血液製剤、ラテックス製品、筋弛緩薬（例：ロクロニウム臭化物（エスラックス®）、筋弛緩回復薬（例：スガマデクスナトリウム（ブリディオン®）、消毒薬などに多い ● ヒスタミン遊離により末梢血管拡張が原因
敗血症性ショック	● イレウス、消化管穿孔、重症感染症では敗血症性ショックになる場合がある ● エンドトキシンや炎症性サイトカインにより末梢血管抵抗が非常に低下し、低血圧となる

オペナースより❷

周術期合併症は、術後の管理にも影響を及ぼす場合もあるため、生体反応をおさえておきましょう。手術中に対応することで症状が消退するものもあります。

＊高血圧
麻酔中の高血圧は心筋酸素消費量の増大を引き起こし、心筋虚血の原因になる。まれに脳出血や動脈瘤破裂を引き起こす。

＊低血圧
平均血圧は心拍出量と末梢血管抵抗の積で表される。低血圧は心拍出量の減少と末梢血管抵抗の低下について考える。

不整脈*	
原因	理由・対応など
心室期外収縮（PVC）❹	局所の心筋虚血、カテーテルによる物理的刺激、麻酔薬やカテコラミンなどの薬剤
心室頻拍（VT） 心室細動（VF）❺	急性心筋梗塞、QT延長をきたす薬剤、高カリウム血症
心房細動（AF） 心房粗動（AFL）	心臓弁膜症、虚血性心疾患、高血圧症、心不全、甲状腺機能亢進症、過大な前負荷などによる左心房の拡大
房室ブロック（AVB）❻	麻酔中の副交感神経の優位、麻酔薬の刺激伝導系に対する抑制的な作用、心筋虚血、術中に使用する循環作動薬（カルシウム拮抗薬、β遮断薬など）、電解質異常

心筋虚血*	
原因	手術に対する精神的ストレス、手術侵襲、術後疼痛、術中の著しい血行動態の変動が原因

周術期の輸液管理

周術期は… ❸

- 手術操作に伴う出血、手術部位からの水分の消失および炎症反応に由来する血管外への水分の消失が生じる
- 麻酔による交感神経遮断は血液の70%が存在する静脈系を拡張させ、静脈還流および心拍出量の減少を引き起こす

MEMO 体液分画

成人の場合、総水量が体重の60%で、そのうち細胞内液が40%、細胞外液が20%になります。

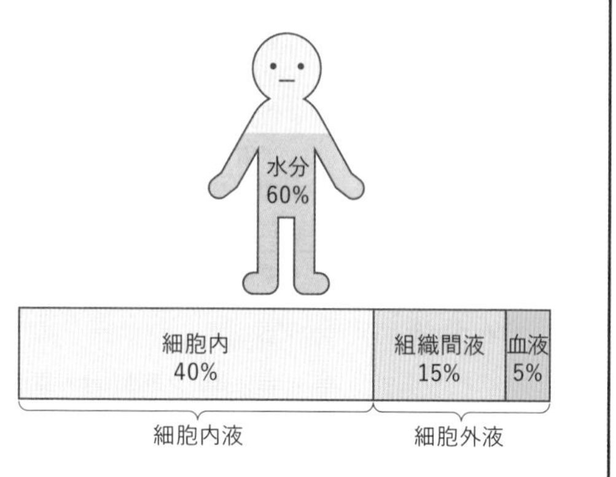

＊不整脈
揮発性麻酔薬は不整脈誘導作用を有する。心筋に対してアドレナリンの感受性を亢進させる。

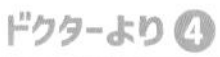

胸部外科手術時、心臓に触れる際に注意します。

ドクターより❺

40万倍生食アドレナリン（ボスミン注®）の投与時などは特に注意。PVC、VT、VFが発生する可能性があります。

ドクターより❻

プロポフォール（プロポフォール®）持続投与時にAVBが発生することがまれにあります。

＊心筋虚血
術前より冠動脈疾患がある場合、周術期心筋梗塞に至る割合が3倍になる。

オペナースより❸

細胞内液の喪失は生じないため、細胞外液あるいは血管内容量の補充が必要となります。従来は手術侵襲に伴う体液分布の異常を細胞外液の減少と非機能化（サードスペース）と考え、晶質液の補充が行われてきましたが、近年の研究で手術侵襲に伴って間質液は増加すると考えられています。

このような背景から

周術期の輸液は、術中と術後に分けて考える ❹❼

＜術中＞
麻酔や侵襲に対する補液、出血への対応

- 細胞外液の低下 ➡ 細胞外液に近い輸液
- 不感蒸泄、開腹 ➡ 輸血量多め
- 腹腔鏡 ➡ 輸血量少なめ
- 脱水、貧血 ➡ 輸液、輸血

＜術後＞
細胞内環境を維持するための補液

維持輸液

術中大量出血の場合 ❺

輸液・輸血	手術
輸液 ❶細胞外液系輸液製剤（フィジオ® など） ❷人工膠質液 （ボルベン®、ヘスパンダー® など） ❸アルブミン製剤 （アルブミナーなど。輸血が間に合わないときは何十本も使用する） **輸血** ❻ **赤血球製剤の選択順位** ❶ABO同型交差適合試験済 ❷ABO同型交差適合試験省略 ❸ABO適合 **血小板濃厚液・新鮮凍結血漿の選択順位** ❶ABO同型 ❷ABO適合輸液・輸血手術	**応急処置** ❶圧迫止血 ❷ガーゼパッキング ❸大動脈遮断など ↓ **手術方針決定** ❶予定手術 ❷縮小手術 ❸パッキング下仮閉創 循環動態、凝固系、酸素運搬能、低体温、酸塩基平衡の改善 ↓ **再手術**

参考文献

1）日本麻酔科学会・周術期管理チーム委員会編：周術期管理チームテキスト第４版．日本麻酔科学会，東京，2020.
2）弓削孟文監修，古家仁，稲田英一，後藤隆久編：標準麻酔科学 第６版．医学書院，東京，2011.
3）森田潔監修，川真田樹人，齋藤繁，佐和貞治，他編：臨床麻酔科学書．中山書店，東京，2022.
4）日本麻酔科学会：危機的出血への対応ガイドライン．
https://anesth. or. jp/files/pdf/kikitekiGL2. pdf（2023.2.15アクセス）

オペナースより❹

麻酔中の輸液管理の目的は脱水や電解質異常の補正ではなく、脱水や電解質異常にならないように管理することです。特にリスクのない患者は術中の大量出血がない限り、積極的な脱水補正の必要はなく、電解質異常も急速大量輸血に伴う高カリウム血症以外は迅速な補正が必要なことは少ないです。

ドクターより❼

適切な輸液量の決定はバイタルサインのみでは困難であり、循環モニター（例：FloTrac®、LiDCO™、ProAQTなど）による測定が必要です。

オペナースより❺

術式により術中の患者の出血量は予測できるため、事前に輸血の準備を行います。ただし、予期せぬ出血の場合は緊急対応が必要です。

オペナースより❻

出血の初期は、細胞外液系輸液製剤（晶質液）を投与します。しかし、循環血液量増加は一過性なので、循環血液量を維持するために人工膠質液やアルブミンの投与が避けられない場合もあります。

3 周術期の呼吸管理

オペナースより❶

全身麻酔中は、人工呼吸器を用いた呼吸管理が必要となります。

ドクターより❶

呼吸器症状を認めた際、上気道が原因なのか、あるいは下気道が原因なのかを考えるとよいでしょう。

ドクターより❷

呼吸は、酸素を取り込めているかの「酸素化」、そして二酸化炭素を吐き出せているかの「換気」に分けて考えるとよいでしょう。

ドクターより❸

設定気道内圧に対する換気量、用量－圧曲線を常にチェックし、変化があった場合、原因を考えて対応すべきです。

必要に応じて、肺リクルートメント手技（最新の人工呼吸器では、リクルートメントモードの設定も可能）が有効となるでしょう。

麻酔維持中の呼吸状態の変化と各器官・機能への影響 ❶

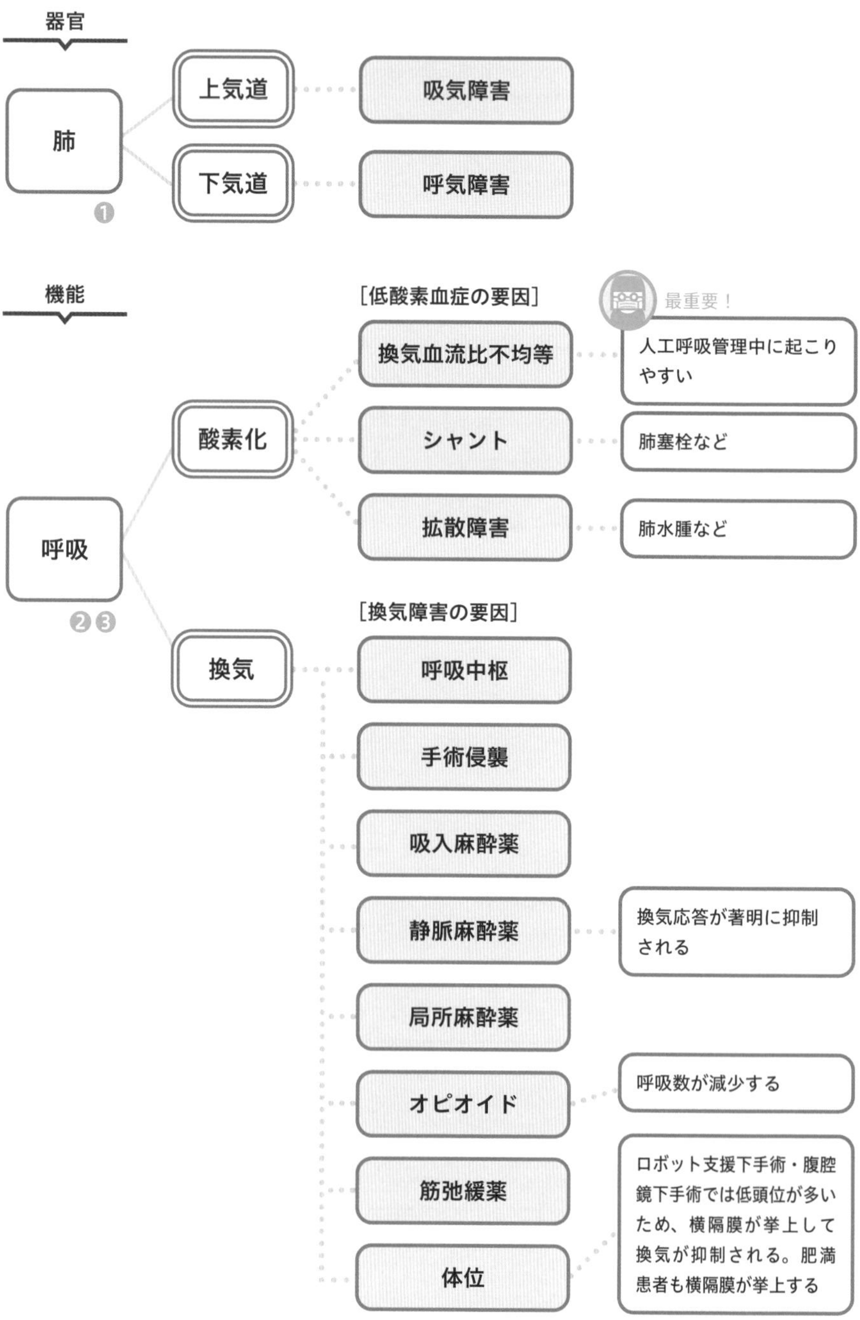

器官

- 肺 ❶
  - 上気道 …… 吸気障害
  - 下気道 …… 呼気障害

機能

- 呼吸 ❷❸
  - 酸素化
    - [低酸素血症の要因]
    - 換気血流比不均等 …… 人工呼吸管理中に起こりやすい（最重要！）
    - シャント …… 肺塞栓など
    - 拡散障害 …… 肺水腫など
  - 換気
    - [換気障害の要因]
    - 呼吸中枢
    - 手術侵襲
    - 吸入麻酔薬
    - 静脈麻酔薬 …… 換気応答が著明に抑制される
    - 局所麻酔薬
    - オピオイド …… 呼吸数が減少する
    - 筋弛緩薬
    - 体位 …… ロボット支援下手術・腹腔鏡下手術では低頭位が多いため、横隔膜が挙上して換気が抑制される。肥満患者も横隔膜が挙上する

呼吸管理のココがポイント

- 麻酔薬の多くは呼吸に影響を及ぼすものが少なくありません。術後に呼吸器合併症が発生した場合は、周術期の呼吸への影響を考慮して、原因を分析し対応を行います。
- 術前より呼吸器疾患がある場合や手術野が胸部の場合は、病棟看護師による術後の気道内分泌物の排泄の援助、呼吸音聴取、呼吸数、気道内分泌物の性状などの観察が、早期発見の重要なポイントとなります。

周術期の呼吸器合併症

起こり得る合併症	● 無気肺 ● 感染症（気管支炎・肺炎） ● 気管支攣縮 ● 肺塞栓症 ● 慢性呼吸器疾患の増悪 ● 呼吸不全（人工呼吸管理を要する） ● 睡眠時無呼吸症候群 ● ARDS（acute respiratory distress syndrome：急性呼吸窮迫症候群）
呼吸・循環器系手術に関連した合併症	● 横隔神経麻痺 ● 胸骨創部感染症、膿胸 ● 食道吻合部リーク ● 術後不整脈

術後呼吸器合併症の発症率
ASA Ⅰ：1.2%
ASA Ⅱ：5.4%
ASA Ⅲ：11.4%
ASA Ⅳ：10.9%
（ASA-PS分類についてはp.4参照）

＜術後呼吸器合併症発症リスク＞

術前危険因子	● 慢性閉塞性肺疾患（COPD） ● 加齢 ● 喫煙歴 ● 肺高血圧症（NYHA Ⅱ） ● 睡眠時無呼吸症候群 ● 低栄養
術中危険因子	● 手術部位（開胸、上腹部手術など） ● 全身麻酔 ● 筋弛緩薬の使用 ● 手術時間 ● 緊急手術

参考文献

1）日本麻酔科学会・周術期管理チーム委員会編：周術期管理チームテキスト第4版．日本麻酔科学会，東京，2020.
2）弓削孟文監修，古家仁，稲田英一，後藤隆久編：標準麻酔科学 第6版．医学書院，東京，2011.
3）森田潔監修，川真田樹人，齋藤繁，佐和貞治，他編：臨床麻酔科学書．中山書店，東京，2022.
4）大藤純：術後肺合併症を予防する周術期呼吸管理．日集中医誌 2018; 25: 3-11.

麻酔の副作用

4 術後悪心・嘔吐（PONV）

オペナースより❶

術後のPONVは患者にとって術後疼痛と同様に苦痛な症状の1つです。近年までは生命予後への影響が少ないことから重要視されてきませんでしたが、研究が進み、ガイドラインが出されるようになりました。
早期離床、日帰り手術の増加に伴い、麻酔の質が問われるようになり、最近ではリスク因子を評価し、術前から予防対策を積極的に行うようになってきています。

オペナースより❷

この項目を術中に考慮することが予防に有効とされています。

ドクターより❶

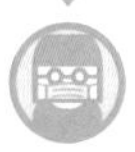

硬膜外麻酔や脊髄くも膜下麻酔は副交感神経が優先になるため、悪心は発生しやすいです。

PONVのリスク因子 ❶

患者因子	• 女性 • 非喫煙者 • PONV歴/動揺病歴
麻酔因子	• 2時間以上の揮発性麻酔薬使用 • 亜酸化窒素（笑気） • 手術中と術後のオピオイド使用
手術因子	• 手術時間（手術時間が30分増すごとにPONVのリスクを60%増加させる。例えば、基本リスクが10%の患者では30分後には16%に増加する） • 手術の種類（腹腔鏡、耳鼻咽喉科、脳外科、乳腺、斜視、開腹術、形成外科の各手術）

患者因子がリスク因子としては最も高い

＊リスク因子が1つ存在することによって、PONV発生率が20%上がる

4大リスク因子
女性
非喫煙者
PONV歴/動揺病歴
術後オピオイドの使用

PONVの予防方法 ❷❸

区域麻酔の使用 ❶	そもそも全身麻酔を避けることでPONVを予防する
手術中の酸素投与	術中の酸素投与を十分に行うことは、術後も効果的とされている
水分補給	水分補給を行うことは、術後も有効とされている
亜酸化窒素（笑気）の不使用	笑気、吸入麻酔薬を使用しないことでリスク因子を減らす
揮発性麻酔薬（吸入麻酔薬）の不使用	
プロポフォールによる導入と維持	揮発性麻酔薬を使用しない麻酔方法として、プロポフォールを使用した全静脈麻酔（TIVA）がある
術中と術後のオピオイド使用を最小限にする	オピオイドは副作用として悪心・嘔吐があるため、できるだけ使用を最小限にする

PONVの定義

- **全身麻酔の術後に発生する悪心や嘔吐をPONV（postoperative nausea and vomiting）といいます。悪心のみの場合もあれば、嘔吐のみや、両方の症状を呈する場合もあります。**
- **嘔吐は、延髄の嘔吐中枢への刺激によって起こります。例えば、消化管からのセロトニン受容体が延髄を刺激して悪心・嘔吐が起こります。**
- **PONVの作用機序はまだ明らかになっていませんが、さまざまな原因が重なって起こるとされています。**

<PONV対策で使用する主な薬剤> ❸

- **ドロペリドール(ドロレプタン®)** ❷

  1.25mgの少量でPONVの予防効果がある。多く投与するほど鎮静効果が表れるので少量投与に留めたほうがよい。手術終了時に投与するのが最も効果的。PCA(自己調整鎮痛)、硬膜外麻酔の持続投与にも使用できる。

- **メトクロプラミド（プリンペラン®）**

  最も高頻度に使われている制吐薬。PONVの予防効果はない。日本では治療薬として使用されることが多い。

- **オンダンセトロン(オンダンセトロン®)**

  手術終了時に投与するのが最も効果的。2022年２月、術後の消化器症状(悪心・嘔吐)として保険適用となった。

オペナースより❸

ハイリスクな患者は、術後の鎮痛法の検討、麻酔方法の検討を行い、予防対策を実施することが重要です。術前のリスク因子を麻酔科医と共有しましょう。

ドクターより❷

ドロレプタン®は
・QT延長のリスクあり
・２歳以下は禁忌
小児に使用する際は0.05～0.1mg/kg（最大４mg）を緩徐に静注します。

MEMO　TIVA（全静脈麻酔）

PONVの予防方法を網羅できる麻酔が、十分な輸液、術中術後の酸素投与、積極的な予防薬の投与(ドロペリドール・デキサメタゾン・オンダンセトロン)、プロポフォールとレミフェンタニルによる全静脈麻酔であり、これをTIVA(total intravenous anesthesia)という。

参考文献

1）POPS研究会編：術後痛サービス(POPS)マニュアル ポケット版 アップグレードのためのプロトコール集. POPS研究会，大阪，2015：64-67.
2）高久史麿，矢崎義雄監修，北原光夫，上野文昭，越前宏俊編：治療薬マニュアル2020．医学書院，東京，2020.

麻酔の副作用（低体温）

5 周術期の体温管理

ドクターより❶

周術期低体温の頻度は26〜90%です[1]。

ドクターより❷

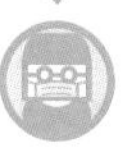

低体温は入院期間の延長にもつながります[2]。

低体温による合併症 ❶❷

	なぜ起こる？
薬物代謝遅延、麻酔覚醒遅延	● 低体温により代謝が低下するため
シバリング（術後のふるえ）	● 骨格筋の不随意な収縮により熱を産生し体温を上昇させようとする生体に備わった生体反応
悪寒、末梢冷感	● 交感神経系の緊張が末梢血管収縮反応を生じさせ、末梢循環障害が生じるため
血液凝固機能の低下、輸血の使用増加	● 血小板機能および血液凝固能が低体温によって損なわれるため
免疫機能の低下、創部感染率の増加	● 交感神経系の緊張が末梢血管収縮反応を生じさせ、末梢循環障害から組織への酸素供給不足が引き起こされるため
ノルアドレナリンの分泌増加 （不整脈の誘発・心負荷増大など）	● 末梢血管収縮により血圧が上昇し、血中のノルアドレナリン濃度を数倍上昇させる
酸素消費量の増大 （安静時の2〜3倍）	● シバリングによる筋収縮でのエネルギー消費により酸素消費量が上昇する

全身麻酔を受ける患者が低体温になりやすい理由

オペナースより❶

術中の管理では、それぞれの熱移動を防止するように対応します。
例）患者と手術ベッドの間に温風式ブランケットを敷いて温める。

❶ 熱移動 ❶

- 全身麻酔中の物理的熱移動には、放射、対流、蒸散、伝導がある。
- 手術室の室温は低く、常に空調が動いている。
- 術式によっては大量の洗浄液や灌流液を使用する。

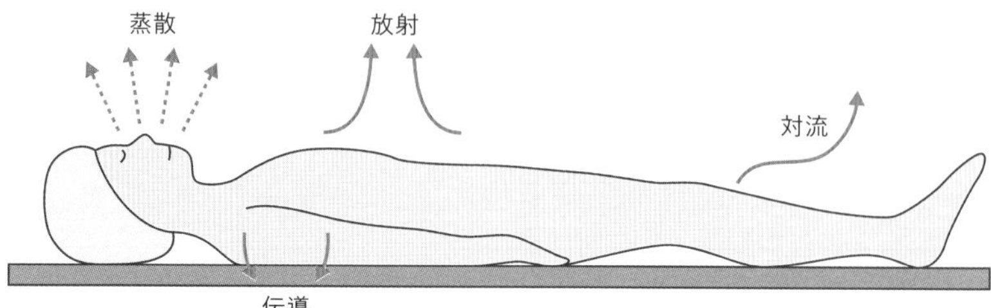

低体温の定義

- 中枢温（深部温）が36℃未満のことを低体温といいます。
- 術後の低体温は多くの合併症の引き金になります。

＜体温の分類＞

中枢温（深部温）	末梢温（外殻温・皮膚温・体表温）
37℃前後に一定に保たれ、狭い範囲で厳密にコントロールされている	環境温度によって変化する 手術室内の患者の末梢温は34℃前後で個人差がある

❷ 体温調節閾値

- 全身麻酔下では体温調節機構が障害され、閾値が広がる。そのため 37℃前後で厳密に管理されていた中枢温が調節できなくなる。

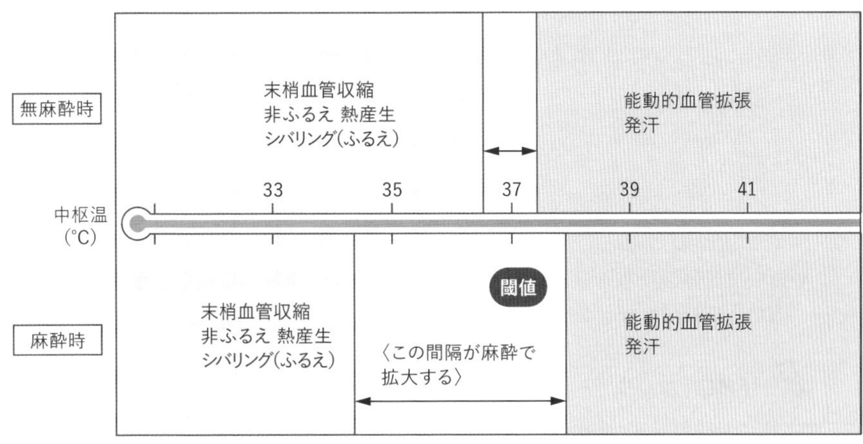

❸ 再分布性低体温

- 術中は麻酔薬により末梢血管拡張作用が起こり、中枢の熱が末梢に移動するため、低体温が起こりやすくなる。

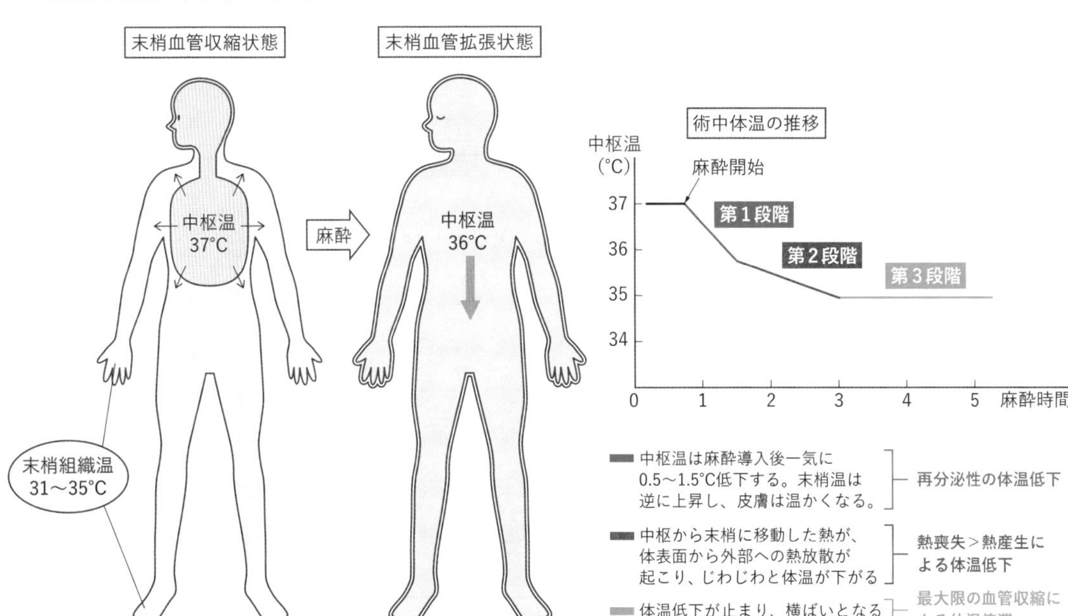

1 麻酔
2 循環管理
3 呼吸管理
4 術後悪心・嘔吐
5 体温管理
6 疼痛管理
7 手術体位
8 鏡視下手術

オペナースより❷

手術室には靴下、羽織ものを着用して入室するなども、低体温予防に効果的です。

＊ASA-PS分類
米国麻酔科学会(American Society of Anesthesiologists: ASA)による術前の身体状態の評価システム(p.4参照)。

低体温の予防 ❷

＜低体温のリスク因子＞

- ASA-PS分類*が高い患者
- 局所麻酔と全身麻酔の併用
- 緊急手術
- BMIが低い患者（やせ）

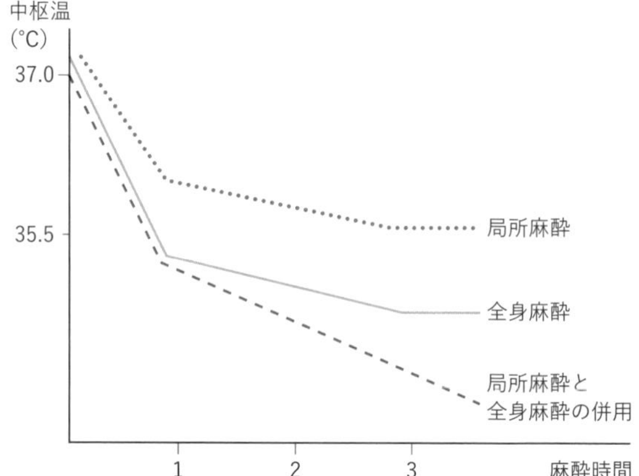

- 術中に低体温になるリスクが高い患者の場合は、病棟にはたらきかけ、術前に病棟内からプレウォーミングを行う。

オペナースより❸

体温管理は病棟看護師と協力しなければ、効率よく行うことはできません。術前のプレウォーミングと術後の加温を十分に行い、低体温の予防に努めます。

MEMO プレウォーミング❸

術前に末梢を加温し体表温を上げておき、中枢温と末梢温の温度差を縮めることで、再分布性低体温を最小限にする方法。
術前に約30～60分前から積極的に末梢を加温し体表温を上げ、身体に熱量を与えておく。

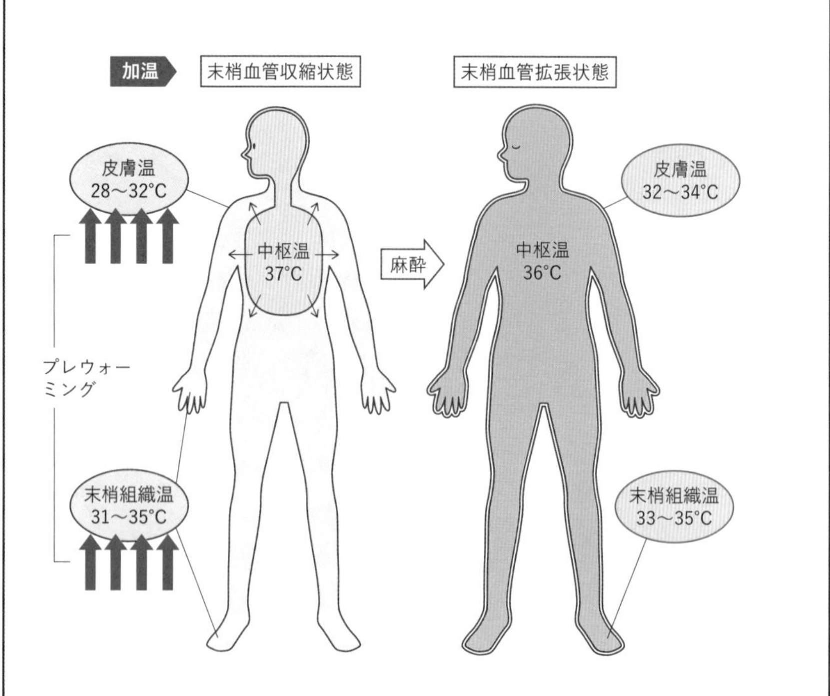

<どんなデバイスで保温するか？>

❶ 温風式加温装置
❷ 温水循環式加温装置
❸ カーボンファイバー式加温装置
❹ 電気パット加温装置
❺ 輸液加温装置

<体温をどこで測定するか？>

	侵襲度	信頼度
膀胱 直腸	高い	低い
食道 血液	高い	高い
鼓膜	低い	高い
皮膚	低い	低い
前額部	低い	高い

手術室での術中管理

ポイント	オペナースより
• 術中の中枢温を36℃以上に保つ	術中は37℃で横ばいになるように管理を行います。
• 術中の積極的な加温を行う	手術体位によって一番加温する面積が広くなるように加温装置のブランケットを選択し麻酔導入前から加温を行います。
• 38～40℃に温めた洗浄液を使用する	対流による熱移動を防止するために加温したものを使用します。
• 輸液、輸血を加温する	保温庫・加温装置などを使用し温めたものを使用します。
• 保温材は体表面に密着させ、被覆する	保温材は、加温装置が使用できない場合に患者に直接密着させる（包み込む）ように使用します。
• 末梢（頭、上肢、下肢、指先）の保湿にも努める	末梢の加温は特に重要です。末梢血管が拡張している術中に積極的に加温することで、効果的に体温管理を行うことができます。
• 術後もしっかり加温する	手術終了後から患者退室前まで、加温装置でしっかり加温し、熱喪失を最小限にします。
• 病棟へ申し送りを確実に行う	体温管理は術後の病棟でも必要です。患者の状況により病棟での加温を行います。

参考文献

1）Moola S, Lockwood C. Effectiveness of strategies for the management and/or prevention of hypothermia within the adult perioperative environment. *Int J Evid Based Healthc* 2011; 9: 337-345.
2）Kurz A, Sessler DI, Lenhardt R. Perioperative normothermia to reduce the incidence of surgical-wound infection and shorten hospitalization. Study of Wound Infection and Temperature Group. *N Engl J Med* 1996; 334: 1209-1215.
3）Riley C, Andrzejowski J. Inadvertent perioperative hypothermia. *BJA Educ* 2018; 18: 227-233.

6 周術期の疼痛管理

オペナースより❶

術後疼痛は多くの臓器や免疫系に影響を及ぼします。痛みを早期にコントロールすることで患者の苦痛の緩和だけでなく術後合併症を減少させる重要な役割があります。

オペナースより❷

術後疼痛は患者にとって、直結する身体的な苦痛になります。また術後の痛みに対する不安は心因性疼痛の一因になります。術前から患者に疼痛への対応を説明し、見通しを立てておくことが必要です。

術後疼痛が全身に及ぼす影響 ❶❷

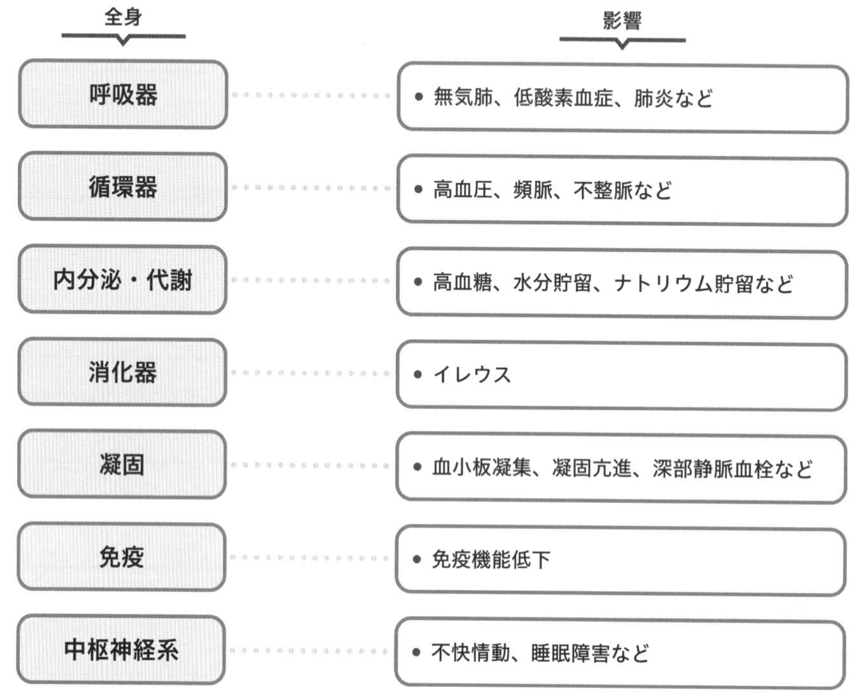

全身
影響
呼吸器
• 無気肺、低酸素血症、肺炎など
循環器
• 高血圧、頻脈、不整脈など
内分泌・代謝
• 高血糖、水分貯留、ナトリウム貯留など
消化器
• イレウス
凝固
• 血小板凝集、凝固亢進、深部静脈血栓など
免疫
• 免疫機能低下
中枢神経系
• 不快情動、睡眠障害など

術後鎮痛の種類と特徴

種類	長所	短所
オピオイド（静脈投与）	• 全身投与 • 施行者の技術を必要としない	• 呼吸抑制 • 悪心・嘔吐 • 掻痒感 • 体動時痛を抑えるのは困難
硬膜外麻酔	• 鎮痛効果が良好 • 持続投与が可能 • 消化管運動の維持	• 血圧低下 • 尿閉・悪心 • 血腫による神経障害
脊椎くも膜下麻酔	• 鎮痛効果が非常に強い	• 血圧低下 • 硬膜穿刺後頭痛 • 血腫による神経障害 • 膀胱直腸障害
神経ブロック	• 選択的な鎮痛範囲 • 血圧低下が少ない • 重篤な合併症が少ない • 抗凝固療法中でも可能な場合も	• 局所麻酔中毒 • 神経障害

術後疼痛の定義

- 国際疼痛学会では、痛みとは「組織の実質的あるいは潜在的な損害に結びつくか、そのような障害を表す言葉を使って表現される感覚、情動体験」とされています。
- 手術後の痛みは創部の痛みだけでなく、手術侵襲が組織や臓器の損傷と連携しています。手術当日は24時間が最も痛みが強くそれ以降は減弱していきます。
- 術後疼痛は侵害受容痛、炎症性疼痛、神経障害痛からなりますが、術前の不安の強さなどの心因性疼痛も１つの要因になります。執刀前から積極的に鎮痛することが重要といわれています。

周術期疼痛管理の実際 ❸❹❶

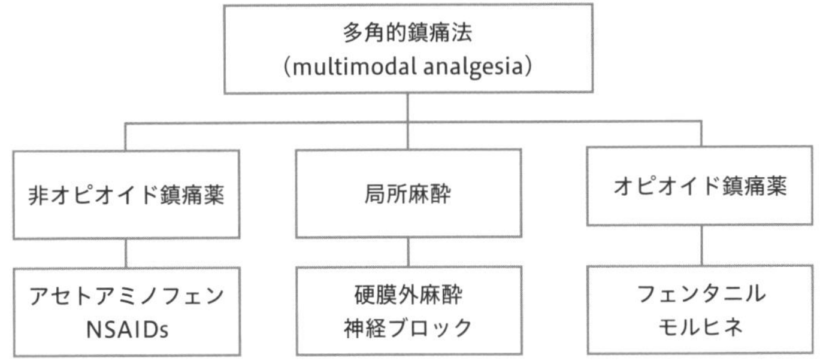

❶経口薬

- 術後内服が可能となれば、非ステロイド性抗炎症薬(NSAIDs)やアセトアミノフェンが使用されることが多い。
- NSAIDsはオピオイドに比較して呼吸抑制は少ないが、血圧低下、腎機能障害が生じることがあるので、頻回の使用は注意する。

❷静脈注射

- 効果の発現が早く術直後から使用が可能なため、手術室でも術後の疼痛管理として広く用いられている。
- 主にNSAIDs、アセトアミノフェンが使用される。アセトアミノフェンは経口薬内服可能になるまで疼痛評価を行いながら、６時間ごとに持続投与する方法も主流となってきている。
- オピオイドも鎮痛効果の確実性と強さからよく使用されるが、副作用に呼吸抑制、悪心、鎮静効果があるので、慎重投与が必要である。

❸患者自己調節鎮痛(PCA)

- PCA(patient-controlled analgesia)とは、あらかじめプログラムされた一定量の鎮痛薬が時間単位で持続的に投与される。患者が強い痛みを感じた場合はボタンを押すことで、追加で単回投与ができる。
- 硬膜外腔に投与する硬膜外PCA、皮下投与するSC-PCA(subcutaneous PCA)、静脈内投与するIV-PCA(intravenous PCA)などがある。

❹末梢神経ブロック

- 術中の疼痛管理として術前に行うことで、オピオイドや鎮痛薬の投与量を軽減することができる。また消化管出血や悪心の副作用の頻度も減らすことができる。
- 超音波ガイド下で実施することで安全に行うことができる。

- 腹壁、胸壁へのブロック(傍脊椎ブロック・腹直筋鞘ブロック・腹横筋膜面ブロック・肋間神経ブロック)
- 腕神経叢ブロック
- 腰神経叢ブロック
- 大腿神経ブロック
- 坐骨神経ブロック
- 頭皮神経ブロック など

オペナースより❸

現在の臨床では、単独で鎮痛効果を得るよりも鎮痛効果を高め、副作用を減らせる「多角的鎮痛法」が主流となっています。

オペナースより❹

中等度以上の術後疼痛に対して複数の鎮痛薬を組み合わせて使用することで、オピオイド系鎮痛薬の投与量を25～40％減少できる報告もあります。

ドクターより❶

病棟での呼吸数チェックが必須！

参考文献

1)日本麻酔科学会・周術期管理チーム委員会編：周術期管理チームテキスト第４版．日本麻酔科学会，東京，2020：771-786.
2)弓削孟文監修，古家仁，稲田英一，後藤隆久編：標準麻酔科学 第６版．医学書院，東京，2011.
3)齋藤直美：先輩ナースが書いた手術看護ノート．照林社，東京，2021.

7 手術体位

オペナースより❶

手術体位は術野の確保が優先されやすいですが、麻酔管理が容易にできることが重要です。

オペナースより❷

術中は覆布が患者全身にかかり、体位によってはルート類の刺入部の状態が観察できない場合があります。できる限り執刀医と相談して手術体位の調整を行っています。

安全な手術体位をとるための条件 ❶❷

1 局所の圧迫がなく、体圧が分散されている

2 血管の圧迫や血行動態の変化など、呼吸・循環への影響が少ない

3 関節、骨、支持組織に無理がない(生理的な可動範囲である)
★運動器疾患がある場合、関節可動域が制限されることが多いため個別性を考慮する

4 十分な術野が確保され手術進行に影響がない

5 麻酔管理が容易で観察しやすい
★チューブトラブル、出血、重症不整脈、アナフィラキシーショック、肺梗塞、心停止など緊急時の対応を可能にするため

6 上記の条件を満たしつつ、長時間に及ぶ手術でも崩れることのない体位である

手術体位別の特徴

体位	特徴	主な手術
仰臥位 p.24	● 最も一般的な手術体位。循環が最も安定し患者急変時にも対応がスムーズにできる ● 手術ベッドへの接地面積が最も広いため、背側からの加温が最も効果的	婦人科・泌尿器科・腹部外科の手術、胸部外科、四肢の手術、体表前面が術野になる手術、耳鼻科、眼科、口腔外科、脳外科　など
砕石位 p.26	● 会陰部や肛門が術野になる際に行う体位 ● その他に、内視鏡手術では、助手が患者の足の間に立ち、スコープ操作や鉗子操作を行うこともある	婦人科・泌尿器科・腹部外科の手術、肛門・膣・会陰の手術　など
側臥位 p.28	● 身体の側面が術野の場合に主に用いられる体位 ● 手術ベッドと接地面積が最も狭い。身体を支えるために支持器を多く使用し固定を行う	肺・食道・腎臓・肝臓などの開胸・開腹術、呼吸器外科、整形外科股関節手術、整形外科肩手術、一部の肛門手術
腹臥位 p.30	● 脊椎手術や背部が術野になる手術で用いられる体位 ● 他の体位に比べ身体の突出部が多く皮膚障害や褥瘡の危険性が高い ● 全身麻酔下にて腹臥位にするため頸椎に異常がある場合は特に注意が必要	整形外科脊椎手術、肛門手術、体表背面が術野になる手術、脳外科開頭手術、食道手術
座位 p.32	● 仰臥位で体位固定後に座位の体位にする。座位にした際に上半身や膝がずれやすくなるため、再度固定を確認し、術中に安定した体位となるよう調整を行う	乳房再建術、整形外科肩、鎖骨手術

手術体位のココに注意

- 手術体位は、安全かつ患者にとって安楽な必要があります。
- 手術中は手術野の確保のため非生理的な手術体位をとり、ローテーションや牽引を行います。一度固定した体位を動かすことは基本的にできません。しかし長時間の同一体位による持続的圧迫が**軟部組織に不可逆的な阻血性壊死を起こし、褥瘡発生のリスク**となります。

手術患者における褥瘡発生要因

	要因		なぜ？
外的要因	**長時間の圧迫・応力**（シーツのしわやモニター類のコード、固定具による圧迫、ローテーションなど）	同一体位を長時間とることによって、同一部位の皮膚に圧迫が加わる皮膚に牽引が加わると血管が引き伸ばされて細くなり、皮膚の虚血状態を引き起こす	毛細血管圧が**32mmHg**を超えると循環不良となる。また毛細血管圧が**70mmHgで2時間を超えると不可逆的変化**を起こす。毛細血管圧は最動脈端で最も高く（30mmHg）、最静脈端で最も低い（6mmHg）。そのため、**30mmHg以下の体圧**になるよう体圧分散グッズなどで減圧を行う必要がある
	皮膚の湿潤	出血や滲出液、消毒液などによる皮膚の湿潤	皮膚の透過性が亢進して刺激を受けやすくなる
	末梢組織の虚血	麻酔薬や出血などの影響により血圧低下が生じると、末梢組織の虚血状態を起こす	毛細血管は動脈系と静脈系の中間に位置するので、動静脈双方の影響を受ける
内的要因	**血圧低下、低体温など**	麻酔薬や出血などの影響により血圧低下が生じると、末梢組織の虚血状態を起こす	毛細血管は動脈系と静脈系の中間に位置するので、動静脈双方の影響を受ける
	低栄養 **血糖値**	浮腫、皮膚の脆弱性の原因になる	浮腫や血行不良などによる皮膚の脆弱性が増すため
	化学療法 **放射線療法**	術前の化学療法・放射線療法による皮膚のバリア性の低下	数回の治療による皮膚の菲薄やバリア性が低下し影響を受けやすい
	知覚・運動麻痺	運動麻痺による関節拘縮や知覚障害により、身体のアライメントの変化は極度のるい痩と同様の病的骨突出となる場合がある	**骨突出は体圧が集中**するため、褥瘡になりやすい
	加齢	加齢に伴う乾燥・皮膚の脆弱性	皮膚が脆弱なため、皮膚のバリア機能が弱く影響を受けやすい

オペナースより❸

実際の体位固定時は、術式の基準となる体位固定方法に加え、患者個別の体型や関節可動域を考慮して体位固定具の追加や体圧分散具を調節します。

オペナースより❹

体位固定後は、手術開始前に術中に実際に行うローテーションを行い、ずれが生じないか確認を行っています。

ドクターより❶

長時間の砕石位では、足の虚血のリスクがあるため注意が必要です。

対策

・足でSpO_2を測定する

・体位を戻す

術前のリスクアセスメント

<手術侵襲・麻酔に関する要因> ❸❹❶

手術内容	● 術式による圧迫・ずれ・摩擦が生じる部位を予測する。ローテーションをかける手術は、特にずれが生じやすい ● 同じ術式でもアプローチ方法により体位が違うことがある
手術時間	● **6時間以上の全身麻酔手術** ● 長時間になればなるほど褥瘡・神経障害のハイリスクである
手術体位	● 特殊体位（腹臥位・側臥位・砕石位・座位)。それぞれ圧迫される部位が異なる
低体温	● 麻酔薬による体温調節機能の抑制や末梢血管の拡張、露出した皮膚や開腹した術野の体表からの熱放散、腹腔内洗浄や輸液温度の影響などによって低体温が生じやすい ● 中枢温が低下すると組織温度は下がり、末梢組織の虚血状態を引き起こす
出血量	● 大量出血では、循環不良が起こるため褥瘡が発生しやすい
湿潤	● 出血や滲出液、消毒薬、発汗などによる皮膚の湿潤によって、浸軟を引き起こして外界からの力に対する抵抗力が低下する
麻酔	● 麻酔薬や出血の影響によって生じる血圧低下やカテコラミン使用などでは、末梢組織の虚血状態を引き起こす
合併症	● 糖尿病、貧血、肝疾患など

<患者個別の要因>

年齢	● 高齢者は脊柱の弯曲や変形、骨突出がある可能性がある ● 高齢者の皮膚は脆弱である場合が多い
皮膚の状態	● 全身の皮膚の乾燥、湿潤、浮腫、脆弱性は褥瘡発生のリスクを高める ● 褥瘡の既往の有無と既往があれば、その部位は再度褥瘡を起こす可能性がある。すでに褥瘡がある場合には悪化しないようにする
検査値	● 栄養状態が不良、貧血であれば褥瘡発生のリスクが高い （TP、Alb、RBC、Hbなど）
BMI	● やせの場合は骨突出があり、肥満の場合には皮膚どうしの接触により皮膚移乗が起こる可能性があるため体型に合わせた手術台や体位固定具が必要になる （**BMI 15以下はリスクが高い**）
関節可動域	● 関節可動域を超えた体位固定は神経障害を起こす ● 全身麻酔中は患者の意識がないため術前に関節可動域を十分把握する
麻痺	● 麻痺があると関節が拘縮している可能性が高い

術中のリスクアセスメント ❺

血流の阻害	末梢冷感、チアノーゼ
執刀科医による身体の圧迫	上下肢の圧迫、過伸展、手術台からの落下
手術操作での圧迫	器械や開創器による不用意な圧迫・牽引
ベッドローテーション	体位・固定のずれ、上下肢の落下、点滴台などでの牽引・圧迫
長時間の不動状態	定期的に頭部・上下肢の圧迫解除を行う（マイクロ操作前やベッドローテーション後のタイミングでも）
消毒薬・血液などの流れ込み	消毒時や大量洗浄・大量出血などがある場合は背部や腹部（腹臥位）への流れ込みを防止しておく

術後のリスクアセスメント ❻

覆布除去時	術中に観察が困難であった部位の肢位不良・発赤・表皮剥離・圧迫痕などの有無
麻酔覚醒時	従命反応、苦痛・不快症状の有無
抜管後	● 局所圧迫による症状・末梢循環障害・神経麻痺・知覚異常症状の有無 ● 手術体位による疼痛の有無

MEMO スキン-テア（skin tear：皮膚裂傷）❼

手術室では挿管チューブ固定用テープや、末梢固定用ドレッシング材、皮膚保護用に貼ったドレッシング材などをはがす場合に、多く発生します。
75歳以上の高齢者や抗癌剤治療歴などリスクの高い患者については、皮膜剤や剥離剤を用いて対応を行います。
以前はフィルムドレッシング材が主流でしたが、近年では、はがすときの刺激が少なく、ずれ力が軽減される多層性のドレッシング材の使用が推奨されています。

多層性ドレッシング材の例

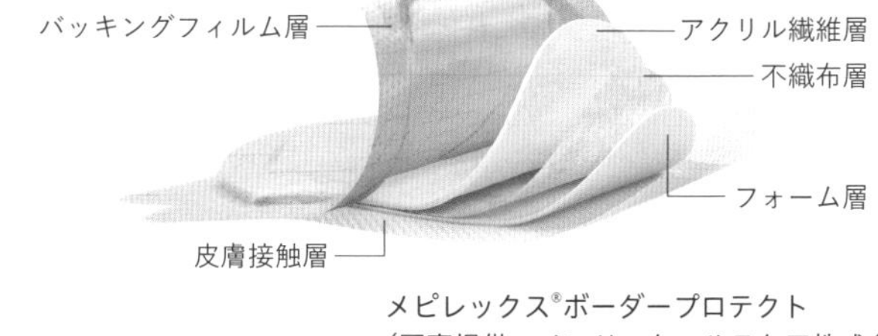

メピレックス®ボーダープロテクト
（写真提供：メンリッケヘルスケア株式会社）

オペナースより❺

術中は、トピックスが発生した場合には患者の手術体位、皮膚の状態を必ず確認しています。またトピックスがなくても、1～2時間ごとには良肢位の保持・皮膚障害防止の確認を行い、異常の早期発見に努めています。

オペナースより❻

手術終了後に身体を観察し、発赤が可逆性のある「反応性充血」か発赤が継続する「褥瘡」なのかを評価します。評価後消退しない発赤には発赤範囲をマーキングし、病棟へ申し送りを行い継続看護を依頼します。

オペナースより❼

病棟でもリスク評価を行っている場合は、手術室看護師とも情報を共有しましょう。術前の患者の状況、術中のローテーションでずれが生じやすいのか、湿潤環境になる可能性があるのかをアセスメントし、適切な物品を選択します。

仰臥位

仰臥位が選択される主な手術

婦人科・泌尿器科・腹部外科の手術、胸部手術、四肢の手術、体表前面が術野になる手術、耳鼻科、眼科、口腔外科、脳外科など

障害されやすい神経

腕神経叢、尺骨神経、橈骨神経、総腓骨神経

循環への影響	呼吸への影響
● すべての部位において重力の影響を均等に受けるため、影響はほとんどみられない	● 腹腔内臓器により横隔膜が押し上げられるため、肺容量は立位に比べ44％減少（全身麻酔下の場合） ● 立位に比べ換気量が10％減少 ● 肺の背部での無気肺が生じやすくなる

褥瘡好発部位

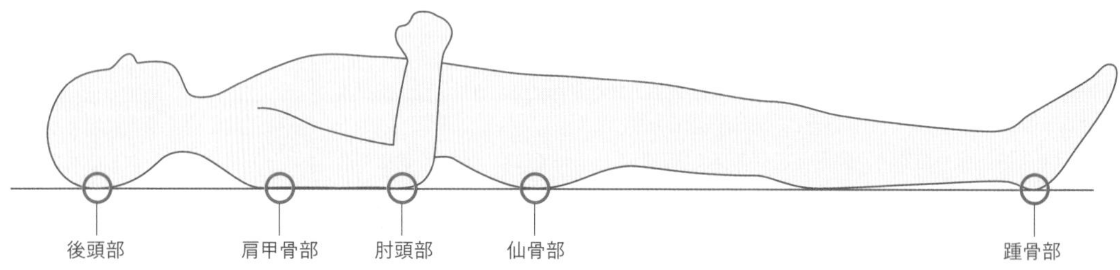

体位の例

1 手開き

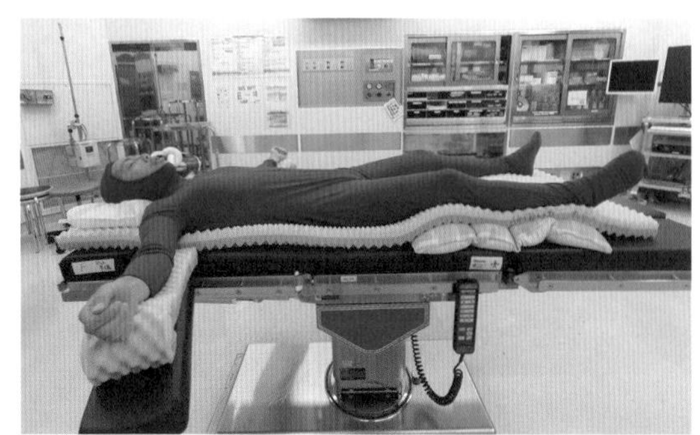

2 両手体側

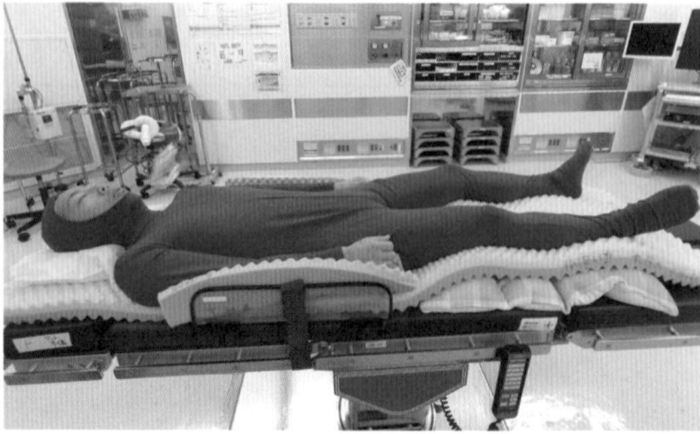

3 漏斗胸手術時

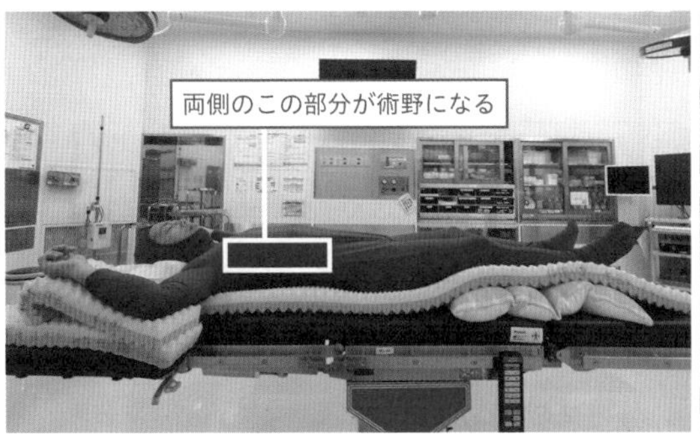
両側のこの部分が術野になる

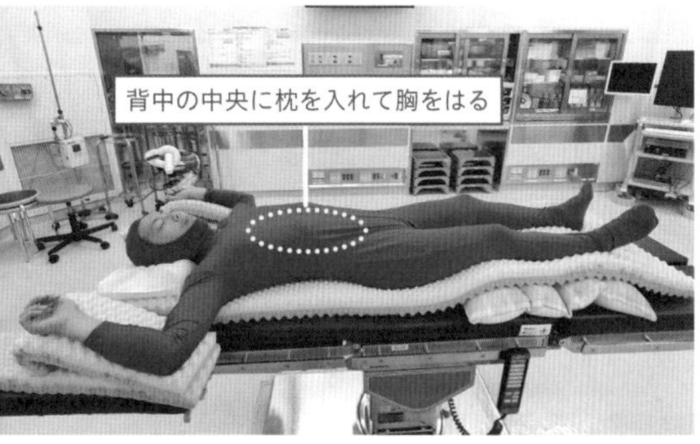
背中の中央に枕を入れて胸をはる

4 牽引ベッド

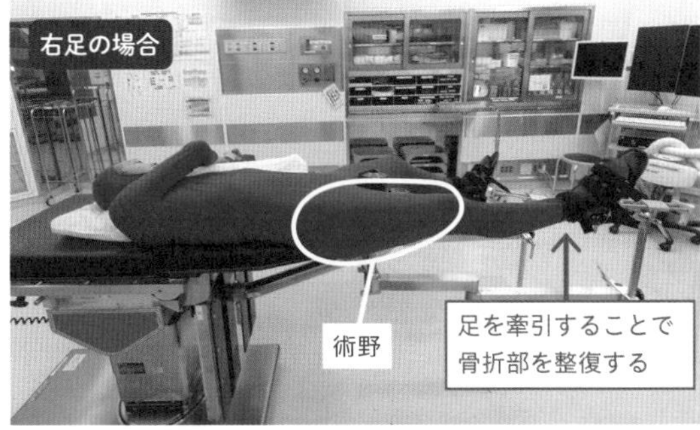
右足の場合
術野
足を牽引することで
骨折部を整復する

5 頭低位

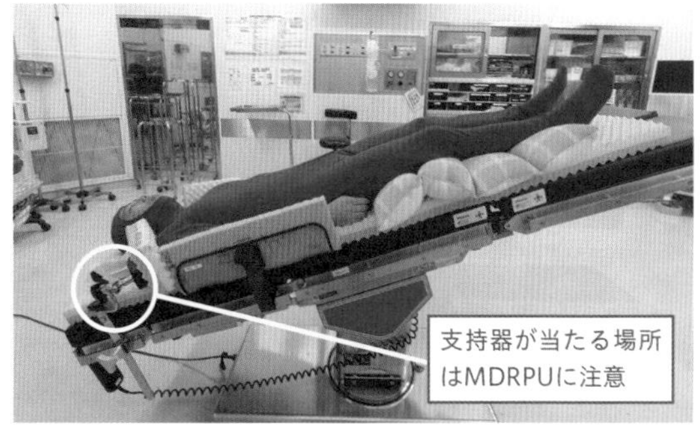
支持器が当たる場所
はMDRPUに注意

6 開脚位

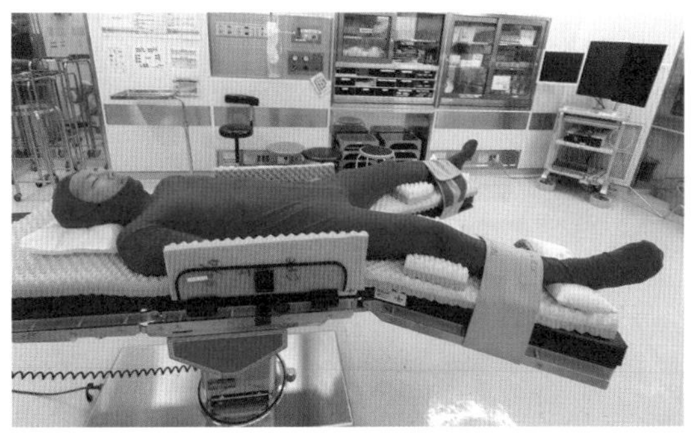

7 手の手術

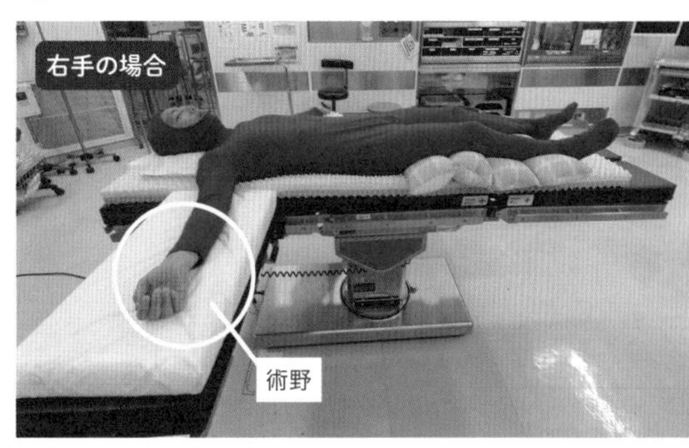
右手の場合
術野

8 整形外科足用固定具（レッグホルダー®）使用体位

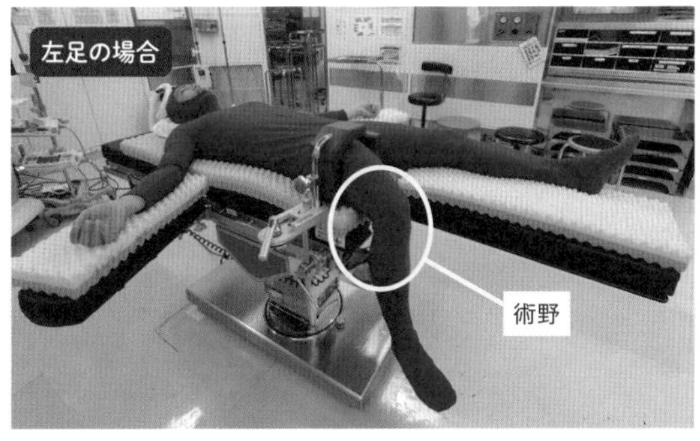
左足の場合
術野

※ p.24 ～ 35 の写真はモデルによるもの。

砕石位

砕石位が選択される主な手術

婦人科・泌尿器科・腹部外科の手術、肛門・腟・会陰の手術など

障害されやすい神経

腕神経叢、尺骨神経、橈骨神経、大腿神経、坐骨神経、総腓骨神経

循環への影響	● 体位保持時、片足を上げることにより肺血流量が200～400mL増加する ● 下肢を下ろすとき、500～800mLの血流が下肢に流れ込み、低血圧を引き起こす ● 長時間の砕石位手術により、動脈血流あるいは静脈血流が妨げられコンパートメント症候群を引き起こす可能性がある
呼吸への影響	● 下肢を挙上、屈曲することで腹圧が上昇し、横隔膜運動が抑制され、換気量が減少する ● 頭低位が加わると、機能的残気量が減少し、肺血流量の増加が起こる

褥瘡好発部位

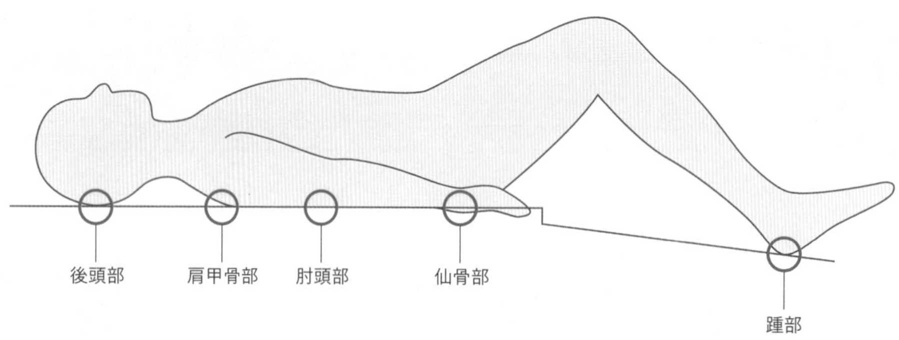

体位の例

9 手開き

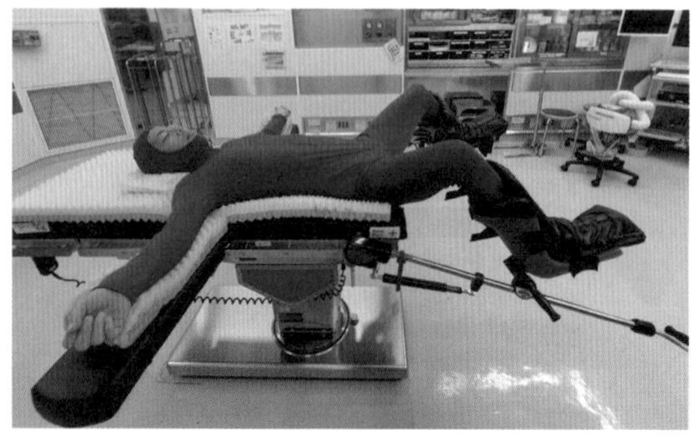

10 両手体側

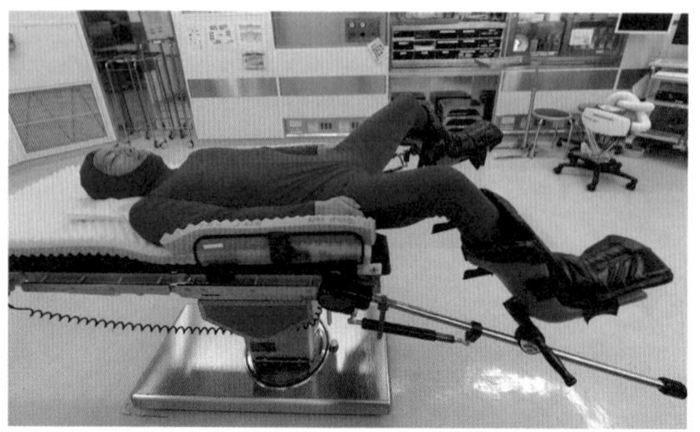

11 ロボット支援下手術：頭高位

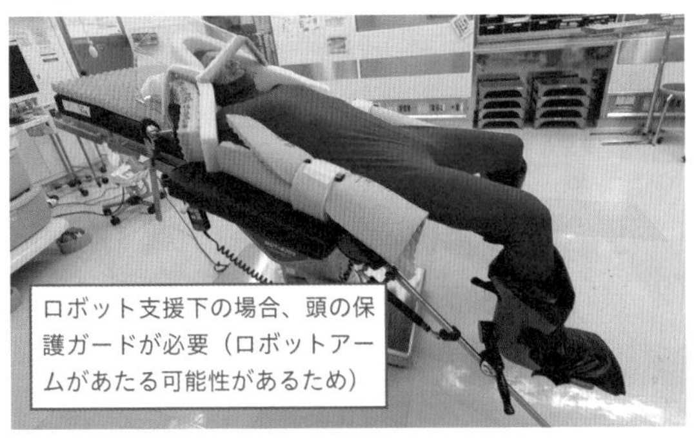

ロボット支援下の場合、頭の保護ガードが必要（ロボットアームがあたる可能性があるため）

12 頭高位

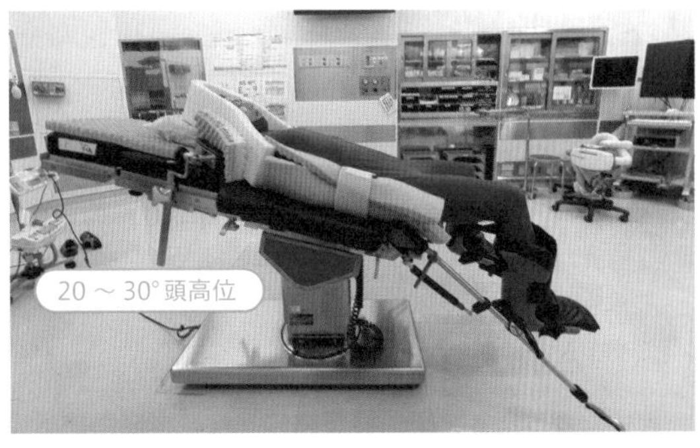

13 ロボット支援下手術：頭低位

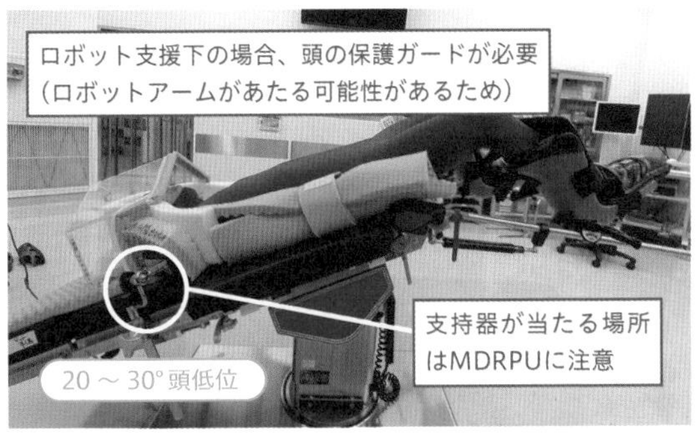

14 頭低位

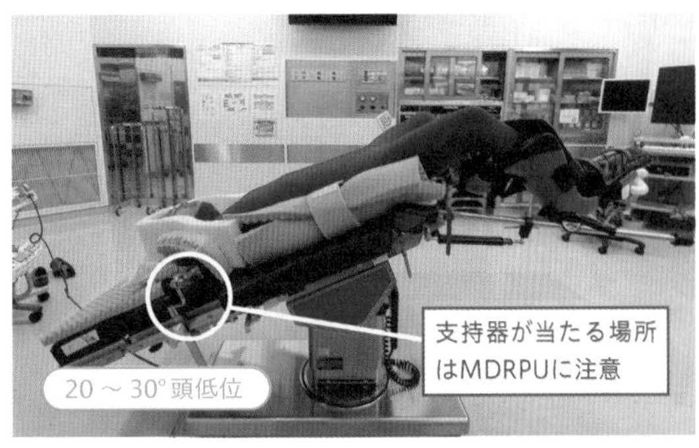

15 Ta-TME：肛門側からのアプローチ時

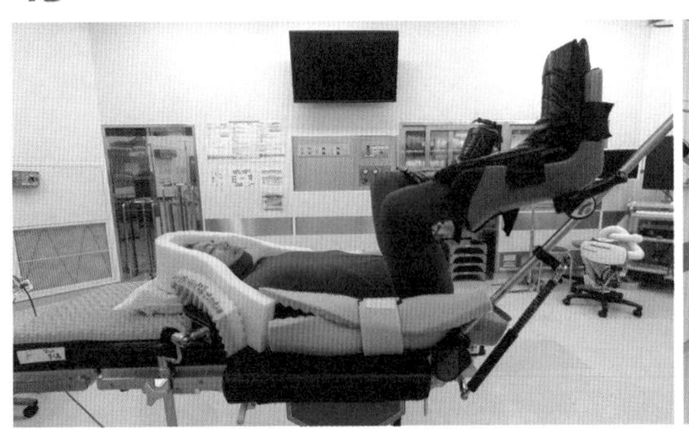

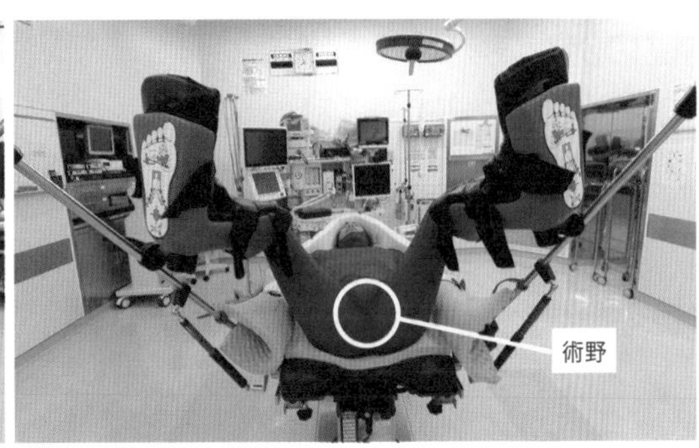

16 （慶應式）婦人科手術

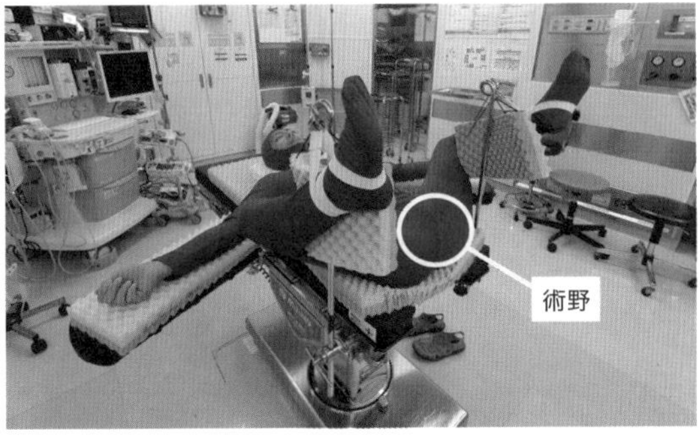

側臥位

側臥位が選択される主な手術

肺、食道、腎臓、肝臓などの開胸・開腹術、呼吸器外科、整形外科股関節手術、整形外科肩手術、一部の肛門手術

障害されやすい神経

腕神経叢、尺骨神経、腋窩神経、橈骨神経、総腓骨神経

循環への影響	● 下側肺は重力により肺動脈の血流が増加 ● 上側肺の肺血流量は減少 ● 換気血流比の違いと心拍出量の低下で予測しない低酸素血症に陥る場合がある
呼吸への影響	● 下側肺は心臓など上の重力、腋窩枕の圧迫、腹部臓器により横隔膜が頭側へ偏位することで機能的残気量が減少 ● 上側肺の換気は容易 ● 換気量は10%程度減少する

褥瘡好発部位

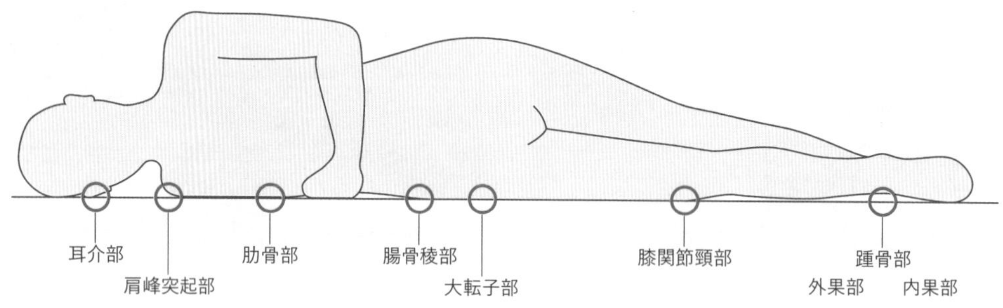

体位の例

17 一般的な側臥位（前面）

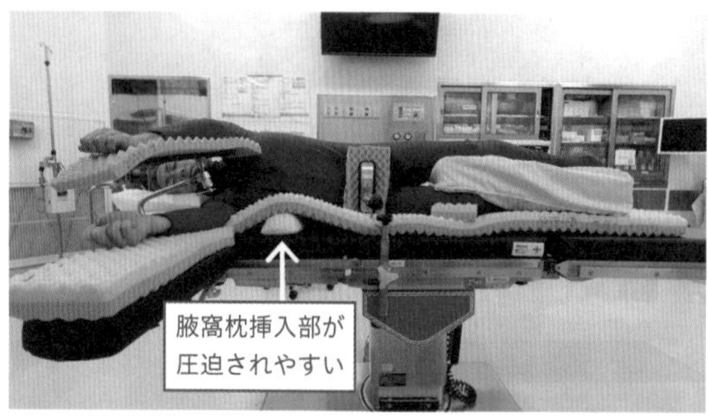

（背面）

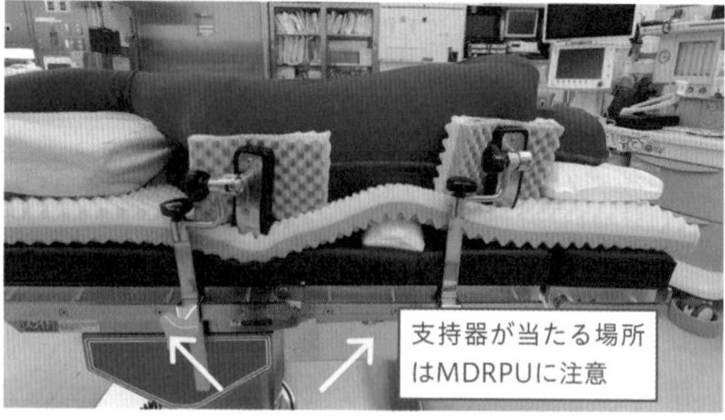

18 腎摘位（術側左の場合）

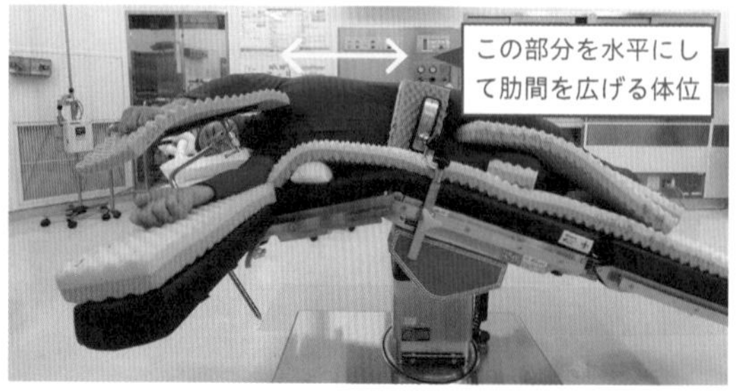

19 胸腹部手術

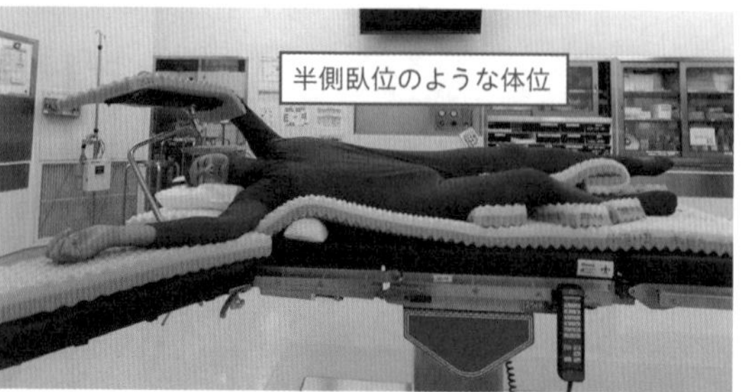

20 肩関節鏡（術側左の場合）

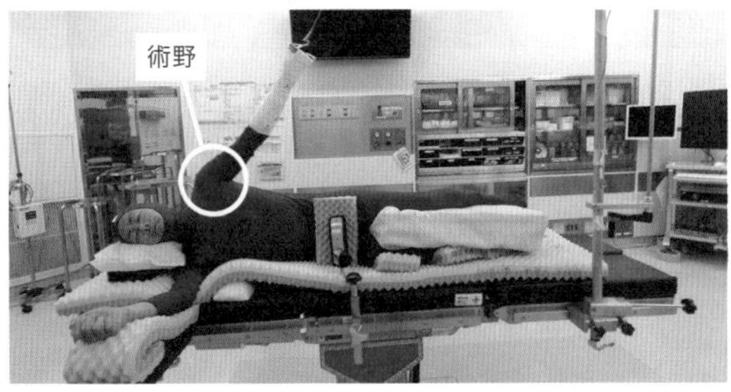

21 パークベンチ位

22 肝臓の手術（側面）

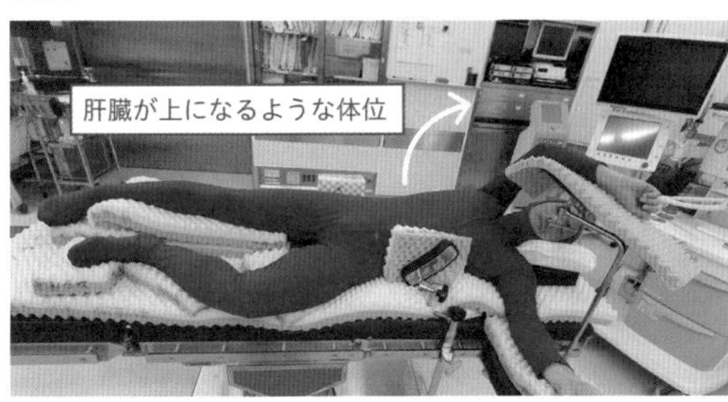

23 半側臥位（ロボット支援下縦郭腫瘍手術：術側右の場合）

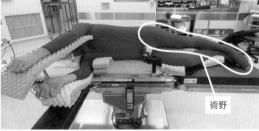

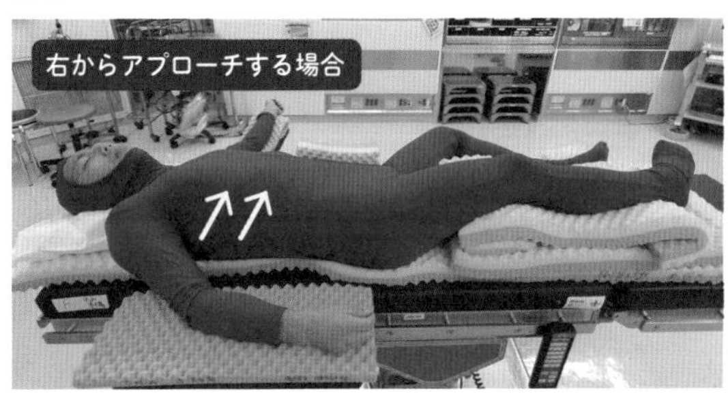

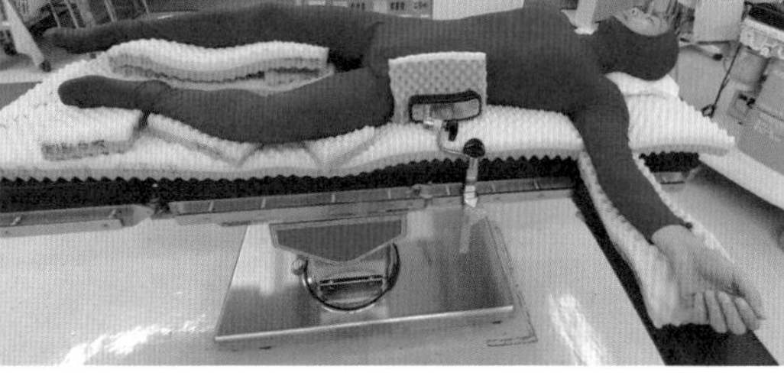

24 THAなどの整形外科股関節手術（術側左の場合）

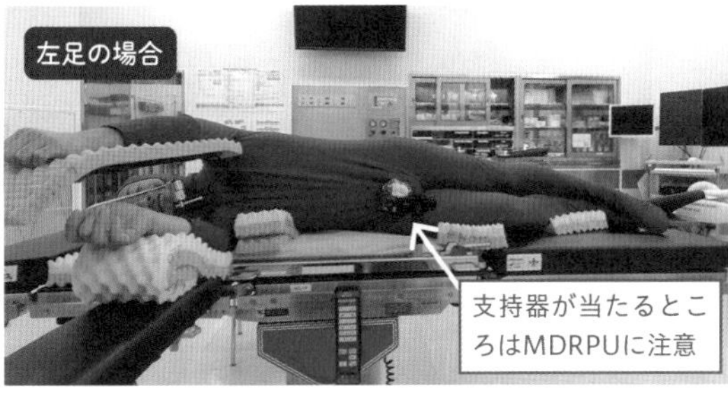

25 経肛門内視鏡手術（TAMIS）

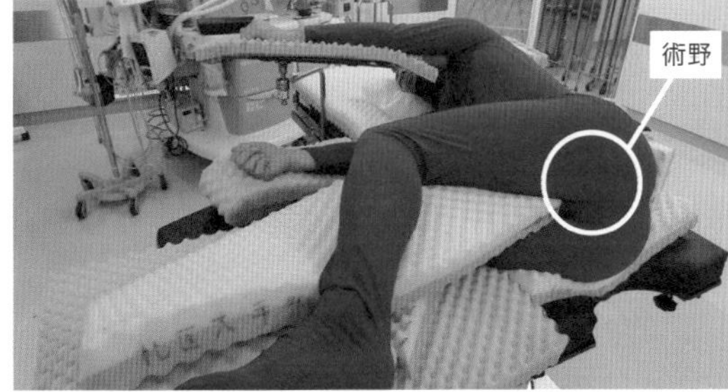

腹臥位

腹臥位が選択される主な手術

整形外科脊椎手術、肛門手術、体表背面が術野になる手術、脳外科開頭手術、食道手術

障害されやすい神経

腕神経叢、顔面神経、迷走神経（眼球圧迫による徐脈、失明）、橈骨神経、尺骨神経、大腿神経、総腓骨神経

循環への影響	呼吸への影響
● 体位固定後の重力の影響は均等となり循環動態への影響は少ないが、腹圧が上がると血圧も上昇する ● 下大静脈や大腿静脈の圧迫により、静脈還流障害、深部静脈血栓症を起こしやすくなる	● 機能的残気量は立位に比較して約12%減少する。仰臥位・側臥位よりも減少率は少ない ● 荷重により胸郭に動きが制限され、腹圧もかかりやすい ● 横隔膜の運動制限によるガス換気障害が起こりやすい

褥瘡好発部位 ❶

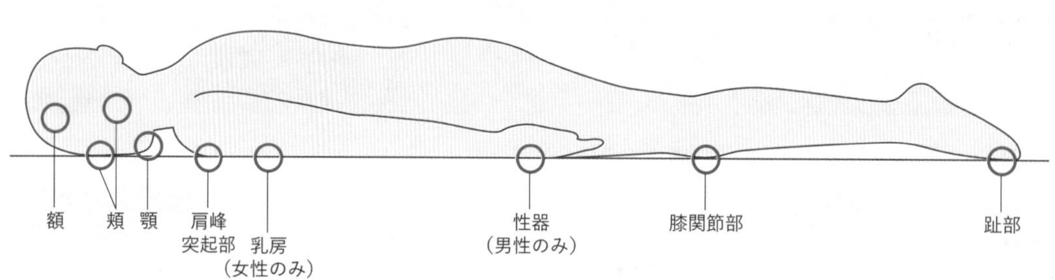

ドクターより ❶

頭部固定時に注意が必要です。

・眼の圧迫
・気管チューブの折れ曲がり、よれ、ねじれ
・体位変換時のカテーテル誤抜去

体位の例

26 一般的な腹臥位

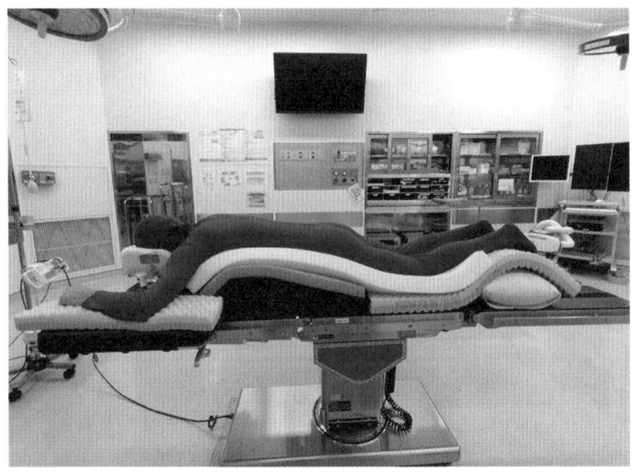

27 4点支持器

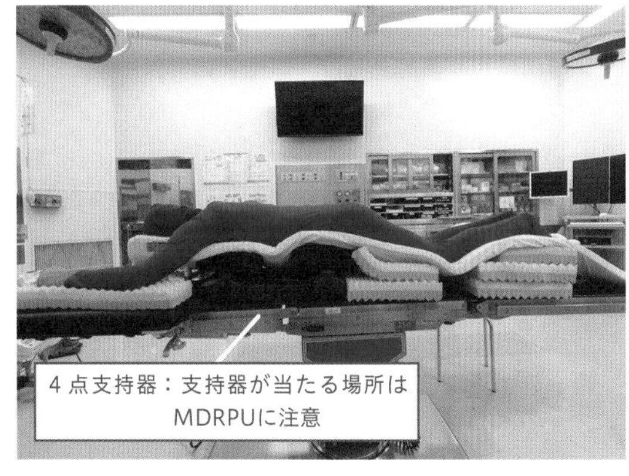
4点支持器：支持器が当たる場所は
MDRPUに注意

28 頸椎頭部固定器使用手術

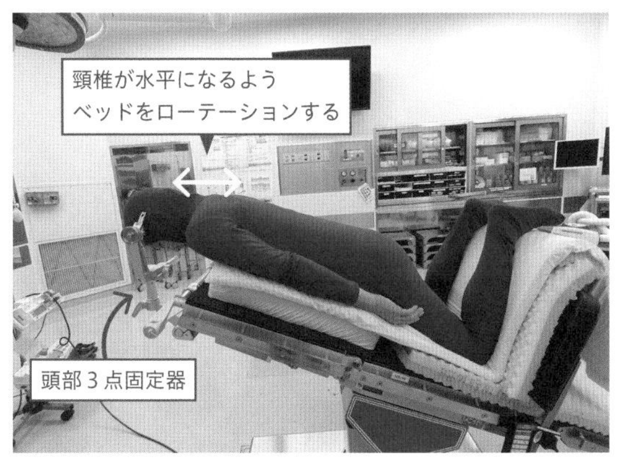
頸椎が水平になるよう
ベッドをローテーションする
頭部3点固定器

29 ジャックナイフ位

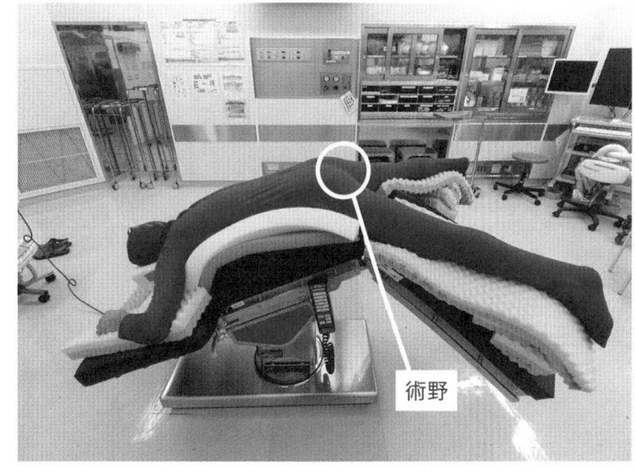
術野

30 食道手術

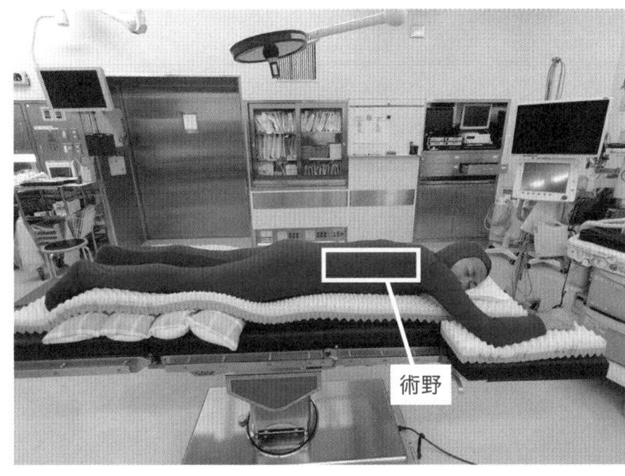
術野

座位

座位が選択される主な手術

乳房再建術、整形外科肩・鎖骨手術

障害されやすい神経

腕神経叢、尺骨神経、橈骨神経、座骨神経、総腓骨神経

循環への影響	● 頭蓋内の静脈洞は陰圧になり、空気塞栓が起こる可能性がある ● 心臓が高い位置になるため、静脈還流が妨げられて下肢に浮腫が起こりやすい ● 頭部の血圧低下
呼吸への影響	● 腹腔内臓器による横隔膜の挙上がないため、肺容量の減少が少ない ● 換気はしやすい

ドクターより
その他、空気塞栓にも注意！

褥瘡好発部位

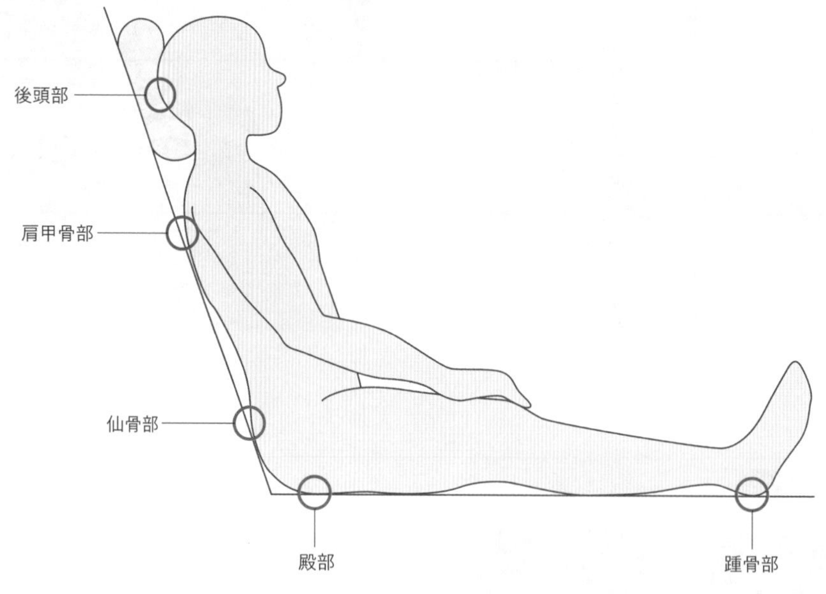

体位の例

31 乳房再建手術など

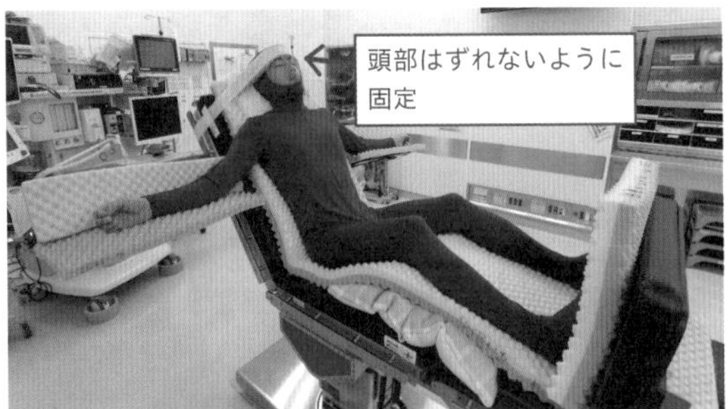
頭部はずれないように
固定

32 ビーチチェア（整形外科肩・鎖骨手術など）

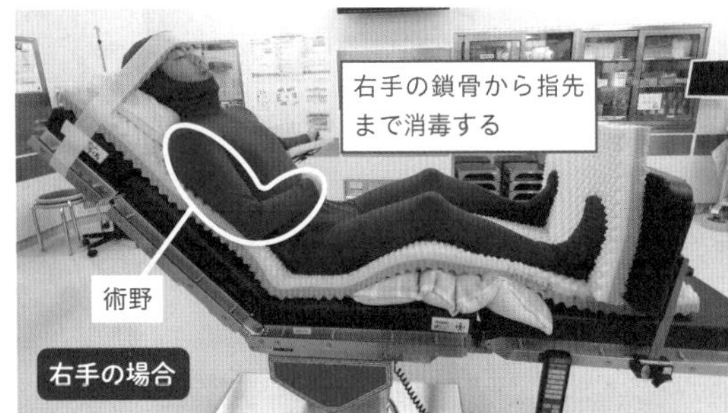
右手の鎖骨から指先
まで消毒する
術野
右手の場合

参考文献

1）田中マキ子監修，市岡滋，廣瀬秀行，柳井幸恵編：ポジショニング学ー体位管理の基礎と実践と実践．中山書店，東京，2013.
2）日本褥瘡学会編：ベストプラクティス 医療関連機器圧迫創傷の予防と管理．照林社，東京，2016.
3）日本創傷・オストミー・失禁管理学会編：ベストプラクティス スキン-テア（皮膚裂傷）の予防と管理．照林社，東京，2015.
4）日本褥瘡学会編：平成30年度（2018年度）診療報酬・介護報酬改定 褥瘡関連項目に関する指針．照林社，東京，2018.

【手術体位一覧】

仰 仰臥位　砕 砕石位　側 側臥位　腹 腹臥位　 座位

1

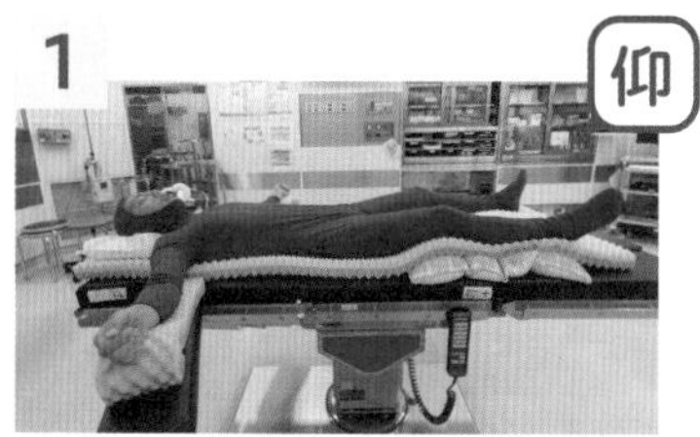

手開き

2

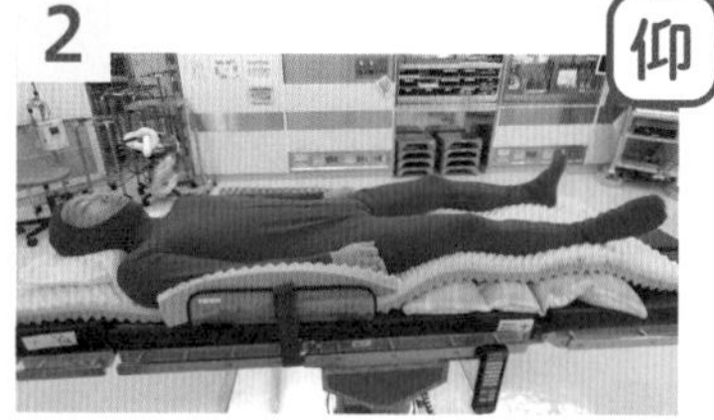

両手体側

3

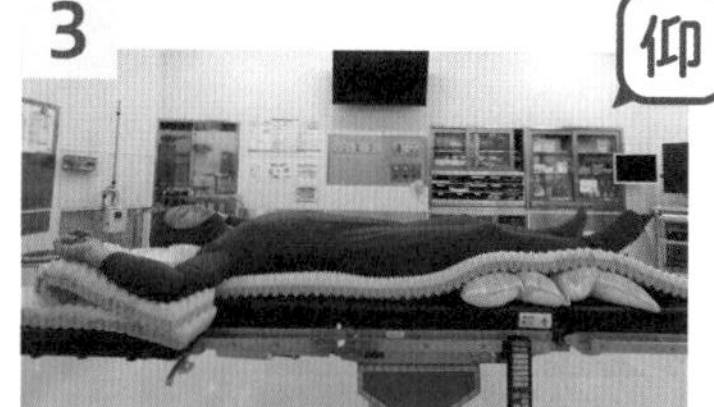

漏斗胸手術時

4

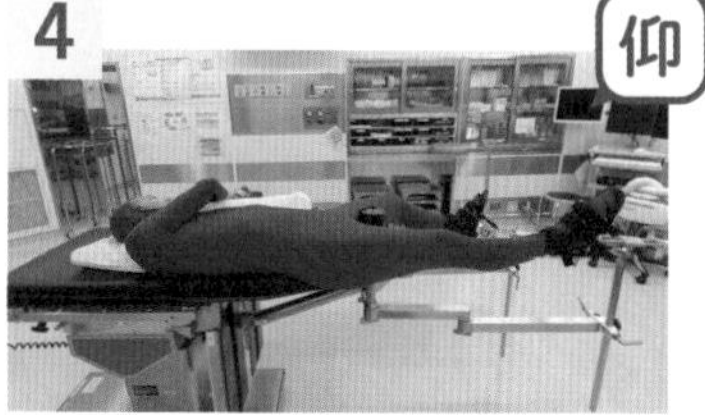

牽引ベッド

5

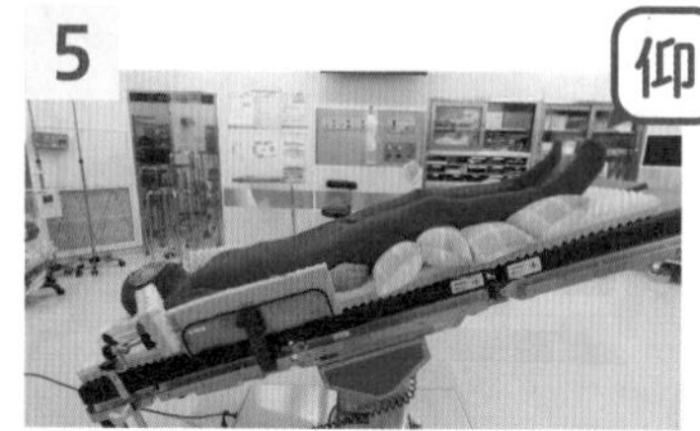

頭低位

6

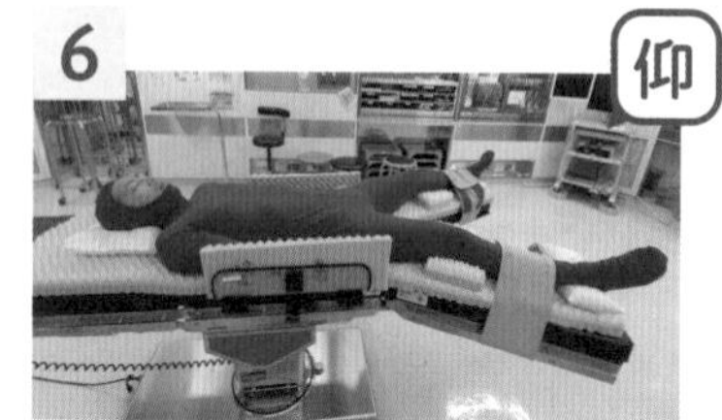

開脚位

7

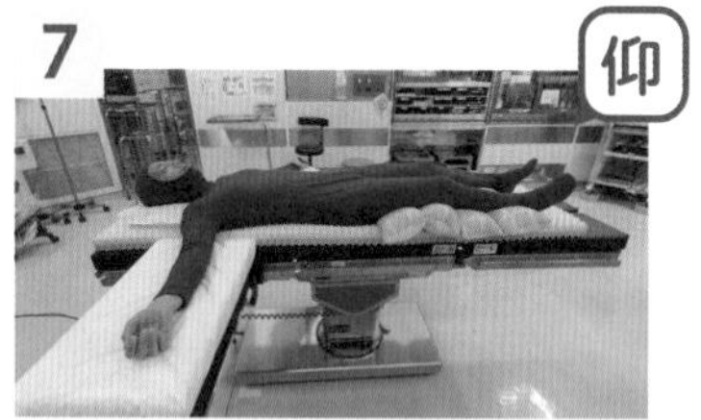

手の手術

8

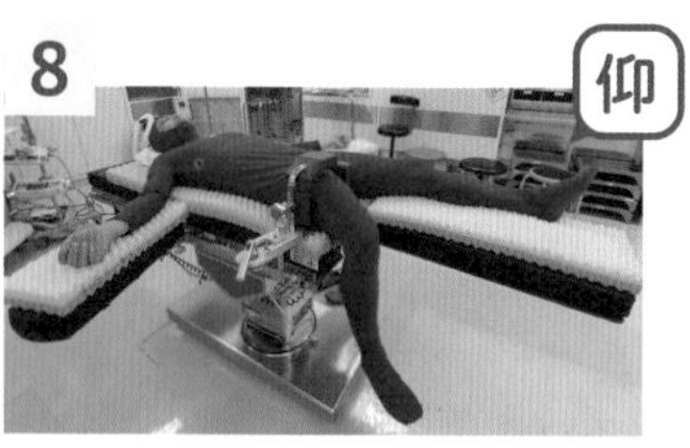

整形外科足用固定具（レッグホルダー®）使用体位

9

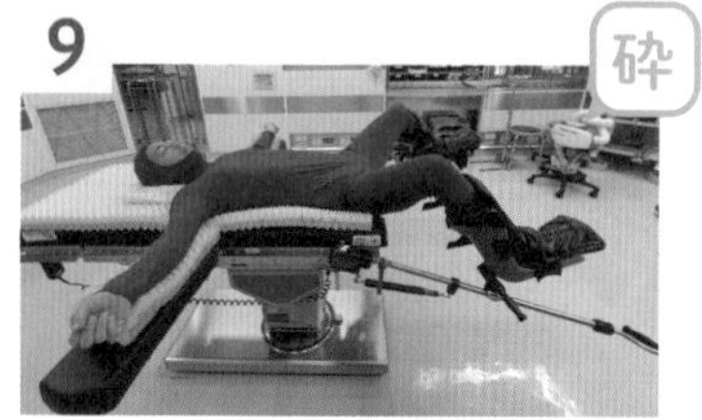

手開き

10

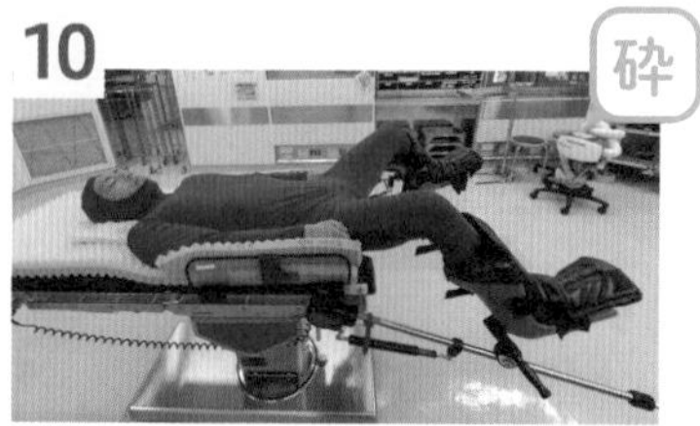

両手体側

11

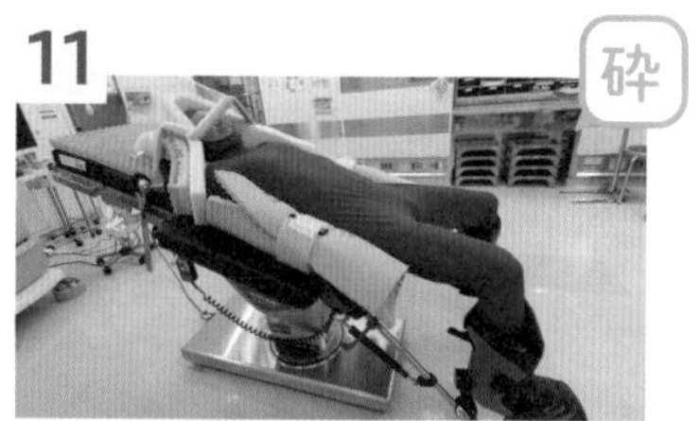

ロボット支援下手術：頭高位

12

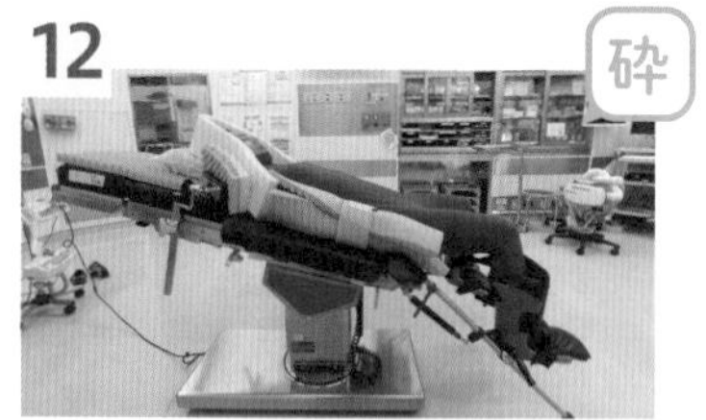

頭高位

13

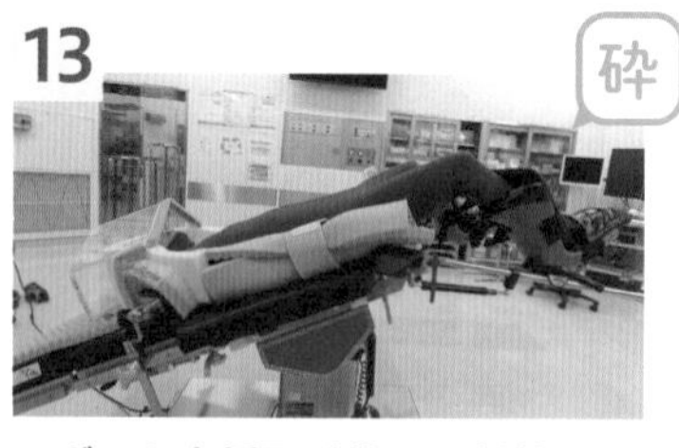

ロボット支援下手術：頭低位

14

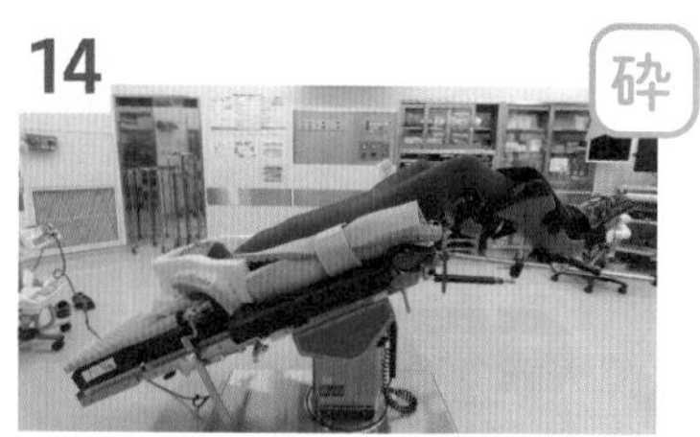

頭低位

15

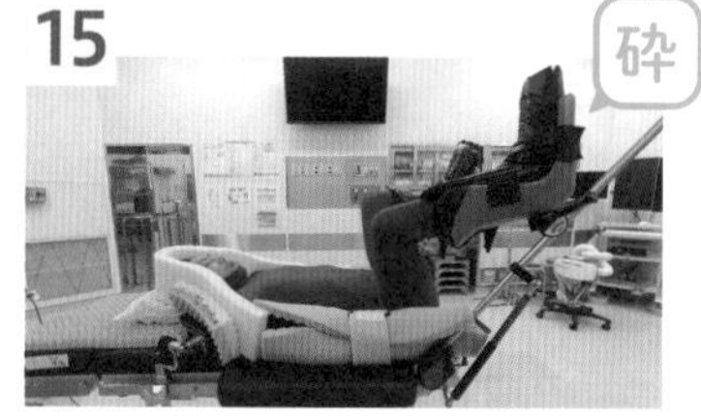

Ta-TME：肛門側からのアプローチ時

16

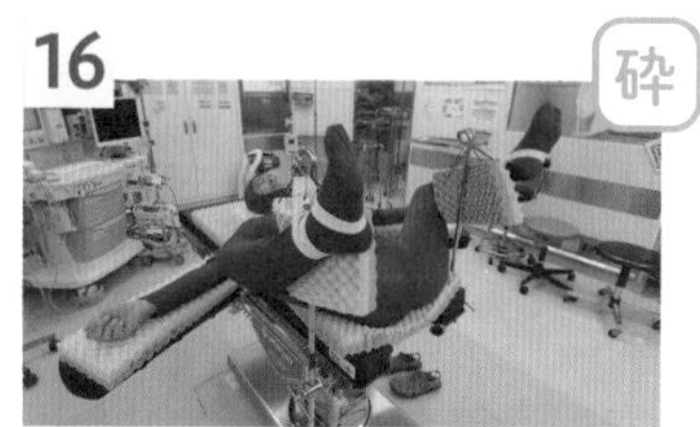

（慶應式）婦人科手術

17 側

一般的な側臥位（前面）

18 側

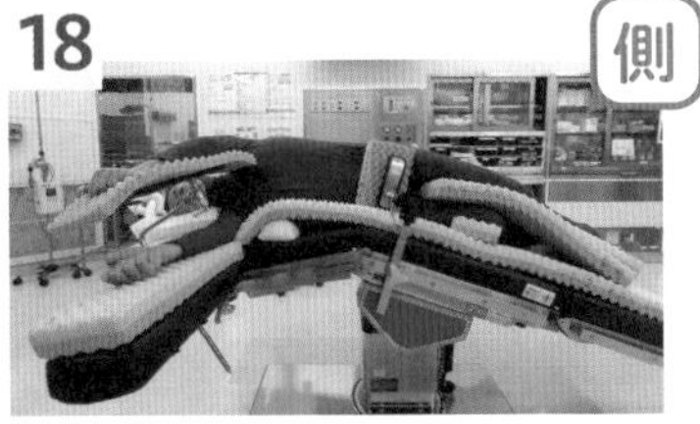

腎摘位（術側左の場合）

19 側

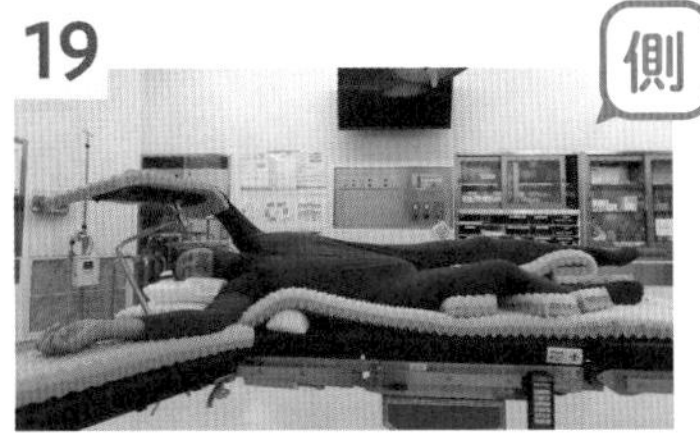

胸腹部手術

20 側

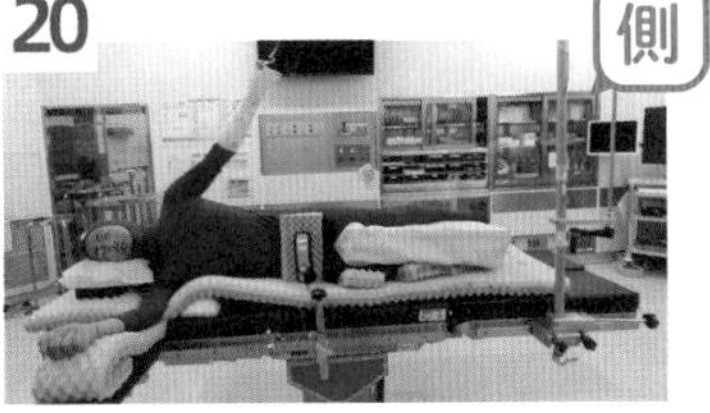

肩関節鏡（術側左の場合）

21 側

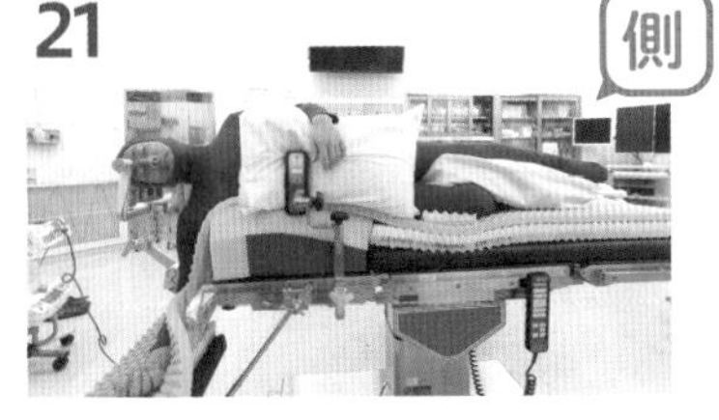

パークベンチ位

22 側

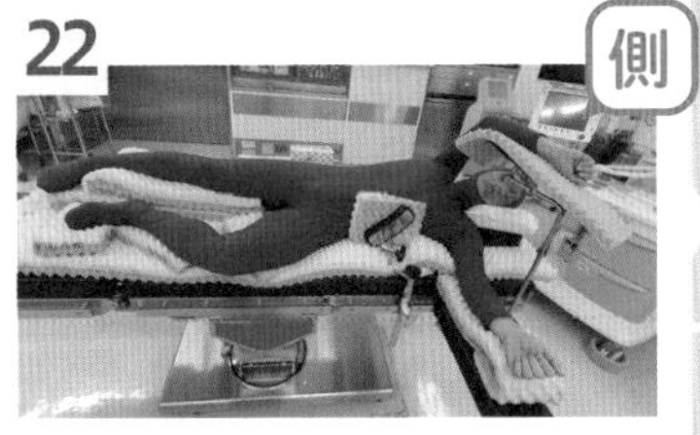

肝臓の手術（側面）

23 側

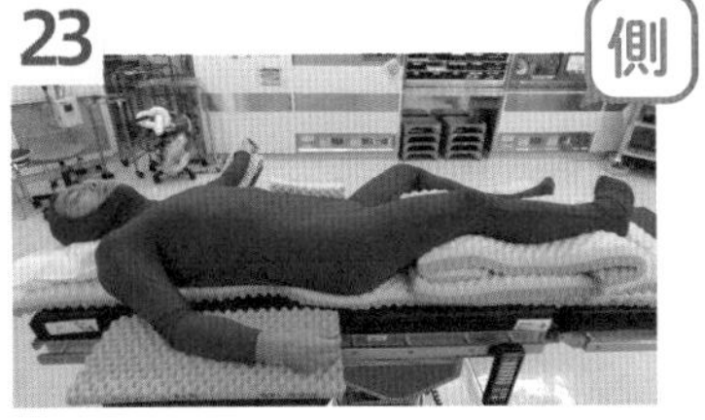

半側臥位（ロボット支援下縦郭腫瘍手術：術側右の場合）

24 側

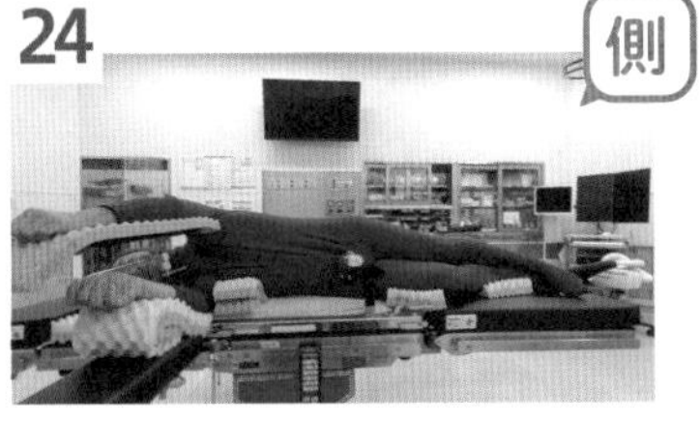

THAなどの整形外科股関節手術（術側左の場合）

25 側

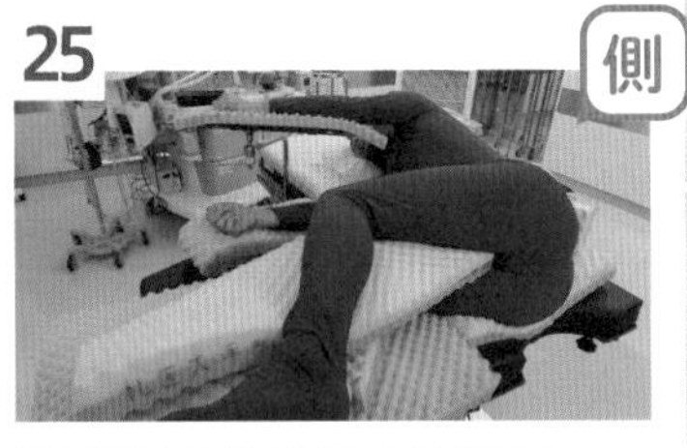

経肛門内視鏡手術（TAMIS）

26 腹

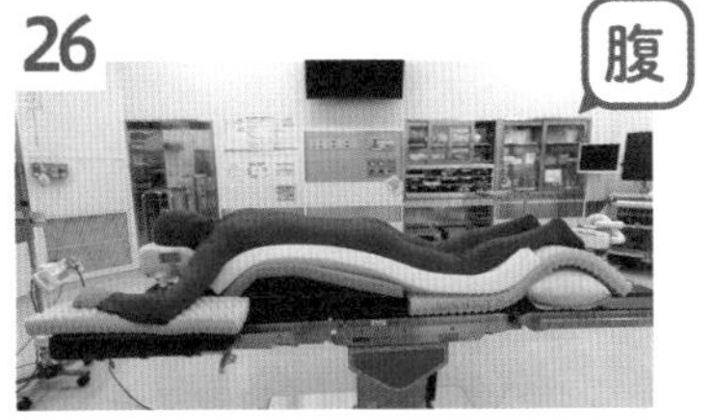

一般的な腹臥位

27 腹

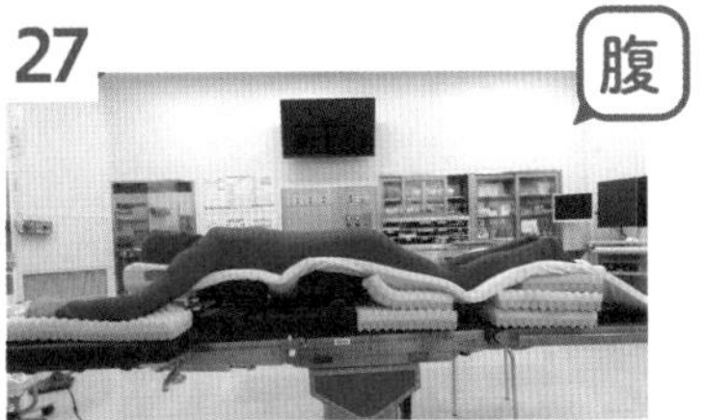

4 点支持器

28 腹

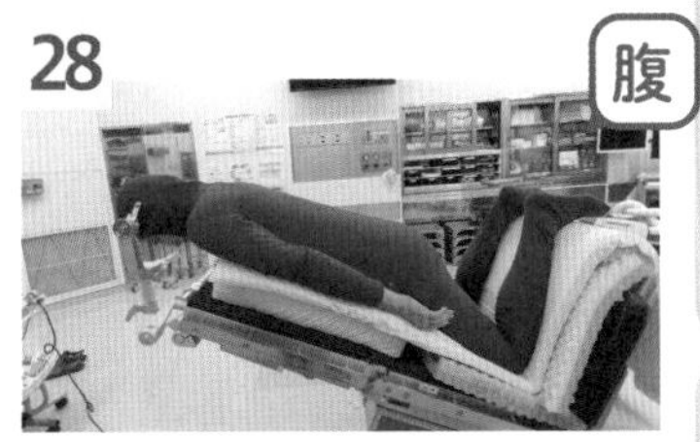

頸椎頭部固定器使用手術

29 腹

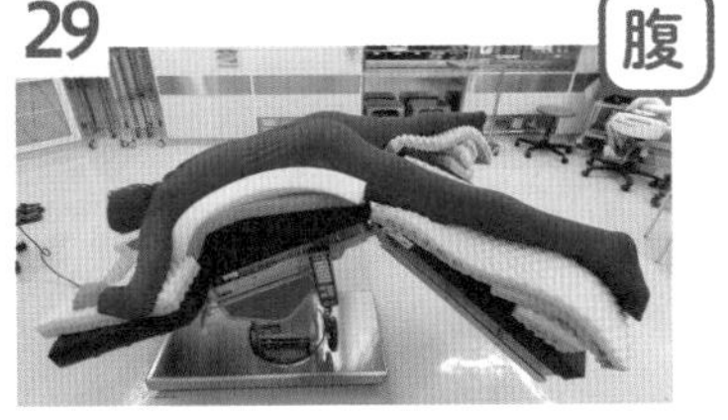

ジャックナイフ位

30 腹

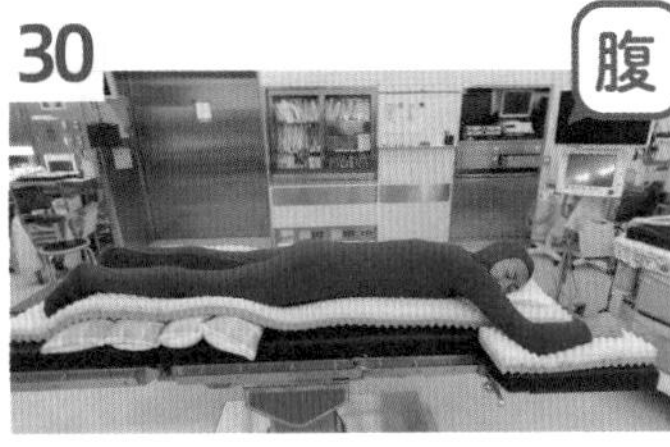

食道手術

31 座

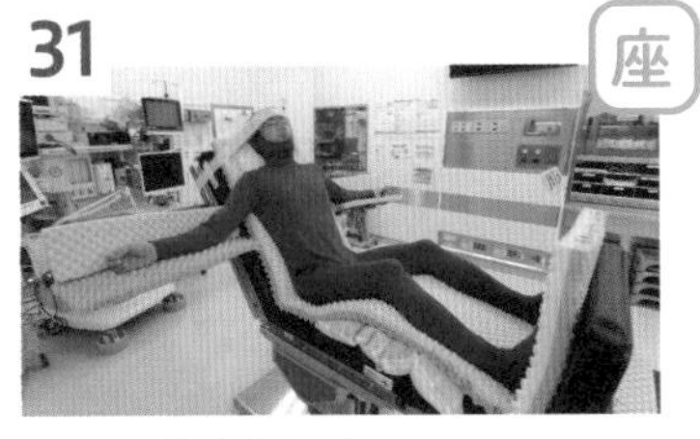

乳房再建手術など

32 座

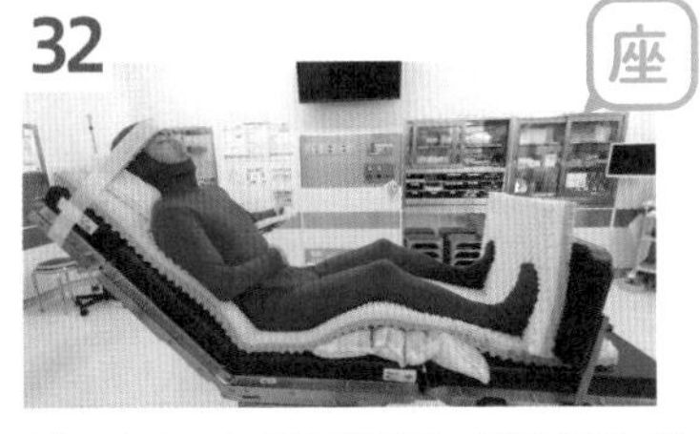

ビーチチェア（整形外科肩・鎖骨手術など）

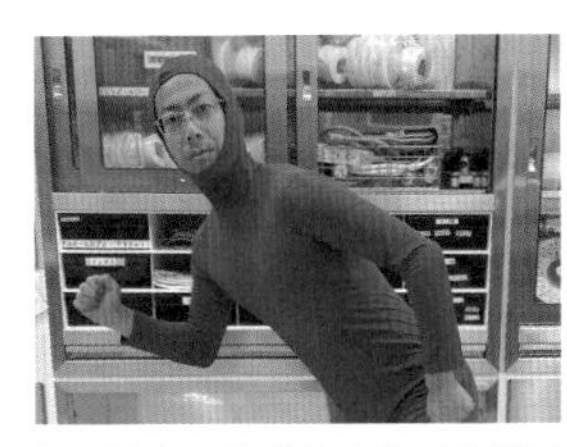

撮影協力：熊谷登士雄（札幌医科大学附属病院 主任看護師）

8 鏡視下手術（ロボット支援下手術を含む）

オペナースより❶

胸腔鏡下手術においても、胸腔内に二酸化炭素ガスを注入し（人工気胸）、胸腔内の作業スペースの確保や縦郭の動揺を抑える場合があります。

腹腔鏡下手術の特徴

利点	欠点
● 傷が小さいため、手術後の痛みが軽く、入院期間が短縮される ● 拡大した視野で手術が可能であるため、肉眼では見えにくい血管・神経などが見えやすい ● 骨盤内のように狭くて深い領域も自由自在に見ることができ、死角を解消できる ● 二酸化炭素ガスによる気腹を行う手術（腹腔鏡手術）では、気腹圧を上げることで圧迫止血の効果が期待できる❶	● モニターを見ながら行う手術のため、高度な技を必要とする ● 手術操作に制限があるため、開腹手術より時間が長くなりやすい ● 一度に見える視野に制限があるため、手術部位以外の臓器損傷のリスクがある ● 二酸化炭素ガスによる気腹を行う場合、呼吸・循環などに影響を及ぼす

腹腔鏡下手術のイメージ…

手術操作を安全かつ容易にするために腹腔内に二酸化炭素ガスを注入し（気腹という）、おなかを膨らませて行う。

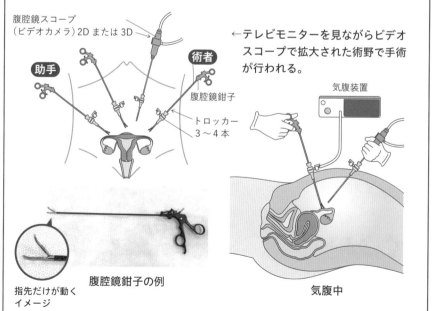

婦人科腹腔鏡下手術の場合

腹腔鏡スコープ（ビデオカメラ）2D または 3D

助手

術者

腹腔鏡鉗子

トロッカー 3～4本

←テレビモニターを見ながらビデオスコープで拡大された術野で手術が行われる。

気腹装置

気腹中

指先だけが動くイメージ

腹腔鏡鉗子の例

鏡視下手術とは

- 鏡視下手術は、内視鏡と内視鏡専用の手術器具を用いて、モニターに映し出される2次元（2D）または3次元（3D）の画像を見ながら手術操作を行うものです。
- 胸腔鏡下手術、腹腔鏡下手術、鼻内視鏡下手術など、さまざまな領域で行われています。
- **頭低位の腹腔鏡下手術では、気腹に伴う合併症の可能性があるので、注意深い観察が必要です。**

婦人科腹腔鏡下手術のスタッフと機器の配置
（当院の場合）

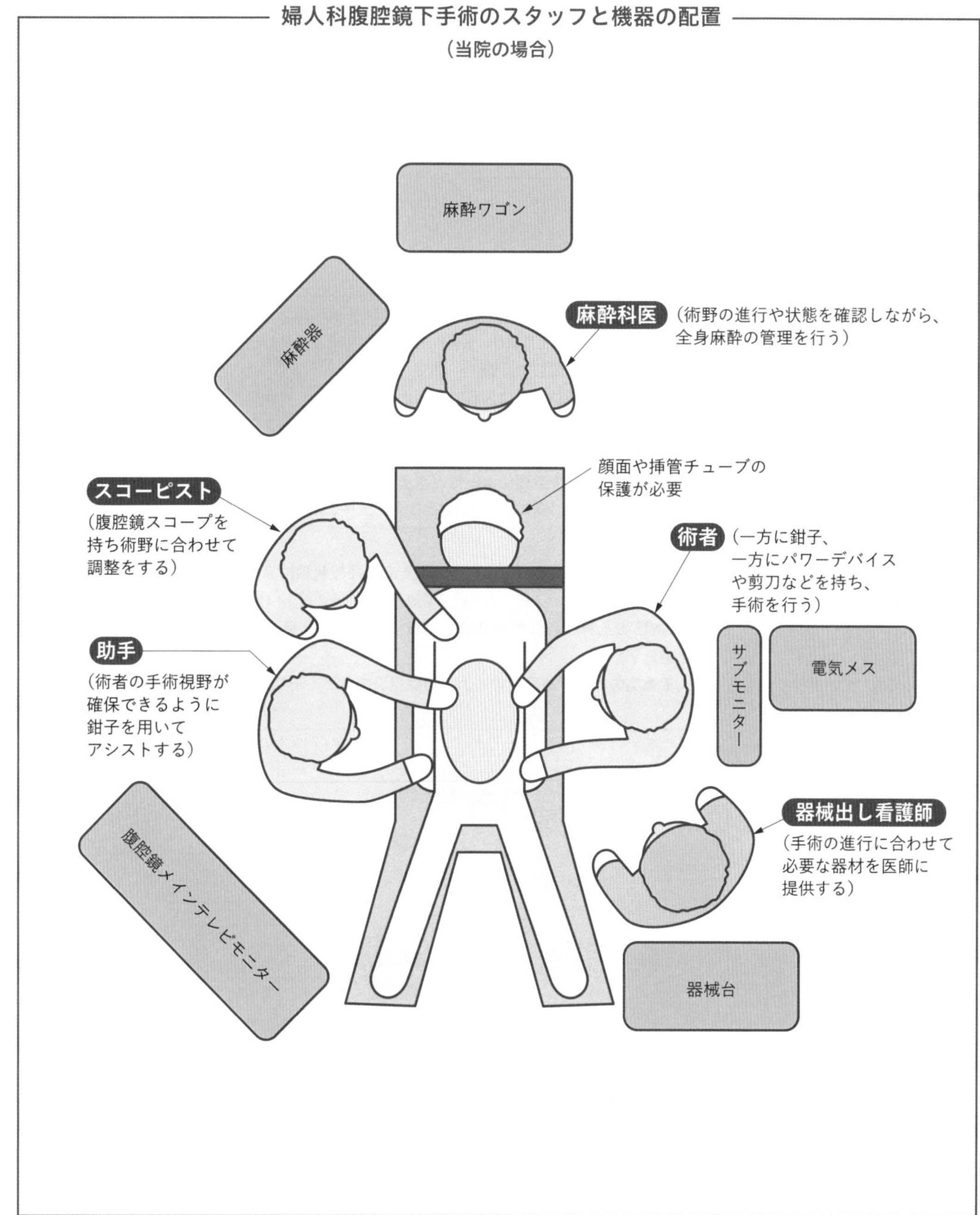

麻酔ワゴン
麻酔器
麻酔科医（術野の進行や状態を確認しながら、全身麻酔の管理を行う）
顔面や挿管チューブの保護が必要
スコーピスト
（腹腔鏡スコープを持ち術野に合わせて調整をする）
術者（一方に鉗子、一方にパワーデバイスや剪刀などを持ち、手術を行う）
助手
（術者の手術視野が確保できるように鉗子を用いてアシストする）
サブモニター
電気メス
器械出し看護師
（手術の進行に合わせて必要な器材を医師に提供する）
腹腔鏡メインテレビモニター
器械台

ロボット支援下手術の特徴 ❷

ロボット支援下手術とは、
ロボット支援装置を使用して
鏡視下手術をアシストする方法

利点	欠点
• 3Dカメラによる、5〜15倍までの拡大視野が可能なため、血管や神経の走行など非常に鮮明な立体画像で手術ができる • ４本のアームがあり、カメラアームと40種類以上あるさまざまな鉗子（つかむ・切る・縫合する・止血するなど）を装着できる３本のアームによって手術操作を行うことができる • ロボットアームに取り付けられる鉗子の可動域は人間の手の動きを超えており、人の手以上に自由な動きが可能である • ロボットアームの先端は医師の手と連動し、自分でメスを持っているような感覚で手術ができる • 手振れ防止機能がある • 術者は術野から離れたコンソールに座って下向きの目線で操作を行うため疲労が少ない（腹腔鏡下手術では、術野でモニターを見ながら行うため、上向きの目線になる）	• ロボットアームを介しているため、触感を感知する機能がない。組織や臓器にかかる負荷、糸を結ぶ際に力加減などを意識する必要がある • ロボットの準備や後片づけも必要なため、鏡視下手術より時間が長くなる傾向がある

気腹に伴う合併症 ❸❹

呼吸器に対する影響	• 気腹に用いる二酸化炭素ガス吸収が主因となり$PaCO_2$が上昇 • 気腹による横隔膜の挙上により、気道内圧の上昇、肺コンプライアンスの低下、１回換気量の減少 • 気管支挙上による気管支挿管 • 二酸化炭素ガスが血管内に入ることによる、ガス塞栓（肺塞栓・深部静脈血栓症） • 横隔膜損傷や気道内圧上昇による圧外傷などによる気胸 • 二酸化炭素ガスが皮下組織に流れこみ蓄積する皮下気腫・縦隔気腫 • 頭頸部の浮腫、皮下気腫による気道閉塞 • （人工気胸の場合）気管の変位による挿管チューブのずれ、対側肺の圧迫による呼吸障害
循環器に対する影響	• 吸収された二酸化炭素ガスの蓄積による交感神経刺激による頻脈、血圧上昇など • 気腹内圧の上昇に伴う末梢血管抵抗の増加と静脈還流の低下（血圧上昇、中心静脈圧上昇など） • 気腹内圧の上昇に伴い腎血管抵抗は増加し、腎血流量および糸球体濾過量は減少する（尿量低下） • （人工気胸の場合）縦郭変位による静脈還流の低下や心臓の拡張障害（低血圧）

頭低位に伴う合併症 ❺❻

ロボットによる頭低位手術では、作業スペースを確保するために25〜30度の頭低位がとられる

呼吸器系や循環器系、手術体位に関連した合併症のリスクが高まる（脳圧・眼圧亢進、顔面浮腫、横隔膜変位による肺コンプライアンスの低下、などの生理的変化を引き起こす）

脳圧や眼圧上昇のリスクも伴うため、脳動脈瘤や緑内障の患者、呼吸機能に問題のある患者は禁忌となる場合がある
ロボットアームやスコープ・各デバイスのコードが患者の身体に接触して起こる圧迫からの保護が必要となる（顔面、前胸部、大腿など手術体位によって異なる）

オペナースより❷

より低侵襲で確実な、機能温存にすぐれた手術が可能です。特に骨盤内手術では、骨盤底の複雑な血管走行、靭帯、神経、膜構造などが鮮明に把握でき、狭く奥まったスペースにおいて腹腔鏡下手術よりも制限が少なく、より繊細な操作が行えます。

オペナースより❸

頸部から顔面に皮下気腫を伴う場合は、抜管前に声帯部付近の観察を行うことが重要です。

オペナースより❹

200分を超える手術時間・呼気の二酸化炭素分圧が50mmHg以上などでは、皮下気腫が起こるリスクか高まります。

オペナースより❺

骨盤内の腹腔鏡下手術では、気腹に加えて身体全体に傾斜を付けた頭低位にすることで、重力を利用して作業スペースを確保しています。気腹と頭低位にすることによるさまざまな生理的変化による合併症に注意が必要です。

オペナースより❻

消化器外科のロボット支援下手術では、それに加えて10〜15度の左・右斜位がとられます。

ロボット支援下手術のイメージ… コンピューターの制御の下、遠隔操作で鉗子を操作して行う。

ロボット支援下手術の全体図（当院の場合）

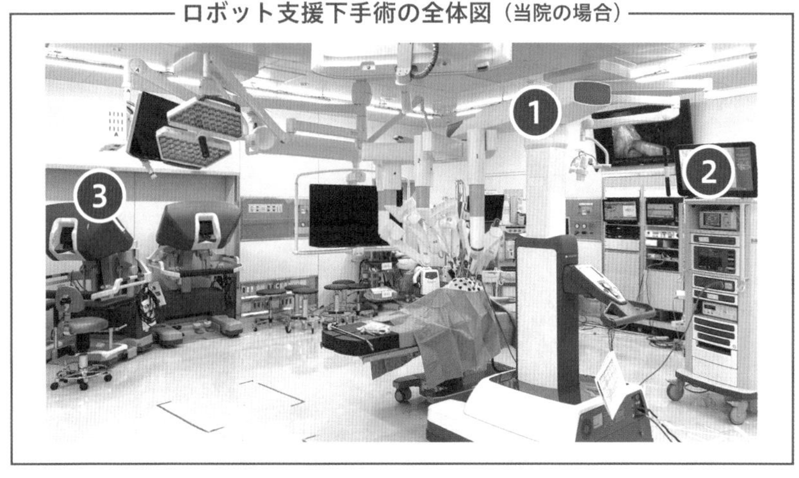

❶ ロボットアーム部

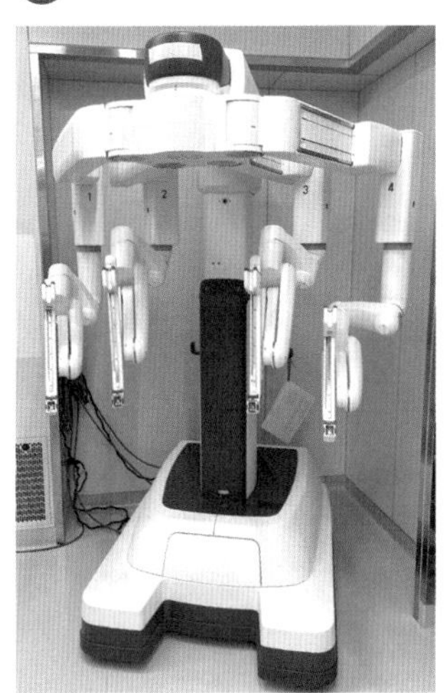

気腹中・ドッキング時
体内に挿入されたトロッカーはロボットアームと接続され、鉗子を挿入して手術操作を行う。

手術台にドッキングして体内に設置されたトロッカーをアームに接続し、内視鏡と鉗子を動かす。アームは４本あり、１本は内視鏡カメラを接続、術式によって２～３本に鉗子を接続する。

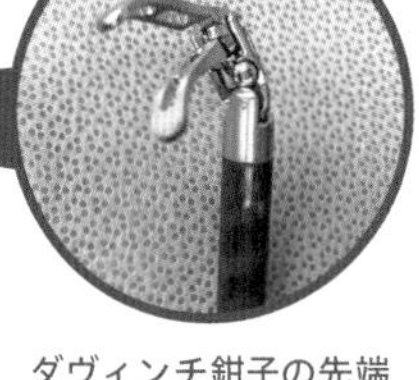

ダヴィンチ鉗子の先端
先端が手首のように動き、
人の手以上に自由な動きが可能
手首と指先が動くイメージ

❷ モニター部

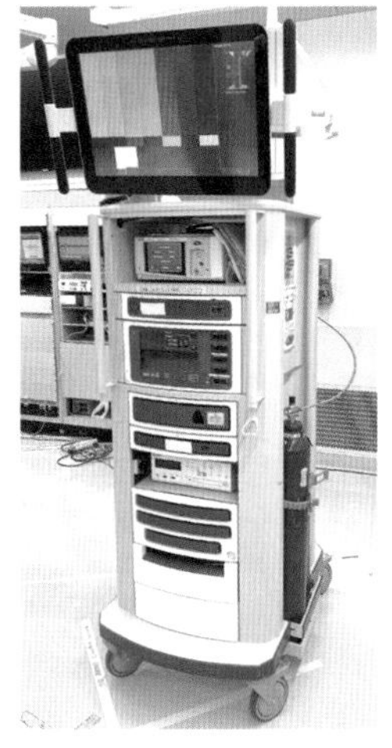

3D内視鏡カメラコントロールユニットを内蔵。気腹装置や電気メスなどを付属して設置されている。

❸ 手術操作部

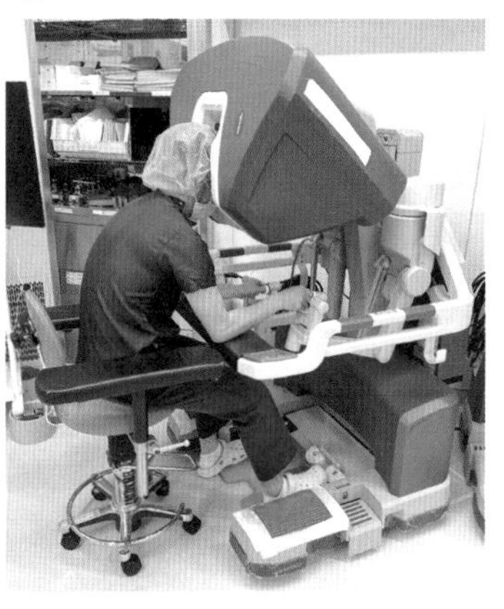

術者は術野から離れた場所で、精密な3D画像を見ながらコントローラを操作して手術を行う。

1

呼吸器外科

呼吸器外科手術の全体像

手術で扱う部位	• 呼吸器外科では、**肺や気管、縦隔、胸膜、胸郭、横隔膜**などの呼吸機能にかかわる臓器、組織を扱っています。
術式	• 手術には**開胸手術（正中切開と側方開胸）と胸腔鏡下手術（ロボット支援下を含む）**があります。 • さらに、胸腔鏡下手術は完全胸腔鏡下手術、小切開創を利用し患部を直視できるハイブリッド胸腔鏡下手術、単孔式胸腔鏡下手術などに分けられます。

合併症

- 手術部位が胸腔・縦隔内であることから、心臓や大血管が近く、**大出血時には止血が困難になる場合があります。**胸腔鏡下での手術中に**出血した場合は開胸手術に移行**することもあります。
- 大血管の合併切除時などは人工心肺装置を用いる場合もあります。

手術体位

- **肺切除を行う手術では側臥位が多く、縦隔手術では仰臥位や半側臥位**で行います。
- 側臥位では術野の確保のため、上肢を挙上させる場合があります。手術前に関節可動域を確認しておきましょう。

麻酔

- **全身麻酔と硬膜外麻酔を併用する**ことが一般的です。
- 神経ブロックとして肋間神経ブロックを併用する場合もあります。

術前・術後管理

- 呼吸管理は患側の胸腔は術野を広く展開させるため、分離肺換気を行えるダブルルーメンチューブを用います。手術中は健側肺のみで呼吸を行うため、術前の呼吸機能の評価が必要です。呼吸状態は、**身体症状の有無や既往歴・手術歴・喫煙歴の有無、肺機能検査（スパイロメトリー）**などの結果から総合的に評価されます。
- 手術後は**胸腔ドレーン**を留置します。胸腔ドレーンの目的は、①体液のドレナージ、②空気のドレナージです。体液のドレナージは他科同様、血液や滲出液の排出を行います。空気のドレナージは胸腔内に貯留した空気を排出し、手術時に虚脱した肺の再膨張を促す役割があります。また、術後のエアリークや呼吸性移動を観察することで、肺瘻の有無や効果的にドレナージできているかなどの確認をします。

呼吸器外科の解剖

肺の構造

肺葉はS1－S10の肺区域に分けられる

左腕頭静脈
迷走神経
上葉
胸腺
上葉
肺動脈
横隔神経
中葉
心臓
下葉
下葉

上葉
S1
S2
S3
S6
中葉
S4
S5
下葉
S10
S7
S9
S8

上葉
S1+2
S3
S4
S6
S5
下葉
S10
S8
S9

気管支のリンパ節

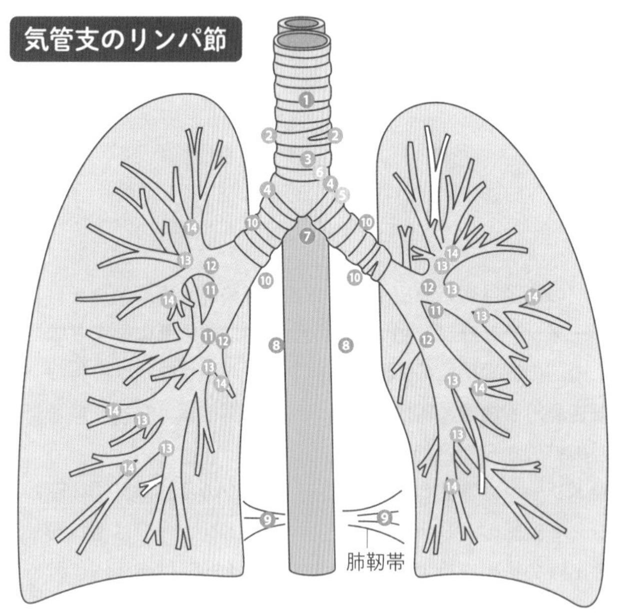

MEMO リンパ節郭清の範囲

- 肺切除術の標準的な郭清範囲は、肺内リンパ節＋肺門リンパ節＋縦隔リンパ節である。
- 原発部位によって郭清範囲を省略する「選択的リンパ節郭清」を行う場合は、上縦隔または下縦隔リンパ節のどちらかと、肺内・肺門部リンパ節郭清となる。

右上葉切除の場合

#11、#10、#4、#2を主に郭清する。転移があれば#7→#3、#8、#9などを追加切除

左下葉切除の場合

#12、#11、#13、#7、#8、#9を主に郭清する。転移があれば#4、#5、#6→#2、#3などを追加切除

縦隔リンパ節

- #1 上縦隔上部リンパ節
- 上縦隔リンパ節
  - #2 傍気管リンパ節
  - #3 前気管、前縦隔および後気管リンパ節
  - #4 気管気管支リンパ節
- 大動脈リンパ節
  - #5 大動脈下リンパ節（ボタロー管リンパ節）
  - #6 傍大動脈リンパ節
- 下縦隔リンパ節
  - #7 気管分岐部リンパ節
  - #8 傍食道リンパ節
  - #9 肺靭帯リンパ節
- 肺門リンパ節
  - #10 主気管支周囲リンパ節
  - #11 葉気管支間リンパ節
  - #12 葉気管支周囲リンパ節
- 肺内リンパ節
  - #13 区域気管支周囲リンパ節
  - #14 亜区域気管支周囲リンパ節

胸腔ドレーンのしくみ

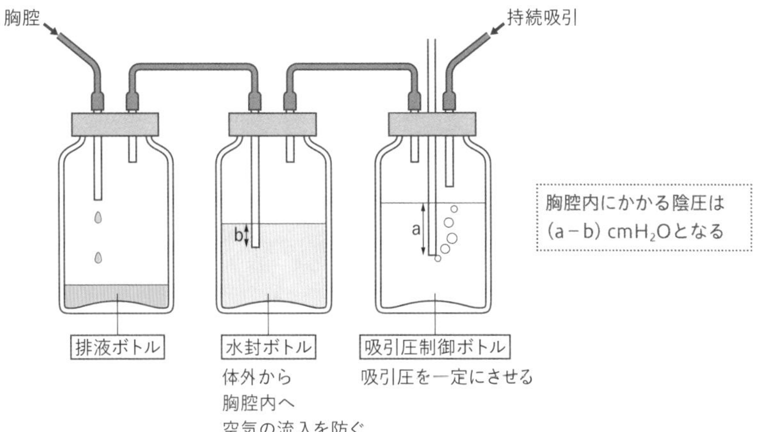

MEMO　胸腔ドレーン管理のポイント

- 術後、留置した胸腔ドレーンは据置式持続吸引器や電動式持続吸引器に接続し、低圧(－10cmH_2O前後)で吸引する。持続するエアリーク、200mL/時以上の出血がみられなければ、水封のみの管理とする。
- 主なドレーン抜去の基準は、❶エアリークがない、❷排液の性状が血性・乳びではない、❸排液量が200mL/日以下である(抜去基準は施設によって異なる)。
- 術後エアリークを認めた症例は抜去前にクランプテストを行う。胸腔ドレーンを12～24時間クランプし、呼吸状態や皮下気腫の出現や増大の有無を確認する。問題がみられなければ、ドレーン抜去が可能と判断される。

観察事項

ドレーン挿入部	感染徴候、ドレーンのずれ、皮下気腫の有無
排液	排液の性状、量の観察。血性で200mL/時、凝血塊を認める場合は医師に報告する
エアリーク	安静時、深呼吸時、体動時などによるエアリークの変化、呼吸性移動の有無も同時に観察が必要。※呼吸性移動がみられなければ、ドレーンの屈曲や接続不良などによって、十分なドレナージができていない状態である

[呼吸器外科(p.40～59)] 参考文献

1)日本肺癌学会編：臨床・病理肺癌取扱い規約 第8版．金原出版，東京，2017.
2)日本肺癌学会編：肺癌診療ガイドライン 悪性胸膜中脾腫・胸腺腫用を含む2020年版．金原出版，東京，2021.
3)岡田守人編：呼吸器外科の手術看護パーフェクトマニュアル．メディカ出版，大阪，2015.
4)中島淳, 近藤晴彦編：ビジュアルサージカル 呼吸器外科手術 縦隔・胸膜・胸壁 イラストと動画で学ぶ手術手技のポイント．学研メディカル秀潤社, 東京, 2020.
5)須田隆：呼吸器外科低侵襲手術(DVD付き)基本テクニックから単孔式手術，ロボット手術まで．南山堂，東京，2019：111-114.
6)矢野智紀：縦隔の外科手術手技アトラス．南山堂，東京，2013：3-26.
7)末舛惠一，人見滋樹監修，加藤治文編集他：先端医療シリーズ26呼吸器外科 呼吸器外科の最新医療．先端医療技術研究所，東京，2004：238-283.
8)日本呼吸器外科学会，呼吸器外科専門医合同委員会編：呼吸器外科テキスト 改定第2版．南江堂，東京，2021.
9)竹末芳生, 藤野智子編：術後ケアとドレーン管理のすべて．照林社，東京，2016.
10)日本気胸・囊胞性肺疾患学会編：気胸・囊胞性肺疾患規約・用語・ガイドライン2009年版．金原出版，東京，2009.
11)日本形成外科学会，他編：形成外科診療ガイドライン1 2021年版 皮膚疾患/頭頸部・顔面疾患/体幹・四肢疾患．金原出版，東京，2021.
12)齋藤直美：先輩ナースが書いた手術看護ノート．照林社，東京，2020：178.

1 胸腔鏡下肺葉切除術（ロボット支援下手術を含む）

胸腔鏡下手術［VATS］、ロボット支援下手術［RATS］

適応疾患・手術適応

原発性肺癌、転移性肺癌

手術の概要

胸に数か所、小さな切開創をあけ、そこからカメラや器械を挿入し肺葉を切除する。原発性肺癌の標準術式となっている。

麻酔方法	全身麻酔（分離肺換気）＋硬膜外麻酔
手術体位	側臥位（VATS：体位写真17、RATS：体位写真18）
手術時間	3～4時間
術後合併症	❗エアリーク ❗疼痛❶ ❗出血 ❗低体温❷

❶手術側上肢に肩関節痛を生じることがある。原因はさまざまで、上肢が術野に干渉しないよう肩関節を90度以上に外転させることも要因の1つ。
肋間よりアプローチするため、肋間神経や肋骨骨膜を刺激し、肋間神経痛の原因となる。挿入したトロッカーが直径15mm以上の場合、肋間神経を刺激しやすい。

❷低体温は術後感染や創傷治癒の要因となり、シバリングが起きた場合は酸素消費量を増大させ、急激な血圧上昇やふるえによる創部の疼痛も引き起こす。術前よりプレウォーミングすることで、低体温予防につながる。帰室後もシバリングが起きないよう、保温を継続する。

手術のバリエーション

完全胸腔鏡下手術（＋気管支・肺動脈形成術）

- 完全モニター下に3～4cmの小切開とトロッカーを組み合せ、手術を行う。

胸腔鏡補助下開胸手術（＋気管支・肺動脈形成術）

- 8cm以下の小切開を通して、直視でき、病変を触ることができる。
- ハイブリットVATSとも呼ばれる。
- 形成することで肺全摘を避ける。

単孔式胸腔鏡下手術

- 胸部に1か所、3～4cm程度の切開創をあけ、そこから手術を行う。

MEMO 手術創の違い

胸腔鏡下手術		開胸手術	
単孔式胸腔鏡下	完全胸腔鏡下	胸腔鏡下補助下	通常開胸

手術のココに注意！

- 胸腔鏡下手術は創部も小さく、開胸手術に比べて低侵襲ですが、**気管支や肺動脈の再建では操作の難易度が高くなることや、大出血などには対応できない**という欠点があります。再建が必要になった場合や、出血コントロールができない場合は開胸手術に移行します。
- 呼吸器外科手術は胸部が術野であることから、体幹が冷えやすく、**低体温になりやすい**特徴があります。

手術手順　右上葉切除術の場合

❶ トロッカー、開創器の挿入

肋間に2本のトロッカーと小切開創に開創器を挿入する。

★小切開創は肺門部の操作がしやすい位置（第4～5肋間の前腋窩線上）に設けることが多い。

★RATSではロボットアーム用トロッカー4本の挿入と切開創で行う。

★トロッカー挿入時に肋間動脈を損傷する可能性がある。

❷ 胸腔内観察

スコープを用いて胸腔内の癒着や播種の有無を観察する。

※（RATS時）ペイシェントカートのロールイン

★胸腔内に播種がみられた場合は、肺癌ステージⅣとなり、手術適応から除外される。

❸ 胸膜剥離、血管の露出

肺門部周囲の縦隔胸膜を切開し、肺動脈、肺静脈を露出する。

★肺動静脈は損傷すると大出血につながる可能性が非常に高い。特に肺動脈からの出血時、開胸して止血することがある。

❹ 血管切離

切除肺に対応する肺静脈、肺動脈を切離する。

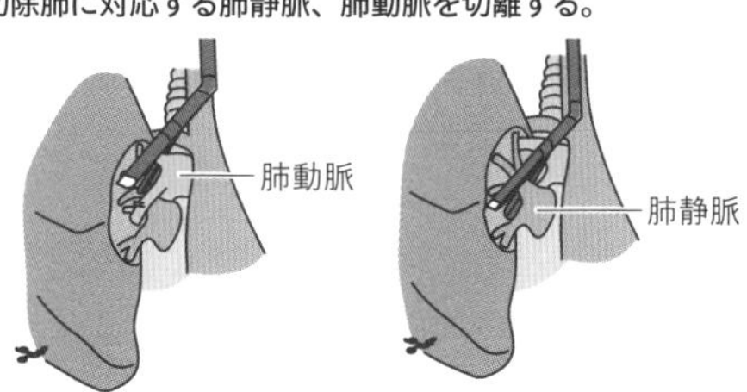

❺ 葉間切離

切除肺と残存肺の葉間を切離する。

★葉間の癒着や分葉不全がある場合に行う。

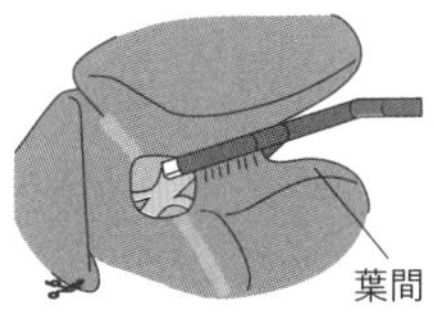

❻ 気管支周囲の剥離、気管支切離

切除肺に対応する気管支を露出させ、切離する。

★気管支断端瘻のリスクが高い場合、心膜脂肪組織や肋間筋弁で被覆することがある。

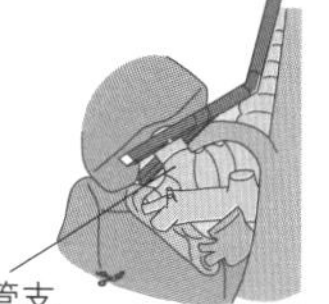

❼ 肺摘出

回収袋を用いて、肺を体外に摘出する。

★切除肺が大きく小切開創から摘出できない場合は、切開を大きくして摘出する。

❽ リンパ節郭清

★リンパ節の郭清範囲は切除する肺葉による。

★肺門リンパ節の術中迅速病理診断で転移がみられた場合は、郭清範囲が広くなる（p.42）。

❾ 止血確認

残存肺や血管処理部を確認し、必要時止血を行う。

❿ エアリーク確認、ドレーン挿入

胸腔内に生理食塩水を入れた状態で肺を換気させ、空気漏れがないか確認する。

ドレーンを背側肺尖部に1本留置する。

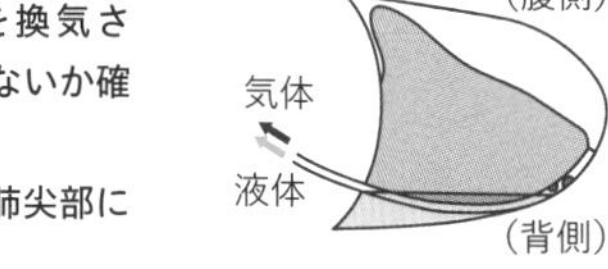

※（RATS時）ロボットアームロールアウト

⓫ 閉創

⓬ X線撮影

ドレーンの挿入位置、無気肺の有無、エアリークによる肺の虚脱がないか確認する。

2 胸腔鏡下肺区域切除術

胸腔鏡下手術［VATS］

適応疾患・手術適応

リンパ節転移がなく、腫瘍の充実成分径が2cm以下の原発性肺癌、転移性肺癌、楔状切除が困難な中枢の肺腫瘍、肺葉切除が耐術的に不可能な原発性肺癌

手術の概要

胸腔鏡下肺切除術における縮小手術の1つで、血管や気管支などの構造に沿って肺区域を同定し、切離する。

麻酔方法	全身麻酔（分離肺換気）＋硬膜外麻酔
手術体位	側臥位（VATS：体位写真17、RATS：体位写真18）
手術時間	3～4時間
術後合併症	エアリーク 皮下気腫❶ 出血 疼痛 低体温

❶皮下気腫の出現時は大きさをマーキングし、経時的に大きさを観察する。

手術のバリエーション

ロボット支援下手術（RATS）
ロボットを用いて肺切除を行う。

胸腔鏡補助下区域切除術
8cm以下の小切開創を通して直視でき、腫瘍を触ることができる。

完全胸腔鏡下手術
完全モニター下に3～4cmの小切開とトロッカーを組み合せ、手術を行う。

手術のココに注意！

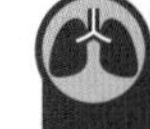

- 肺区域切除は肺葉切除に比べ、解剖学的にリンパ節郭清もでき、**肺機能が温存される**特徴があります。
- 肺実質の切離が必須であり、**術後のエアリークの観察**が重要です。効果的にドレナージができていない場合、**皮下気腫**が出現することがあります。

手術手順

❶ トロッカー、開創器挿入

肋間に2本のトロッカーと小切開創に開創器を挿入する。

❷ 胸腔内観察

スコープを用いて胸腔内の癒着や播種の有無を観察する。

❸ 胸膜剥離、区域間肺動静脈の同定、剥離

肺門部より縦隔胸膜を剥離し、肺動脈、肺静脈を露出する。

★3D-CT画像を参考に肺動静脈や気管支を同定する。

❹ 血管切離

切除する区域に対応する肺動脈、肺静脈を切離する。

❺ 気管支周囲の剥離、区域間の同定、気管支切離

区域気管支に気管支鏡を挿入し、切除予定の区域に含気させ、切除範囲を同定する。

切離ラインをピオクタニンなどでマーキングする。

★インドシアニングリーン（ICG）を静注し、赤外光胸腔鏡で血流を観察し、切除範囲を同定する方法もある。

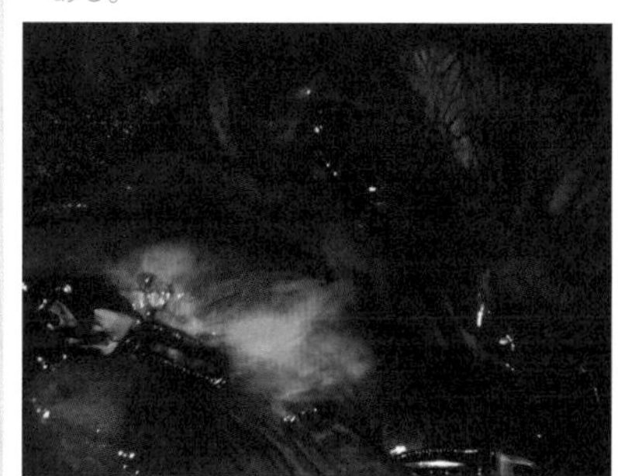

緑色になっていないところが切除区域

❻ 区域間切離

同定した肺区域間を自動縫合器を用いて切離する。

❼ 肺摘出

肺は胸腔内で回収袋に入れ、体外に摘出する。

❽ リンパ節郭清

リンパ節の摘出。

★切除する肺付近のリンパ節をサンプリングし、術中迅速病理診断で転移の有無を確認することがある。転移がみられた場合は、肺葉切除の適応となる。

❾ 止血確認

血管処理部、肺切離面など観察し、出血があれば止血を行う。

❿ エアリーク確認、ドレーン挿入

ドレーンを背側肺尖部に1本挿入する。

★区域切除は肺葉切除に比べ、肺実質を切離する場面が多く、エアリークや出血を起こす可能性が高い。

★エアリークがある場合、縫合糸で縫合、またはポリグリコール酸シートとフィブリノゲン製剤で被覆する（p.49❻参照）。

⓫ 閉創

⓬ X線撮影

ドレーンの挿入位置、無気肺の有無、エアリークによる肺の虚脱がないか確認する。

3 気胸に対する手術
胸腔鏡下肺嚢胞切除術

適応疾患・手術適応

自然治癒しない原発性自然気胸、再発自然気胸、両側気胸、続発性自然気胸（肺気腫や肺腫瘍によるもの、月経随伴性気胸など）、血気胸、外傷性気胸

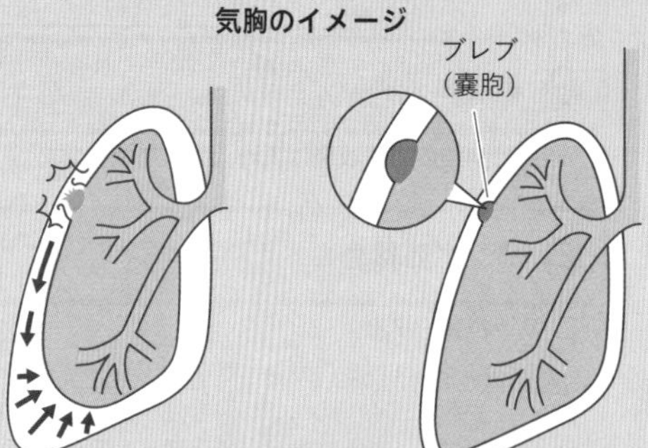

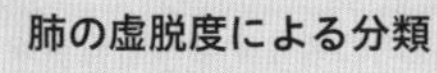

肺の虚脱度による分類
Ⅰ度（軽度）
肺尖が鎖骨レベルまで
Ⅱ度（中等度）
軽度と高度の中間
Ⅲ度（高度）
完全虚脱

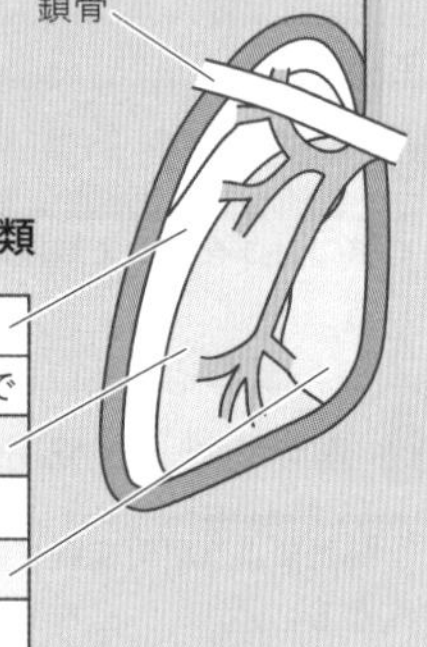

手術の概要

破けた肺嚢胞（ブラ）や肺癌や肺気腫によってあいた穴により生じた、空気漏れ（エアリーク）を止める。

麻酔方法	全身麻酔（分離肺換気）＋硬膜外麻酔または肋間神経ブロック
手術体位	側臥位（体位写真17）
手術時間	1～2時間
術後合併症	❶エアリーク　❶気胸の再発

手術のバリエーション

胸腔鏡下肺嚢胞結紮術

肺嚢胞が小さいときに行うことがある。

MEMO 持続するエアリークや肺瘻への対応

ドレナージ

- 水封のみ、または水封と低圧持続吸引でドレナージを行う。
- 12～24時間程度のクランプテストを行い、肺虚脱がみられなければ、ドレーンを抜去する。

胸膜癒着療法

- 胸腔内に自己血やテトラサイクリン抗生物質、フィブリノーゲン製剤などを投与することで炎症反応を起こし、肺瘻部位のフィブリン化を促進させ、胸膜を癒着させる。
- 手術適応とならない場合や気胸再発防止目的としても行われることがある。

手術療法

- ドレナージなどで改善がみられない場合は再手術となる。
- リーク部位の切除や手術による胸膜癒着を行う。

手術のココに注意！

- 自然気胸の場合、**対側の肺にも肺嚢胞（ブラ）が生じている可能性**があり、片肺換気の影響で対側気胸がみられる場合もあります。その場合は、対側の手術や胸腔ドレナージを行うことがあります。
- 肺の切離面付近に新たなブラが生じ、**気胸を再発**することがあります。
- 手術操作による**肺瘻の発生**や、抜管による刺激や咳嗽などによる**再リーク**の可能性もあります。

手術手順

❶ トロッカー挿入

トロッカー3本挿入。

★小切開創をあけて行う場合もある。

❷ 胸腔内観察

胸腔内の癒着の有無の確認。ある場合は癒着剥離を行う。

❸ エアリーク部位の同定

胸腔内に生理食塩水を入れ、患側の肺を換気しエアリーク部位を同定する。

❹ ブラの切除（ブラの結紮）

ブラを自動縫合器を用いて切徐する。

★新たなブラの発生予防にポリグリコール酸シート付の自動縫合器を使用することもある。小さいブラは、ループ状吸収性縫合糸などで結紮する場合がある。

切除予定のブラ

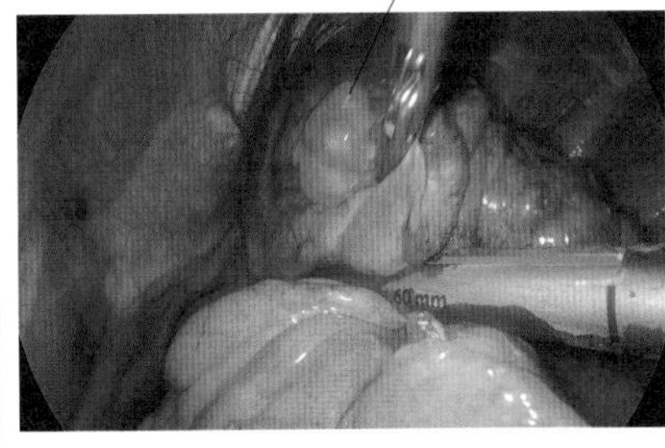

❺ エアリークテスト

再度、胸腔内に生理食塩水を入れ、エアリークの有無を確認する。

❻ 切離面の補強

肺の切離面をポリグリコール酸シートやフィブリノゲン製剤で被覆する。

★切離面の補強は胸腔内の癒着につながることがあるため、若年層患者には行わないことが多い。

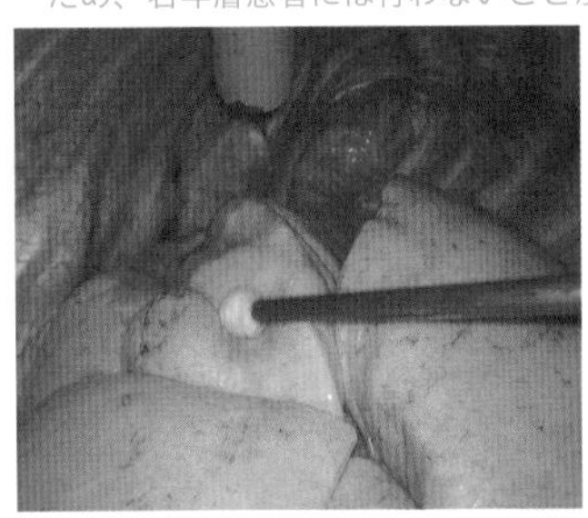

ポリグリコール酸シートによる補強

❼ ドレーン挿入

トロッカー部の1か所よりドレーンを留置する。

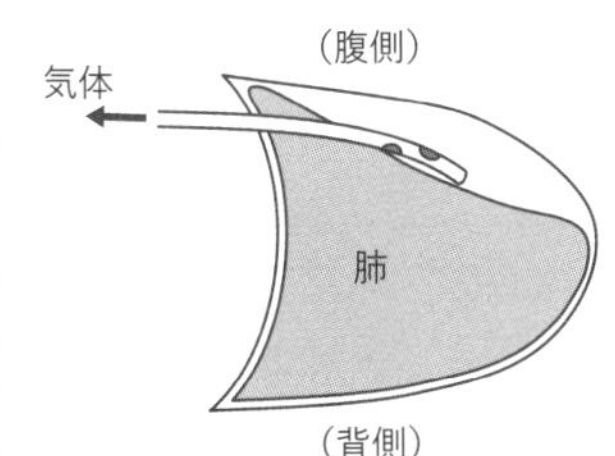

❽ 閉創

★硬膜外麻酔を実施していない場合は、肋間神経ブロックを行うことがある。

❾ X線撮影

ドレーンの挿入位置、無気肺の有無、エアリークによる肺の虚脱がないかを確認する。

4 胸腔鏡下縦隔腫瘍摘出術

(ロボット支援下手術を含む)

胸腔鏡下胸腺摘出術、ロボット支援下胸腺摘出術

適応疾患・手術適応

上縦隔 胸骨柄下縁-第4胸椎を結ぶ線の上部	甲状腺腫瘍　など
前縦隔 胸骨と心膜前面の間	胸腺上皮性腫瘍(胸腺腫、胸腺癌など)、胚細胞腫瘍、胸腺嚢胞、重症筋無力症　など
中縦隔 心膜の前面と後面の間	リンパ系腫瘍、心膜嚢腫、気管支嚢腫　など
後縦隔 心膜後面と胸椎の間	神経原性腫瘍　など

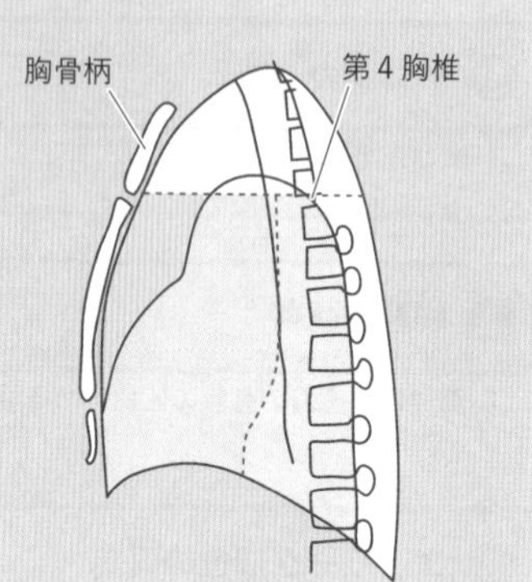

手術の概要

胸に数か所、小さな切開創をあけ、そこからカメラや器械を挿入し縦隔を切除する。

麻酔方法	全身麻酔(分離肺換気)+硬膜外麻酔
手術体位	・側臥位(体位写真17):主に後縦隔腫瘍摘出術 ・半側臥位(体位写真23):主に胸腺摘出術
手術時間	3～4時間
術後合併症	! クリーゼ(重症筋無力症の場合) ! 出血 ! 疼痛 ! 低体温 ! 横隔神経障害 ! 皮下気腫❶

❶皮下気腫部位にはマーキングを行う。

手術のバリエーション

胸腔鏡下縦隔腫瘍摘出術には、胸腔アプローチと剣状突起下アプローチによるアクセスがある。

胸腔アプローチ

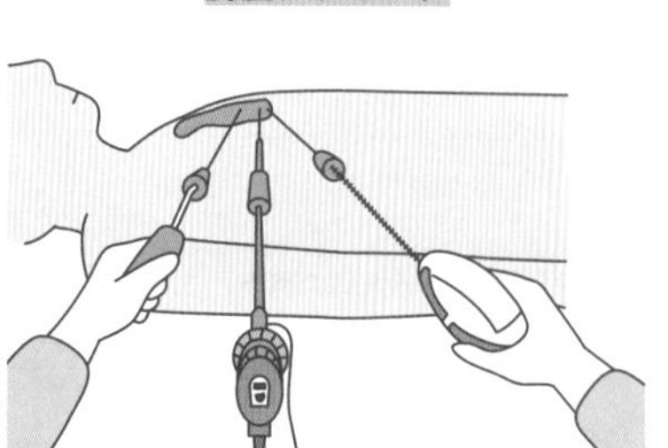

正中切開に比較し、傷が小さく低侵襲であるという利点がある。

剣状突起下アプローチ

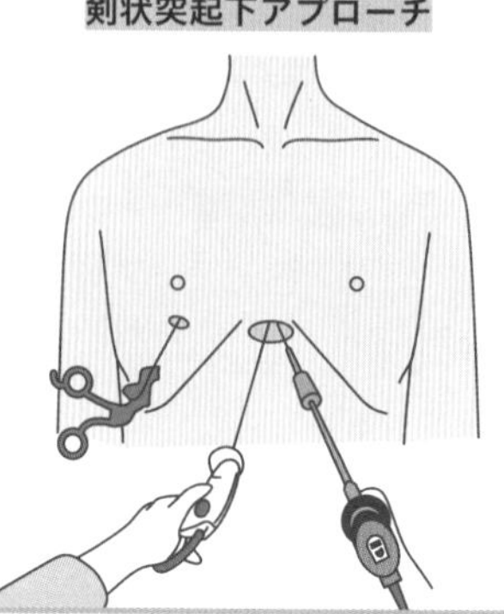

剣状突起下アプローチは傷が目立ちにくい、肋間神経痛が生じないという利点がある。

手術のココに注意！

- 内視鏡用送気装置を使用する場合、術後に皮下気腫を認める場合があります。軽度であれば、時間とともに自然消失します。広範囲の場合は皮下に貯留した二酸化炭素が吸収され、**高炭酸ガス血症**をきたすことがあります。血液データ（$PaCO_2$が45mmHg以上かどうか）や術後の呼吸状態の観察をしましょう。
- 仰臥位で手術を行う場合、上肢を体幹に添わせる体位をとります。上肢は術野に干渉しないように、体幹より下に下げます。肩関節が伸展位となるため、**術後は疼痛や上肢のしびれの有無**を観察します。

手術手順　胸腔鏡下胸腺摘除術：胸腔アプローチの場合

❶ トロッカー、開創器挿入

トロッカー２本と開創器を挿入する。

★視野確保のため、内視鏡用送気装置を用いて縦隔内にCO_2を送気する（p.38参照）。

★RATSではロボットアーム用トロッカーを３～４本挿入する。小切開創をあけて行うこともある。

❷ 縦隔内（胸腔内）観察

周囲組織への癒着や播種の有無を観察する。

★肺や心膜などの隣接組織に浸潤がみられ、完全切除が可能な場合は、合併切除を行う場合がある。

※（RATS時）ペイシェントカートのロールイン

❸ 縦隔胸膜切開

切除部位を周囲組織より剥離していく。全摘の場合は横隔神経に沿って剥離を進めていく。

★縦隔内には心臓や大血管、神経が多く走行している。大出血時などは開胸操作に移行する場合もある。

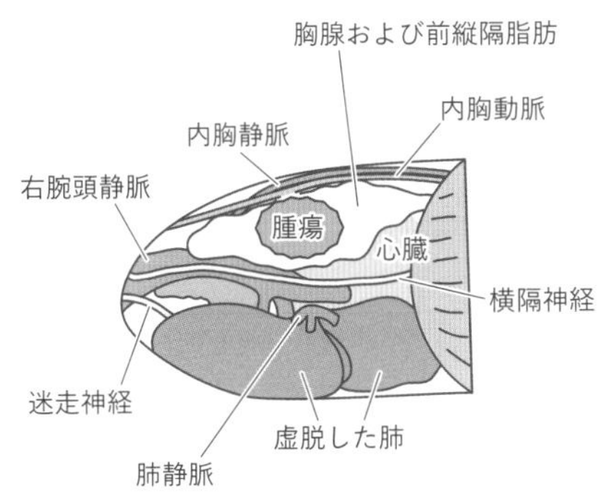

❹ 腫瘍（嚢胞）摘出

回収袋に入れ、腫瘍を摘出する。

★回収袋を利用することで、トロッカーからの回収時に腫瘍細胞を飛散させたり、組織が分断されることを防ぐ。

❺ リンパ節郭清

転移の可能性のある場合にリンパ節を切除する。

❻ 止血確認

剥離面に出血がないか確認する。

❼ ドレーン挿入

ドレーンを背側肺尖部に１本留置する。

★胸腔アプローチの場合に肺を再膨張させる役割がある。

※（RATS時）ロボットアームのロールアウト

❽ 閉創

❾ Ｘ線撮影

ドレーンの挿入位置、無気肺の有無、エアリークによる肺の虚脱がないかを確認する。

5 肺全摘出術

適応疾患・手術適応

肺悪性腫瘍（肺門部に腫瘍が近く肺葉切除では完全切除が不可能な場合）かつ、耐術能がある場合

手術の概要

片側の肺をすべて切除する。

麻酔方法	全身麻酔（分離肺換気）＋硬膜外麻酔
手術体位	側臥位（体位写真17）または 仰臥位：両手体側（体位写真２）
手術時間	３～４時間
術後合併症	急性呼吸不全 出血 疼痛❶ 横隔神経・反回神経障害❷ 低体温

❶創部が広範囲に大きく開胸するため、肋間神経痛や創部痛が起こりやすい。疼痛コントロールをし、早期離床や喀痰排出ができるよう支援する。

❷神経損傷は、解剖学的に左肺の手術時に起きやすいとされている。

［横隔神経麻痺］

肺と縦隔・心嚢間の剥離や上縦隔のリンパ節郭清時に起こりやすい。術側の横隔膜の機能が低下し、呼吸困難や肺活量の減少などの呼吸障害が起こる。

［反回神経麻痺］

縦隔リンパ節郭清時に起こりやすい。嗄声、誤嚥、咳嗽困難などを引き起こす。嗄声は人工呼吸器使用に伴う、一時的な声帯浮腫によって起こる場合があるため、鑑別が必要。

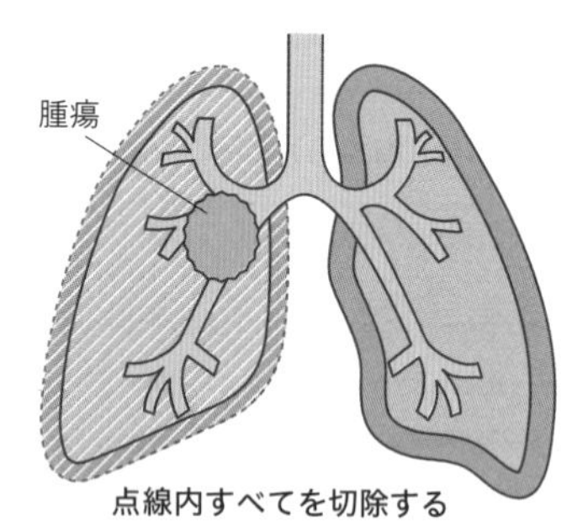

点線内すべてを切除する

手術のバリエーション

後側方切開

後側方切開線

前側方切開

前側方切開線

正中切開

右肺の場合は肺門部処理がしやすいが、左肺では下肺静脈への到達が難しい。

手術のココに注意！

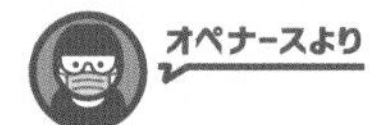

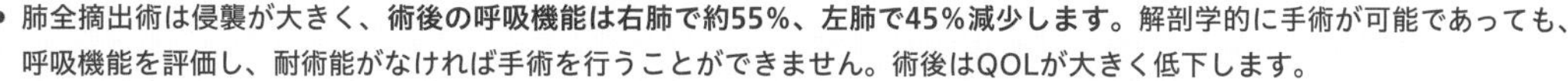

- 肺全摘出術は侵襲が大きく、**術後の呼吸機能は右肺で約55%、左肺で45%減少**します。解剖学的に手術が可能であっても、呼吸機能を評価し、耐術能がなければ手術を行うことができません。術後はQOLが大きく低下します。
- 肺全摘を回避するために、肺葉切除＋気管支形成・肺動静脈形成術を行うこともあります。
- 心膜合併切除をした場合は、心臓脱を防ぐため、心膜シートを用いて欠損部を補います。
- 術後、患側の胸腔が死腔となるため、縦隔組織が患側に変位することがあります。**縦隔変位**は呼吸・循環動態に影響を及ぼします。急激な縦隔の変位が起きないよう、胸腔ドレーンの吸引圧に注意が必要です。

手術手順 後側方切開で行う場合

❶ 開創、開胸

第４～５肋間を切開し、開胸器をかける。

★広背筋、前鋸筋、大菱形筋、僧帽筋などを切開して胸腔内に到達する。
★前側方切開で行う場合もある。
★視野確保のため、肋骨や肋軟骨を切断することがある。
★高齢者では、開胸器により、肋骨を骨折しやすい。

開胸器による開胸

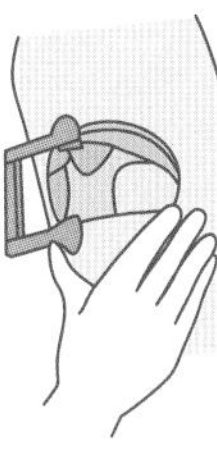

血管処理：右肺時

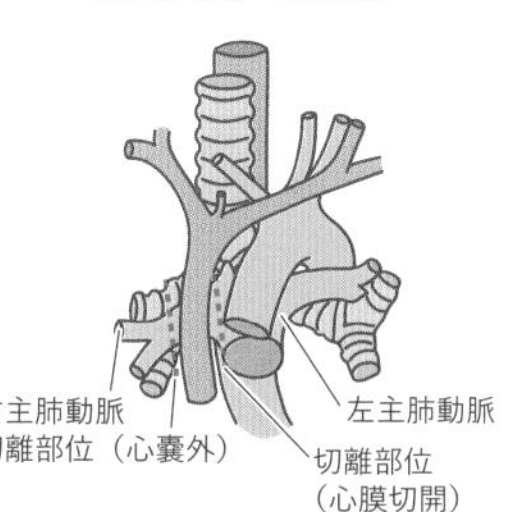

❷ 胸腔内観察

胸腔内の播種や癒着の有無を確認する。

★胸腔内に播種がみられた場合は、肺癌ステージⅣとなり、手術適応から除外される。

❸ 胸膜剥離、血管の露出

肺門部の胸膜を剥離し、血管を露出させる。

★肺門部は大血管や横隔神経、反回神経が近く、損傷や切断に注意する。
★心膜や横隔神経や反回神経に浸潤がみられた場合は合併切除も考慮する。

❹ 血管処理

切除側の主肺動脈、主肺静脈を切離する。

★中枢への浸潤によって胸腔内での血管処理が困難な場合、心嚢内での血管処理が必要となる。

血管処理：左肺時

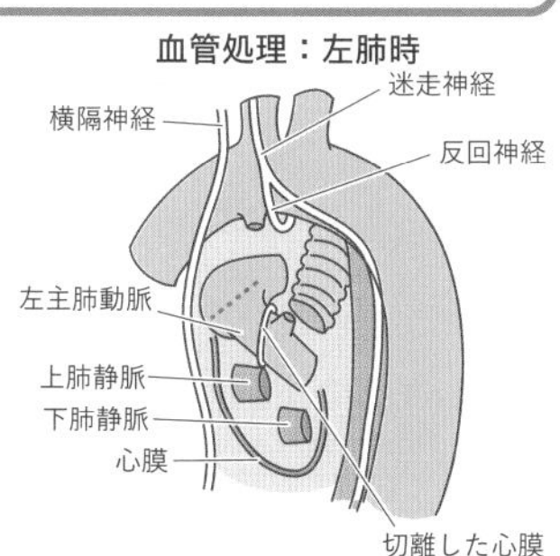

❺ 主気管支の切離

主気管支を露出させ、切離する。

❻ 肺摘出

肺を体外に摘出する。

❼ リンパ節郭清

肺門部リンパ節、縦隔リンパ節、主気管支周囲のリンパ節を摘出する。

❽ 気管支断端の被覆

気管支断端を心膜脂肪組織や肋間筋弁で被覆する。

★気管支断端が胸腔内残存死腔に露出するため、気管支断端瘻が発生しやすい。

❾ 止血確認

❿ エアリーク確認、ドレーン挿入

胸腔内に生理食塩水を入れ、換気させ、エアリークを確認する。
ドレーンを１本背側肺尖部に留置する。

★気管支断端からのエアリークを確認する。

⓫ 閉胸

切離した肋骨は肋骨ピンや縫合糸などを用いて接合させる。
切開部の上下の肋間を縫合糸で縫合する。

⓬ 閉創

⓭ X線撮影

ドレーンの挿入位置、対側の無気肺の有無、患側への縦隔変位の有無を確認する。

6 縦隔腫瘍に対する手術
胸腺全摘出術（胸骨正中切開による）

適応疾患・手術適応

上縦隔腫瘍、重症筋無力症（MG）（胸腺腫合併MG、胸腺腫非合併MGで全身型・抗AChR抗体陽性、その他進行や発症時期によって手術適応となることがある）

★重症筋無力症は自己抗体によって神経から筋肉への刺激伝導が障害され生じる自己免疫疾患。

手術の概要

胸骨正中開胸で縦隔に到達し、胸腺を周囲脂肪組織と一塊にして切除する手術。非浸潤性あるいは縦隔胸膜に浸潤がみられるが早期の胸腺腫・胸腺癌の標準治療である。

麻酔方法	全身麻酔（分離肺換気）＋硬膜外麻酔
手術体位	仰臥位（両手体側：体位写真２） ★背部に枕を挿入し、頸部伸展位にする
手術時間	２～３時間
術後合併症	❶クリーゼ❶ ❶横隔神経障害 ❶出血 ❶低体温

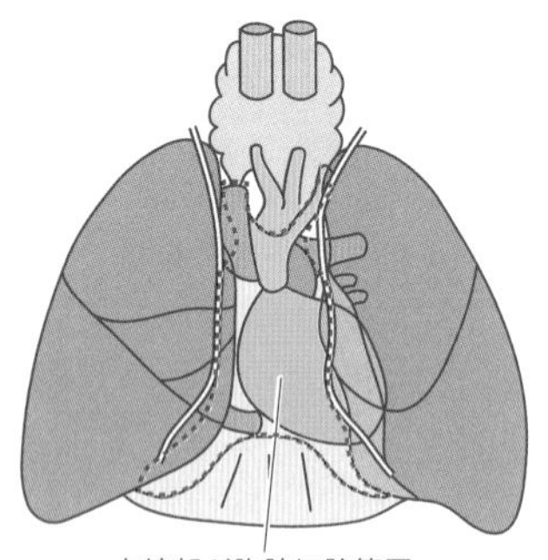

点線部が胸腺切除範囲

❶重症筋無力症は術後MGクリーゼに注意。急激に全身の筋肉が麻痺することによる呼吸不全で、手術侵襲や感染、ストレスが発生要因に挙げられる。
MGクリーゼが起きた場合は、すみやかに呼吸管理（気管挿管や人工呼吸器の使用）が必要になる。また、使用によって症状を悪化させる可能性があり、禁忌・慎重投与とされている薬剤がある。処方されている場合は医師に確認すること。

【禁忌・慎重投与薬】

抗不安薬	ベンゾジアゼピン系
抗不整脈薬	プロカインアミド、ジソピラミドリン塩酸
抗菌薬	アミノグリコシド系、ポリペプチド系、リンコマイシン系、ニューキノロン系、マクロライド系

手術のバリエーション

拡大胸腺摘出術

- 重症筋無力症の標準術式。
- アプローチ方法には、胸骨正中切開をはじめ、胸腔鏡下、剣状突起下、ロボット支援下がある。

MEMO 合併切除時の対応

心膜	心膜シートを用いて欠損部を再建する	肺	肺部分切除を行う
横隔神経	片側なら浸潤部分の切除、可能であれば横隔膜縫合術を行う。両側の場合は術後、呼吸障害が生じてしまうので避ける		
腕頭静脈・上大静脈	腕頭静脈は浸潤側を切除し、再建は一般的に不要。上大静脈は浸潤範囲によって、再建方法が異なる。切除部の直接縫合、自己心膜・人工心膜での補填、切除部の人工血管置換などがある		
胸壁・胸骨	胸壁・胸骨ともに切除後、胸壁補填材料を用いて再建を行う。筋層も切除している場合は広背筋や大胸筋などの筋弁による補填も行う		
大動脈・心臓など	手術適応外となることが多い		

手術のココに注意！

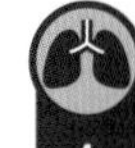

- 胸部が大きく露出しているため、身体の深部が冷え、**低体温**になることがあります。術前よりプレウォーミングすることで、低体温予防につながります。術後、保温・加温ができるように準備しましょう。

手術手順

❶ 開創、胸骨切開

胸骨上窩より剣状突起下まで皮膚切開し、電動鋸で胸骨を切開する。
胸骨切開面の止血を行い、胸骨用開胸器をかける。

★再開胸症例では、初回に比較し開胸するまでに時間を要する。胸骨下に心膜が癒着している場合もあるため、慎重に開胸を進める必要がある。

★胸骨切開面の骨髄から出血を認めるため、切開直後に止血を行う必要がある。

❷ 胸腺の剥離

胸腺の下極は心膜、左右は縦隔胸膜、上極は甲状腺左下極から胸腺を剥離する。

★左右の横隔神経が摘出範囲のめやすとなる。神経損傷に注意が必要。腫瘍の浸潤が片側の横隔神経のみにみられる場合には合併切除を行うことがある。

★心膜や横隔膜、肺などの隣接臓器に浸潤がみられる場合は合併切除を行う場合がある。心膜や横隔膜を合併切除した場合、心膜シートなどに再建が必要となる。

❸ 胸腺静脈の処理

左腕頭動脈から分岐する胸腺静脈を露出させ、切離する。

❹ 腫瘍（胸腺）摘出

❺ リンパ節郭清（胸腺癌の場合）

横隔神経周囲のリンパ節を切除する。

❻ 止血確認

剥離面や胸骨切開面から出血を確認する。

❼ ドレーン挿入

心窩部より前縦隔にドレーンを挿入する。

❽ 心膜閉鎖

心膜を縫合糸で縫合する。

❾ 胸骨接合

胸骨ワイヤーを用いて接合する。

❿ 閉創

⓫ X線撮影

ドレーンの挿入位置、無気肺の有無、エアリークによる肺の虚脱がないかを確認する。

MEMO 胸骨正中切開と胸腔鏡下の違い

胸骨正中切開

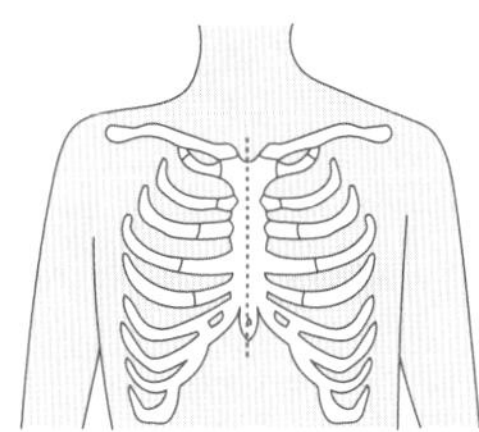

メリット
- 創部を大きく展開でき、手術操作がしやすい
- 出血時などにもすぐに対応可能

デメリット
- 創部が大きく、侵襲が高い
- 胸腔鏡下に比べ、離床や退院までの日数が長い

胸腔鏡下

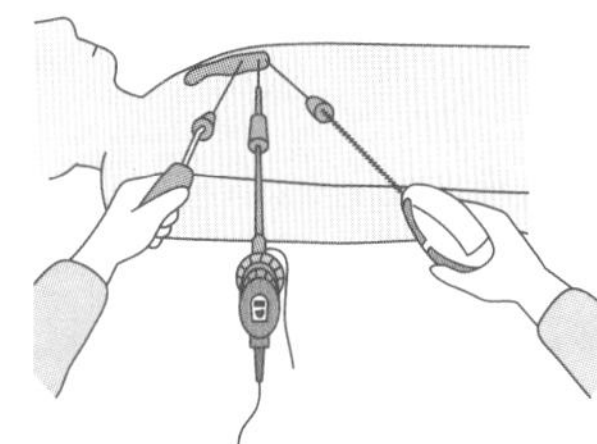

メリット
- 創部が小さく、目立ちにくい
- 離床や退院までの日数が短い

デメリット
- 手術操作が制限されることがある
- 大量出血などのトラブル時に対応できない

7 悪性胸膜中皮腫に対する手術
胸膜切除／肺剥皮術 [P/D]

適応疾患・手術適応

上皮型中皮腫（肉腫型や二相型の中皮腫は推奨されていない）

手術の概要

腫瘍と壁側胸膜、臓側胸膜を切除し、肺は温存させる。場合によっては心膜や横隔膜を合併切除することもある。

麻酔方法	全身麻酔（分離肺換気）＋硬膜外麻酔
手術体位	側臥位（体位写真17） ★どちらの術式も長時間の手術、大量出血が予測される。長時間手術の場合、褥瘡やMDRPU発生の可能性が高くなる。特に、健側の側胸部は下に腋窩神経麻痺予防の腋窩枕を挿入しており、体圧が高くなるため、術後は褥瘡好発部位の皮膚状態を観察する。
手術時間	6～10時間
術後合併症	❶エアリーク❶　❶疼痛 ❶出血　❶低体温

❶術後はエアリークの持続により、胸腔ドレーン留置が長期化しやすい。効果的なドレナージがされているかなど、ドレーン管理が重要。

手術のバリエーション

胸膜切除／肺剥皮術（P/D）

片側の胸膜を切除し、肺は温存させる。

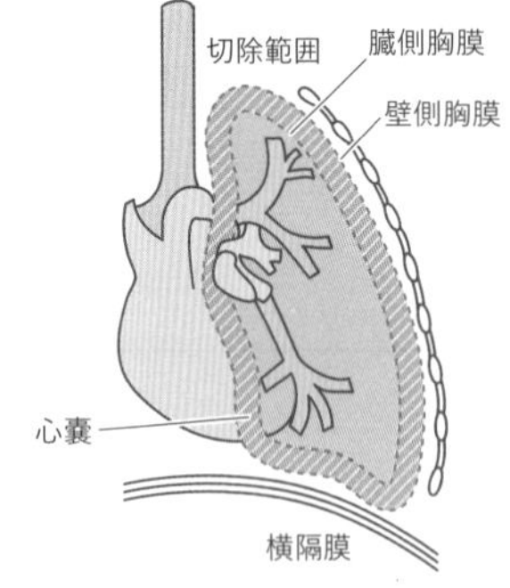

メリット
- 肺を温存でき、心肺機能の維持が可能
- EPPより周術期死亡率が低い

デメリット
- EPPより手術時間が長い
- 肺瘻によるエアリークの遷延
- 長期的なドレナージが必要
- 肺に浸潤があれば、肺切除の追加や胸膜肺全摘に移行する

胸膜肺全摘出術（EPP）

片側の肺と壁側胸膜、臓側胸膜（場合によっては心膜や横隔膜も含む）をまとめて切除する。

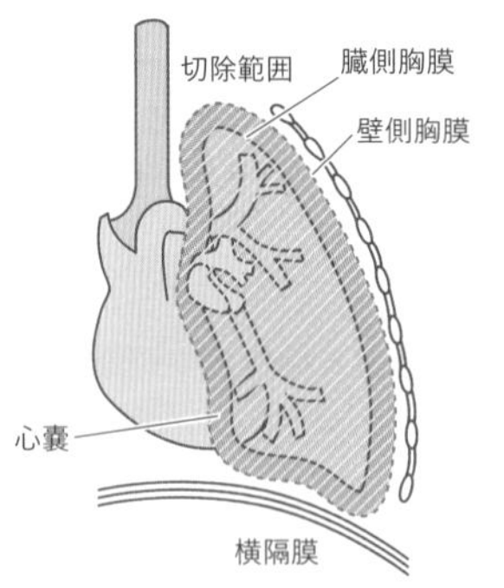

メリット
- エアリークが少ない
- 臓側胸膜の剥離がなく、P/Dより手術時間が短い

デメリット
- 術後、片肺となるため、心肺機能が低下する
- P/Dに比べ、周術期死亡率が高い

手術のココに注意！

- 悪性胸膜中皮腫は多くがアスベスト曝露に起因するといわれており、きわめて予後が不良な疾患です。発症後、無治療での予後は６～９か月程度といわれています。
- 治療法は手術療法に加え、化学療法と放射線療法を併用した集学的治療が行われています。治療を開始しても身体的侵襲が大きく、術後死亡率も高値であることから、患者、家族の精神的負担も大きいと考えられます。

手術手順

❶ 開創・開胸

第７肋間前後より切開し、開胸器をかける。

★後側方開胸で行う。

★十分に肋間を開大させるため、肋骨を切離する場合もある。

❷ 壁側胸膜の剥離

胸壁、肺尖部、縦隔、心膜、横隔膜から胸膜を剥離していく。

★心膜や横隔膜に浸潤がみられる場合や癒着が強い場合は合併切除することがある。

❸ 肺剥皮

肺から臓側胸膜を剥離する。

★肺門部周囲の操作では肺動脈の損傷のリスクが高い。

★剥離が困難な部分に対して、自動縫合器を用いて肺部分切除を行うこともある。

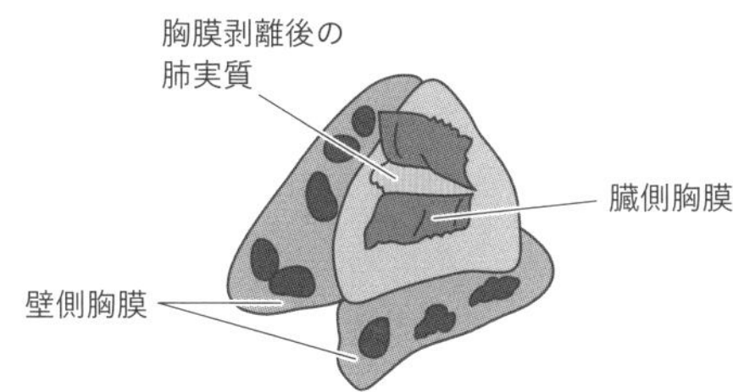

❹ 肺瘻閉鎖

縫合糸やポリグリコール酸シートとフィブリノゲン製剤を用いて閉鎖する。

★臓側胸膜を剥離する際、肺が裂けてしまうため、肺実質の修復が必要。

★ポリグリコール酸シートとフィブリノゲン製剤の過剰使用は肺の再膨張を阻害するため、注意が必要。

❺ 心膜・横隔膜再建

心膜、横隔膜欠損部分は人工材料で再建する。

★欠損範囲が小さい場合は欠損部を縫合糸で縫縮することもある。

★心膜欠損部にはウシ心膜などの生体材料を使用することもある。

❻ エアリーク確認

胸腔内に生理食塩水を投与し、肺換気にてエアリークを確認する。

★手術の性質上エアリークを完全になくすことは困難であり、小さい水泡の発生は許容することがある。

❼ ドレーン挿入

ドレーンは背側肺尖部、背側肺底部、腹側肺尖部などに２～３本入れる。

★他の呼吸器手術よりも出血とエアリークが予測されるため、しっかり排液と排気を行う。

❽ 閉胸

肺全摘出術に準ずる。

❾ 閉創

❿ Ｘ線撮影

肺が再膨張しているか、ドレーンの位置などを確認する。

8 漏斗胸に対する手術
胸腔鏡補助下胸骨挙上術［NUSS 法］

適応疾患・手術適応

漏斗胸でHallerのCT指数（胸郭の横径／胸骨正中部後面と脊椎前面の長さ）が3.2以上の場合。
患者・家族が胸郭の変形による精神的負担やストレスを感じ、手術を希望する場合。

漏斗胸のイメージ

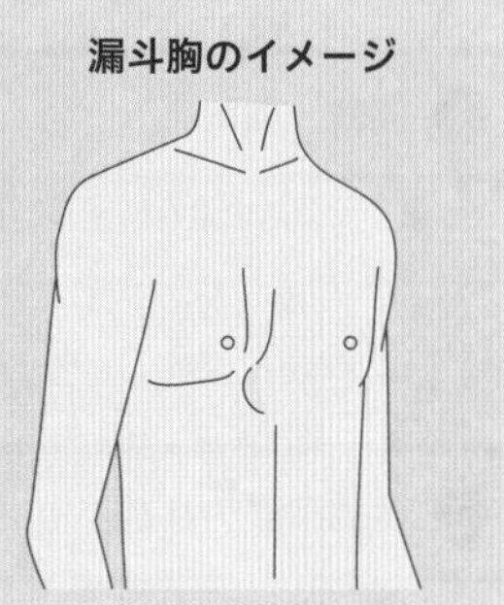

手術の概要

胸腔鏡補助下に金属製のバーを陥凹部の側胸部より挿入し、肋骨を支点に胸骨を挙上させる。
他の術式より低侵襲であり、漏斗胸の標準術式になっている。
米国の医師・Donald Nussが報告した方法でNUSS法ともいわれる。

麻酔方法	全身麻酔＋硬膜外麻酔
手術体位	仰臥位（体位写真3） ★両側肩関節を90度外転させる（両側肘関節を90度屈曲させる場合もある）。脊椎に沿って枕を入れ、側胸部が浮き、手術操作をしやすいようにする。
手術時間	1～2時間
術後合併症	❶ バーの変位❶ ❶ 疼痛❷ ❶ エアリーク ❶ 出血 ❶ 感染 ❶ 胸膜炎、心筋炎、膿胸

❶近年のバーはチタン合金製で、アレルギーが起こりにくいとされている。バー挿入中もMRI撮影が可能。
術後、大きな体動などによりバーが変位する可能性があり、変位した場合は再固定手術を行う。そのため、術後は安静の維持が必要。学童期の患者も多く、術前より説明やプレパレーションを行い、安静の維持ができるよう支援する。
❷疼痛により大きく体動することもあり、疼痛への介入も必要になる場合がある。

手術のバリエーション

胸骨挙上法（Ravitch法）

- 胸骨と肋軟骨を分解し、形を組み換え固定する
- さまざまな変法が考案されている
- 広範囲の肋軟骨切除が必要で侵襲が大きい

胸肋挙上法

- 胸部に小開胸創をあけ、剣状突起と肋軟骨を数か所切除し、胸骨を挙上させ、切除部を縫合する
- 金属バーなどの異物は使用しない

胸骨翻転術

- 胸骨と肋軟骨を含む胸壁を切離し、ひっくり返して元の位置に縫合する

バー抜去術

- NUSS法により入れた金属製のバーを抜去する（挿入後2～3年程度で抜去）

手術のココに注意！

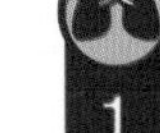

- 漏斗胸（ろうときょう）は**先天性の胸郭変形**で、出生直後や乳幼児期に陥凹が認められることが多いです。
- 思春期に明らかになり、整容に対して精神的負担を抱くこともあります。そのため、機能上の問題がなくても、患者の希望があれば手術を行います。

手術手順　NUSS法の場合

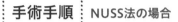

❶ トロッカー挿入

第６～７肋間前腋窩線にトロッカーを挿入。

❷ バーのサイジング

バーの形や長さを決定し、医師がテンプレートに合わせてバーを形成する。

❸ 開創

両側胸部に２～３cm程度の切開創を作成。

★第５肋間とその前後からバーを挿入することが多い。

❹ 皮下・筋層下トンネル作成、バー導入用テープの挿入

イントロデューサーを挿入し、左右の胸腔を通過させ、反対側の創部から体外へと交通させる。

★心臓や大血管、肺、内胸動静脈を損傷させないよう、胸腔鏡で観察しながら行う。

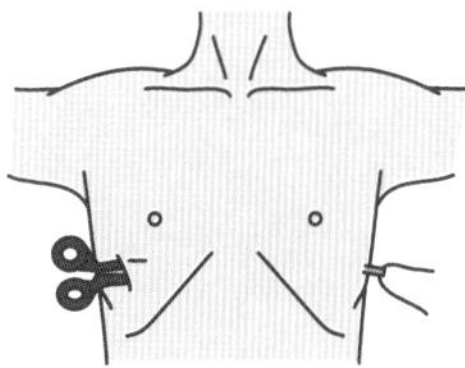

❺ バーの挿入

バーを胸骨下に挿入し、対側の創部より端を露出させる。

★成人や胸骨の挙上が足りない場合は、バーを２本以上挿入することがある。

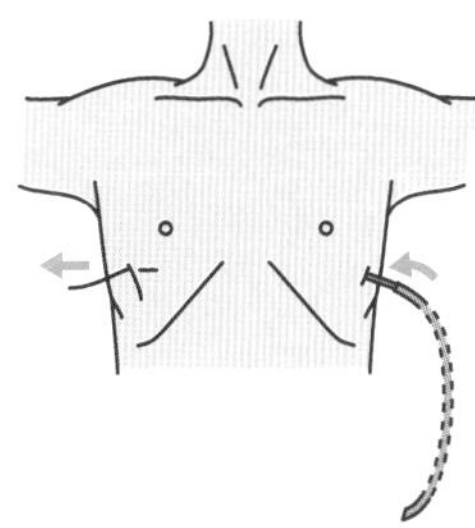

❻ バーの回転

ローテーターを用いて、バーを180度回転させ、胸骨を挙上させる。

★肺がバーと胸壁に挟み込まれることがあるため、注意が必要。

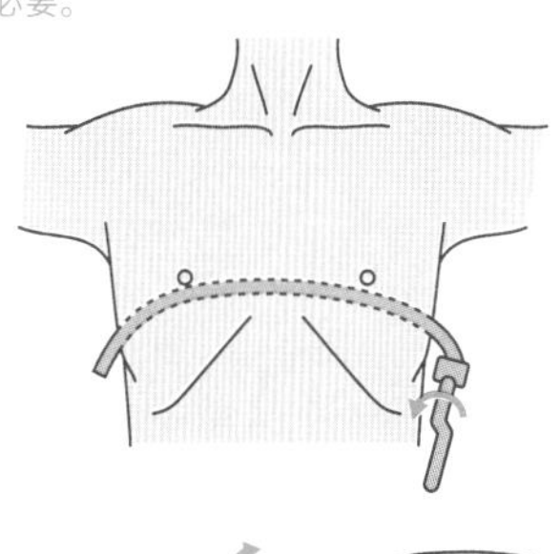

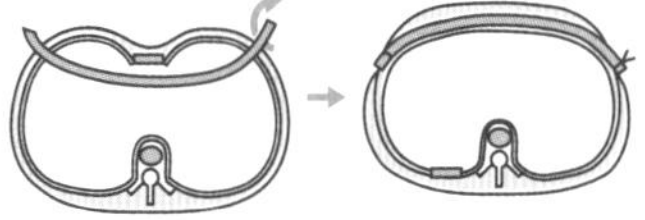

❼ バーの固定

胸骨右辺肋軟骨と左右側胸部の軟部組織に縫合糸を用いてバーを固定する。

★その他、プレートを用いる方法、肋骨に縫合糸で固定する方法などがある。固定方法は施設により異なる。

❽ 止血・リークテスト

左右いずれかの創部より胸腔チューブを挿入。

★リーク確認と胸腔内残存空気の排気のためであり、閉創時に抜去することがほとんどである。

❾ 閉創

❿ X線撮影

バーの位置、無気肺や気胸がないことを確認する。

2

心臓血管外科

心臓血管外科手術の全体像

手術で扱う部位

- 弁膜症や冠動脈疾患、不整脈などの**心臓手術**と動脈瘤や大動脈解離、末梢血管の形成・バイパス術などの**血管手術**を行っています。

術前・術後管理

- 心臓手術と大血管手術では**人工心肺装置の使用**が最大の特徴になります。
- 血行動態が変動しやすく術前の心機能の状態によっては人工心肺からの離脱が困難になります。補助循環を使用したまま帰室することもあります。
- 人工心肺使用による溶血や血液希釈、人工血管との吻合部出血、ヘパリンの使用など、人工心肺や大血管手術では、**輸血を使用する場面**が多くなります。術後も輸血による副作用の観察を継続しましょう。

心理的支援

- 医師からの説明時に、「心臓を一度止めて手術をする」と言われると、患者は死に直結するイメージをもちます。術後の経過よりも**手術そのものに不安を強く感じる**ため、術前からの心理的支援が重要となります。
- 大動脈瘤破裂や急性大動脈解離などは発症後、急激に致死率が高くなります。患者だけでなく、家族の心理的支援も重要になります。

新しい術式

- 近年はTAVIや経皮的僧帽弁クリップ術など、**開胸を伴わない手術**も行われています。高齢や耐術能が低いなど、外科的手術が不可能な患者にも手術が可能になりました。
- 手術適応には条件もあるため、心臓血管外科だけでなく、循環器内科をはじめとする多職種で構成されたハートチームで検討しています。

手術でおさえておきたい

心臓血管外科の解剖

心臓の構造と刺激伝導系

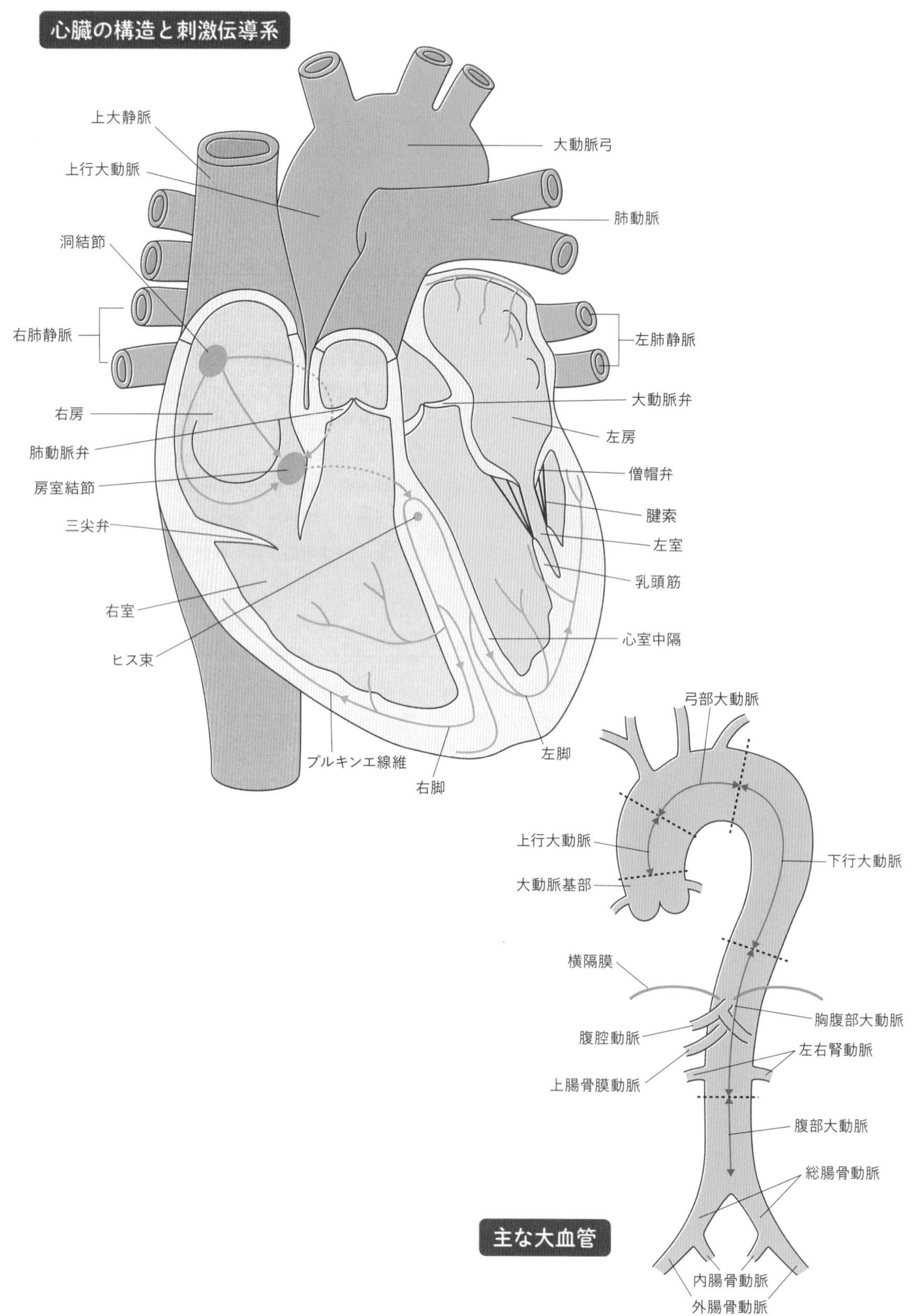

主な大血管

冠動脈の走行（AHA 分類によるもの）

RCA　右冠動脈

- SN：洞結節枝
- CB：円錐枝
- RVB：前右室枝
- AM：鋭角枝
- AVN：房室結節枝
- PD：後下行枝

LCA　左冠動脈

LAD　左前下行枝

- D1：第1対角枝
- D2：第2対角枝
- SEP：中隔穿通枝

LCX　左回旋枝

- OM：鈍角枝
- PL：後側壁枝
- PD：後下行枝

冠動脈の分類（AHA 分類による）

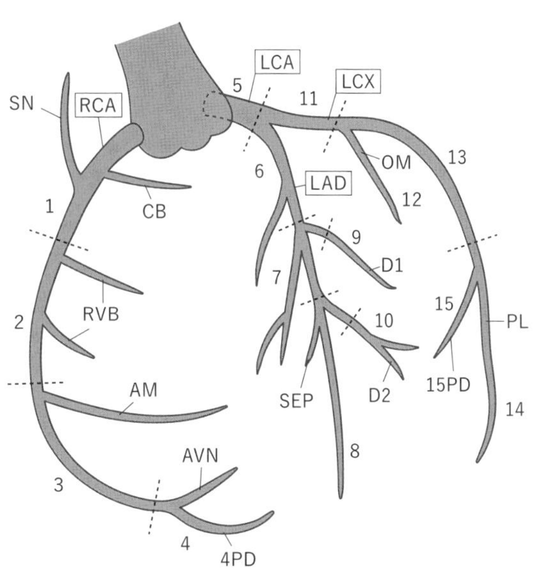

心臓血管外科で使用する機器

● 人工心肺装置

（関連する手術）項目 **10,11,12,13,14**（**5** でも使用する場合がある）

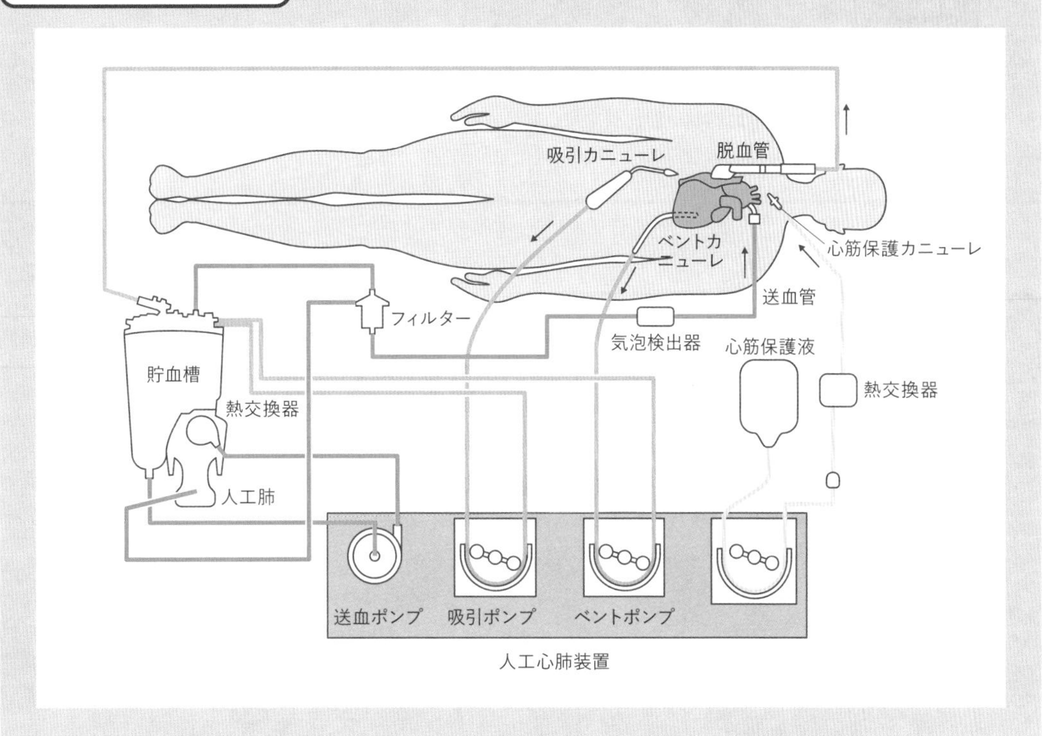

人工心肺装置

役割

- 心臓や大血管を切開する心臓血管外科手術において、心肺機能を停止させている間でも血液のガス交換と全身の血液循環を維持する役割があります。
- 血液温による体温の調節や術野の出血を回収し、再び体内に戻すこと、心筋を保護する機能も備わっています。

基本構成

❶ 血液ポンプ（全身に血液を送る）
❷ 人工肺（血液の酸素化と炭酸ガスの除去を行う）
❸ 貯血槽（血液をためて循環血液量を調整する）
❹ 熱交換器（血液の冷却・加温を行う）
❺ 動脈フィルター（体内に戻す血液内の異物や気泡を除去する）
❻ カニューレ（心臓や血管内に挿入し、人工心肺の回路と身体をつなぐ管）
❼ 心筋保護装置（心停止状態の維持・心停止中の心筋を守る）

術野に挿入されるカニューレと主な挿入部位*

❶ 送血管（酸素化した血液を送る）：上行大動脈、大腿動脈、腋窩動脈
❷ 脱血管（静脈血を回収する）：右心房、上・下大静脈、大腿静脈
❸ ベントカニューレ（左室の過伸展防止、心臓内の空気除去を行う）：肺静脈、左心房
❹ 心筋保護カニューレ（冠動脈内に心筋保護液を注入する）：大動脈基部、冠動脈口、冠静脈洞

＊術式や血管の性状などによって挿入部位が変わります。

注意点

- 人工心肺の合併症には、血栓、組織片、空気などによる塞栓症や、吸引時、回路内で血球のすり潰されることによる溶血、電解質異常、血流障害による肺、腎臓、肝臓、消化器の機能低下などがあります。
- 人工心肺使用後は、全身の臓器の機能や末梢血管の血流など手術部位以外にも異常がみられないか、観察を行う必要があります。

●経皮的心肺補助装置（PCPS）

percutaneous cardio pulmonary support

関連する手術 項目 **10,11,12,13,14,16,17**

役割

- 心臓血管外科手術で、人工心肺からの離脱が困難なとき、心原性ショックに伴う循環動態の破綻時などに、血液循環の補助とガス交換を行う役割があります。

しくみ

- PCPSは血液ポンプと人工肺で成り立っています。大腿静脈から右心房内に挿入された脱血カニューレより血液を吸引し、人工肺で酸素化、炭酸ガスを除去され、送血カニューレから大腿動脈に送血されます。

注意点

- 大腿動静脈などの血管に太いカニューレを挿入するため、挿入部位よりも末梢側が虚血状態となることがあります。
- 遊離した石灰片や回路内の血栓などによる塞栓症を起こす可能性もあります。
- 回路内に血栓が形成されないように、血液のヘパリン化の必要があります。

MEMO　全身ヘパリン化

人工心肺や人工血管などの人工物を使用する手術では、血液の滞留や異物への接触によって血栓を生じることがあります。血栓形成予防のために、血液にヘパリンを投与しています。

ヘパリン化の指標として、ACT(activated clotting time：活性化凝固時間、基準値：100～120秒)を測定します。人工心肺を使用する手術では400秒以上、人工心肺を使用しない手術(腹部大動脈人工血管置換術やステントグラフト挿入術)では250秒以上、PCPS使用中は150～200秒程度を維持します。

手術終了前までには、ヘパリンによる血液凝固機能の延長を戻す必要があります。ヘパリンの拮抗薬にプロタミン硫酸塩があり、投与後に再度ACTを測定し、ヘパリン投与前の値近位であることを確認します。

ヘパリン使用時に起こる重大な合併症にヘパリン起因性血小板減少症(heparin-induced thrombocytopenia：HIT)があります。HITはヘパリン投与により作成された自己抗体(HIT抗体)により、血小板が活性化し、血小板の減少と血栓形成を引き起こす病態です。HITの既往がある場合、HIT抗体検査を行い、陰性を確認してからヘパリンを使用し手術を行う、代替薬としてアルガトロバンを使用するなどの対応が必要となります。

●経食道心エコー(TEE)
transesophageal echocardiography

関連する手術　項目 **10,11,12,13,14,16,17,18**

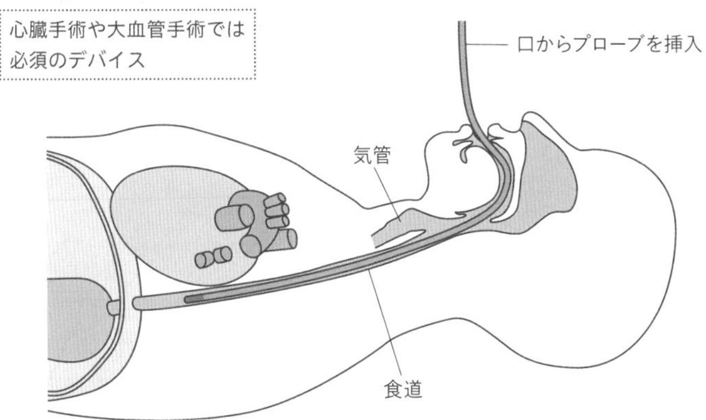

役割

- 食道または胃内に挿入し、心臓の背面、下方より心臓断層像を描出し、心臓や血管の評価を行います。

人工心肺開始前	● 心臓・血管の切開部位やカニューレ挿入部位の性状の確認 ● 弁機能や血管の性状などの確認　など
人工心肺使用中	● 人工心肺カニューレの位置確認 ● 残存空気の有無を確認　など
人工心肺使用後	● 心機能や壁運動の評価 ● 弁手術後の残存逆流や人工弁周囲逆流の評価 ● 解離時のエントリーの位置や偽腔への血流有無の確認 ● 左室破裂や冠動脈閉塞などの合併症の有無の確認　など

注意点

- 食道に潰瘍、憩室、静脈瘤がある場合や食道再建術後では、食道穿孔のリスクが高く、TEEの使用は禁忌となります。そのような場合には、経胸壁心エコーで体表面から心機能を評価します。
- 食道疾患を有していない場合も、術後に食道損傷による出血、食道穿孔などの合併症を起こす可能性があります。

●肺動脈カテーテル

関連する手術 項目 12,13,14

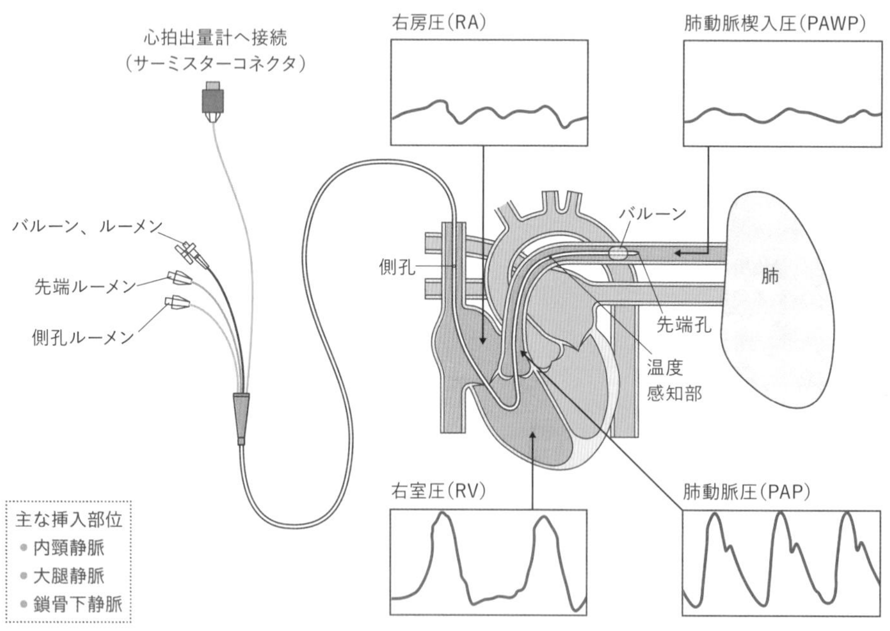

役割

- 肺動脈楔入圧、右房圧、心拍出量を測定することで、左心機能・右心機能を評価します。心臓手術時や術後の呼吸・循環動態の指標として用いられています。
- 混合静脈血酸素分圧を測定し、心機能・呼吸機能・末梢循環の状態の評価や血液採取、薬液注入も行うことができます。

注意点

- 心臓だけでなく、全身の循環動態に関するさまざまな情報を得ることができる機器ですが、侵襲的なモニタリングであるため、挿入時には合併症に注意が必要です。

主な合併症

- 動脈穿刺、出血
- 神経損傷
- 気胸
- 不整脈、右脚ブロック
- 肺動脈破裂
- 血栓症
- 肺梗塞
- 感染

[心臓血管外科(p.61〜93)] 参考文献

1)日本循環器学会，日本心臓血管外科学会，日本胸部外科学会，他：2020年改訂版 大動脈瘤・大動脈解離診療ガイドライン．2020.
https://www.j-circ.or.jp/cms/wp-content/uploads/2020/07/JCS2020_Ogino.pdf(2022.8.3アクセス)

2)日本循環器学会，日本冠疾患学会，日本冠動脈外科学会，他：安定冠動脈疾患の血行再建ガイドライン(2018年改訂版)．2019.
https://www.j-circ.or.jp/cms/wp-content/uploads/2018/09/JCS2018_nakamura_yaku.pdf(2022.8.22アクセス)

3)日本循環器学会，日本胸部外科学会，日本血管外科学会，他：2020年改訂版 弁膜症治療のガイドライン．2020.
https://www.j-circ.or.jp/cms/wp-content/uploads/2020/04/JCS2020_Izumi_Eishi.pdf(2022.9.17アクセス)

4)日本循環器学会，日本心臓病学会，日本心臓血管外科学会，他：2021年改訂版 先天性心疾患，心臓大血管の構造的疾患(structural heart disease)に対するカテーテル治療のガイドライン．2021.
https://www.j-circ.or.jp/cms/wp-content/uploads/2021/03/JCS2021_Sakamoto_Kawamura.pdf(2022.6.7アクセス)

5)日本循環器学会，日本心臓病学会，日本心エコー図学会，他：感染性心内膜炎の予防と治療に関するガイドライン(2017年改訂版)．2018.
https://www.j-circ.or.jp/cms/wp-content/uploads/2020/02/JCS2017_nakatani_h.pdf(2022.10.25アクセス)

6)日本循環器学会，日本不整脈心電学会編：ポケット版 不整脈非薬物治療ガイドライン(2018年改訂版/2021年フォーカスアップデート版)．ライフサイエンス出版，東京，2021.

7)小坂眞一編：心臓・大動脈外科手術-基本・コツ・勘所．医学書院，東京，2018.

8)四津良平総監修：CIRCULATION VISUAL BEST心臓血管外科テクニックⅡ大血管疾患編．メディカ出版，大阪，2009.

9)古瀬彰，幕内晴朗監修：セーフティテクニック心臓手術アトラス(原書第5版)．南江堂，東京，2018.

10)安達秀雄：ナースの心臓血管外科学．中外医学社，東京，2014.

11)竹末芳生編：術後ケアとドレーン管理のすべて．照林社，東京，2016.

12)龍野勝彦：心臓外科エキスパートナーシング(改訂第4版)．南江堂，東京，2019.

13)磯野可一編著：ナースの外科学．中外医学社，東京，2017：337.

14)西田博：病態と術式がわかる 疾患別ナースのための心臓大血管手術周術期管理のポイント．HEART nursing 2012年春季増刊，メディカ出版，大阪，2012.

15)林田健太郎：TAVI実践マニュアル．南江堂，東京，2018.

16)日本血栓止血学会編集委員会編：わかりやすい血栓と止血の臨床．南江堂，東京，2011.

17)「新ME早わかりQ＆A」編集委員会編：新ME早わかりQ＆A　2．人工心肺・補助循環装置．南江堂，東京，2017.

18)阿部雅紀：AKI急性腎障害 治療の実際．日本維持新報社，東京，2018.

19)齋藤直美：先輩ナースが書いた手術看護ノート．照林社，東京，2020.

9 腹部大動脈人工血管置換術

適応疾患・手術適応

腹部大動脈瘤（瘤径≧50mm★45mm以上を適応とする施設もある）、感染性腹部大動脈瘤、腎動脈下腹部大動脈の慢性B型解離

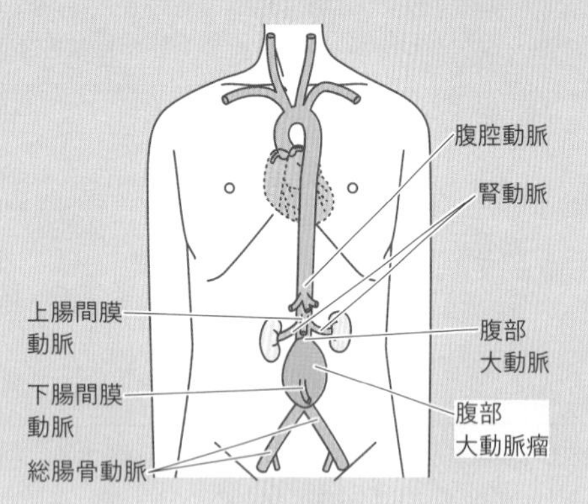

手術の概要

開腹し、瘤化や解離している腹部大動脈を人工血管に置き換える手術。

麻酔方法	全身麻酔（＋硬膜外麻酔）
手術体位	● 仰臥位（両手体側：体位写真2） ● 側臥位（体位写真19）
手術時間	3～6時間
術後合併症	❗疼痛 ❗出血 ❗塞栓症、下肢の血流障害 ❗イレウス ❗対麻痺　など

手術のバリエーション

経腹膜アプローチ

- 仰臥位で腹部正中切開を行う
- 腹部全体の視野が良好
- 術後、イレウスの可能性や腸管運動の回復に時間を要することがある

後腹膜アプローチ

- 半側臥位で腹部斜切開を行う
- 開腹の既往がある場合や腎動脈分岐の上で遮断が必要な場合に適している
- 非開腹手術（腹膜切開が不要）のため、術後の腸管運動の回復が早い
- 下側の内腸骨動脈、腎動脈の視野が不良

手術手順　腹部正中アプローチの場合

❶ 開創～開腹、後腹膜切開

上腹部から下腹部にかけて腹部正中切開を行う。
腸を開創器で圧排する。
★後腹膜アプローチ時は側腹部を斜切開する。
★開腹の既往がある場合は癒着に注意する。

❷ 大動脈への到達

置換予定の腹部大動脈、腹部分枝を露出させる。
★腹部分枝：腹腔動脈、左右腎動脈、上腸間膜動脈、下腸間膜動脈

❸ ヘパリン化

静脈ラインよりヘパリンを投与する。
★ACT250秒以上を維持する。

❹ 腹部大動脈遮断

大動脈に中枢→末梢と遮断鉗子をかける。
遮断範囲内に腹部分枝血管がある場合は、そちらも遮断を行う。

手術のココに注意！

- 血栓やアテロームが末梢血管に飛ぶことで、**下肢が虚血状態**になる場合があります。術前術後で下肢の色調の確認、冷感の有無、動脈の触知確認をしましょう。術前に末梢動脈の触知やドップラー検査を行った部位にマーキングをしておくと、術後に同じ部位で観察でき評価することができます。
- 開腹操作によって、**腸捻転や癒着による狭窄**を起こす可能性があります。また、動脈瘤内の血栓やアテロームが腹部分枝を塞栓し、**腸管虚血**を引き起こす場合もあります。術後は消化器症状の観察をしましょう。

★遮断をかけた際、一時的に血圧上昇をきたすことがある。遮断により後負荷が増し、心機能に影響することもある。
★遮断中は下肢に血流がない状態となる。

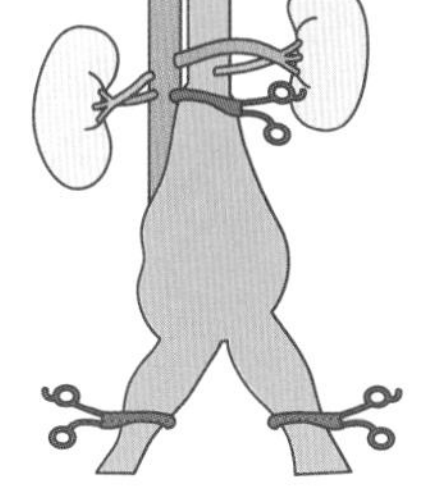
瘤の上下で血流を遮断

❺ 腹部大動脈切開

大動脈壁に縦切開を入れ、観音開きとする。
★血管を丸ごと取るのではなく、血管壁を残す。

❻（必要時）腰動脈の閉鎖

腰動脈を縫合糸で縫合止血する。
★腰動脈から血液のバックフローが認められる場合に行う。
★上部の腰動脈の閉鎖により、脊髄への血流が不足し対麻痺が起こる場合がある。

❼（腎動脈再建がある場合）腎保護

冷却した乳酸リンゲル液を腎動脈に灌流する。
★温阻血状態が続くと、不可逆性の腎機能障害をきたすことがあるため。

❽ 中枢側吻合

中枢側腹部大動脈と人工血管を吻合する。
★吻合部リークを確認をし、必要時、縫合糸で補強する。

❾ グラフトフラッシュ

中枢側の遮断を外し、人工血管内に血液を流す。
フラッシュ後、再度遮断する。
★人工血管内に粥腫や血栓があると、塞栓症を起こす危険性があるため。

❿ 末梢側吻合

末梢側腹部大動脈または左右総腸骨動脈と人工血管を吻合する。

★末梢側が総腸骨動脈の場合は、Y字型人工血管を使用する。

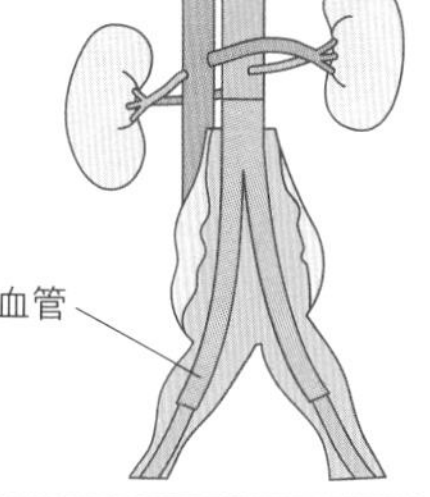

⓫（必要時）腹部分枝の再建

人工血管と再建血管を吻合する。
★置換範囲や副側路の有無によって再建の有無が決まる。
※下腸間膜動脈は内腸骨動脈からも血流が確保できる。良好なバックフローがある場合は結紮し再建しないことがある。

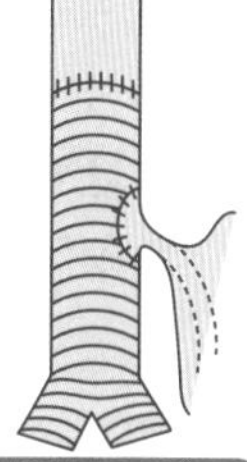

⓬ 遮断解除、止血

遮断解除前に人工血管内の空気を除去する。
★そのまま血流が再開すると空気塞栓を起こす危険性があるため。
吻合部から出血の有無の確認。

⓭ 血流確認

足背動脈、後脛骨動脈の拍動を触知する。
★ドップラーを用いて血流を確認することもある。

⓮ 大動脈壁ラッピング

大動脈壁で人工血管を覆う。
★腸管と人工血管が直接触れることで、人工血管腸瘻や感染を起こす可能性があるため。

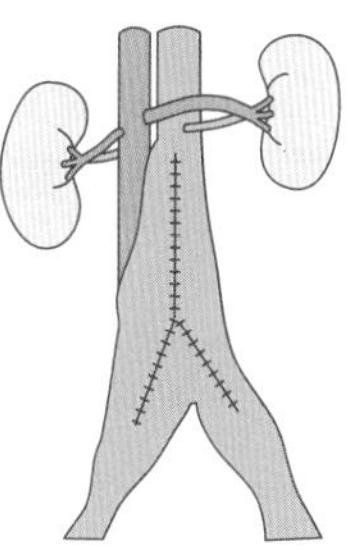

⓯ 後腹膜閉鎖、閉腹〜閉創

★ドレーンは必要時のみ挿入する。

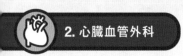

10 胸部大動脈人工血管置換術

全弓部大動脈置換術［TAR］、上行大動脈置換術［AAR］

適応疾患・手術適応

大動脈瘤径≧55mm（マルファン症候群の場合は≧50mm）、大動脈瘤径の拡大速度≧5mm/半年、周囲臓器に障害がある場合、胸部大動脈破裂、Stanford A型解離

手術の概要

人工心肺を用いて心臓を止め、上行または上行弓部大動脈を人工血管に置換する。循環停止を行う手術では低体温にし、虚血による臓器障害から保護している。また、弓部分枝血管に血流が途絶えないよう、脳分離回路を用いて脳血流の確保を行う。

弓部大動脈置換

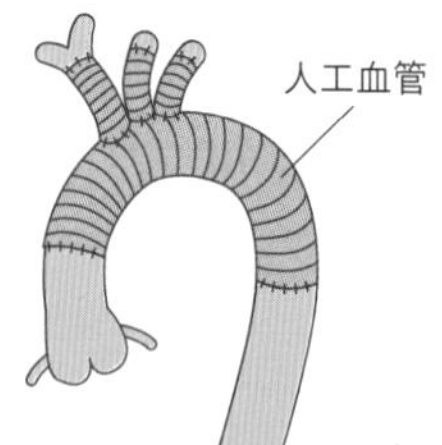

上行大動脈置換

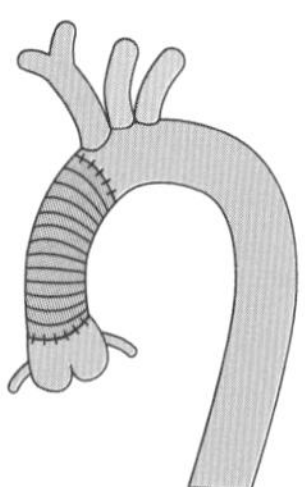

麻酔方法	全身麻酔
手術体位	仰臥位（両手体側：体位写真２）
手術時間	６～８時間
術後の合併症	❶ 疼痛 ❶ 出血❶ ❶ 不整脈 ❶ 脳梗塞❷ ❶ 低心拍出量症候群❸　など

❶心臓・大血管手術後は吻合部や人工心肺カニューレ挿入部位などからの出血が見られる。低体温手術の影響もあり、凝固機能が低下している場合もある。また、術直後はドレーンの管部分に血液がたまり、閉塞することもあるため、ミルキングや適切にドレナージされているか確認する。200mL/時以上の出血がある場合は、手術室にて止血術を行うこともある。

・心嚢ドレーンの目的：心タンポナーデの予防、出血量の把握

・前縦隔ドレーンの目的：胸骨下に貯留した血液の排出。縦隔に体液が貯留すると感染を起こしやすくなる

❷弓部大動脈人工血管置換術では、特に脳合併症の出現に注意する。手術操作による塞栓物、脳虚血（解離による血流障害も含む）があり、不可逆的な神経障害や死亡の原因となる可能性がある。覚醒後に四肢の麻痺の有無や瞳孔の状態、言語機能などの観察を行う。

❸低心拍出量症候群は心係数が2.2L/分/m^2以下で診断される。長時間の体外循環や大動脈遮断、不十分な心筋保護、術前からの低心機能などが要因となる。バイタルサインの観察や尿量、嘔気、チアノーゼ、胸部症状の有無を観察する。

手術のココに注意！

- 送脱血管の挿入部位は手術内容、血管の性状、手術歴などから部位が決まります。
  送血：上行大動脈、大腿動脈、腋窩動脈など　脱血：上・下大静脈、大腿静脈、内頸静脈など
- 循環停止を行う手術では、低体温（28℃以下）にして手術を行います。体温は直腸温、膀胱温、左右鼓膜温を総合的に評価して判断します。人工心肺での復温や加温装置での加温をしますが、帰室後も四肢に冷感が残っている場合もあります。**退室後も加温を継続しましょう。**

手術のバリエーション

上行弓部部分置換（PAR）

- 頸部分枝の再建が１本ないし２本となる。

大動脈基部置換

- Bentall手術：大動脈弁と大動脈基部を切除し、人工弁付き人工血管で再建する手術。
- David手術：自己弁を温存し、大動脈基部を人工血管で再建する手術。

MEMO　人工血管置換とステントグラフトとの違い

	人工血管置換	ステントグラフト
メリット	●大動脈瘤に対する根治的手術 ●血管や瘤の形にかかわらず、手術可能	●侵襲が小さく、早期離床が可能
デメリット	●侵襲が大きい	●エンドリークに対し追加処置が必要 ●留置部位や瘤の形によっては、挿入が困難で、バイパスなどが必要になる

手術手順　TARの場合

❶ 開創、開胸

胸骨上縁より剣状突起下まで皮膚切開し、電動鋸で胸骨を切開する。
胸骨切開面の止血を行い、胸骨用開胸器をかける。
★胸骨部分切開（第３－４肋間まで）で行う場合もある。
★再開胸症例では、胸骨後面に心膜や上行大動脈が癒着している場合や右心室が脆弱になっており、剥離操作で損傷する可能性があるため、慎重に開胸を進める。

❷ 心膜切開

心膜を正中線に沿って切開し、切開縁を縫合糸でつりあげる。

❸ ヘパリン化

静脈ラインよりヘパリンを投与する。
★ACTを400秒以上に維持する。

❹ 人工心肺開始

人工心肺を用いて体外循環に移行する。
①人工心肺より送血するカニューレ
②身体から脱血するカニューレ
③心臓を止め、心筋を保護するカニューレ
④左心内の血液を吸引し、心臓の拡張を防ぐカニューレ（左心ベント）を挿入する。
★送脱血管の挿入部位は患者の血管の性状、手術歴、手術内容に合わせてさまざまである。
★もともとのHg値が低い場合（≦7.0g/dL）、破裂症例などではこの時点から輸血（RBC）を投与している。

❺ 冷却、心停止

人工心肺より、身体に冷やした血液を送り、低体温にする。
冷却、または心筋保護液を冠動脈に注入し、心停止させる。
★28℃前後、循環停止時間が長くなる場合25℃前後や18℃前後。

10 胸部大動脈人工血管置換術

全弓部大動脈置換術［TAR］、上行大動脈置換術［AAR］

❻ 循環停止

人工心肺の送血を停止し、全身の循環を停止する。

★大動脈瘤を開けることで、粥腫などが遊離し、脳塞栓症を引き起こすことがある。

❼ 大動脈切開、脳分離回路挿入

弓部大動脈または上行大動脈を切開し、弓部三分枝に送血するカニューレを挿入する。

★上行大動脈に挿入した送血管は抜去する。

★弓部三分枝：腕頭動脈、左総頸動脈、左鎖骨下動脈

★脳分離回路挿入によって、体循環を停止していても脳血流は維持される。

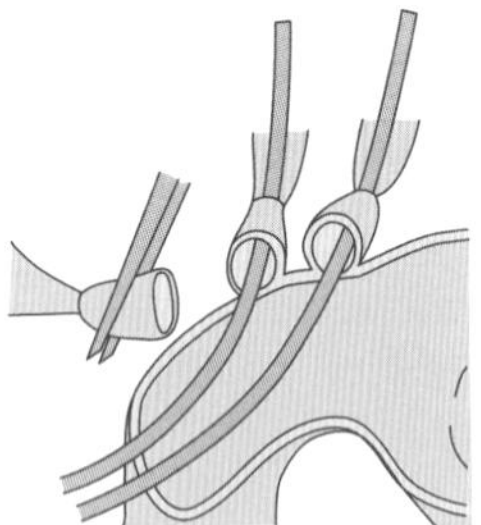

カニューレを挿入

❽ 末梢側吻合

人工血管と末梢側の大動脈を吻合する（完成図A）。

★再建には４分枝付き人工血管を使用する。

★分枝の１本は術中、体循環を再開させるために使用され、人工心肺離脱の際に結紮される。

エレファントトランク法による末梢吻合

吻合部末梢側の大静脈内にストレート状の人工血管やステントグラフトを挿入する

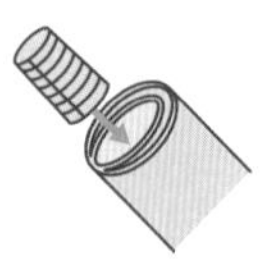

❶人工血管を大動脈に挿入

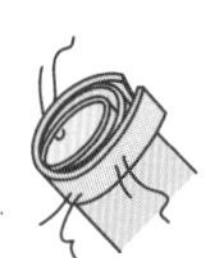

❷挿入した人工血管と大動脈を縫合

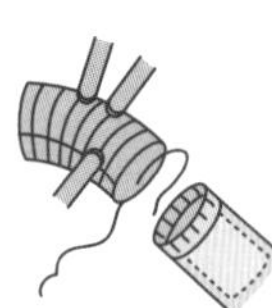

❸末梢側の大動脈と分枝付きの人工血管を吻合

★下行大動脈置換やステントグラフト挿入術などの２期的手術に備える場合や、広範囲大動脈瘤時に置換困難な部分をカバーする目的がある。

❾ 循環再開

人工血管の末梢側から送血し、体循環を再開させる。

★不要な出血がないよう、末梢側以外の人工血管を遮断する。

★この時点から、腹部臓器に血流が再開する。

❿ 中枢吻合

人工血管と中枢側の大動脈を吻合する（完成図B）。

人工血管置換完成図

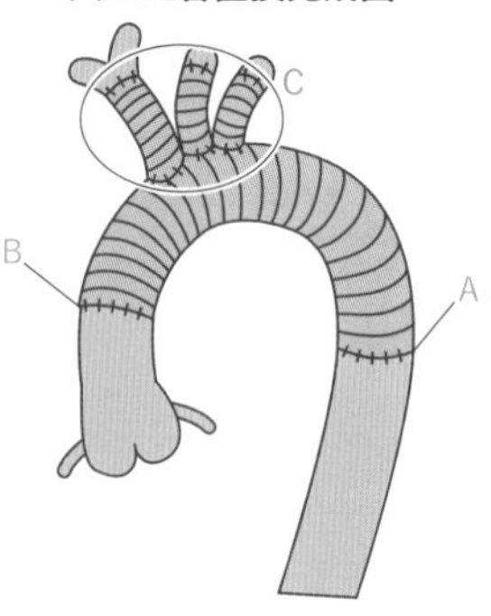

⓫ 頸部分枝吻合、遮断解除

左鎖骨下動脈、左総頸動脈、腕頭動脈を人工血管の分枝部分と吻合する（完成図C）。

遮断解除前に人工血管内の空気を抜く。

★人工血管にベント回路付き心筋保護注入針を穿刺、人工心肺で空気を吸引し、空気塞栓を防ぐ。

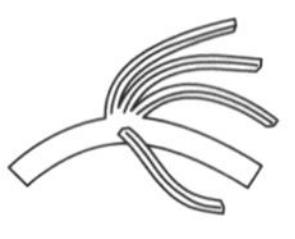

４分枝付き人工血管の例

⓬ 人工心肺からの離脱

血管内、心臓内に挿入していたカニューレ類を抜去する。

★人工心肺による補助がないと循環を維持できない場合は、原因探査のため、再度人工心肺を使用することがある。

★補助循環が必要な状態で帰室する場合は、PCPSを装着する。

⑬ 止血、洗浄

吻合部、人工心肺カニューレ類の挿入部位、胸骨切離面からの出血を確認する。
出血量や血液データに合わせてRBC、FFPを投与する。
人工心肺の再稼働の必要がないと判断された後、プロタミンや血小板を投与する。
★自己血回収装置を使用の場合、凝固成分は廃棄され、赤血球成分のみが返血される。

⑭ ドレーン挿入

心嚢内、前縦隔にドレーンを留置する。
★胸腔交通時には胸腔ドレーンを留置する。

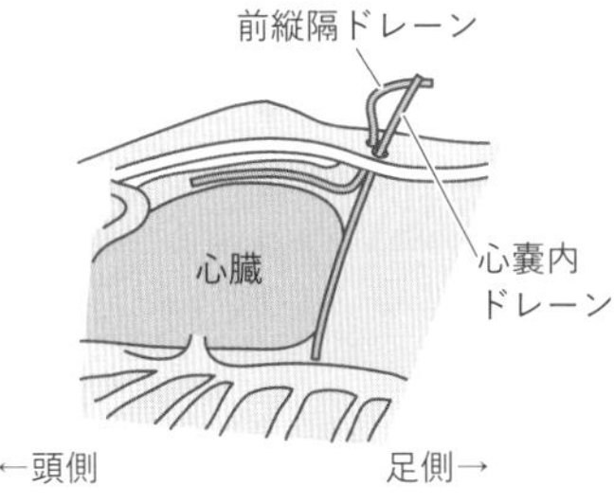

⑮ 一時的ペースメーカー挿入

一時的ペースメーカー電極を右室心筋内（右房心筋内）に挿入する。
★人工心肺を利用した手術では心拍動再開後、手術操作による刺激伝導系の障害や新機能低下から不整脈の発生リスクが高く、一時的にペーシングリードを挿入しておくことが多い。

⑯ 心膜縫合

心膜を縫合糸で縫合する。

⑰ 胸骨接合

胸骨ワイヤーを用いて接合する。
★骨の癒合に時間がかかる患者や身体が大きく筋力が強い患者などにはチタン製胸骨固定プレートとスクリューで固定する場合もある。

⑱ 閉創

11 胸腹部大動脈人工血管置換術

適応疾患・手術適応

- 胸腹部大動脈瘤（大動脈瘤径≧60mm、大動脈瘤径の拡大速度≧ 5 mm/半年、症状を伴う場合、ステントグラフト内挿術が困難な場合など）
- 慢性Stanford B型解離

手術の概要

遠位弓部〜腹部大動脈間にある瘤や解離した部分を人工血管に置換する手術。置換範囲によるが、肋間動脈や腹部分枝(左右腎動脈、腹腔動脈、上腸管膜動脈)の再建を伴うこともある。

麻酔方法	全身麻酔＋分離肺換気
手術体位	上半身が60度程度の半側臥位、下半身は仰臥位のスパイラル体位（体位写真19）
手術時間	約 8 時間
術後合併症	疼痛❶ 出血 対麻痺❷ 腸管壊死、腎機能障害❸ 人工血管感染、縦隔炎❹ など

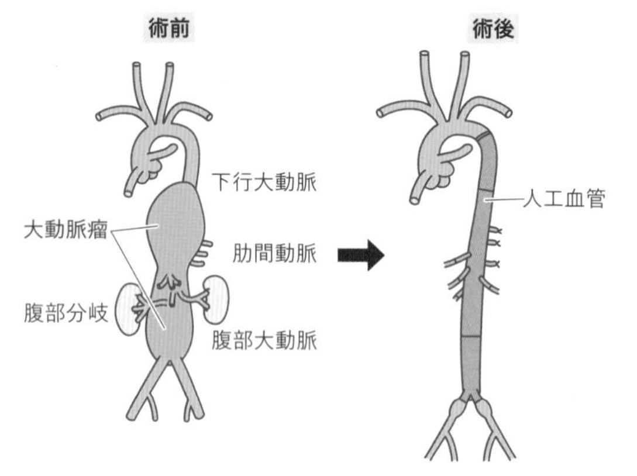

❶広背筋や前鋸筋等の呼吸補助筋を切開しているため、呼吸によって疼痛が生じることがある（肋間を大きく開胸するため、特に肋間神経痛が起こりやすい）。疼痛対策として、手術中に肋間神経を冷却凝固する神経ブロックを行うことや、胸膜外にチューブを挿入しPCA装置を接続することがある。

❷肋間動脈から分岐するAdamkiewicz動脈は脊髄への栄養血管であり、閉塞によって下肢の対麻痺を起こす。対麻痺対策として、肋間動脈再建や術中の運動誘発電位（MEP）のモニタリングを行う。また、術前日や手術室入室後にスパイナルドレーンを挿入し、脊髄灌流圧を維持することで脊髄虚血を予防することもある。術後は対麻痺の有無を観察する。

❸大動脈から分岐する血管（腹腔動脈や上下腸間膜動脈、腎動脈）の遮断や再建を行った場合、虚血による腸管壊死や腎機能障害が起こる場合がある。消化器・泌尿器症状の有無の観察も行う。

❹下行大動脈周囲は食道に近く、癒着が強い場合は剥離操作で食道損傷を起こし食道-人工血管瘻となるリスクがある。感染徴候の観察が必要。

手術のバリエーション

手術方法は大動脈瘤の位置によって異なる。

open proximal anastomosis

- 中枢側を遮断せずに吻合する方法。脳分離回路を用いた脳保護や冷却灌流が必要になる。
- Crawford分類 I 型・II 型時に行うことがある。

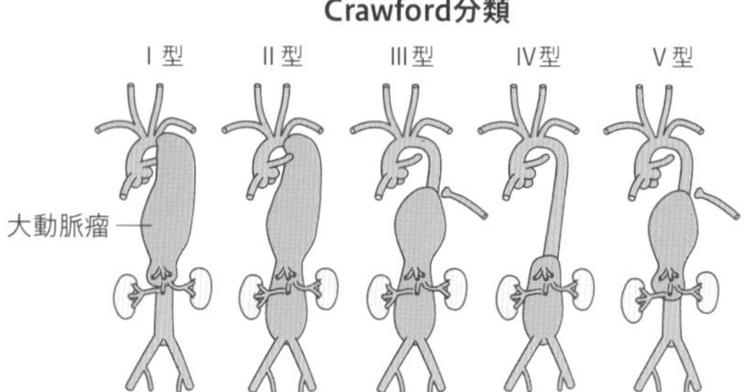

手術のココに注意！

- 人工心肺による**部分体外循環**を使用し、人工血管置換を行います。部分体外循環によって、**心臓は止めずに遮断部位より下側の血流を補助**し、大動脈吻合中でも下肢や脊髄、腹部臓器に血流を送ることができます。

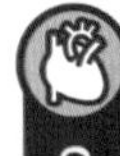

手術手順

❶ 開創、開胸、開腹

置換範囲に対応する肋間（第4－7肋間）に沿って皮膚切開する。下方は腹部に向かって皮膚切開する。

肋骨弓や肋骨を切離し、開胸器をかける。

腹部は開腹器をかけ、横隔膜切離や剥離を行い後腹膜へ到達する。

★分離肺換気によって、左肺を虚脱させ、術野の視野を良好にする。

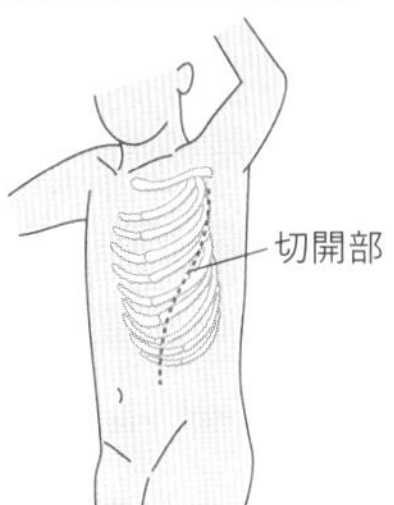

❷ 大動脈の露出

大動脈周囲の組織を剥離し、置換予定部位、再建血管を露出させる。

❸ 体外循環開始

大腿動静脈から送脱血管を挿入する。

★ヘパリンを投与し、ACT400秒以上を維持する。

★大腿動脈送血、左上肺静脈脱血の「左心バイパス」を用いることもある。

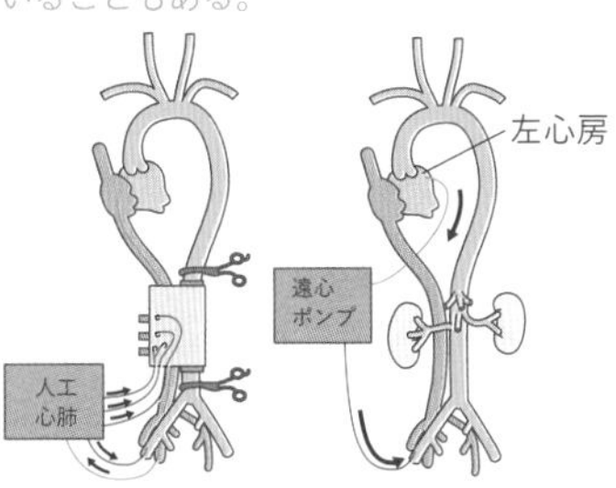

❹ 大動脈遮断

置換予定部位の上下を遮断する。

★末梢側の遮断部位より末梢側は体外循環により血流が維持されている。

❺ 大動脈切開

大動脈瘤を観音開き状に切開する。

★大動脈切開後、再建予定の肋間動脈、腹部分枝に選択的灌流を用いて、血流を維持しておく。

❻ 中枢側吻合→末梢側吻合

縫合糸で人工血管と大動脈の中枢側、末梢側を吻合する。

★末梢吻合後、大動脈の遮断を解除し、血流を再開させる。

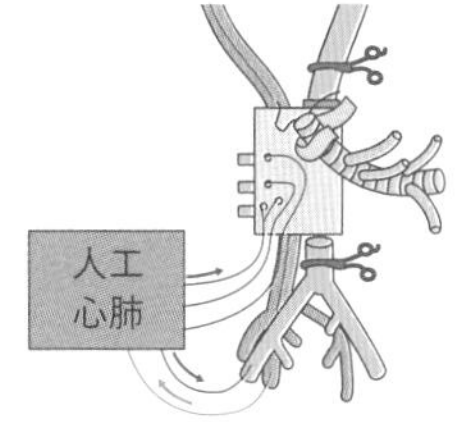

❼ 肋間動脈、腹部分枝再建

大動脈に置換した人工血管に再建血管を吻合する。

★腹部分枝：腹腔動脈、左右腎動脈、上腸管膜動脈、下腸間膜動脈

※置換範囲や副側路の有無によって再建が決まる。

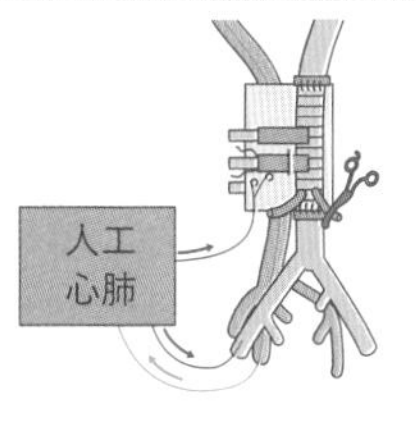

❽ 補助循環からの離脱

人工心肺の送脱血管を抜去し、大腿動静脈を縫合する。

❾ 止血、洗浄

出血や血液データに合わせてRBC、FFPを投与する。

人工心肺の再稼働の必要がないと判断された後、プロタミンや血小板を投与する。

❿ 大動脈壁ラッピング

大動脈壁で人工血管を包む。

★腸管と人工血管が直接触れることで、人工血管-腸瘻や感染を起こす可能性がある。

⓫ ドレーン挿入

主に後腹膜腔、胸腔内にドレーンを留置する。

⓬ 横隔膜縫合、閉胸～閉創

切離した断面を合わせて横隔膜を縫合する。

切離した肋骨は肋骨ピンや肋骨用プレートで接合。

肋軟骨切離面、肋間を縫合糸で縫合。

12 冠動脈バイパス術 [CABG]

適応疾患・手術適応

狭心症、心筋梗塞

- 冠動脈に75％以上の狭窄があり、心筋虚血が認められる場合
- 左前下行枝の１枝病変がある
- 左主幹部病変がある
- 多枝病変がある
- 経皮的冠動脈形成術（PCI）が困難な場合
- 冠動脈狭窄のほかに心臓手術が必要な疾患を有している場合
- 術後心筋虚血の回復が見込まれる場合

手術の概要

自己血管（グラフト）を用いて狭窄・閉塞している冠動脈の末梢側に血液の流れをつくる手術。

麻酔方法	全身麻酔
手術体位	仰臥位（両手体側、下肢はFlog position：体位写真２）
手術時間	４～６時間
術後合併症	❗出血 ❗吻合部の狭窄、閉塞 ❗脳梗塞 ❗低心拍出量症候群❶ など

❶CABG術後は、バイパスされたグラフトの閉塞など冠動脈に有効血流がない場合に、低心拍出量症候群となることがある。

手術のバリエーション

術式	概要	特徴
心拍動下冠動脈バイパス術 （OPCAB）	人工心肺を使用せず、心臓を動かした状態でCABGを行う	●人工心肺を使用しないため、術後合併症が少なく、早期離床につながる ●術後死亡率や脳合併症が最も低い ●心臓の脱転時（心臓の持ち上げやねじることにより、心臓後面を見やすくする）に血圧低下することがある
人工心肺補助心拍動下冠動脈バイパス術 （On-pump beating CABG）	人工心肺は使用するが、心臓を止めずにCABGを行う	●OPCABで行うことが困難な症例で行うことが多い ●人工心肺による補助循環により血行動態を安定させた状態で手術が可能
心停止下冠動脈バイパス術 （On-pump arrest CABG）	人工心肺を使用し、心臓を止めた状態でCABGを行う	●心拍動がないため吻合しやすい ●心臓の脱転による循環動態の変化がない ●人工心肺に伴う合併症が起こしやすい
低侵襲冠動脈バイパス術 （MIDCAB）	肋間の小切開部からアプローチし、CABGを行う	●胸骨切開がなく、縦隔炎の予防と術後早期回復が見込まれる ●視野が限られるため、胸腔のスペースが小さい、心拡大がある場合など適応外になることがある

手術のココに注意！

- CABGは心拍動下で行っている場合も、**手術中の状態により急遽、人工心肺を使用することもあります。人工心肺の使用は脳塞栓症のリスクとなります。術後は脳合併症の有無を観察しましょう。**
- **急性心筋梗塞や陳旧性心筋梗塞で心筋のダメージが大きい場合にも術後心機能の回復が遷延することが予測されます。バイタルサインの観察や尿量、嘔気、チアノーゼ、胸部症状の有無の観察が重要です。**

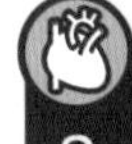

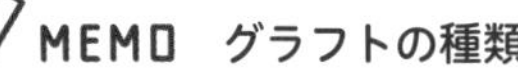

MEMO グラフトの種類

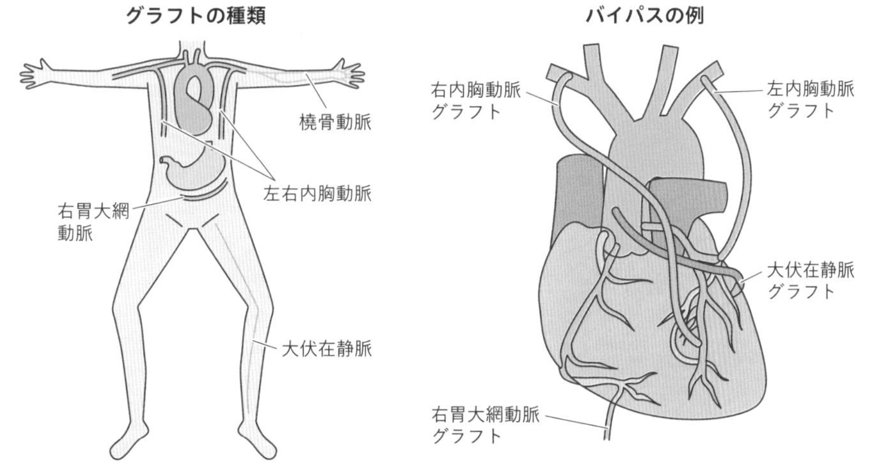

	長所	短所
内胸動脈 （左：LITA 右：RITA）	● 弾性線維が多く動脈硬化が起こりにくい ● 10年開存率約90％ ● 有茎グラフトとして使用可能	● 剥離後に胸骨の血流が低下し、胸骨骨髄炎を起こすリスクがある
右胃大網動脈 （rGEA）	● バイパス後遠隔期開存率70～80％ ● 有茎グラフトとして使用可能	● 開腹操作が必要になる ● 胃の手術歴がある場合など使用できないことがある
橈骨動脈 （RA）	● 20cm程度のグラフトを採取可能 ● 大伏在静脈より長期開存が期待できる	● 尺骨動脈に血流障害がある場合は使用不可（Allen testで確認可能） ● 将来、シャント増設を行う可能性がある場合は使用不可 ● スパズムを起こしやすい
大伏在静脈 （SVG）	● 30cm程度の遊離グラフトを採取できる	● 10年開存率60％と他のグラフトに劣る

※橈骨動脈をグラフトとして使用する場合、術野の妨げになるため使用予定側の上肢に静脈ラインの確保は避ける

12 冠動脈バイパス術 [CABG]

手術手順

❶ 開創～開胸

❷ グラフト採取

吻合に使用するグラフト血管を露出させ、剥離する。

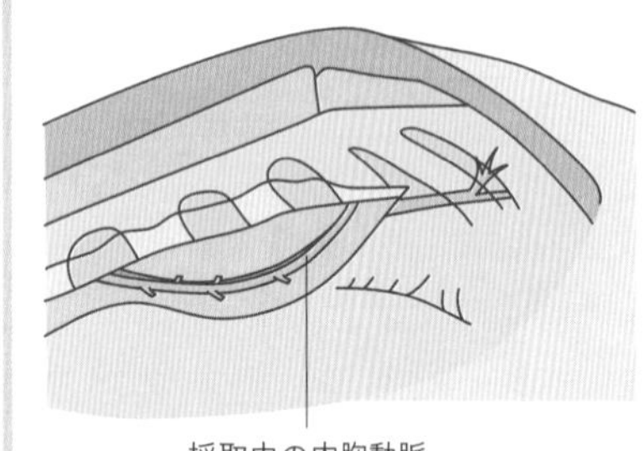

❸ 心膜切開

心膜を切開し、心臓を露出させる。

❹ ヘパリン化

静脈ラインよりヘパリンを投与する。

★ACT400秒以上を維持する。

❺ (心停止下や人工心肺補助下の場合)人工心肺開始

人工心肺の送脱血管を挿入する。

心停止させる場合は心筋保護液を冠動脈に注入させる。

★心臓の脱転操作によって、循環を維持できない場合に人工心肺を用いる。

❻ 末梢側吻合

(OPCABやOn-pump beating CABGの場合)

吻合部の心拍動を抑制するための**スタビライザー**や左心壁に吸着させ、心臓の向きや位置保持するための**ハートポジショナー**を使用し、吻合を行っている。

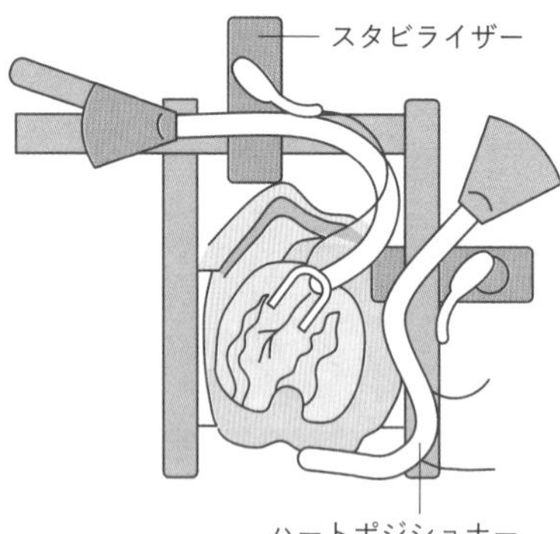

吻合部より末梢側の血流を確保するため、冠動脈内にシャントチューブを挿入する。

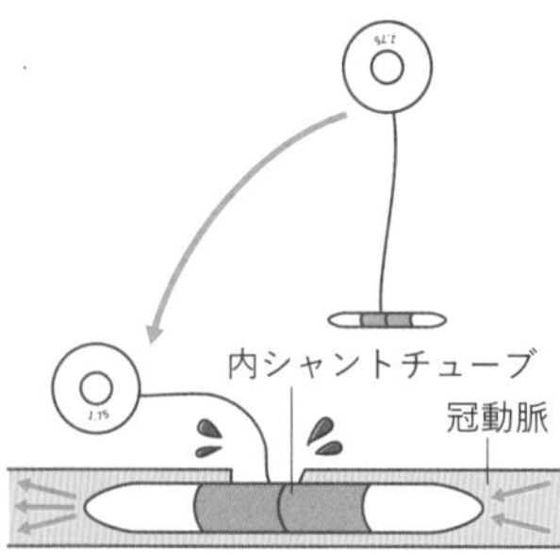

★左回旋枝や右冠動脈の吻合では心臓を脱転させるため、血行動態が変化しやすい。

★Sequential bypass:1本のグラフトで２か所以上の冠動脈にバイパスを行う方法。１本で複数か所を吻合するため、グラフトの節約になる。

❼ 中枢側吻合

遊離グラフトを用いた場合のみ行う。
部分遮断大動脈自動吻合器や中枢側吻合補助デバイスを用いて、上行大動脈に吻合する。

★遮断鉗子を用い、大動脈部分遮断にて吻合する場合もあるが、塞栓症や動脈損傷のリスクが高い。中枢吻合部にX線不透過性のグラフトマーカーを付けることもある。

❽ 血流確認、止血

フローメーターを用いて、吻合した血管の血流を評価する。

★吻合部狭窄や血栓による塞栓症がみられる場合、吻合し直しとなる。

❾ （心停止下や人工心肺補助下の場合）人工心肺からの離脱

挿入していた人工心肺の送脱血管を抜去する。

❿ ドレーン挿入

ドレーンを心嚢内・縦隔内に挿入する。

★出血が予測される場合、心タンポナーデを予防するため、心嚢下・心嚢右のようにドレーンを複数本留置することもある。

⓫ グラフトマーカー装着

グラフト中枢吻合部にグラフトマーカーを固定する。

★グラフトマーカーは放射線不透過性であり、術後の冠動脈造影検査時に血管吻合部位の目印となる。

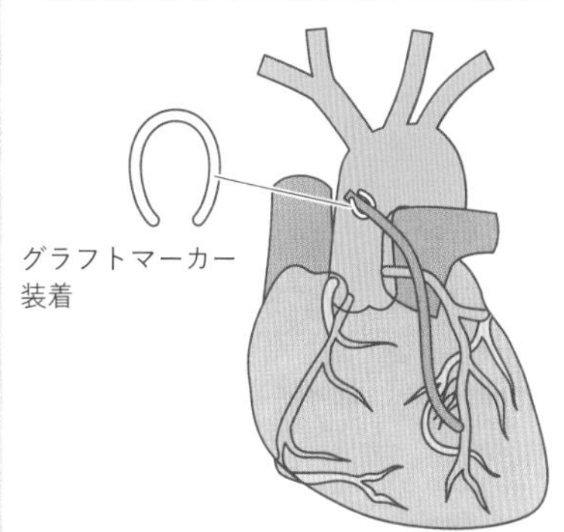

⓬ 心膜縫合、閉胸～閉創

13 大動脈弁置換術 [AVR]

適応疾患・手術適応

大動脈弁狭窄症（AS）

・有症状、左室機能低下がある場合（左室駆出率＜50%）、他の心臓手術も行う場合
・無症状の場合（弁口面積＜0.6cm^2、平均大動脈-左室圧較差≧60mmHg、大動脈弁通過血流速度≧5.0m/秒運動負荷試験で症状がある場合）

大動脈弁閉鎖不全症（AR）

・有症状、左室機能低下がある場合（左室駆出率＜50%）、Sellers分類でⅢ度以上、他の心臓手術も行う場合
・無症状の場合（左室収縮末期径＞45mmや左室拡張末期径＞65mmのとき）

感染性心内膜炎（IE）

・感染に伴う高度弁機能不全や心原性ショック、急激な心不全の進行がある場合
・感染のコントロールが困難な場合
・10mmを超える可動性の疣贅（細菌のかたまり）がある場合　など

手術の概要

人工心肺を用い、大動脈弁を切除し人工弁に置換する手術。

麻酔方法	全身麻酔、スワンガンツカテーテル留置（手術中のみ）経食道心エコー挿入
手術体位	仰臥位（両手体側：体位写真２）
手術時間	４～６時間
術後合併症	出血 疼痛 不整脈❶ 人工弁周囲逆流❷ 脳梗塞、末梢血管の塞栓症❸ 心不全 低心拍出量症候群　など

❶手術終了前に一時的心室ペーシングリード（または心房ペーシングも併用）を挿入し、体外式ペーシングを行う。１～２週間程度経過し、自己心拍に異常がみられなければ、ペーシングリードを抜去する。心嚢ドレーン抜去後にペーシングリードを抜く場合、心筋損傷に気づかずに心タンポナーデを発症してしまうリスクがある。また、房室伝導系の回復がみられなければ、永久ペースメーカーが必要になる。
❷人工弁置換を行った場合、人工弁周囲逆流が起こる可能性がある。生体組織と人工弁の接合不全による血液の漏れであり、閉鎖不全症と同じ心負荷がかかり、徐々に悪化することで慢性心不全の原因になる。手術中に心エコーで評価し、必要時、接合不全部分の縫縮や弁のサイズを変更し、置換し直す。
❸末梢血管の塞栓症に対しては血流の有無や皮膚状態の確認、脳塞栓症に対しては覚醒後に四肢の麻痺の有無、瞳孔の状態などの観察を行う。

手術のバリエーション

minimally invasive cardiac surgery AVR（MICS AVR）
右肋間に小開胸創をあけ、弁置換を行う。

胸骨部分切開AVR
胸骨を完全に切開せずに開胸する。第３－４肋間までの上部胸骨の切開や、第２肋間以降の胸骨を切開する方法がある。

大動脈弁形成術（AVP）
自身の弁を切除縫合し、修復する。人工弁を使用しないため、術後の抗凝固薬の服用が不要となる。

手術のココに注意！

- 大動脈弁の手術では、右冠尖弁輪、無冠尖弁輪近傍に伝導刺激系があり、手術操作で損傷することで術後に房室ブロックが起こる可能性があります。
- 大動脈狭窄症では、弁切除操作による石灰の落屑で塞栓症を起こす可能性があります。
- 人工弁置換を行った場合、人工弁周囲逆流が起こる可能性があります。生体組織と人工弁の接合不全による血液の漏れであり、閉鎖不全症と同じ心負荷がかかり、徐々に悪化することで慢性心不全の原因になります。

手術手順

❶ 開創～開胸、心膜切開

❷ ヘパリン化、人工心肺開始

静脈ラインよりヘパリンを投与する。
★ACT400秒以上を維持する。
人工心肺を用いて体外循環に移行する。

❸ 大動脈遮断

大動脈切開部よりも末梢側の上行大動脈を遮断する。

❹ 大動脈切開

大動脈基部を切開し、大動脈弁を露出する。

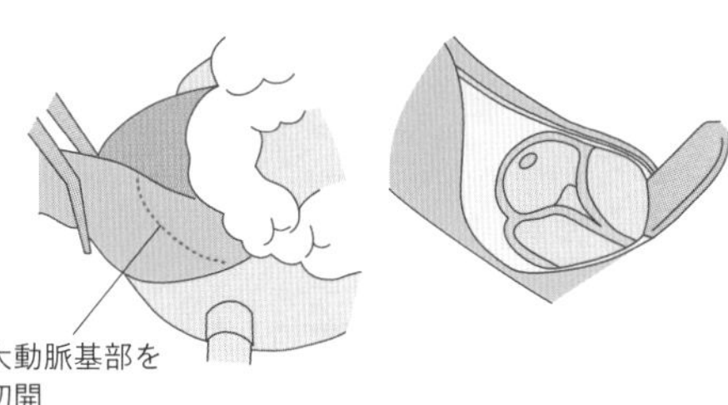

❺ 大動脈弁切除

大動脈弁を切除する。
★石灰の切除操作によって、左室内に石灰片が落ちることで、術後脳梗塞のリスクがある。

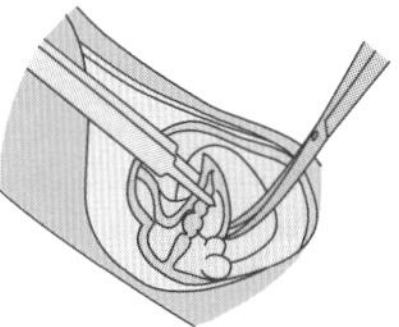

❻ 人工弁置換

人工弁置換部位の径を測定し人工弁のサイズを決定する。
縫合糸を用いて大動脈弁輪に人工弁を縫着させる。
★人工弁には生体弁と機械弁の２種類がある。
★縫合糸をかける際に刺激電動系を損傷すると、心臓ブロックを起こすおそれがある。

❼ 大動脈切開部の縫合

切開した大動脈を縫合糸で縫合する。

❽ 弁の機能評価

大動脈の遮断解除後、経食道心エコーで弁周囲の逆流がないか、弁の機能に異常がないかを確認する。
★弁周囲逆流が中等度以上みられる場合は、再度心停止させ、隙間の縫縮や人工弁のサイズ変更を行う。

❾ 人工心肺からの離脱

心拍動を再開させ、人工心肺による補助循環が不必要になれば、血管内、心臓内に挿入していたカニューレ類を抜去する。
★心拍動再開後、心臓ブロックの有無、部位を確認する。

❿ 止血、洗浄

出血や血液データに合わせてRBC、FFPを投与する。
人工心肺の再稼働の必要がないと判断された後、プロタミンや血小板を投与する。
★自己血回収装置を使用の場合、凝固成分は廃棄され、赤血球成分のみが返血される。

⓫ ドレーン挿入

心嚢内、縦隔にドレーンを留置する。
★胸腔交通時には胸腔ドレーンを留置する。

⓬ 一時的ペースメーカー挿入

右室に一時的ペースメーカー電極を心筋内に挿入する。
★完全房室ブロックの疑いがある場合は右房にも挿入し、房室-心室連続ペーシングを行う。

⓭ 心膜縫合、閉胸～閉創

縫合糸で心膜を縫合する。

14 僧帽弁置換・形成術［MVR/MVP］

適応疾患・手術適応

僧帽弁狭窄症（MS）

・重症（弁口面積＜1.0cm^2）、中等症（弁口面積1.0～1.5cm^2）で有症状の場合
・無症状だが、重症、中等症で運動負荷試験で症状がある場合、平均圧較差≧15mmHgまたは肺動脈収縮気圧≧60mmHgの場合、新規心房細動や左房内血栓の既往がある場合
・軽症（弁口面積1.5～2.0cm^2）で運動負荷試験で平均圧較差≧15mmHgまたは肺動脈収縮気圧≧60mmHgがある場合
・他の心臓手術も行う場合

僧帽弁閉鎖不全症（MR）

・有症状で著明な左室機能低下がない場合（左室駆出率＞30%）、著明な左室機能低下があっても、手術による効果が期待できる場合
・無症状でも左室機能低下がある場合（左室駆出率≦60%または左室収縮末期径≫40mmの）、新規心房細動の発症や安静時の肺動脈収縮気圧＞50mmHgの場合
・他の心臓手術も行う場合

感染性心内膜炎（IE）

・感染に伴う高度弁機能不全や心原性ショック、急激な心不全の進行がある場合
・感染のコントロールが困難な場合
・10mmを超える可動性の疣贅（細菌のかたまり）がある場合　など

手術の概要

・MVR：人工心肺を用いて僧帽弁を切除し、人工弁に置換する手術。
・MVP：人工心肺を用いて僧帽弁の修復を行う手術。

麻酔方法	全身麻酔、肺動脈カテーテル留置（手術中のみ）経食道心エコー挿入	
手術体位	仰臥位（両手体側：体位写真２）	
手術時間	４～６時間	
術後合併症	出血 疼痛 不整脈 人工弁周囲逆流❶ 大動脈弁逆流症❶	僧帽弁の収縮期前方運動（SAM）❷ 脳梗塞、末梢血管の塞栓症 心不全 左室破裂❸ 低心拍出量症候群　など

❶逆流の残存に対しては経食道心エコーによる逆流の評価を行い、中等度以上の場合は、追加処置を行う。形成術では治療が困難な場合は人工弁置換術に移行することもある。大動脈弁逆流は、僧帽弁形成にともない、大動脈弁輪の引きつれや損傷によって起こる。追加処置として引きつれの解除や大動脈弁の損傷が強く修復困難であれば大動脈弁置換を行うこともある。
❷収縮期に心室中隔に僧帽弁が変位し、左室流出路狭窄を起こす病態。発生時にはカテコラミンの中止や輸液による循環血液量の増加などの保存的治療を行い、軽快しない場合は、再弁形成術などが必要になる。
❸僧帽弁狭窄症に対する弁置換や小柄な高齢女性に対する手術が高リスクとされている。手術中に左室破裂を認めた場合は、人工心肺下で、人工弁を一度外し、破裂部位を修復してから再度人工弁置換を行う。この場合は手術時間の延長や術後の出血量増加などが予測される。帰室後は左室破裂が起きないように、血圧の上昇を避ける必要がある。

手術のココに注意！

- MVRで起こりうる合併症に人工弁周囲逆流や石灰片や空気の流入による梗塞症、左室破裂があります。なかでも左室破裂は人工弁のサイズが大きすぎることや心筋への接触、縫合針による心筋損傷、血圧の急激な上昇が要因となります。
- MVPで起こりうる合併症に逆流の残存、大動脈弁逆流、僧帽弁の収縮期前方運動（SAM）があります。

手術のバリエーション

僧帽弁輪形成術（MAP）

弁輪の拡大に対し、人工弁輪を用いて弁輪の縫縮を行う。

minimally invasive cardiac surgery MVR/MVP（MICS MVR/MVP）

右肋間に小開胸創をあけて弁置換/形成術を行う。

MEMO 弁置換・形成術の適応疾患

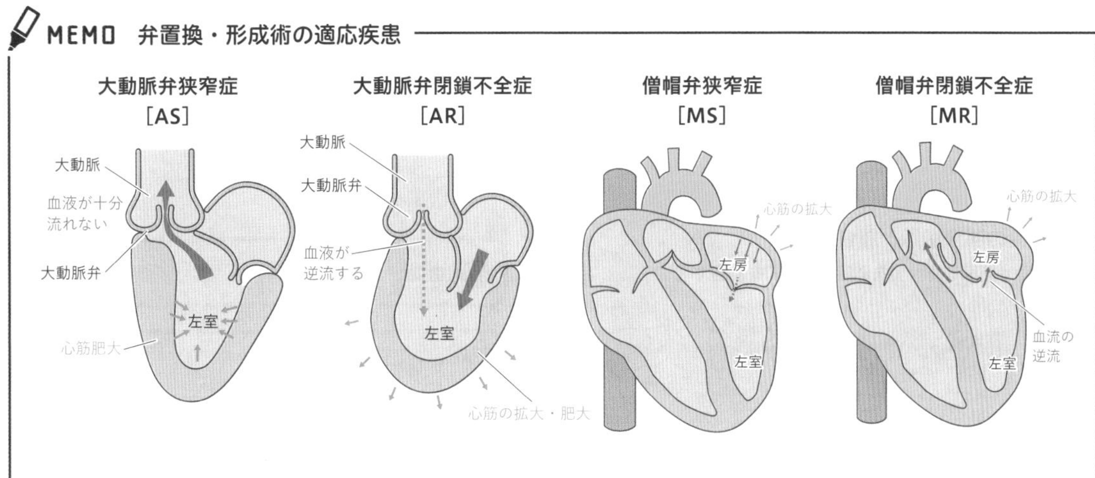

手術手順

❶ 開創～開胸、心膜切開

❷ ヘパリン化、人工心肺開始

静脈ラインよりヘパリンを投与する。

★ACT400秒以上を維持する。

人工心肺を用いて体外循環に移行する。

❸ 大動脈遮断

冠動脈に心筋保護液を注入し、心停止させる。

❹ 左房切開

右側左房を切開し、僧帽弁に到達する。

★左房が小さいなど解剖学的な要素や再手術時などは右房と心房中隔を切開し到達することがある。

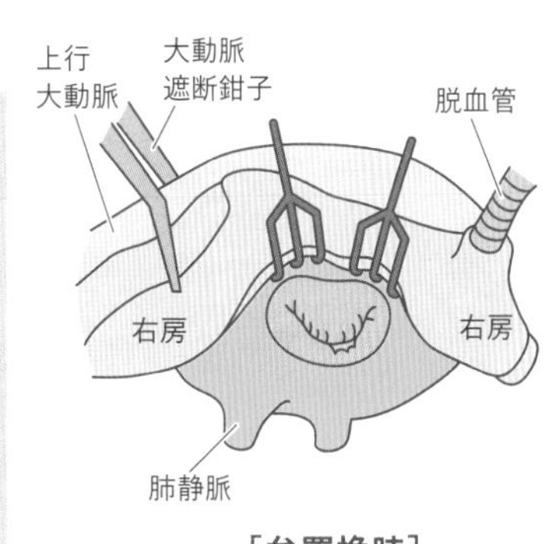

[弁置換時]

僧帽弁切除

僧帽弁の前尖を切除する。

★後尖は左室破裂予防のために切除はしないことが多い。

★石灰の切除操作がある場合、左室内に石灰片が落ちることで、術後脳梗塞のリスクがある。

14 僧帽弁置換・形成術 [MVR/MVP]

人工弁置換

人工弁置換部位の径を測定し人工弁のサイズを決定する。縫合糸を用いて僧帽弁輪に人工弁を縫着させる。

★僧帽弁輪の近くに左冠動脈回旋枝や冠静脈洞、大動脈弁、房室結節が近くに位置している。縫合糸などによる損傷で修復などの追加処置が必要になる。

[弁形成時]

僧帽弁の観察、逆流評価

左心室内に生理食塩水を注入し、僧帽弁の変性部位や機能（弁の動きや逆流部位など）を評価する。

★弁の逸脱部位や腱索の状態を確認することで切除範囲や形成方法が確定する。

弁尖の部分切除、縫合

逸脱や肥厚した弁尖を切除し正常部を縫合する。

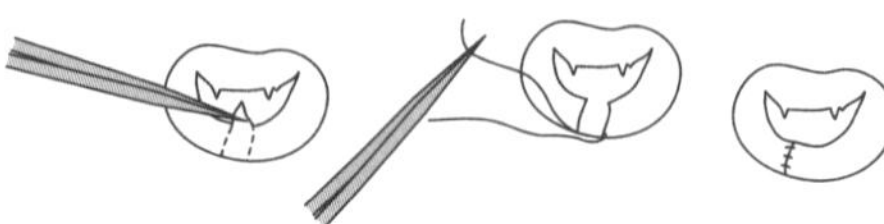

人工腱索作成

腱索や乳頭筋の伸展や断裂に対し、糸（ePTFE製縫合糸）を用い、弁の逸脱を修復する。

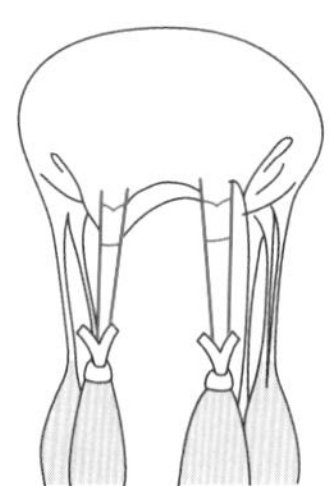

人工弁輪縫合

弁輪の拡大に対し、リングやバンドを用いて弁輪を縮小させる。

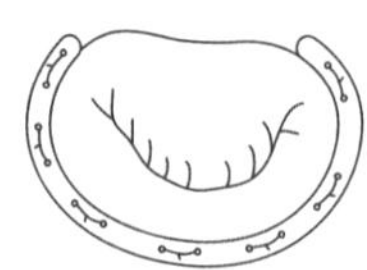

弁の機能評価

左心室内に生理食塩水を注入し、僧帽弁の機能（弁の動きや逆流の有無など）を評価する。

[以下共通]

❺ 左房閉鎖

左房の切開部位を縫合する。

❻ 人工心肺からの離脱

心拍動を再開させ、人工心肺による補助循環が不必要になれば、血管内、心臓内に挿入していたカニューレ類を抜去する。

★心拍動再開後にも弁の機能評価を行い、逆流が認められる場合、再度心停止下にて僧帽弁を観察し、原因を探す。

❼ 止血、洗浄

❽ ドレーン挿入

心囊内、縦隔にドレーンを留置する。

★胸腔交通時には胸腔ドレーンを留置する。

❾ 一時的ペースメーカー挿入

一時的ペースメーカー電極を右室心筋内（右房心筋内）に挿入する。

★心筋切除による刺激伝導路の障害があり、人工心肺離脱後に自脈がみられないこともある。

❿ 心膜縫合、閉胸、閉創

MEMO 人工弁の種類と特徴

大動脈弁置換［AVR］、僧帽弁置換［MVR］で使用 「13 大動脈弁置換術［AVR］」p.80〜81、「14 僧帽弁置換・形成術［MVR/MVP］」p.82〜84参照

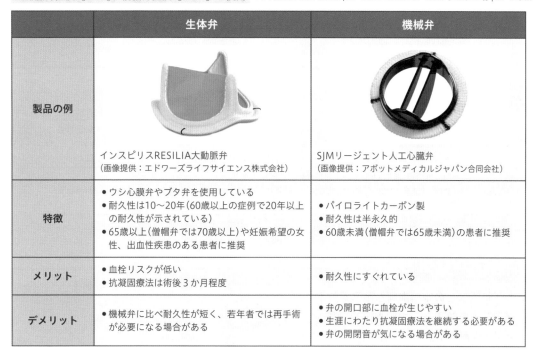

	生体弁	機械弁
製品の例	インスピリスRESILIA大動脈弁 （画像提供：エドワーズライフサイエンス株式会社）	SJMリージェント人工心臓弁 （画像提供：アボットメディカルジャパン合同会社）
特徴	●ウシ心膜弁やブタ弁を使用している ●耐久性は10〜20年（60歳以上の症例で20年以上の耐久性が示されている） ●65歳以上（僧帽弁では70歳以上）や妊娠希望の女性、出血性疾患のある患者に推奨	●パイロライトカーボン製 ●耐久性は半永久的 ●60歳未満（僧帽弁では65歳未満）の患者に推奨
メリット	●血栓リスクが低い ●抗凝固療法は術後３か月程度	●耐久性にすぐれている
デメリット	●機械弁に比べ耐久性が短く、若年者では再手術が必要になる場合がある	●弁の開口部に血栓が生じやすい ●生涯にわたり抗凝固療法を継続する必要がある ●弁の開閉音が気になる場合がある

経皮的大動脈弁留置術［TAVI］で使用 「16 経皮的大動脈弁留置術［TAVI］」p.88〜89参照

	バルーン拡張型人工弁	自己拡張型人工弁
製品の例	サピエン3 Ultra RESILIA （画像提供：エドワーズライフサイエンス株式会社）	Evolut™FXシステム （画像提供：日本メドトロニック株式会社）
素材	弁にウシ心膜、フレームにコバルトクロムを使用	弁にブタ心膜、フレームにナイチノールを使用
留置方法	留置はバルーンを一気に拡張させるため一発勝負となる	展開途中で再収納が可能（３回まで）
rapid pacing	必須（展開時に血流によって人工弁やバルーンがずれないようにするため）	control pacingを推奨

15 胸部・腹部ステントグラフト留置術

胸部ステントグラフト留置術［TEVAR］、腹部ステントグラフト留置術［EVAR］

適応疾患・手術適応

TEVAR	下行大動脈瘤（瘤径≧60mm）、下行大動脈破裂、Stanford B型大動脈解離、鈍的外傷性大動脈損傷、弓部動脈瘤　など ※条件：ランディングゾーンとして中枢・末梢側に20mm以上の直線的な正常血管があること。
EVAR	腹部大動脈瘤（瘤径≧50mm）、腹部大動脈瘤破裂　など ※条件：ランディングゾーン*として（中枢側）長さ10～15mm以上の直線的な正常血管（径32mm以下）、（末梢側）長さ10mm以上の直線的な正常血管（径23mm未満）があること。

＊ランディングゾーン：拡大していない血管とステントグラフトの接合部分のこと。

手術の概要

大腿動脈などの末梢血管からステントグラフトを挿入し、大動脈瘤や大動脈解離を治療する。

麻酔方法	全身麻酔
手術体位	仰臥位（両手体側：体位写真２） ★橈骨動脈、上腕動脈からカテーテルを挿入する場合は、前腕を回外し、肘関節・手関節を伸展させる。
手術時間	１～３時間 （手術内容による）
術後合併症	❶ 出血 ❶ 下肢の血流障害、血腫 ❶ 造影剤腎症❶ ❶ 殿筋性跛行❷（内腸骨コイリング時）

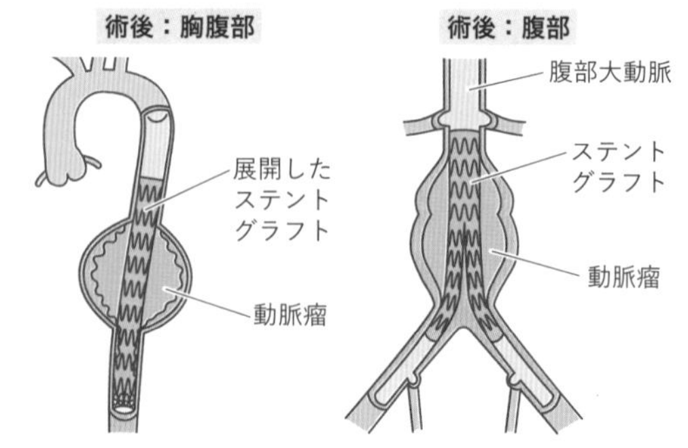

❶ヨード造影剤による腎障害。発症の危険因子には腎障害や糖尿病の既往、脱水、高齢、うっ血性心不全、腎臓に影響する薬の使用（利尿薬やNSAIDsなど）が挙げられる。造影剤投与量に比例して発症リスクが高くなる。
術後は使用した造影剤量の記録や血液データ、尿クレアチニン値、尿量・性状、高窒素尿症による消化器症状、尿毒症症状などを観察する。

❷内腸骨動脈をコイリングした場合、殿筋性跛行が起こることがある。両側の内腸骨動脈が塞栓される場合や副側血行路からの血流が乏しい場合に起こりやすいといわれている。

【診断基準】ヨード造影剤投与後、72時間以内の血清クレアチニン値が前値より0.5mg/dL以上、または25％以上増加したとき、かつ造影剤以外の原因が除外される場合。

手術のバリエーション

大動脈瘤の位置・範囲によって、挿入するステントグラフトの本数、アクセス血管の場所、バイパス外科手術の併用など、術式が変化する。

主な原因	対応
弓部にかかる大動脈瘤	腕頭動脈-左鎖骨下動脈などのバイパス術を併用する
血管の高度石灰化や蛇行	カットダウン法による血管アクセスや上腕動脈や腋窩動脈からのアプローチを選択など

手術のココに注意！

- **エンドリーク**はステントグラフトで補強された瘤内に血液が流入し、**瘤の拡大、破裂の原因**となります。術後は瘤の拡大がないかCT造影などの定期的な検査を行います。
- パンクチャー法では術後に圧迫バンドなどがずれないように安静が必要です。大腿動脈では股関節を曲げると縫合部のよれにより、**血腫を生じてしまうことがあります**。**圧迫時間は大腿動脈の場合4～6時間が一般的です**。圧迫中は圧迫部位より下流側の血流の有無、皮膚状態を観察しましょう。

手術手順

❶ 開創または大腿動脈穿刺、ヘパリン化

カットダウン法:鼠径部を切開し、大腿動脈を露出する。
パンクチャー法：皮膚切開をせず、経皮的に大腿動脈に針を穿刺する。
★ACTは250秒以上を維持する。

❷ シース挿入

ステントグラフト挿入用、造影用、補助ガイドワイヤー挿入用など必要に合わせてシースを挿入する。

❸ 造影

造影剤を血管内に投与し、瘤への流入血管や大動脈の性状、長さを確認する。
★造影剤を多く使用するため、術後の造影剤腎症に注意。

❹ （必要時）コイリング

※主な分岐動脈：肋間動脈や内腸骨動脈、下腸間膜動脈、腰動脈など
★瘤に対して分岐血管から血液が流入することによって、エンドリークType II が予測されるときに行う。

❺ イントロデューサーシース挿入

ステントグラフトのサイズに伴い、12～22Frのシースを挿入する。
★挿入部の血管径に近いと挿入時に血管を解離させる危険性がある。

❻ ステントグラフト挿入

ステントグラフトデバイスを展開予定位置まで移動させ、展開させる。
★瘤や解離の位置によって、挿入されるステントグラフトの本数や長さなどが変わる。

❼ バルーン圧着

バルーンをステントグラフト内で拡張させ、血管壁との隙間をなくす。

❽ 造影

血管内に造影剤を投与し、エンドリークの有無、ステントグラフトの位置、予定外の血管閉塞や解離の有無を確認する。

❾ シース・ガイドワイヤー抜去

イントロデューサーシース抜去後、対側に留置したシースより、末梢側の下肢血管造影を行う。異常がなければすべてのシース、ガイドワイヤーを抜去する。

❿ 血管縫合、プロタミン投与

縫合部に狭窄がないか、下肢の血流を確認する。
パンクチャー法を用いた場合、経皮血管縫合デバイスを用い、経皮的に血管を縫合する。
★足背動脈や後脛骨動脈の触知、ドップラー音で血流を確認する（※手術開始前に触知部位、ドップラー音の聴取部位を確認し、マーキングしておく）。

⓫ 閉創、圧迫

カットダウン時、筋層、皮下の縫合を行う。
★経皮的に穿刺した創部には、圧迫止血が必要。

MEMO 血管内へのカテーテルアクセス方法

血管の性状、蛇行によって選択される。

①カットダウン法（皮膚切開法）

メリット
- 血管内へのアクセスが確実
- 石灰化がある場合でも血管内にアクセスしやすい

デメリット
- 血管縫合するため、術後出血のリスクが少ない
- 術後リンパ漏を起こすことがある

②パンクチャー法（経皮穿刺法）

メリット
- 皮膚切開を伴わないため低侵襲
- 経皮血管縫合用デバイスを用いて血管縫合可能

デメリット
- 石灰化がある場合は困難
- 術後圧迫止血の必要がある
- 術後血腫を起こすことがある

16 経皮的大動脈弁留置術［TAVI］

適応疾患・手術適応

大動脈弁狭窄症

手術の概要

開胸や人工心肺を使用せず、カテーテルを用いて人工弁を留置する。

麻酔方法	全身麻酔 鎮静＋局所麻酔で行うことも可能
手術体位	仰臥位（両手体側：体位写真２） ★橈骨動脈、上腕動脈からカテーテルを挿入する場合は、前腕を回外し、肘関節・手関節を進展させる。
手術時間	１～２時間
術後合併症	❶出血 ❶不整脈 ❶下肢の血流障害、血腫 ❶造影剤腎症 ❶人工弁周囲逆流 ❶脳血管障害

★TAVI（主にバルーン拡張型人工弁使用時）ではrapid pacingという高頻度ペーシングを行い、意図的に血圧を低下させる手技を行う。心拍を180回/分などにペーシングし、血圧を50mmHg程度に低下させてからバルーンを拡張することでバルーンや弁のずれや左室への負荷を防止する。

❶バルーン拡張中やrapid pacing時は冠動脈への血流が乏しくなるため、rapid pacing停止後に血圧が戻らない、心室細動を起こすなど循環不全をきたすことがある。回復しない場合は、PCPSを挿入し、補助循環を行う。早急にPCPSによる補助循環を行えるよう、手術開始時に大腿動静脈に細いシースを挿入している。

❶弁の前拡張を行った場合、弁尖が開放状態となり、高度大動脈閉鎖不全が起こることがある。この場合は、弁尖をカテーテルなどで戻すことや人工弁を早急に挿入することで解消される。

手術のバリエーション

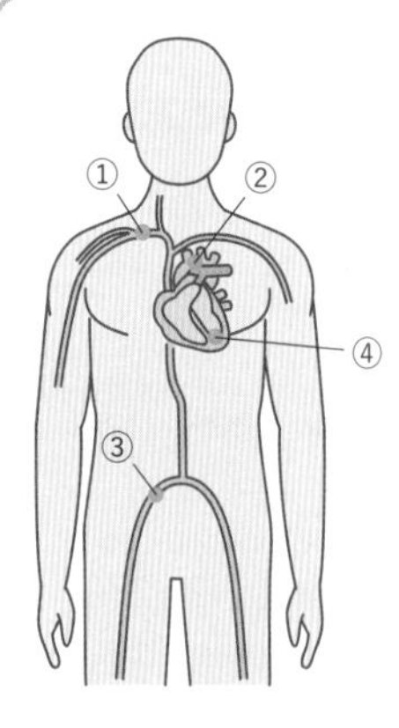

①経鎖骨下動脈アプローチ（TS）
鎖骨下動脈からカテーテルを挿入する。TFが不可能なときに用いられる。

②経上行大動脈アプローチ（TAo）
肋間開胸や胸骨部分切開により開胸し、大動脈に直接カテーテルを挿入する。

③経大腿動脈アプローチ（TF）
大腿動脈からカテーテルを挿入する。最も低侵襲であり、多く用いられる。

④経心尖アプローチ（TA）
肋間に小切開を入れ、心尖部からカテーテルを挿入する。大腿動脈からのアプローチが困難な場合に用いられる。TFに比較し侵襲が大きい。

※上腕動脈や橈骨動脈を使用する場合

血管アクセス部位の変更	・大腿動脈の石灰の付着や血管の蛇行などによって、カテーテルの挿入が困難な場合
冠動脈閉塞予防	・冠動脈が自己弁や弁に付着した石灰、挿入した人工弁による閉塞が予想される場合に、あらかじめ冠動脈にガイドワイヤー、カテーテルを挿入しておく ・閉塞した場合はすみやかにPCIを行う

【手術のココに注意！】

- TAVIではカテーテル操作や弁の留置による房室結節の圧迫、損傷によって**房室ブロックが起こる可能性**があります。房室ブロックがみられた場合、術中に使用していた経皮的ペーシングを留置したまま帰室します。
- TAVIでも**術後脳血管障害の合併症が起こる可能性**があります。原因にはカテーテル操作による石灰の遊離、空気の流入、rapid pacingに伴う低血圧遷延などがあります。脳血管障害を疑う症状がみられた場合、頭部CTを撮影し、原因精査します。

手術手順　TFの場合

❶ 開創または大腿動静脈穿刺、ヘパリン化

血管内にシースを挿入する。

★ACT250秒以上を維持する。

動脈シース（弁留置シース用）
動脈シース（造影カテーテル用またはPCPS用）
静脈シース（ペーシング用）
静脈シース（PCPS用）

❷ 一時的ペースメーカー挿入、rapid pacing※テスト

大腿静脈や右内頸静脈よりペーシングリードを右心室内に留置する。

※ペーシングで脈拍を速くし、血圧を下げること

★一時的ペーシングは右内頸静脈から挿入する場合もある。

❸ 造影

大動脈弁や冠動脈の位置を確認し、挿入に適した角度に放射線の角度を調整する。

★造影剤を多く使用するため、術後の造影剤腎症に注意。

❹ イントロデューサーシースの挿入

弁のサイズに合わせて、メイン側の大腿動脈に14～20Frのシースを挿入する。

❺ ガイドワイヤーの大動脈弁通過

ガイドワイヤーを大動脈弁を通過させ、先端を左室内、心尖部に留置する。

★大動脈弓に石灰化が多い場合には、ガイドワイヤーやデバイスなどで石灰を遊離させ、脳梗塞を発症することがある。

❻ 弁の前拡張（主にバルーン拡張型弁使用時や高度石灰がある場合）

rapid pacingをし、バルーンを拡張させ、大動脈弁部に人工弁を通過させるスペースを確保する。

★循環動態に注意

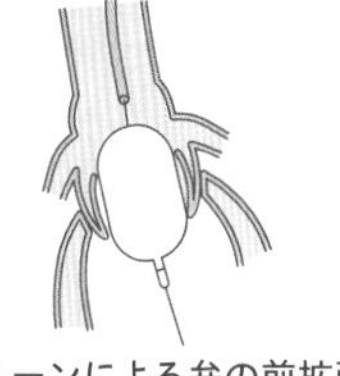

バルーンによる弁の前拡張

❼ デバイス留置～人工弁留置

バルーン拡張型人工弁使用時はrapid pacingを行い、人工弁を拡張させる。自己拡張型人工弁使用時はcontrol pacingを行う。

（各人工弁についてはp.85参照）

留置後、弁留置デバイスを抜去する。

★循環動態に注意

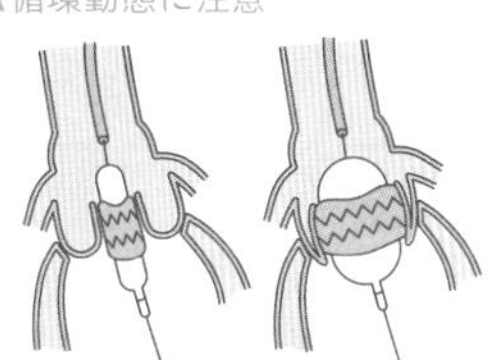

バルーン拡張型人工弁

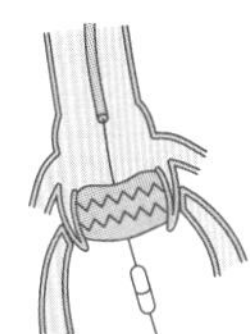

自己拡張型人工弁

❽ 弁の機能評価

経食道心エコーを用いて、逆流の有無、程度や弁の動きを評価する。

❾ シース・ガイドワイヤー抜去

★左室内のガイドワイヤーが僧帽弁腱索に引っかかる場合がある。断裂した場合は、僧帽弁形成が必要になる場合がある。

❿ 血管縫合、プロタミン投与

⓫ 閉創、圧迫

17 経皮的僧帽弁クリップ術

適応疾患・手術適応

- 左室駆出率≧30%で重症一次性ならびに重症二次性僧帽弁閉鎖不全症患者のうち、外科的開心術が困難な症例
- 僧帽弁閉鎖不全症の改善により症候軽快が期待される症例
- MitraClip™を用いた施術に適した僧帽弁の形態

［※以下の場合は適応外］
- わが国のガイドラインに準じた至適薬物療法が十分に行われていない二次性僧帽弁閉鎖不全症
- 心不全の急性増悪
- 強心薬（カテコラミン）に依存している状態
- 補助循環を使用している症例

手術の概要

経皮的に僧帽弁の前尖と後尖をクリップ（MitraClip™）で挟み、僧帽弁の逆流を減少させる手術。

麻酔方法	全身麻酔
手術体位	仰臥位（両手体側：体位写真2）
手術時間	2～4時間
術後合併症	❶心不全の悪化 ❶僧帽弁狭窄症❶ ❶医原性心房中隔欠損症❷ ❶出血・血腫 ❶塞栓症❸

❶僧帽弁の前尖と後尖をつなぎ合わせるため、クリップ後は僧帽弁狭窄症に近い状態となる。術後は循環動態や心不全症状を観察する。
❷経静脈アプローチによる心臓手術の特異的な合併症。心房中隔に小さな孔をあけ、大腿静脈から僧帽弁にアクセスし、クリップ留置後は、心房中隔欠損状態になっているが、自然閉塞する。自然閉塞しない場合は、心房中隔閉鎖術を行う。
❸カテーテル内に残存した空気や付着している血栓による塞栓症やカテーテル操作、クリップの挿入操作による心損傷、心タンポナーデが起こる可能性がある。その場合は心嚢ドレーンの挿入や開胸による損傷部位の修復を行う。

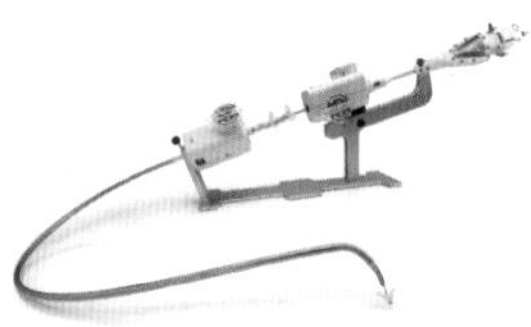

MitraClip™
※MitraClip™のクリップ部分はコバルトクロム合金・ニッケルチタン合金が使用されている。術後のMRI撮影は可能だが、ペースメーカーやスワンガンツカテーテルなどの留置時はMRI禁止となるため、注意が必要。

（p.90～91画像提供：アボットメディカルジャパン合同会社）

手術のココに注意！

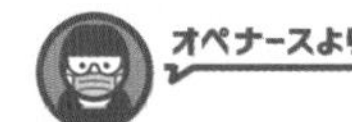

オペナースより

- 経皮的僧帽弁クリップ術は高齢や心機能の低下、心臓手術の既往があるなどの理由で**外科的開心術が不可能な患者にも手術が可能**です。開心術に比べ侵襲が少なく、早期離床・早期退院も可能になります。
- 僧帽弁閉鎖不全症の根治療法ではないこと、解剖学的には術前の状態から適応外になる場合もあります。術前よりハートチームで僧帽弁や全身状態の評価をし、治療方針を決めています。

手術手順

❶ 大腿静脈穿刺、ヘパリン化

大腿静脈にシースを挿入する。
ヘパリンを投与。
★ACT250秒以上を維持する。

❷ 経心房中隔穿刺、専用シース留置

右心房から心房中隔を経て左心房内にシースを挿入します。
★穿刺針による左室などへの誤穿刺に注意が必要。

❸ 僧帽弁の把持

僧帽弁の前尖と後尖をクリップで挟む。

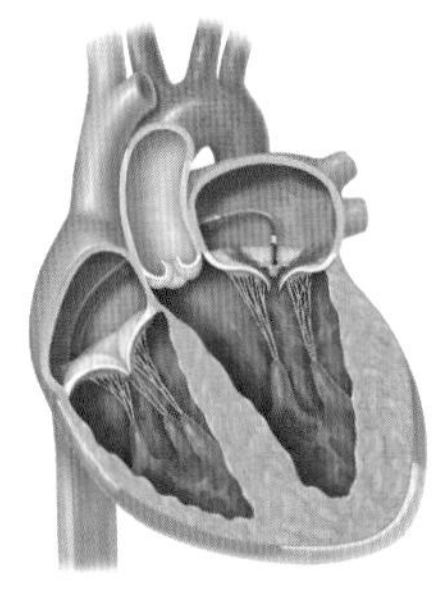

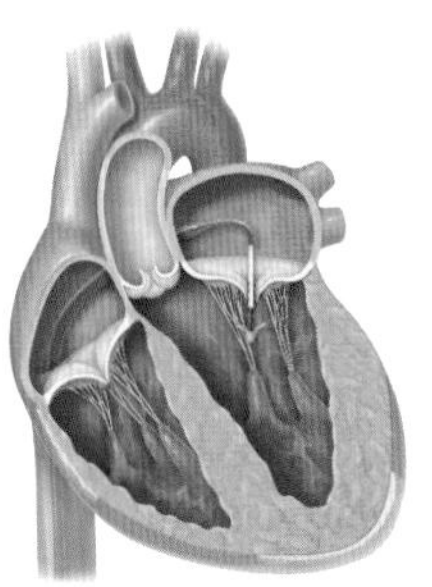

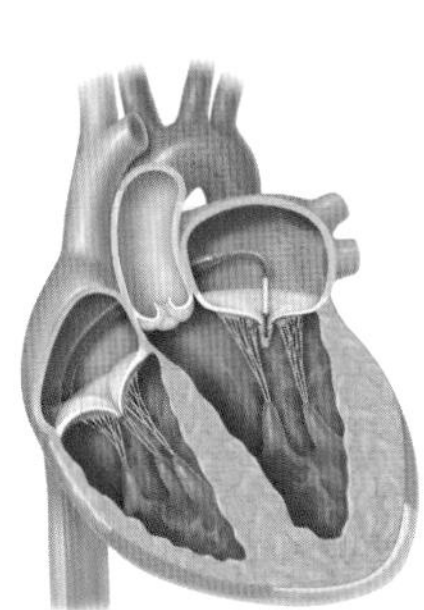

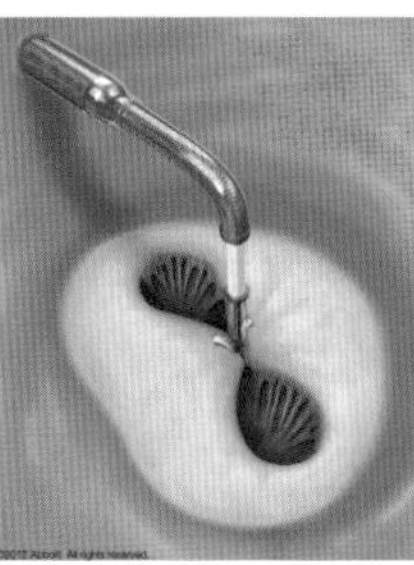

❹ 弁の逆流評価

経食道心エコーにてクリップの位置やクリップされているか、弁の逆流の程度を確認する。

❺ クリップのリリース

クリップをリリースし、クリップデリバリーシステムを抜去する。
★クリップの脱落や血流で他部位に移動した場合は、カテーテルで回収を試みる。回収できない場合は、開胸する場合もある。
★リリース後に片側の弁尖から外れた場合は、追加でクリップを挿入する。

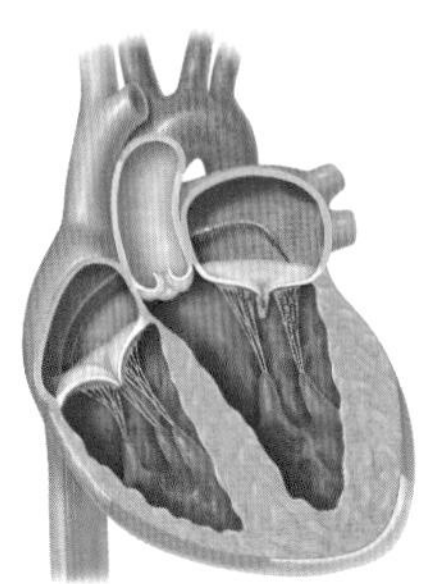

❻ 追加クリップの挿入、リリース

複数本のクリップ挿入予定の場合は、❸から同様に行う。

❼ シース類の抜去、プロタミン投与

弁の逆流を経食道心エコーで評価後、シース類を抜去する。
大腿静脈を経皮血管縫合デバイスを用い、縫合する。

❽ 圧迫止血、ドレッシング

大腿静脈を圧迫止血する。
圧迫バンドを装着し、圧迫を継続する。
★圧迫バンドなどがずれないように安静を維持する。

18 経皮的左心耳閉鎖術

適応疾患・手術適応

非弁膜症性心房細動患者における、左心耳に起因する血栓塞栓症のリスクを低減する目的で使用。

［※以下の項目を満たす必要がある］

- CHADS2またはCHA2DS2-VAScスコアに基づく脳卒中および全身性塞栓症のリスクが高く、抗凝固療法が推奨される患者
- 短期的（45日間程度）には抗凝固療法が適応可能と事前に医師により判断されている患者
- 抗凝固療法を長期間実施できない医学的に妥当な理由を有する患者（HAS-BLEDスコア３点以上の出血リスクが高い患者　など

手術の概要

左心耳閉鎖システム（watchman®）を用いて、経皮的に左心耳を閉鎖させる。ワルファリンを長期服用できない非弁膜症性心房細動患者に対する代替療法。

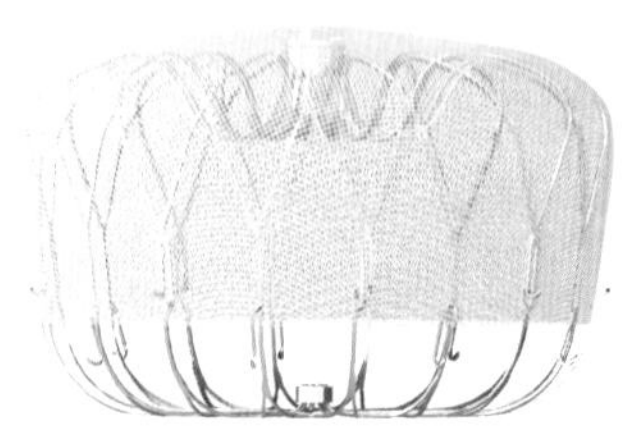

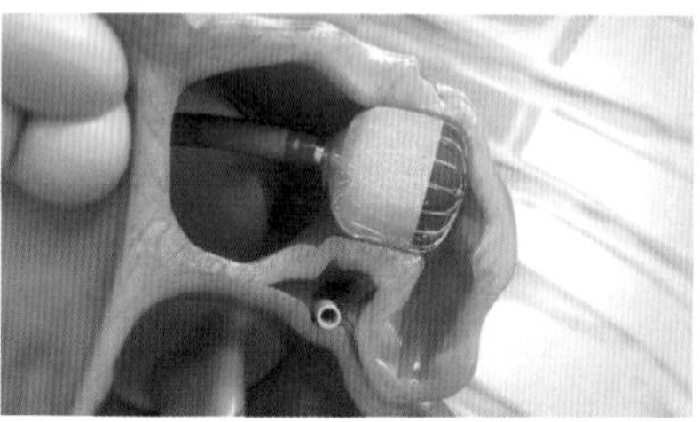

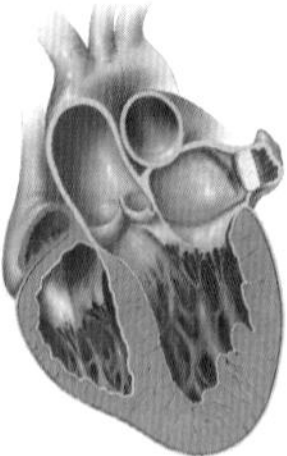

留置後のイメージ

watchman®閉鎖システム

麻酔方法	全身麻酔
手術体位	仰臥位（両手体側：体位写真２）
手術時間	約２時間
術後合併症	● 出血・血腫 ● 塞栓症 ● 医原性心房中隔欠損症　※「17 経皮的僧帽弁クリップ術」の術後合併症参照 ● 心タンポナーデ

MEMO　経皮的左心耳閉鎖術のメリット

①カテーテルを用いた経皮的手術のため、身体への侵襲が少ない
②抗凝固薬を中止でき、出血を防ぐ
③脳梗塞の原因となる血栓形成を予防できる

手術のココに注意！

- 術後は45日程度、左心耳の十分な閉鎖がされるまでは、アスピリンとワルファリンなどの**抗凝固薬の服用が必要**になります。心エコー検査などによって、閉鎖デバイスの内皮化によって左心耳の閉鎖が確認できた後、ワルファリンを中止し、アスピリンとチエノピリジン系薬剤を服用します。約６か月以降はアスピリンのみの服用となります。
- 閉鎖システムにはコバルト・クロム合金、チタンが使用されています。術後、MRI撮影は可能です。

手術手順

❶ 大腿静脈穿刺 ヘパリン化

大腿動脈にシースを挿入する。

★ACT250秒以上を維持する。

❷ 経心房中隔穿刺

右心房から心房中隔を経て左心房内にカテーテルを挿入する。

★穿刺針による左室などへの誤穿刺に注意が必要。

❸ watchman®アクセスシース挿入

watchman®を挿入するためのシースを左心耳内に留置する。

❹ watchman®デリバリーカテーテル挿入

watchman®が収納されているデリバリーカテーテルをアクセスシステム内より挿入する。

★アクセスシース、デリバリーカテーテル内の残存空気が血管内に流入することがある。

★閉鎖デバイスのサイズは20mm、24mm、27mm、31mm、35mmがある。

❺ 閉鎖デバイス展開

放射線画像や経食道心エコーにて閉鎖デバイスの位置を確認しながら、左心耳内に展開する。

★展開途中で位置修正が必要になった場合は、再収納し、再度展開する。

［展開基準］

・位置が正しいか（最大径部分が左心耳入口部）

・左心耳内固定されているか

・閉鎖システムが拡張しているか（最大径の圧縮率を確認する）

・左心耳への血流が５mm以下で閉鎖されているか

❻ 左心耳閉鎖の評価

放射線画像、経食道心エコーで閉鎖システムの位置や形、左心耳への血流の程度を評価する。

❼ デリバリーカテーテル、アクセスシース抜去、プロタミン投与

挿入されていたシース類を抜去する。

❽ 圧迫止血、ドレッシング

大腿静脈を圧迫止血する。
圧迫バンドを装着し、圧迫を継続する。

★圧迫バンドなどがずれないように安静を維持する。

3

消化器外科
＋乳腺外科

消化器外科＋乳腺外科手術の全体像

手術で扱う部位	• 食道、胃、腸などの消化管や、消化吸収などにかかわる肝臓や膵臓など、**対象となる臓器は多く**あります。 • 各臓器の解剖生理を理解し、手術内容、特に**再建方法やドレーン挿入位置**などを知ることで**術後合併症**の理解が深まり、術後看護に役立てることができます。
術式	• 手術のアプローチ方法や手術内容、再建方法などは多岐にわたります。 • **ほとんどの術式に再建が伴います。** 経口摂取した食品が消化吸収、排泄されるまでの経路を確保します。 • 同じ術式でも**再建方法が異なる**ことが多いです。手術内容を確認する際は再建方法まで確認できると、縫合不全など合併症が起こったときに“この再建ならここの縫合不全かな”と理解ができるかもしれません。

合併症

- 消化器は栄養を摂取・吸収・代謝・排泄を行う生命維持に必要な臓器です。そのため、**術前より低栄養状態**な患者が多く、**術後の合併症**を起こしやすくなります。
- 術中の輸血を回避するため、貧血の患者には術前の輸血を考慮します。
- 手術後は**手術部位感染（SSI）**が発生しやすいです。消化器は「手術創の分類Ⅱ」で多くの細菌が消化管内に存在するため、腹膜や筋膜の層に菌が残ってしまうと縫合糸に繁殖し、SSIの原因になります。手術野では、消化管内を触った手術器械は通常使用する手術器械とは清潔レベルを分けて管理します。
- **抗菌薬の適正使用**、**体温管理**もSSI予防に重要です。

術後の栄養管理

- 手術後消化器の安静を保つために、**術後に経口摂取の制限期間**が長くなります。
- 経口摂取が制限される間、患者が栄養摂取するための対応として、手術室で**中心静脈ルートや経腸栄養チューブを挿入**することがあります。すみやかに実施できるように事前に把握し準備を進めます。

心理的支援

- 消化器疾患の患者は比較的高齢者が多く、**術後のボディイメージの変容**に対して自己管理や受けとめができないことも少なくありません。皮膚・排泄ケア認定看護師などの専門的知識をもった看護師と連携し、患者が手術に対して前向きに考えられるようサポートする必要があります。
- **ストーマ造設**によるボディイメージの変容もあります。一時的なものなのか、永久的なものかによって患者の受けとめ方が異なるため、事前に把握します。
- 乳腺外科もボディイメージの変容が大きい手術の１つです。乳がん看護認定看護師などと連携し、患者が疾患とうまく向き合いながら手術や治療に前向きに臨めるよう支援する必要があります。

消化器外科の解剖

胃、肝臓、膵臓、十二指腸、脾臓の動静脈

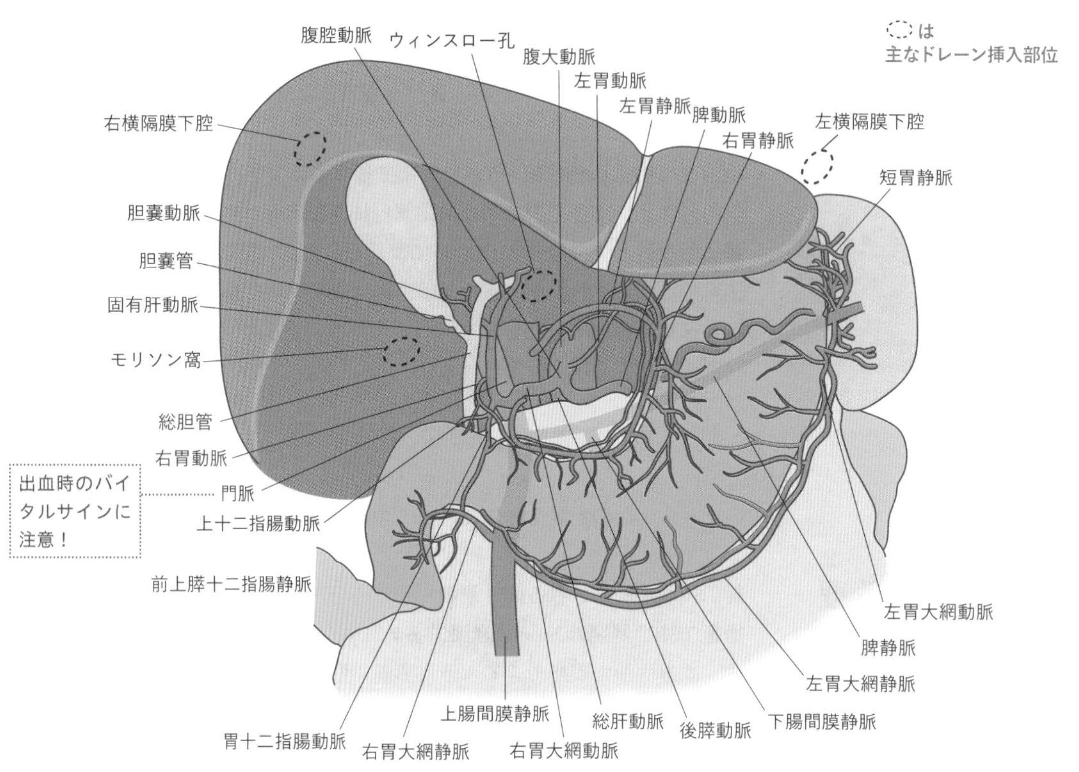

腹腔動脈
ウィンスロー孔
腹大動脈
左胃動脈
左胃静脈
脾動脈
右胃静脈
左横隔膜下腔
は
主なドレーン挿入部位
右横隔膜下腔
短胃静脈
胆嚢動脈
胆嚢管
固有肝動脈
モリソン窩
総胆管
右胃動脈
出血時のバイタルサインに注意！
門脈
上十二指腸動脈
前上膵十二指腸静脈
左胃大網動脈
脾静脈
左胃大網静脈
上腸間膜静脈
総肝動脈
後膵動脈
下腸間膜静脈
胃十二指腸動脈
右胃大網静脈
右胃大網動脈

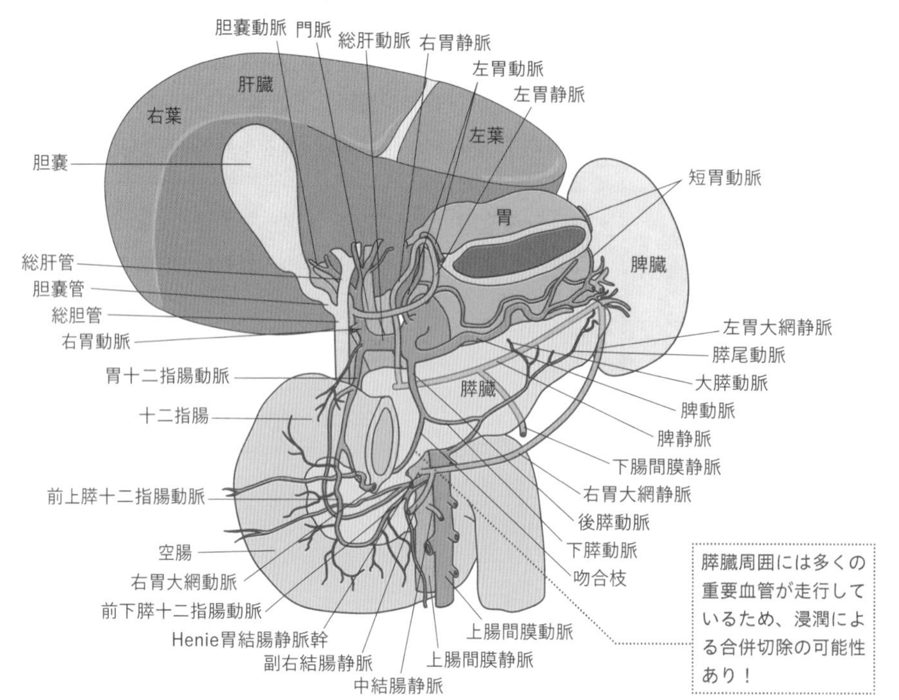

胆嚢動脈
門脈
総肝動脈
右胃静脈
左胃動脈
左胃静脈
肝臓
右葉
左葉
胆嚢
短胃動脈
胃
脾臓
総肝管
胆嚢管
総胆管
右胃動脈
左胃大網静脈
膵尾動脈
大膵動脈
脾動脈
脾静脈
胃十二指腸動脈
膵臓
十二指腸
下腸間膜静脈
右胃大網静脈
後膵動脈
前上膵十二指腸動脈
下膵動脈
吻合枝
空腸
右胃大網動脈
前下膵十二指腸動脈
Henie胃結腸静脈幹
副右結腸静脈
中結腸静脈
上腸間膜動脈
上腸間膜静脈
膵臓周囲には多くの重要血管が走行しているため、浸潤による合併切除の可能性あり！

腸管のリンパ節郭清範囲

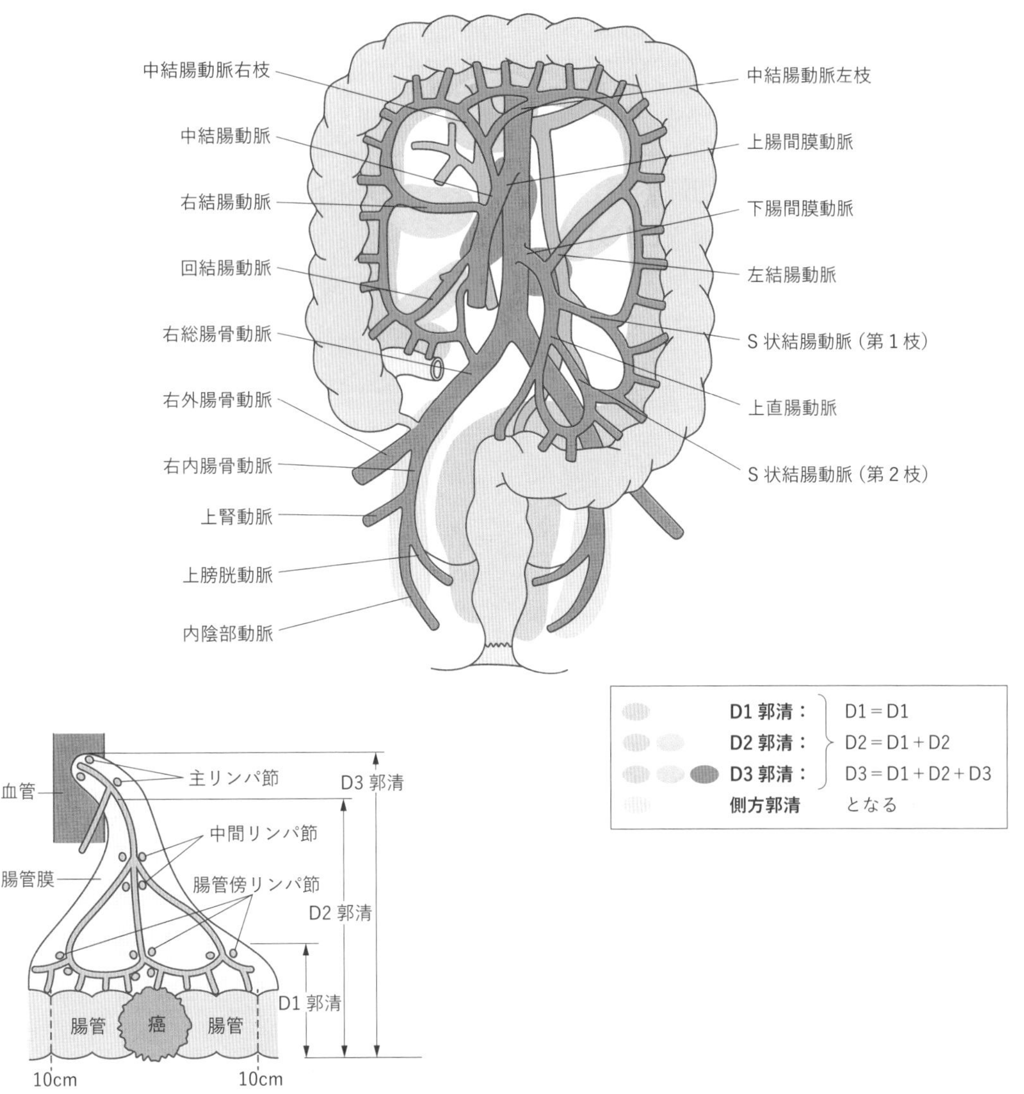

［消化器外科＋乳腺外科（p.94～127）］参考文献

1）斎藤直美：先輩ナースが書いた手術看護ノート．照林社，東京，2020：162-166.
2）今本治彦編：【見てサッと理解！ ベーシック特集】手描きイラストでワクワク読める！ 消化器外科の疾患・手術34．オペナーシング 2017；32(8).
3）山上裕機編：外科ナース・研修医のための消化器の手術＆臓器のはたらき．消化器外科ナーシング2016秋季増刊，メディカ出版，大阪，2016.
4）瀬戸泰之編：消化器外科のドレーン看護－速習・速しらべBOOK．消化器外科ナーシング2015春季増刊，メディカ出版，大阪，2015.
5）今本治彦編：消化器外科－開腹術・内視鏡手術完全マニュアル．オペナーシング2012秋季増刊，メディカ出版，大阪，2012.
6）正木忠彦編：消化器外科手術下部消化管．学研メディカル秀潤社，東京，2018.
7）日本食道学会編：食道癌診療ガイドライン2017年版．金原出版，東京，2017.
8）日本乳癌学会編：乳癌診療ガイドライン 2 疫学・治療編 2018年度版．金原出版，東京，2018.
9）日本肝臓学会編：肝癌診療ガイドライン 2021年版．金原出版，東京，2021.
10）日本膵臓学会膵癌診療ガイドライン改訂委員会編：膵癌診療ガイドライン 2019年版．金原出版，東京，2019.
11）日本胃癌学会編：胃癌治療ガイドライン第 5 版．金原出版，東京，2018.

19 腹腔鏡下胃切除・胃全摘出術 (ロボット支援下手術を含む)

腹腔鏡下幽門側胃切除術［LDG］、腹腔鏡下噴門側胃切除術［LPG］、腹腔鏡下胃全摘出術［LTG］
ロボット支援下幽門側胃切除術［RDG］、ロボット支援下噴門側胃切除術［RPG］、ロボット支援下胃全摘出術［RTG］

適応疾患・手術適応

胃癌、消化管間質腫瘍（GIST）など

- 粘膜内または粘膜下層に限局しているものを早期癌と呼び、筋層以下に浸潤するものを進行癌と区別している。
- リンパ節転移の可能性がないと判断される早期癌に対しては、内視鏡的粘膜切除術（EMR）や内視鏡的粘膜下層剥離術（ESD）が行われる。
- リンパ節転移の可能性のある早期癌や進行癌に対しては、リンパ節郭清を含めた根治胃切除が考慮される。

手術の概要

腹部を数か所、小さく切開しトロッカー（カメラや器械を出し入れする筒）を挿入する。
腹腔内をカメラで観察しながら超音波凝固切開装置や自動縫合器などを使用し、病変部位に応じた胃の切除、再建を行う（p.104 MEMO「胃切除術：再建方法の特徴」参照）。

幽門側胃切除術の切除範囲

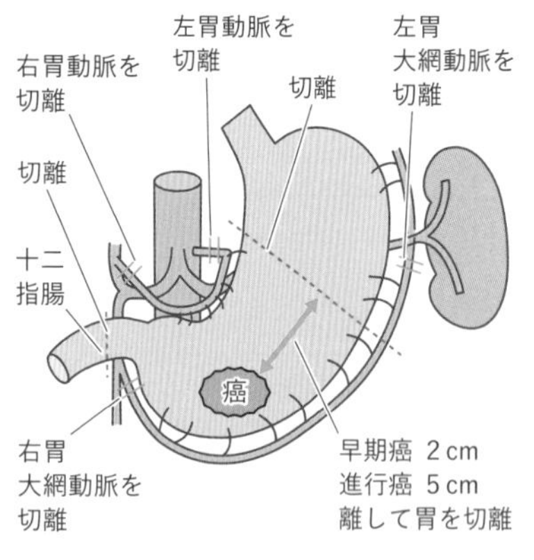

胃全摘出術の切除範囲

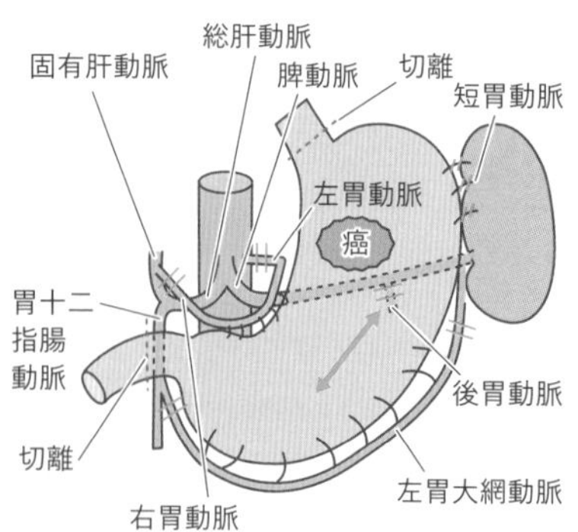

麻酔方法	全身麻酔＋硬膜外麻酔
手術体位	レビデーターを用いた砕石位：腹腔鏡下の場合（体位写真９）、ロボット支援下の場合（体位写真11）
手術時間	幽門側胃切除術：４～５時間　胃全摘出術：５～６時間
術後合併症	❶縫合不全 ❶膵液瘻 ❶腹腔内膿瘍 ❶その他：術後出血、腸閉塞、創感染、吻合部狭窄・通過障害

手術のココに注意！

- **頭高位**をとり重力により内臓を移動させ、術野を確保することが多いです。レビデーターやフットポンプによる**腓骨神経の圧迫**、身体のずれや固定器具の圧迫などによる皮膚トラブルに注意します。
- 再建方法や処理血管を知っておくことで、**縫合不全や術後出血**など術後合併症が起こる部位をイメージしやすくなります。
- 術後合併症の予見として**ドレーンの排液量や性状の観察**は大切です。

手術のバリエーション

開腹・腹腔鏡下・ロボット支援下手術のいずれのアプローチで行うかは、その習熟度などを考慮して施設ごとに決定される。

手術手順 腹腔鏡下幽門側胃切除の場合

❶ 皮膚切開・トロッカーの挿入

皮膚を5か所程度切開し、それぞれにトロッカーを挿入する。臍部は吻合時の小開腹に使用するため、6～9cmほど切開する。

❷ 腹腔内観察

腹腔内の癒着や腹膜播種の有無を観察する。

❸ （ロボット支援下手術の場合）ロボットアームロールイン

腹部に挿入したロボット専用のトロッカーとロボットアームを合体させる。

❹ 大網切離と左胃大網動静脈切離

大網を超音波凝固切開装置を使用して切離し、網嚢腔を開放する。膵尾部を目印として左胃大網動静脈本幹を確認し、大網枝を温存して切離する。

❺ 右胃大網動静脈および右胃動静脈根部のリンパ節郭清、十二指腸切離

横行結腸間膜と膵頭部全面の間を剥離し、幽門下部の静脈系を確認し、リンパ節郭清を進める。右胃大網静脈、さらに右胃大網動脈を切離した後、自動縫合器を用いて十二指腸を切離する。

❻ 右胃動静脈の切離と左胃動静脈の切離、膵上縁リンパ節郭清

右胃動静脈を切離した後、胃体部を頭側に展開し、膵上縁（固有肝動脈、総肝動脈、脾動脈、後胃動脈で囲まれた領域）のリンパ節郭清を行う。

★リンパ節が大血管周囲に存在し、かつ背側に潜り込んでいる。血管を損傷しないよう出血に注意しながら操作する。

❼ 胃小弯リンパ節郭清、胃切離、標本摘出

胃小弯側のリンパ節郭清を行った後、左胃大網動脈最終前枝と左胃動脈上下行枝分岐部を結ぶ線を目印に、自動縫合器を用いて胃を切離する。
臍部の大きめの皮切創から胃を摘出する。

★癌の部位、深達度やリンパ節転移の状況によっては、脾臓や膵臓の体部、尾部を合併切除することがある。また切除断端を術中迅速病理組織検査し、追加切除を検討する。

❽ 再建

【ビルロートⅠ法】**残胃-十二指腸吻合（デルタ吻合）**
十二指腸断端と残胃断端に小孔を作り、自動縫合器を用いて側々吻合を行う。縫合器挿入孔を体位腔内縫合によって仮閉鎖した後、自動縫合器で閉鎖する。
【ルーワイ法】**空腸切離→空腸-空腸吻合（Y脚吻合）残胃-空腸吻合**
空腸を切離して上腹部に挙上し、残胃と挙上した空腸を吻合する。さらに肛門側の部位で空腸と十二指腸から連続する空腸を吻合する。

★ルーワイ法では、内ヘルニア（挙上した腸間膜の隙間に小腸が入り込む）を予防するために、挙上した空腸間膜と横行結腸間膜の間を縫合して隙間を閉鎖する。

❾ 洗浄、止血確認 ドレーン挿入と閉腹

生理食塩水で腹腔内を洗浄し、止血確認を行う。
ドレーンを挿入し、閉腹となる。

★吻合部近傍にドレーンを留置する。手術内容によっては膵液瘻に対する情報ドレーンを膵前面に留置する。

★術前の全身・栄養状態などに応じて栄養チューブを留置する。

20 胸腔鏡下食道切除術 [VATS-E]

適応疾患・手術適応

胸部食道癌：食道粘膜筋板（MM）を超え、粘膜下層（SM）以深に達する症例が頸、胸、腹の３領域のリンパ節郭清を伴う食道癌根治術の適応となる。

手術の概要

腹臥位で肋間にトロッカーを挿入し、胸腔鏡下で胸部食道切離を行い、一度閉創する。
体位変換し、砕石位で再度トロッカーを挿入、下部食道を切離し摘出する。
胃の小弯側を切離して細長い胃管を作成する。同時に頸部を開創し、作成した胃管と食道を吻合する(p.104 MEMO「食道切除術：再建経路別の特徴」参照)。

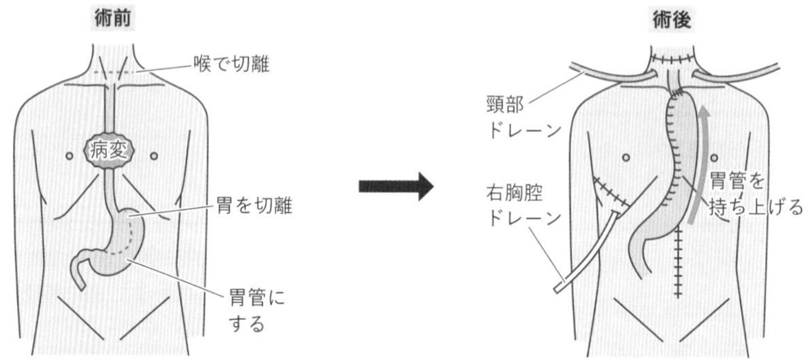

麻酔方法	全身麻酔(分離肺換気)＋硬膜外麻酔	
手術体位	・胸腔鏡下時：腹臥位(★左上肢は体幹に沿わせ、右上肢はクロールのような形となる)(体位写真30) ・腹腔鏡下時：砕石位(体位写真10)	
手術時間	7～9時間	
術後合併症	❗再建胃管壊死 食道切除術で特徴的であり、最も重篤な術後合併症。術後24～48時間以内に起こりやすく、壊死の早期にはドレーン排液の性状はほとんど変化しない。全身的に頻脈や低血圧が認められることが多く、経鼻胃管から暗赤色の異臭の強い排液が認められることもある。	❗縫合不全 ❗膵液瘻 ❗腹腔内膿瘍 ❗その他：術後出血、腸閉塞、創感染、吻合部狭窄・通過障害

★ドレーンや術後合併症に関しては胃切除術(p.98)に準ずる部分が多い。

手術のバリエーション

手術によって再建経路が異なる。癌の状態や既往歴などを考慮し決定される。

手術のココに注意！

- 胸腔鏡・腹腔鏡操作で体位を変える必要があり、**長時間の手術となることが多い**です。胸腔鏡時は特に右上肢が肩関節屈曲から外転挙上、腋窩角度90度以内となるため、**術後疼痛や神経障害**に注意します。
- 胸腔鏡操作中は加温装置による加温範囲が狭いため、術後に**低体温**となる可能性が高いです。
- 術後に必ず貯留する胸腔や縦隔の滲出液や空気の漏れ（エアリーク）を排出するために、**胸腔ドレーン**を留置します。

手術手順

❶ 腹臥位による体位固定

基本体位は腹臥位であるが、左上肢は体幹に沿わせ、右上肢はクロールのような形で固定する。右の胸腔からアプローチする。

★大動脈弓～下行大動脈が食道左側を走行し、十分に視野展開ができないため右胸腔からアプローチする。

❷ 肋間よりトロッカー挿入、胸腔内観察

肋間を４～５か所程度皮膚切開してトロッカーを挿入する。

❸ 反回神経周囲のリンパ節郭清（上縦郭右側の郭清、中下縦郭腹側の剥離、奇静脈弓の切離）

壁側胸膜を切開し、右迷走神経を確認、右鎖骨下動脈を剥離して、右反回神経を確認、周囲のリンパ節を郭清する（上縦郭の郭清）。

右下肺靭帯を切離後、頭側に向かって壁側胸膜を切開し奇静脈弓に至る食道と心嚢の間を剥離し、気管枝分岐部のリンパ節郭清をする（中下縦郭の剥離）。奇静脈弓を剥離、結紮・切離する。食道固有動脈も数本切離する。

★左右反回神経、右迷走神経周囲のリンパ節郭清を行うため、術後の神経麻痺の出現に注意。

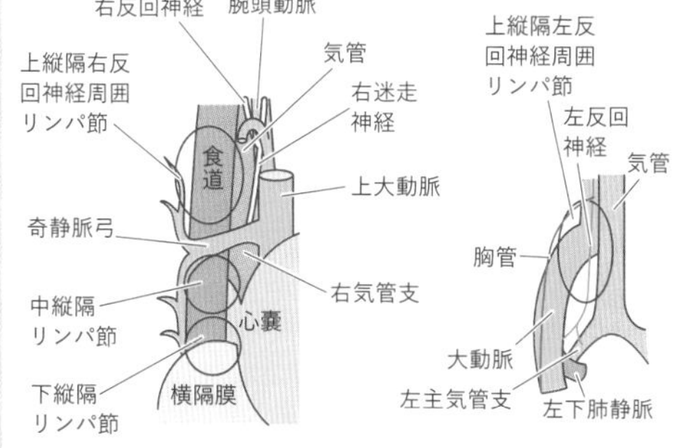

❹ 胸部食道切離

食道を気道、大動脈、心嚢から全長にわたって十分に剥離し、上部食道を自動縫合器を用いて切離する。

★気管やその他臓器の損傷に注意し愛護的操作を行う。

❺ 止血、ドレーン挿入、閉創

出血や肺損傷などがないか確認し、右胸腔内に胸腔ドレーンを留置し、閉創となる。

❻ 体位変換（腹臥位→砕石位）消毒、ドレーピング

手術器械は清潔に保った状態でドレーピングをはがし、体位を腹臥位から砕石位にする。再度消毒を行い、ドレーピングをする。

★胸腔内操作には戻らないため、ガーゼカウントを確実に行い、体内遺残がないことを確認する。

❼ 腹部にトロッカー挿入

腹部を４～５か所程度皮膚切開し、それぞれにトロッカーを挿入する。

❽ 胃切離、胃管作成

胃脾間膜の切離と周囲を剥離し胃を授動する。臍部を小開腹し、右胃大網動脈を温存しつつ、胃の大彎側を用いて胃管を作成する。

★右胃大網動脈は胃管の血流の大部分を担うため、術中の損傷には十分注意する。再建に使用する胃は脾臓と胃脾間膜でつながっているため切離が必要だが、同時に脾臓の被膜損傷による出血をきたしやすい。

❾ 頸部操作（消化管再建）

腹部操作で作成した胃管を頸部に挙上し、食道と吻合する。

★吻合方法には手縫い吻合と自動吻合器・縫合器を用いた器械吻合があり、施設によって選択が異なる。

❿ 洗浄、止血確認、ドレーン挿入、閉創

頸部、腹腔内それぞれ生理食塩水で洗浄し、止血確認を行う。頸部（吻合部）、腹腔内にドレーンを留置し、閉創となる。

★頸部、胸腔、腹部に各々ドレーンが挿入される。また、術前の全身・栄養状態などに応じて栄養チューブを留置する。

21 腹腔鏡下肝切除術 [LH]

適応疾患・手術適応

- 原発性肝癌（肝細胞癌、肝管細胞癌など）
- 転移性肝癌
- 肝良性疾患（巨大血管腫や肝内結石症、肝腫瘍など）

●肝部分切除や肝外側区域切除が可能な肝前下領域（S2、3、4、5、6）の末梢に存在する5cm以下の単発腫瘍が腹腔鏡下手術の適応として推奨されている。

※肝予備能の評価と治療法の選択についてはp.105参照

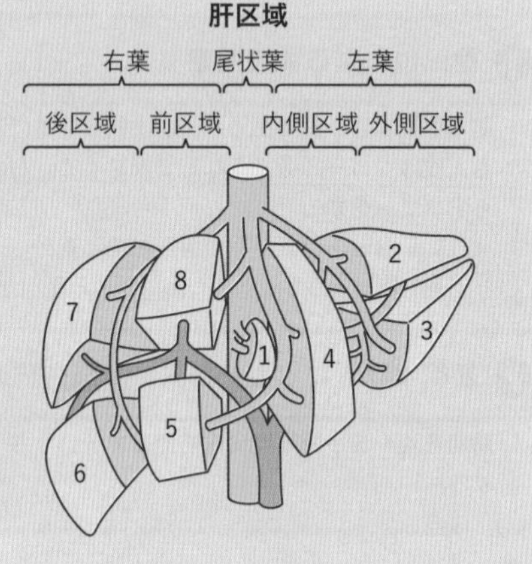

手術の概要

肝門部処理を行い、肝十二指腸間膜を一括してテーピングをする。術中超音波にて腫瘍の位置を確認し、超音波外科吸引装置などを使用し肝臓を切離する（p.105 MEMO「肝予備能の評価と治療法の選択」参照）。

麻酔方法	全身麻酔＋硬膜外麻酔
手術体位	・右葉側：左半側臥位（体位写真22）★肝右葉を受動することも多い ・左葉側：仰臥位（体位写真1）★肝左葉の受動を行う場合がある ・尾状葉：仰臥位（体位写真1）★肝左葉の受動を行う
手術時間	4～6時間
術後合併症	❶ 呼吸器合併症 気腹操作による影響として皮下気腫や、経胸腔操作による気胸、体位の影響による無気肺などがある。 ❶ 術後出血 術中は気腹操作による影響で止血されていても、術後に気腹状態が解除されると再出血を起こすことがある。ドレーン排液の性状や量をよく観察する。 ❶ 胆汁瘻 ❶ 術後疼痛

★切除部位によって仰臥位あるいは左半側臥位となる。手術台のローテーションをかけて術中操作する場合が多く、身体がずれないように体側に支持器を使用する。支持器による圧迫は体圧分散用具を用いて十分注意する。

手術のココに注意！

- 腹腔鏡下手術予定であっても、手術を進める中で予定より広範囲の切除が必要になった場合（区域切除や葉切除）や血管合併切除など術式変更が必要となった場合、また鏡視下での止血が困難になった場合などでは開腹手術に移行することもあります。
- 術後合併症として、**術後出血**のほかに**胆汁瘻**が生じる可能性があります。ドレーンの排液量だけでなく**性状（血性排液や黄色排液）**も観察しましょう。

手術手順

❶ 皮膚切開、トロッカー挿入

5か所程度に5～10mmの皮膚切開をし、トロッカーを挿入、腹腔内観察を行う。

❷ 肝周囲剥離

視野の確保と肝臓を牽引するために肝円索を切離する。必要に応じて肝鎌状間膜や左右の冠状間膜、三角間膜を剥離して、肝臓を横隔膜、後腹膜から脱転させる。

❸ 肝門部操作

肝門部で肝臓に流入する肝動脈、門脈、胆管は肝十二指腸間膜内に存在しており、プリングル法を行うために一括してテーピングをする。

❹ 術中超音波操作

術中超音波で腫瘍の位置を再度確認し、切離ラインを決定する。

❺ 肝実質切離

超音波外科吸引装置を使用し、肝実質を破砕・吸引する。

★出血量減少目的に上記のプリングル法や、麻酔の特徴として肝実質切離前には中心静脈圧（CVP）を2.1～3.0mmHg程度に低下させながら切離を進める。

❻ グリソン鞘・肝静脈処理

グリソン枝や静脈枝は血管クリップを用いて処理する。

★血管クリップや自動縫合器を用いて処理する。

★肝離断面からの出血や胆管切離部から胆汁瘻が生じやすい。

❼ 洗浄、止血、ドレーン挿入、閉腹

温生理食塩水で腹腔内洗浄を行い、肝切離面の止血確認を行う。ドレーンを挿入し、トロッカー挿入部の創を吸収性の縫合糸で閉創し、終了となる。

★ドレーン挿入部位は主に肝離断面や右横隔膜下となる。

MEMO Prinngle(プリングル)法

肝門部で肝十二指腸間膜内に存在する動脈・静脈・胆管をすべて一括遮断する方法。肝臓は出血に弱いが阻血に強いため、阻血時間(一般的に15分クランプと5分クランプ解除)を守れば、クランプして一時的に血流が遮断されても肝臓全体の損傷は少なく、術中出血の減少が望める。

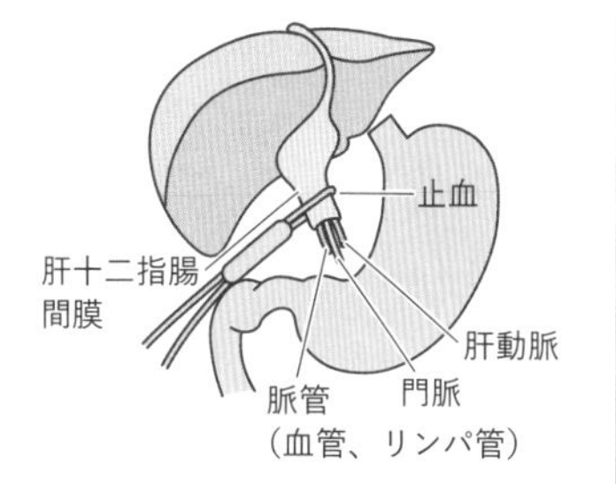

MEMO 超音波外科吸引装置

血管のような弾性のある組織が破砕されずに残しつつ、肝実質を破砕吸引する装置である。凝固、止血機能がないため凝固デバイスを併用する必要がある。

MEMO 胃切除術(p.98〜99)：再建方法の特徴

病変部位やリンパ節郭清範囲によって切除範囲、再建方法が異なる。

	ビルロートⅠ法(Billroth Ⅰ法)	ビルロートⅡ法(Billroth Ⅱ法)	ルーワイ法(Roux-enY法)
再建方法	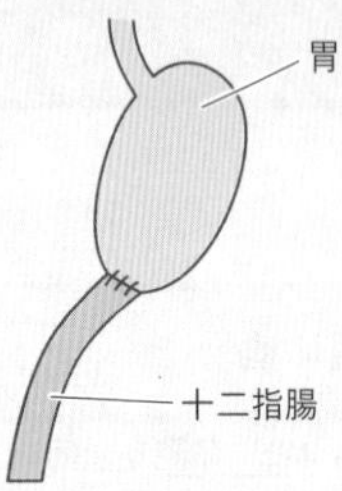 胃 十二指腸 幽門側胃切除の場合に選択される	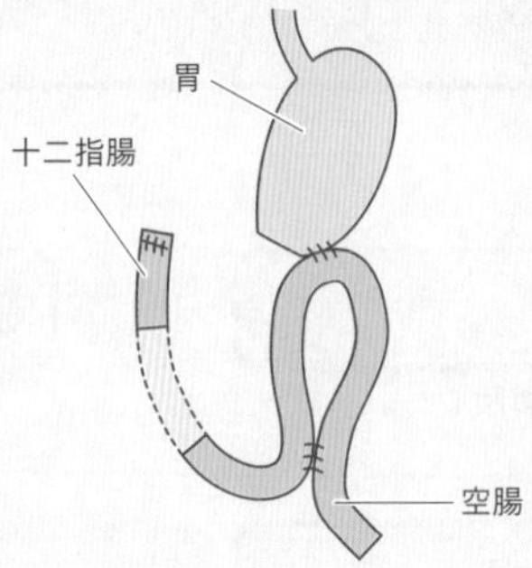 胃 十二指腸 空腸 残胃がきわめて小さく、十二指腸に届かない場合に選択されるが、ルーワイ法を選択することが多い	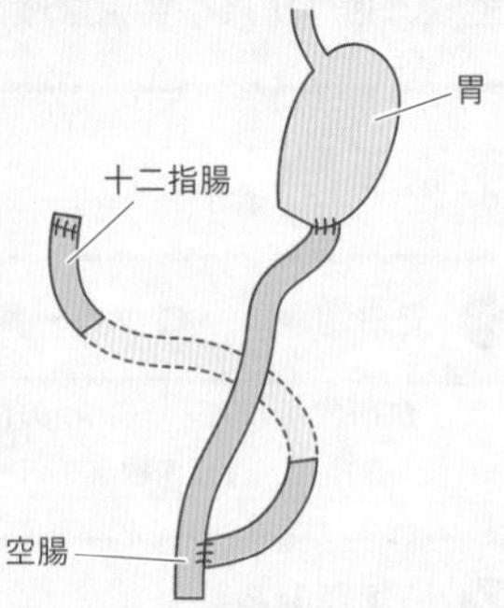 胃 十二指腸 空腸 幽門側胃切除や胃全摘出の場合に選択される
メリット	●吻合箇所が1か所で済む ●食物の流れが生理的である ●術後トラブルがあっても内視鏡的治療が行いやすい	●残胃が小さくても吻合可能である ●縫合不全のリスクが低い	●吻合部に負担がかかりにくく、縫合不全のリスクが低い ●消化液や食物の逆流が少ない
デメリット	●十二指腸液や食物が逆流しやすくなり、食道炎や残胃炎を起こすことがある ●吻合部に負担がかかりやすく、縫合不全のリスクが高い	●輸入脚症候群のリスクが高い ●十二指腸液や食物が逆流しやすくなり、食道炎や残胃炎を起こすことがある	●術後トラブルがあっても内視鏡治療が困難 ●内ヘルニア(挙上した腸間膜の隙間に小腸が入り込む)

MEMO 食道切除術(p.100〜101)：再建経路別の特徴

	胸壁前	胸骨後	後縦隔
経路	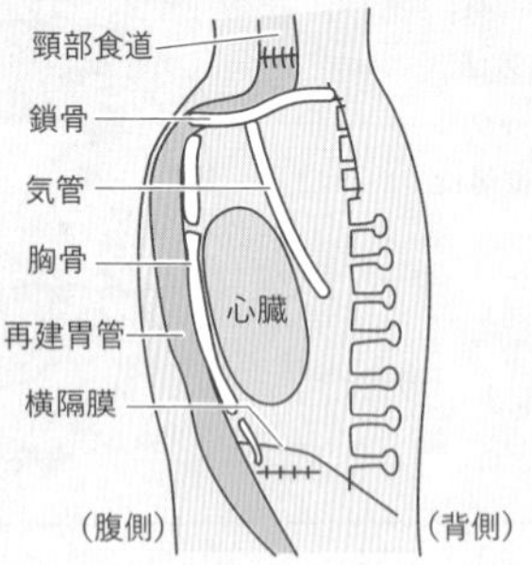 頸部食道 鎖骨 気管 胸骨 再建胃管 横隔膜 心臓 (腹側) (背側)	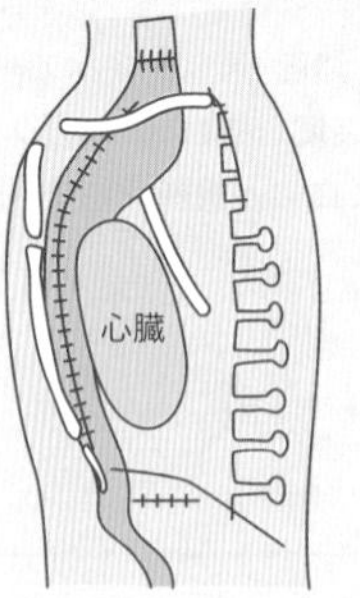 心臓	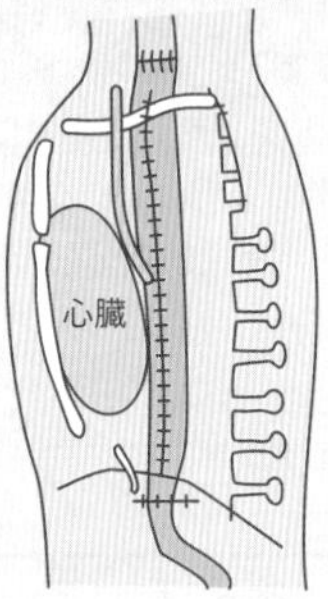 心臓
メリット	●縫合不全を起こしても重篤化しにくい ●再建臓器疾患に対処しやすい	胸壁前に比べ再建距離が短い	●再建距離が短く生理的経路に近い ●縫合不全の頻度が低い
デメリット	●再建距離が長く、縫合不全を起こしやすい ●美容上の問題がある ●食物の通過が悪い	再建臓器による心圧迫症状が出現することがある	●縫合不全発症時に致命的となることがある ●消化液が逆流しやすい ●術後補助療法としての放射線治療を行いにくい

MEMO　肝切除術（p.102〜103）：肝予備能の評価と治療法の選択

（p.102〜103）

- 肝臓癌において治療方針の決定には、腫瘍の状態（大きさ、個数、部位）のほか、肝予備能が重要となり、肝切除の範囲も肝予備能により決定される。
- 肝予備能評価はChild-Pugh（チャイルド・ピュー）分類に基づいて行い、肝切除を考慮する場合はインドシアニングリーン（ICG）検査を含む肝障害度がよく用いられる。

Child-Pugh分類

	1点	2点	3点
脳症	ない	軽度	ときどき昏睡
腹水	ない	少量	中等量
血清ビリルビン値（mg/dL）	2.0未満	2.0〜3.0	3.0超
血清アルブミン値（g/dL）	3.5超	2.8〜3.5	2.8未満
プロトロンビン活性値（%）	70超	40〜70	40未満

各項目のポイントを加算しその合計点で分類する。
A：5〜6点　B：7〜9点　C：10〜15点

肝障害度分類

	A	B	C
腹水	ない	治療効果あり	治療効果少ない
血清ビリルビン値（mg/dL）	2.0未満	2.0〜3.0	3.0超
血清アルブミン値（g/dL）	3.5超	3.0〜3.5	3.0未満
ICG R_{15}（%）	15未満	15〜40	40超
プロトロンビン活性値（%）	80超	50〜80	50未満

肝予備能がA、Bの場合は肝切除の適応となる。ただし、Bの場合は小範囲に限定される。Cの場合は適応外であり肝移植の適応となる。適応と切除範囲を理解することで治療方法の選択や、手術内容の理解につながる。

治療法の選択

肝切除可能	肝切除不可	肝臓以外に転移
部分的にある	全体に広がる	転移している
• 手術	• 全身化学療法 • 肝動注療法 • 熱凝固療法	• 全身化学療法

村上昌裕，清水潤三：肝・胆・膵の疾患．今本治彦編，見てサッと理解！ ベーシック特集 手描きイラストでワクワク読める！ 消化器外科の疾患・手術34，オペナーシング 2017；32（8）：14-15. より引用

22 腹腔鏡下脾臓摘出術 [LS]

適応疾患・手術適応

- 脾腫がないもしくは、脾腫はあるが軽度な血液疾患：脾腫瘍や特発性血小板減少性紫斑病（ITP）、遺伝性球状赤血球症（HS）、自己免疫性溶血性貧血（AIHA）など
- 脾腫を生じる血液悪性疾患
- 肝硬変や門脈圧亢進症などの門脈圧亢進状態に伴った脾機能亢進症

手術の概要

腹腔鏡下にて脾臓を固定している間膜をそれぞれ処理し、脾動静脈を処理して脾臓を摘出する。

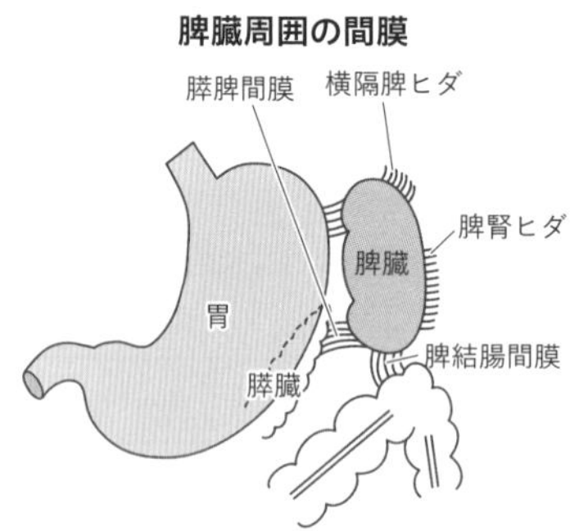

麻酔方法	全身麻酔＋硬膜外麻酔or伝達麻酔
手術体位	右半側臥位（体位写真17）
手術時間	2～4時間
術後合併症	**術後出血** 剥離面や脾静脈や、脾動脈や左胃大網動脈などの出血をきたす場合がある。 **術後膵炎** 膵尾部と脾臓が近接している場合、脾門部処理の際などに膵尾部に何らかの手術操作が加わることにより生じることがある。重症化すると膿瘍が形成されることもある。 **血球増多症** 一時的に白血球や血小板が増加することがある。血小板粘着能の亢進による血栓症の合併率が高くなったり、血栓性静脈炎による発熱が生じることもある（摘脾熱）。 **門脈血栓症** 肝硬変症による脾機能亢進症の治療として脾臓摘出した場合、脾静脈は脾摘の影響により術後急激に大半の血流が消失し、血栓を形成する可能性が高い。 **脾摘後重症感染症（OPSI）** 脾臓は免疫機能として重要なはたらきを有しているため、脾臓摘出後に肺炎球菌やインフルエンザ菌、マラリアなどに感染した場合に髄膜炎など深在性感染症を引き起こし、重症化しやすい。

手術のココに注意！

- 脾臓摘出術における合併症の大半が**術中・術後出血**です。短胃動静脈や脾動静脈などの血管処理、膵臓など血流豊富な臓器周囲の剥離など出血リスクの高い操作が多く、腹腔鏡下手術時に大量出血が生じた場合、開腹手術に移行する可能性が高いです。
- 術後出血を認めた場合、血管造影による塞栓術や再手術による止血が必要になる場合があるので、ドレーンの性状や量の観察には注意しましょう。

手術のバリエーション

脾臓の疾患を要因とする脾臓摘出のほかに、以下の場合がある。

腹腔鏡下胃上部血行遮断兼脾摘術（腹腔鏡下Hassab手術）

食道・胃静脈瘤に対し、胃上部血行遮断（腹部食道や胃上部へ流入する血管をすべて処理する）と脾臓摘出を行う

腹腔鏡下膵体尾部切除術（脾臓合併切除を伴う）

（p.110「24 腹腔鏡下膵体尾部切除術」参照）

脾臓の手術術式

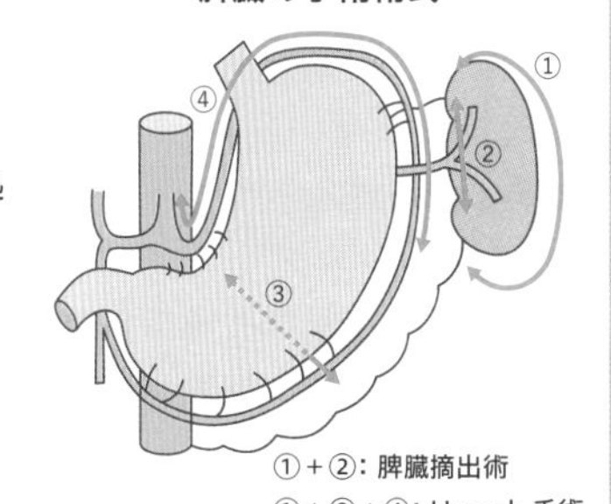

①＋②：脾臓摘出術
①＋②＋④：Hassab 手術
①＋③：膵体尾部切除術

手術手順

❶ 皮膚切開、トロッカー挿入

4～5か所に5～10mmの皮膚切開をし、トロッカーを挿入し、腹腔内を観察する。

❷ 脾結腸間膜の切離

脾臓を頭側へ圧排し、超音波凝固切開装置などを使用し脾下極で脾結腸間膜を切開する。

❸ 脾腎ヒダ、胃脾間膜および短胃動静脈の切離

脾臓を正中側へ圧排し、脾腎ヒダを頭側へ切離する。
胃脾間膜を頭側に向かって切離していき、過程にある短胃動静脈を血管クリップを使用して処理する。

❹ 脾門部の処理

脾臓を持ち上げるように展開し、膵尾部と脾動静脈の位置を確認する。
膵尾部との距離を十分に取ることができれば自動縫合器を用いて脾動静脈を一括に処理する。
距離が十分でない場合は動静脈を別々に処理する。

❺ 脾臓摘出

腹腔鏡下手術用の標本回収プラスチックバッグを腹腔内に挿入し、脾臓をバッグ内に入れる。トロッカーを挿入している皮膚切開部からバッグを体外に出すが、そのままの大きさでは難しいため、鉗子で脾臓を破砕してから体外に出す。

❻ 止血・洗浄、ドレーン留置、閉腹

左横隔膜下を中心に温生理食塩水で洗浄し、止血を確認する。
左横隔膜下にドレーンを挿入し、閉腹する。

★ドレーンは、膵尾部損傷による膵液瘻や後腹膜からの術後出血の診断目的で左横隔膜下に挿入されることが多い。

23 膵頭十二指腸切除術 [PD]

適応疾患・手術適応

- 膵頭部癌 ★胆管や門脈などの周囲組織へ浸潤していることが多い。
- 下部胆管癌 ★腫瘍による閉塞性黄疸をきたしていることがある。

手術の概要

切除：切離線は症例によって異なる。腫瘍の局在に応じて膵臓、胃、胆管、空腸を切離する。

再建：空腸断端を横行結腸間膜にあけた孔を通して挙上し、残膵と空腸、胆管と空腸をそれぞれ端側吻合する。胆管-空腸吻合部から30cmの距離をとって、空腸と胃を吻合する。その下部で空腸と空腸を側側吻合する。

麻酔方法	全身麻酔＋硬膜外麻酔
手術体位	仰臥位（体位写真１）
手術時間	6～8時間
術後合併症	**膵液瘻**（膵空腸吻合部より膵液が漏れ出ること） 腹腔内に漏れると腹腔内膿瘍となったり、血管壁を溶かすことで出血を引き起こす可能性がある。ドレーン排液が褐色～ワインレッドに変化した場合や粘稠な黄白色に変化している場合は膵液瘻を疑う。 **縫合不全** **創感染・腹腔内膿瘍** **胃内容物排出遅延** 膵臓は胃の裏側に位置するため、手術の影響や術後癒着によって胃の動きが戻りにくいことがある。

切除のイメージ

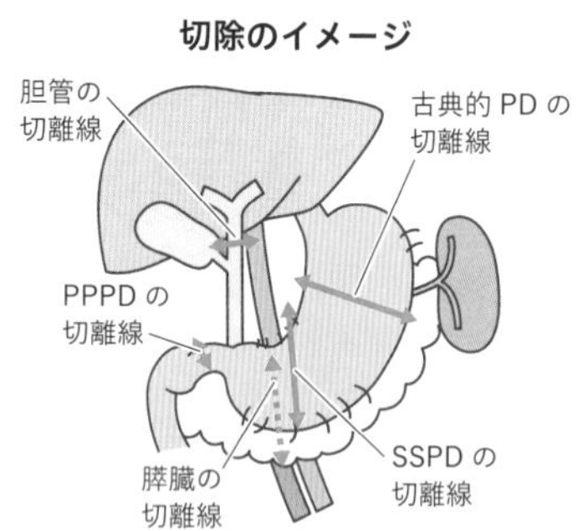

再建のイメージ

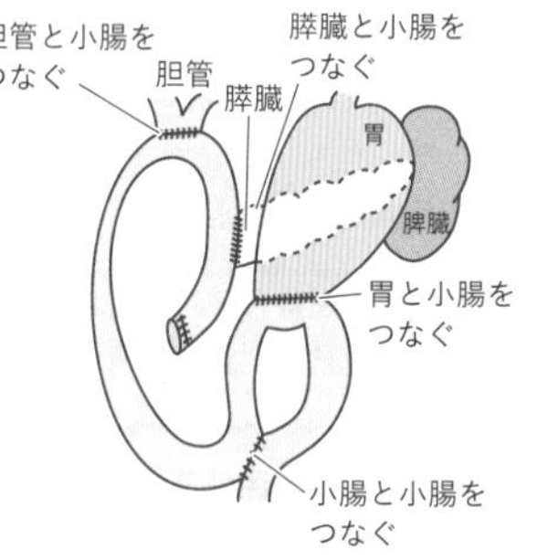

手術のバリエーション

膵頭十二指腸切除（PD）

胃の1/2～1/3を切除するため、小胃症状（一度に多く食べられずに術後体重減少が起きる）が出現しやすい。

幽門輪温存膵頭十二指腸切除（PPPD）

幽門輪より肛門側で切離。

亜全胃温存膵頭十二指腸切除（SSPPD）

幽門輪より2～3cm口側で胃を切除する。

★胃の大半を切除する通常のPDと比較して、PPPDでは幽門輪とすべての胃、SSPPDでは幽門輪を除くすべての胃が温存することができる。さらに手術時間が短く、出血量が少ない利点があるためPPPDあるいはSSPPDを選択する施設が多い。ただし、両者には術後合併症や手術死亡率などに関して同等の結果がみられたため、各施設の臓器機能温存の考えにより術式の選択が異なる。

手術のココに注意！

- 膵頭十二指腸切除術は**長時間におよぶ開腹手術**です。情報ドレーンが数か所留置されるので、排液の性状や量など注意して観察しましょう。
- 皮膚切開は大きく、大量の生理食塩水での洗浄や全身麻酔の影響により体温調節中枢も抑制されるため、低体温で**術後シバリング**が起こりやすくなります。

手術手順

❶ 開腹、腹腔内観察

癒着の程度、腹膜播種の有無などの確認を行う。腹腔洗浄細胞診の採取。

❷ 16番リンパ節郭清

十二指腸・膵頭部を腹膜より剥離し、下大静脈と左腎静脈を露出させる。大動脈からリンパ節に流入する細い動脈枝を処理し、大動脈前面を露出させ、16番リンパ節郭清を行い、腹腔洗浄細胞診とともに術中迅速診断に提出。

★リンパ節転移が確認されれば手術の中止、手術内容の変更（バイパス手術など）となる場合がある。

❸ 膵臓、門脈周囲の剥離

上腸間膜静脈に流入する胃結腸静脈幹を処理する。上腸間膜静脈前面を露出させ、膵後面と門脈の間を頭側に向けて剥離する。

★門脈・上腸間膜静脈に腫瘍浸潤を認める場合は門脈合併切除が必要になる場合がある。

❹ 胃切除

幽門輪から3cm程度口側を切離ラインとし、大網・小網の血管を処理したのち、自動縫合器で胃を切離する。

★幽門輪温存の有無により幽門輪温存膵頭十二指腸切除（PPPD）、亜全胃温存膵頭十二指腸切除（SSPPD）に分かれる。

❺ 膵臓切離

膵臓を専用の鉗子で把持もしくはネラトンなどでタニケットをかけながらメスで切離する。

★膵断端は術中迅速診断に提出、腫瘍遺残がないか確認する。結果により追加切除などが検討される。

❻ 空腸切離

トライツ靭帯を切離後、腸間膜内の血管の走行を確認。空腸起始部より10～15cm肛門側で空腸を切離する。

❼ 胆管切離

肝十二指腸間膜リンパ節を郭清しながら右肝動脈の走行を確認した後、総胆管を切離する。

★胆管断端は術中迅速診断に提出し、結果により追加切除などが検討される。

❽ 門脈、膵頭部剥離 標本摘出、洗浄

膵頭部から門脈へ流入する血管を処理しながら膵頭部と門脈を完全に剥離する。上腸間膜動脈から膵臓へ向かう動脈枝を処理しながら周囲のリンパ節郭清を行い、標本を摘出し、温生理食塩水で洗浄する。

❾ 残膵-空腸吻合

膵実質に針糸をかけいったん放置、膵管を先に縫合する。膵管には必要に応じてステントチューブを留置する。膵管吻合後に膵実質にかけていた針糸で膵実質と空腸を縫合する。

❿ 再建 胆管-空腸吻合

胆管径に応じて挙上空腸に電気メスで切開を加え、後壁を縫合したのち、必要に応じてステントチューブを胆管内に留置、前壁を縫合する。

⓫ 残胃-空腸吻合 ブラウン吻合（空腸-空腸吻合）

胆管空腸吻合部より30～40cm肛門側の空腸を胃と吻合する。空腸吻合部より15cm肛門側でブラウン吻合を行い、経腸栄養チューブを留置する。

⓬ 止血確認、ドレーン挿入

膵-空腸吻合部、ウィンスロー孔などにドレーンが挿入される。

★施設によっては挙上空腸瘻チューブ、経腸栄養チューブ、また主膵管に膵管チューブを挿入し体外ドレナージする場合もある。

24 腹腔鏡下膵体尾部切除術（ロボット支援下手術を含む）

腹腔鏡下膵体尾部切除術［LDP］、ロボット支援下膵体尾部切除術［RDP］

適応疾患・手術適応

- 膵嚢胞性疾患 ★症状を有する、あるいは癌化する可能性が高いもの。代表的な疾患は粘液性嚢胞腺腫である。
- 膵内分泌腫瘍 ★インスリノーマなどの機能性腫瘍と非機能性腫瘍とに分けられる。
- 慢性膵炎 ★症状を有する、あるいは癌との鑑別がつかないもの。
- 膵臓癌 ★腫瘍学的に悪性度が高く、黄疸などの症状が出にくいため、診断時にはすでに手術適応とならないケースも多い。
- その他：転移性の膵腫瘍、悪性リンパ腫などの非上皮性腫瘍など

手術の概要

トロッカーを挿入し、膵体尾部の露出を行う。
膵臓の切離予定部で周囲組織や血管の剥離を進め、脾動脈・脾静脈を処理し、テープを用いてトンネリングする。
自動縫合器を用いて膵臓を切離、膵体尾部と脾臓の周囲を剥離し摘出する。

麻酔方法	全身麻酔＋硬膜外麻酔	
手術体位	砕石位（両手体側：体位写真10）	
手術時間	4～6時間	
術後合併症	❶膵液瘻 ❶術後出血 ❶耐糖能異常	❶胃内容排泄遅延 ❶血球増多症（脾臓摘出した場合） ❶左肺下葉の無気肺

手術のバリエーション

- 腹腔鏡下・ロボット支援下手術のいずれのアプローチで行うかは、その習熟度などを考慮して施設ごとに決定される。
- 膵体尾部と脾臓はともに脾動脈・脾静脈が栄養血管となる。脾動脈・脾静脈は膵体尾部と密に接しているため、通常膵体尾部切除術では膵体尾部とともに脾臓も合併切除する場合が多い。
- 腫瘍が良性であり、サイズも小さい場合は脾動脈・脾静脈を膵体尾部から剥離し、脾臓を温存する場合もある。

手術のココに注意！

- 腹腔鏡下・ロボット支援下手術ともに、砕石位で上肢は体幹に沿って固定します。通常、手術台のローテーションをかけることは少ないですが、脾臓を剥離する際に右側にローテーションをかけることがあるため、頭部や身体のずれには注意します。
- **脾臓を合併切除するか否かで術後合併症も変化するので**、手術内容をしっかり確認しましょう。

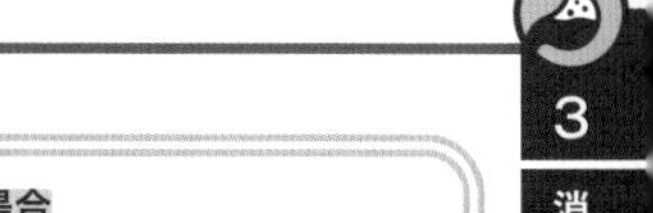

通常の腹腔鏡下膵体尾部切除術

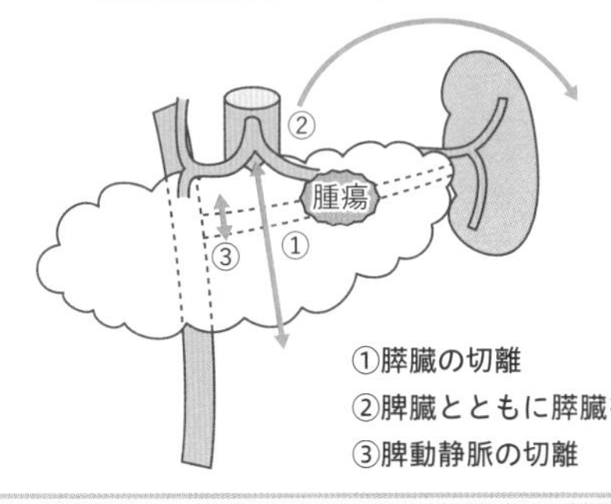

膵体尾部のみを切除する場合

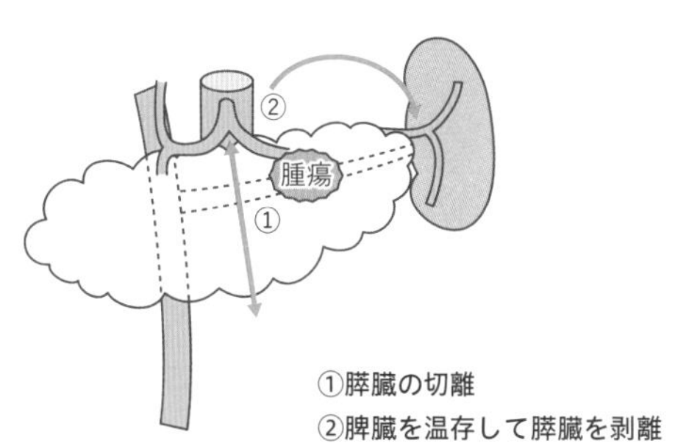

手術手順　脾臓合併切除時

❶ 皮膚切開、トロッカー挿入、腹腔内観察 ロボットアームロールイン

腹部を５か所皮膚切開し、それぞれにトロッカーを挿入する。

★ロボット支援下の場合、腹腔内観察し癒着が認められればロールイン前に腹腔鏡下にて癒着剥離を行う。

❷ 膵体尾部前面の露出、胃脾間膜、脾結腸局授動

膵体尾部は胃の後方に位置するので、網嚢腔を開放して、前面を露出する。

❸ 膵上縁のリンパ節郭清、脾動脈処理

膵臓周囲は門脈・上腸間膜静脈・脾動静脈・総肝動脈・など重要血管が多いため、電気メスや超音波凝固切開装置などを使用しながら慎重に剥離していく。

❹ 膵臓のトンネリング

切離予定部周囲を剥離したのち、テープを用いてトンネリングを行う。

❺ 膵切離

術中超音波で腫瘍位置を確認したのち、自動縫合器を用いて膵切離を行う。

★膵臓の切離と膵断端の閉鎖状態は術後の膵液瘻の発生に大きく関係する。

❻ 膵体尾部、脾臓周囲の剥離と脾静脈処理

切離された末梢側の膵臓を挙上し、膵背面を膵体部から脾臓に向かって剥離し脱転していく。脾動脈の切離は、膵切離前に行われる場合もあるが、膵切離後のほうがより露出されて良好な視野で切離可能となる。

❼ 小開腹下で標本摘出

臍部のトロッカー挿入部を腫瘍のサイズに合わせて延長し、切除標本を体外に摘出する。

★脾臓が大きく、創部から出しづらい場合は皮膚切開を追加することがある。

❽ 洗浄、止血確認、ドレーン挿入、閉腹

温生理食塩水で腹腔内を洗浄し、止血を確認する。ドレーンを留置し、閉腹となる。

★ドレーンは膵切離部近傍に留置する。

25 腹腔鏡下胆嚢摘出術 [LC]

適応疾患・手術適応

無症状胆嚢結石症、急性胆嚢炎、10mm以上の大きさの胆嚢ポリープ、有症状あるいは胆嚢癌が否定できない胆嚢腺筋腫症

手術の概要

トロッカーを挿入し、胆嚢周囲の剥離を進め、胆嚢管と胆嚢動脈を切離し胆嚢摘出となる。

麻酔方法	全身麻酔＋硬膜外麻酔or伝達麻酔
手術体位	仰臥位（体位写真１）
手術時間	１～２時間
術後合併症	❶ 手術部位感染 創部感染や肝下面・胆嚢床周囲などの腹腔内感染、膿瘍の可能性がある。胆嚢結石や胆汁は細菌を含んでおり、急性胆嚢炎も感染性疾患なので特に注意が必要。 ❶ 呼吸器合併症 右横隔膜下が術野になるので、特に右肺の無気肺や右胸水貯留がみられることがある。 ❶ 黄疸 術中操作により胆管損傷があると胆汁瘻を引き起こし、黄疸となる可能性がある。 ❶ 胆汁瘻

手術のバリエーション

- 腹腔鏡下手術では通常、３～４個のトロッカーを挿入する場合（多孔式）が多いが、手術によっては臍部の１つの孔で行う（単孔式）場合がある。
- メリットとして臍部の創１か所から鉗子、スコープを操作するため低侵襲である。デメリットとして鉗子、スコープの干渉により手術操作が制限され手術難易度があがることがある。
- 高度な炎症による癒着が予想される場合や上腹部の手術既往がある場合は開腹手術になることもある。

従来の腹腔鏡下胆嚢摘出術（多孔式）

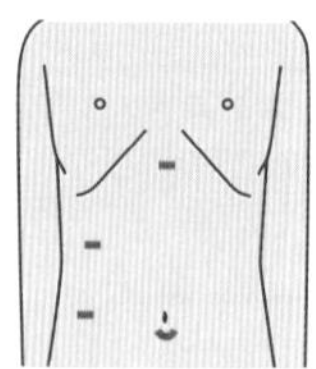

３～４か所の創

単孔式腹腔鏡下胆嚢摘出術

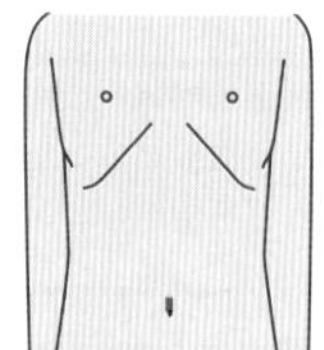

１か所（臍部）の創

手術のココに注意！

- 通常、腹腔鏡適応症例ではドレーンが留置されることは少ないですが、ドレーンが留置されている場合は**術後出血や胆汁瘻、腹腔内遺残腫瘍**のリスクが高いことが予想されます。ドレーンの量や性状、発熱などの炎症反応をよく観察しましょう。

手術手順

❶ 皮膚切開、トロッカー挿入

3～4か所に5～10mmの皮膚切開をしトロッカーを挿入する。単孔式の場合は臍部に2～3cm程度の皮膚切開をし、1か所の創から複数のトロッカーを挿入できるデバイスを装着する。

★単孔式予定であっても高度癒着がある場合は、従来どおり多孔式で複数のトロッカーを使用し行うこともある。

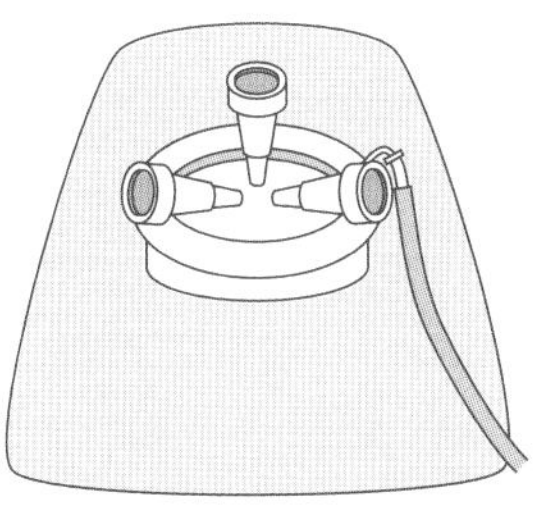

❷ Calot三角の剥離、胆嚢管、胆嚢動脈の露出

胆嚢底部と胆嚢頸部をそれぞれ鉗子で牽引してCalot三角の展開を行い、胆嚢漿膜を全周性に切離する。Calot三角を外側、内側から剥離し胆嚢管と胆嚢動脈を露出する。

❸ 胆嚢管、胆嚢動脈のクリッピング、切離

腹腔鏡用血管クリップを使用して胆嚢管、胆嚢動脈を処理する。

★胆嚢管や胆嚢動脈の処理に不備があった場合、術後出血や胆汁瘻の発生につながる。

❹ 胆嚢床からの剥離、胆嚢摘出

胆嚢頸部を左右に牽引しながら胆嚢床を切離する。腹腔鏡用の標本回収バックを腹腔内に挿入し、胆嚢を回収、体外へ摘出する。

❺ 洗浄、止血確認、ドレーン留置

温生理食塩水で腹腔内を洗浄し、止血を確認する。ドレーンは挿入しないことが多く、トロッカーの創を吸収性の縫合糸で閉創し、終了となる。

MEMO Calot三角（カロー三角）

肝下面、総肝管、胆嚢管で囲まれた領域で、右肝動脈から分岐した胆嚢動脈がその中を走行していることが多い。

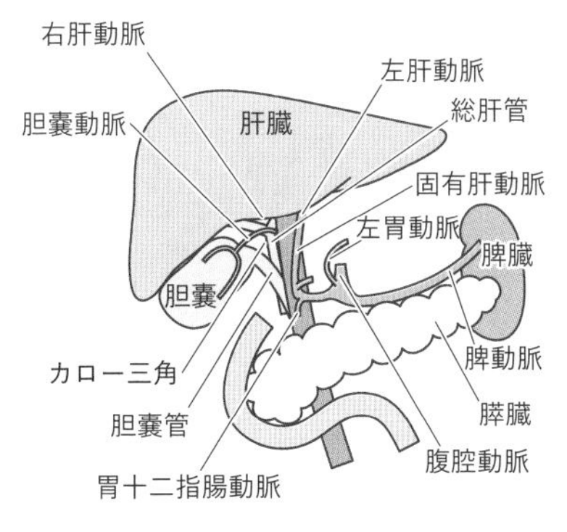

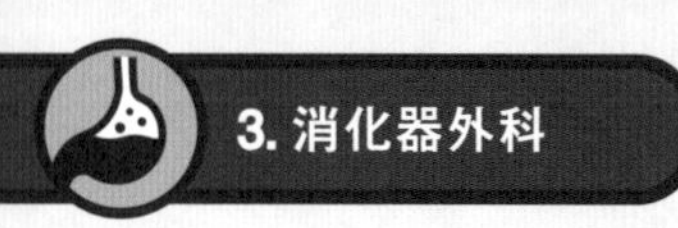

26 腹腔鏡下結腸右半切除術［LRHC］

腹腔鏡下回盲部切除術［LICR］、腹腔鏡下横行結腸切除術［LTC］、腹腔鏡下虫垂切除術［LA］

適応疾患・手術適応

- 結腸癌（S状結腸癌以外）
- 上行結腸憩室炎
- 急性虫垂炎

手術の概要

腹部にあけた小さな孔に内視鏡と専用の手術器具を挿入し、モニターで映像を見ながら手術操作を行う。
腹腔鏡下で切除範囲の腸を栄養する血管を切断して結腸を切除し、小開腹下で吻合する。

麻酔方法	全身麻酔＋硬膜外麻酔	
手術体位	砕石位（体位写真14）	
手術時間	1～5時間（手術により異なる）	
術後合併症	**術後出血** 縫合不全：右半結腸切除の場合、小腸と横行結腸の吻合部から便汁が腹腔内に漏出することで、腫瘍形成や腹膜炎を引き起こす可能性がある。術後の発熱や腹痛の有無をよく観察する。 **腸閉塞** 左半結腸切除もしくは直腸切除との違いは、吻合は結腸どうしではなく径の小さな回腸と結腸の吻合になること。そのため比較的に通過障害が起こりやすく、術後にイレウス様症状が出現する可能性がある。	**乳び漏** リンパ管が手術操作により損傷を受け、リンパ液が腹腔内に漏出する可能性がある。ドレーン排液が白色に変化する場合は注意が必要。

手術のバリエーション

切除範囲により、回盲部切除、結腸右半切除、横行結腸切除などに分かれる。

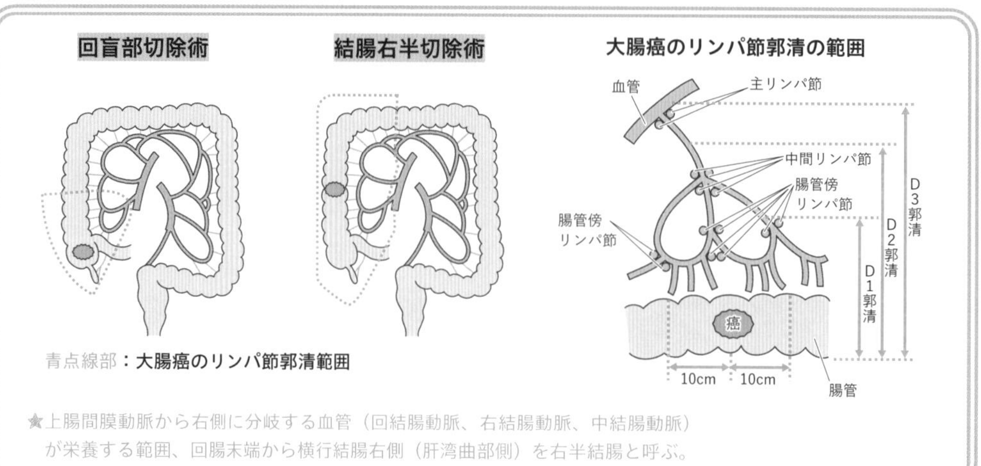

青点線部：大腸癌のリンパ節郭清範囲

★上腸間膜動脈から右側に分岐する血管（回結腸動脈、右結腸動脈、中結腸動脈）が栄養する範囲、回腸末端から横行結腸右側（肝湾曲部側）を右半結腸と呼ぶ。

手術のココに注意！

- LRHでは、重力を利用した小腸圧排のためにベッドを**頭低位・左斜位**にローテーションします。吻合および閉腹場面になるまでローテーションは継続される場合が多いため、患者の身体に負担がかかります。当院では身体に密着するように固定できる変形マットや体側支持器を用いて負担の軽減に努めています。
- 結腸右半切除の場合、特徴的なのは小腸と結腸の吻合になるという点です。径の違う腸管どうしの吻合であるため、術後は特に**通過障害や腸閉塞**などの合併症に注意しましょう。

手術手順 結腸右半切除の場合

❶ 皮膚切開、トロッカー挿入

皮膚を5か所切開し、それぞれにトロッカーを挿入する。臍部の皮膚切開は吻合時の小開腹に使用するため、3～5cmの皮膚切開となる。

❷ 小腸圧排

ベッドを頭低位・左斜位にローテーションし、小腸を頭側へ排除する。

★患者の身体のずれに注意する。

❸ 回腸末端から右半結腸の授動

超音波凝固切開装置を使用して、後腹膜から腸管を剥離、授動する。

❹ 血管処理、リンパ節郭清

回結腸動静脈、中結腸動静脈の右枝を切離する。

★虫垂から盲腸や上行結腸口側の癌では処理する血管は回結腸動静脈のみで、右半結腸の際処理する右結腸動脈や中結腸動脈は温存される。

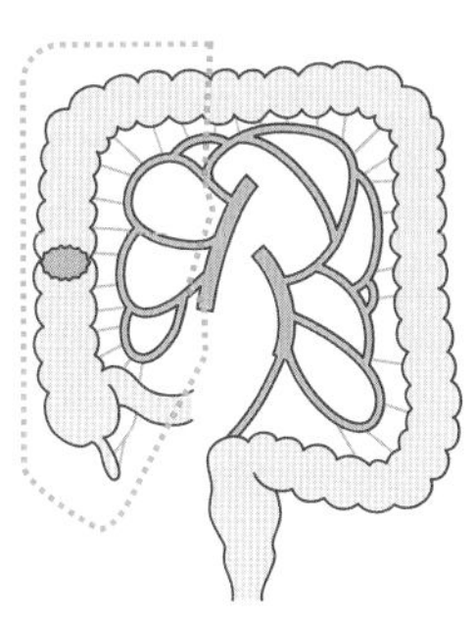

❺ 腸管の切離と吻合

臍部の腸管を体外に引き出し、腸間膜を切離する。その後、腸管の切離と吻合を行う。

吻合方法は施設によって異なるが、近年では機能的端々吻合が選択されることが多い。その他にも元来の生理機能に沿った再建法である端々吻合や、腸管血流を十分に保ったまま吻合ができる側々吻合などがある。

★吻合時は頭低位・左斜位である必要はないため、医師に声をかけ、ベッドのローテーションを解除、患者の身体への負担を軽減する。

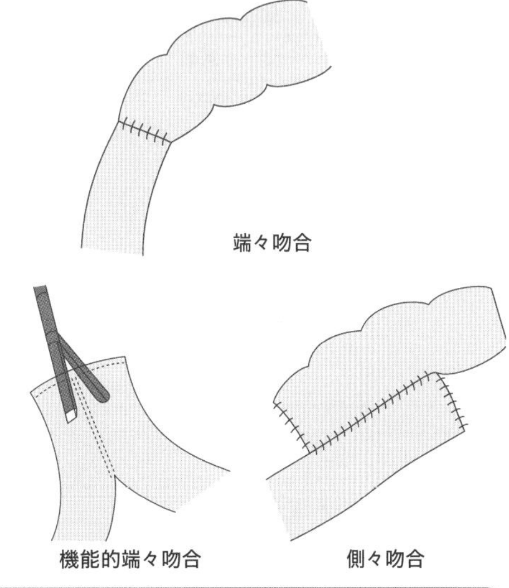

❻ 止血、ドレーン挿入、閉腹

腹腔内を生理食塩水で洗浄し、止血確認をする。必要に応じてドレーンを挿入し、閉腹となる。

★右傍結腸溝にドレーンを留置する場合が多い。

27 腹腔鏡下S状結腸切除術[LS]／直腸切除術（ロボット支援下手術含む）

適応疾患・手術適応

- S状結腸切除術：S状結腸癌、虚血性大腸炎、S状結腸憩室炎、S状結腸捻転症、腸重積など
- 直腸切除術：直腸癌、直腸カルチノイド、直腸GIST

手術の概要

腹部にトロッカーを挿入し、S状結腸、直腸を剥離授動する。血管を切離し、リンパ節郭清する。腸管の切離を行い、小開腹下標本を摘出する。再度腹腔鏡下にて消化管再建を行い終了となる。

麻酔方法	全身麻酔＋硬膜外麻酔
手術体位	砕石位(体位写真14)★上肢は体側に沿わせる
手術時間	2～4時間
術後合併症	● 縫合不全 ● 術後腸閉塞(イレウス) 手術操作による刺激で腸管が一時的に麻痺する場合や癒着により絞扼性腸閉塞になることがある。 ● 創感染 腸管手術では切除・吻合の際に腸管が解放されるため、術野に腸内細菌がこぼれることで汚染されやすい。腹腔内をよく洗浄するが、腹膜や筋膜を閉創する際、創に細菌が多く残ると縫合糸に感染が起こり手術部位感染（SSI）となる可能性がある。 ● 骨盤神経損傷 直腸の手術では、骨盤神経叢と呼ばれるシート状の神経の内側と直腸の間を剥離するため、神経損傷に注意する。排尿、勃起･射精機能に障害が出る可能性がある。 ● 術後出血 直腸周囲には男性であれば精嚢腺、神経血管束、肛門側には前立腺があり、血流が豊富なため出血を起こしやすい。 ● 呼吸器・循環器合併症

手術のバリエーション

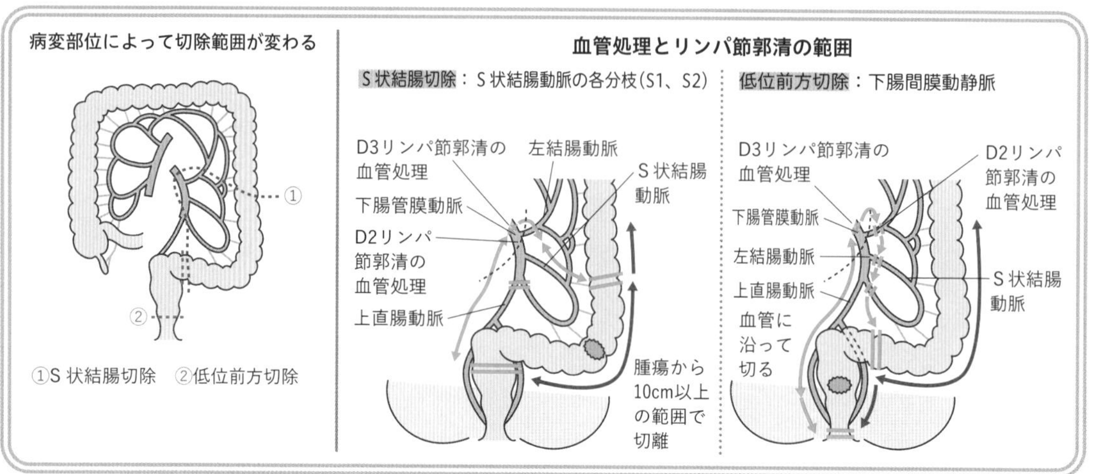

手術のココに注意！

- 手術台は**頭低位・右斜位にローテーション**することが多く、末梢静脈ライン（Vライン）や観血的血圧測定（動脈ライン）は、左上肢に確保する場合が多いです。
- S状結腸から直腸を後腹膜から授動する場面では、尿管や自律神経が走行する近傍を剥離していきます。それらを損傷したり炎症が及んだ場合には、術後合併症として**性機能・排尿・排便障害**を引き起こす可能性があります。

手術手順　低位前方切除の場合

❶ 皮膚切開、トロッカー挿入

腹部を5か所皮膚切開し、それぞれにトロッカーを挿入する。

❷（ロボット手術の場合）ロボットアームロールイン

腹部に挿入したロボット専用のトロッカーにロボットアームを合体させる。

❸ 左結腸間膜の展開

大腸、横行結腸、小腸の順に頭側へ挙上し、術野を展開する。

★臓器を頭側へ圧排するためベッドを頭低位かつ右斜位に傾けるため、身体のずれや腓腹の圧迫に注意する。

❹ S状結腸の剥離授動

超音波凝固切開装置で下腸間膜動脈根部からリンパ節を郭清し、左結腸動脈の分岐部末梢で血管を切離する。施設によっては下腸間膜動脈の根部で切離する。

❺ 直腸後壁、前壁の授動

直腸固有筋膜とその背側の仙骨静脈叢を損傷しないよう剥離する。前側壁は精嚢、前立腺または腟後壁を圧排し、剥離を進める。

★骨盤神経の損傷は術後の排尿、勃起・射精機能に影響するため慎重に剥離が進められる。

❻ 直腸の切離

直腸切離前に、腫瘍肛門側に着脱式の腸管クリップをかけて、直腸内洗浄（直腸内の癌細胞を洗い流す）を行う。その後、自動縫合器を用いて直腸を切離する。

❼ 腸管吻合

自動吻合器を用いて、切離した直腸の断端を端々吻合する。

★S状結腸切除、低位前方切除では、自動吻合器を用いたDST（double stapling technique）法で端々吻合を行う場合が多い。
※方法は施設によって異なる。

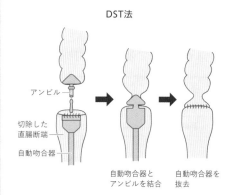

DST法

アンビル
切除した直腸断端
自動吻合器
自動吻合器とアンビルを結合
自動吻合器を抜去

❽ 止血確認、ドレーン挿入、閉腹

温生理食塩水で腹腔内を洗浄し、止血確認を行う。腹腔内と、必要に応じて経肛門ドレーンを留置する。閉腹して終了となる。

★ドレーン挿入位置は以下のようになる。
S状結腸切除：仙骨前面
低位前方切除：仙骨前面、必要に応じて経肛門ドレーン

28 腹腔鏡下直腸切断術 [LAPR]

適応疾患・手術適応

- **直腸癌** ★最も頻度の高い適応疾患だが、肛門温存手術の進歩により減少傾向にある。
- **肛門癌** ★扁平上皮癌では放射線治療が第１選択である。
- **痔瘻癌** ★頻度は少ないが肛門周囲に広がりやすいので、広範囲切除になる場合が多い。

手術の概要

最初に肛門を閉鎖し、腹部にトロッカーを挿入し腹腔鏡下を開始する。
血管の切離、直腸の剥離・授動を行う。
同時に会陰側からも剥離を進め、交通したところで標本摘出となる。
必要に応じて側方リンパ節郭清を行い、人工肛門（ストーマ）を造設し終了となる。

麻酔方法	全身麻酔＋硬膜外麻酔
手術体位	砕石位（体位写真14）★上肢は体側に沿わせる
手術時間	4～5時間
術後合併症	❗術後出血❶ ❗循環器呼吸器合併症 ❗深部静脈血栓症、肺梗塞 ❗骨盤死腔炎❷ ❗排尿・性機能障害❸ ❗人工肛門関連の合併症

❶術後出血の多くは1～2日以内に起こることが多い。
❷特有の合併症の1つ。通常、骨盤内は臓器で埋め尽くされているが、直腸切断術では直腸の切離面をそのまま人工肛門にするため、直腸があったスペースがあき死腔となってしまう。死腔内は免疫機能が届かず細菌が増殖しやすいので、ドレーンからの逆行性感染や会陰創（肛門をくりぬき閉じた皮膚創）の感染に注意が必要。悪化すると、広範囲の炎症となるフルニエ壊疽を引き起こす可能性もある。
❸骨盤内リンパ節郭清など骨盤内操作により骨盤内神経叢を損傷してしまった場合に起こる。

手術のバリエーション

- 直腸癌では、腫瘍の位置が腹膜反転部より口側にある場合は3 cm、肛門側にある場合は2 cmのゆとりをもって切除する。
- 腫瘍位置があまりに肛門に近く、直腸が残存できない場合は直腸切断術が選択される場合が多いが、肛門括約筋が残存できる状況であれば腸管再建を行う括約筋間切除術（ISR）となる。

下縁が腹膜反転部より口側にある場合　　**下縁が腹膜反転部より肛門側にある場合**

手術のココに注意！

- 会陰操作時は下肢をかなり挙上した状態となるため、褥瘡などの皮膚トラブルや深部静脈血栓症、コンパートメント症候群の危険性が上がります。
- 直腸切除術と比較して**骨盤内操作が多くなる**ため、男性の場合、精嚢腺や神経血管束、前立腺といった**出血のポイントが増える**ので注意が必要です。

手術手順

❶ 肛門を縫合閉鎖

消毒前にあらかじめ肛門を縫合閉鎖しておく。

❷ 皮膚切開、トロッカー挿入

腹部を５か所皮膚切開し、それぞれにトロッカーを挿入する。

❸ S状結腸間膜のリンパ節郭清、血管処理

超音波凝固切開装置で結腸間膜のリンパ節郭清を行う。

リンパ節郭清は３郡郭清（D3郭清）では、下腸間膜動脈根部、２郡郭清（D2郭清）では、左結腸動脈の分岐後で血管処理を行う。

❹ 骨盤内操作による肛門側腸管の剥離操作

直腸と隣接している臓器として

男：前立腺、精嚢

女：子宮、腟

からの剥離を進める。

❺ 会陰操作

骨盤内操作がある程度進んだ段階で、会陰側からの剥離を行う。

★腹部と会陰操作を同時に行うことで、手術時間の短縮が期待される。

★会陰側からも剥離を進め、腹腔内と交通したところで標本が摘出される。

骨盤内臓器の剥離

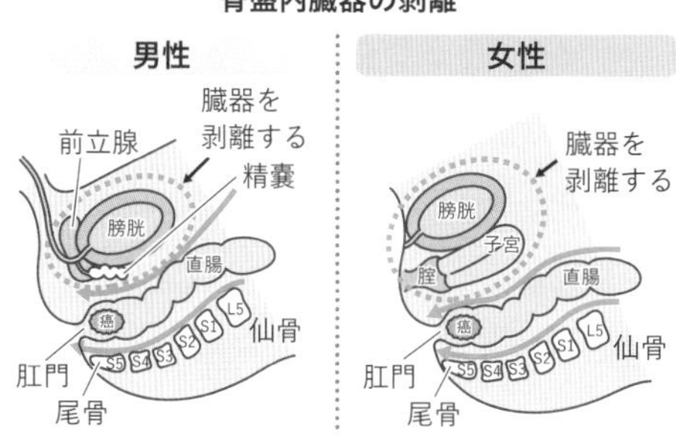

❻ 標本摘出と口側腸管の切離、必要に応じて側方リンパ節郭清

臍部のトロッカー挿入部の皮膚切開を腫瘍サイズに合わせて追加し、直腸を体外に出す。

側方郭清の適応基準は、腫瘍下縁が腹膜反転部より肛門側にあり、かつ固有筋層を越えて浸潤する症例である。

★直腸切除では骨盤内神経叢内側と直腸の間を剥離する操作がある。骨盤内リンパ節郭清ではさらに骨盤内神経叢外側も剥離する必要があるため、ダメージが加わりやすく、術後の排尿・性機能障害の危険性を高める。

❼ 洗浄、止血確認、閉腹 人工肛門（ストーマ）造設

温生理食塩水で腹腔内を洗浄後、止血確認を行う。

口側の腸断端を使用して永久人工肛門を造設する。

MEMO ストーマ造設位置と便の性状

排泄物が漏れると皮膚障害につながる場合があるため、排泄物が漏れないように適切なケアを行う。

ストーマ造設位置と便の性状

排泄物が漏れると皮膚障害につながる場合があるため、排泄物が漏れないように適切なケアを行う。

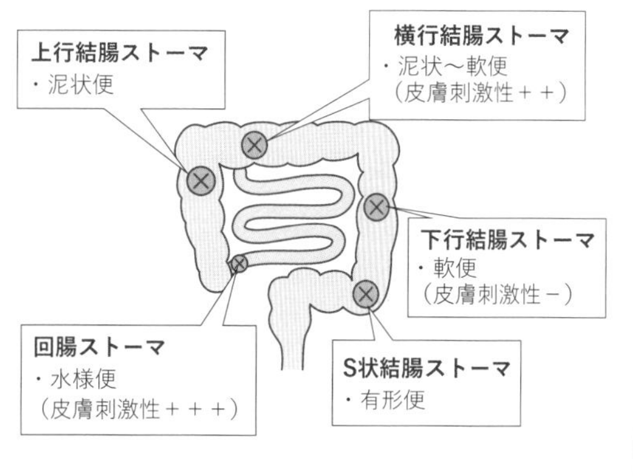

3 消化器外科

28 腹腔鏡下直腸切断術

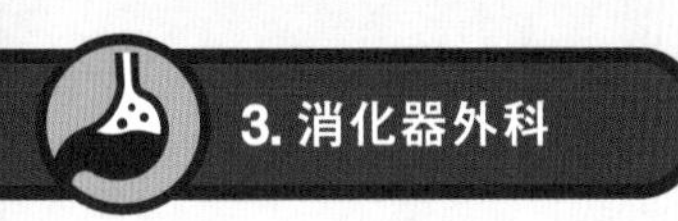

29 腹腔鏡下鼠径ヘルニア根治術

適応疾患・手術適応

膨隆以外の痛みや違和感などを伴う症候性ヘルニアは、一般的に手術の適応。
嵌頓ヘルニアの場合は緊急手術となる場合が多い。

ヘルニア状態のイメージ

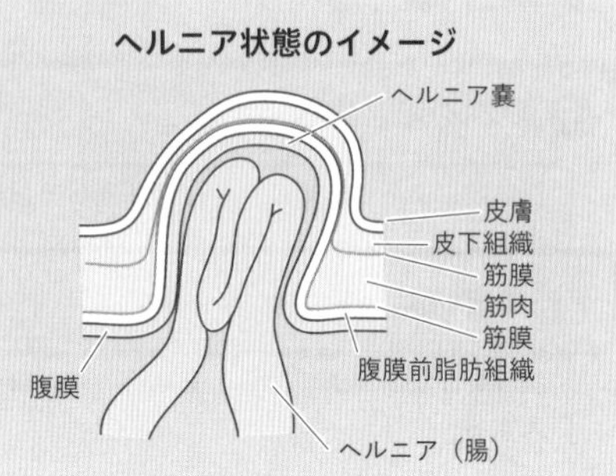

手術の概要 ※腹腔内到達法（TAPP）

皮膚切開しトロッカーを挿入する。
ヘルニア門(筋肉、靭帯の隙間)から飛び出したヘルニア嚢(腹膜が伸びてできた袋状の膜)を確認、腹膜を切開し鼠径部を露出する。
露出部位にポリプロピレン製の補強材(メッシュ)を当て、腹膜を縫縮し終了となる。
★直視下で腹壁を切開して修復する直接法と比較して創部が小さく済むことや、両側のヘルニアであっても創部が増えることなく実施できるのがメリット。

麻酔方法	全身麻酔(＋伝達麻酔) ★手術創は小さいので、鎮痛に関しては末梢神経ブロックや術後の鎮痛剤投与、閉創時の創部への局所麻酔で対応する場合が多い。
手術体位	仰臥位(両手体側：体位写真２)
手術時間	１～２時間
術後合併症	❶ 血腫 ❶ 再発 挿入したメッシュのずれなどによりヘルニアの早期再発の可能性がある。術前と変わりない膨隆と仰臥位での消失がないか観察する。 ❶ 慢性疼痛 メッシュやタッカー使用による血腫、神経損傷や剥離操作などに起因した慢性的な疼痛が発生することがある。 ❶ 漿液腫

手術のココに注意！

- 鼠径部を切開する方法と比較すると、腹腔鏡下鼠径ヘルニア根治術は手術時間が長くなりますが、**術後疼痛が軽度で血腫、神経損傷、慢性疼痛が少ないのが特徴**です。
- 術後合併症としてメッシュの留置やタッカーによる固定などに起因する**神経損傷**、メッシュや縫合糸の異物感などが原因となる**慢性疼痛**があります。

手術のバリエーション

腹腔鏡下鼠径ヘルニア根治術
（腹腔内到達法[TAPP]）

腹腔内からのアプローチであるため広く視野が確保でき、術中操作がしやすい。

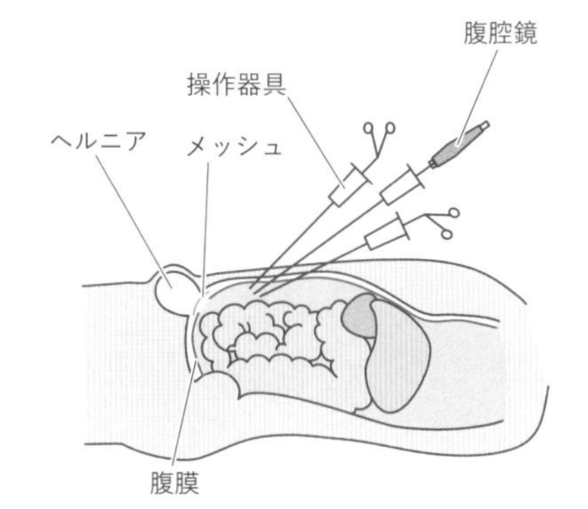

腹腔鏡下鼠径ヘルニア根治術
（腹膜前到達法[TEP]）

腹壁と腹膜の間の層からアプローチするため広い視野の確保は難しいものの、腹膜を開放しないので臓器に触れることなく術中操作ができる。

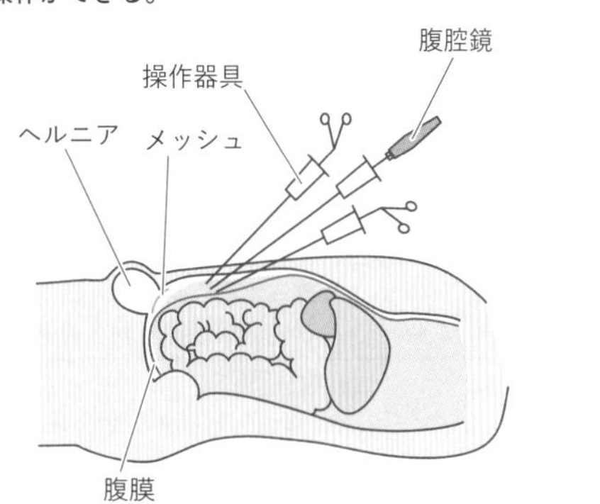

手術手順

❶ 皮膚切開、トロッカー挿入

3か所、5～10mmの皮膚切開をしてトロッカーを挿入する。

❷ ヘルニア門を確認、腹膜切開

腹腔内を観察し、ヘルニア門の位置を確認する。
超音波凝固切開装置などを使用して腹膜を切開する。

❸ 露出した部位にメッシュシートを当てる

腹膜を切開して露出した鼠径床にメッシュと呼ばれるポリプロピレン製の補強材を当て、必要に応じて固定を行う。

★メッシュシートには組織に当てるだけで組織に固定されてずれないものや、タッカーと呼ばれる吸収性の画鋲のような固定が必要なものがある。

❹ 切開した腹膜を縫縮する

切開した腹膜を吸収性の縫合糸を用いて縫合する。

❺ 閉創

基本的には腹腔内洗浄やドレーン挿入は行わず、トロッカー挿入部の傷を閉創して終了となる。

★癌ではなく、出血量も少ない手術であるため腹腔内の洗浄は行っていない。そのためドレーンを挿入することもない。

30 ロボット支援下直腸切除術

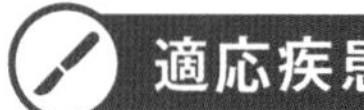

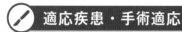

適応疾患・手術適応

腹腔鏡下直腸切除術と同様（p.116参照）

手術の概要

トロッカーを挿入、ロボット支援下で腸管切離、腹腔鏡下もしくはロボット支援下にて腸管吻合を行い終了となる。

麻酔方法	全身麻酔（＋硬膜外麻酔）
手術体位	●結腸右半切除術：砕石位（頭高位：体位写真13） ● S状結腸切除術：砕石位（頭低位：体位写真13）
手術時間	●結腸右半切除術：約4時間 ● S状結腸切除術：約3時間
術後合併症	**術後出血** 直腸切除と比較して骨盤内操作が多くなるため、男性の場合、精嚢腺や神経血管束、前立腺といった出血のポイントが増えるので注意が必要。術後出血の多くは1～2日以内に起こる。 **循環器呼吸器合併症** 長時間手術、頭低位、腹腔鏡操作など要因はさまざまであり、帰室直後からみられる可能性がある。麻酔覚醒遅延は術後24時間、急性期の心不全や肺水腫は1～2日以内に起こりやすい。 **深部静脈血栓症、肺梗塞** 長時間の砕石位手術であること、骨盤内操作が多いことにより危険性が上がる。深部静脈血栓は術中～術後48時間に形成されやすい。 **人工肛門関連の合併症** 人工肛門周囲の皮膚障害、粘膜出血、脱出、ヘルニア、血流障害、陥没など、術後早期～晩期にかけてさまざまあるので観察が必要。

手術のココに注意！

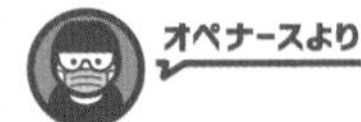

- 体位は直腸切除時同様、上肢を体幹に沿わせた砕石位で、術中は20～30度程度の頭低位、10～15度程度の右斜位の状態が続くため、患者の身体には大きな負担がかかります。
- 身体のずれによる皮膚トラブル、深部静脈血栓やコンパートメント症候群が発生しないよう、手術室看護師は１～２時間に１回程度患者の身体をチェックします。

手術のバリエーション

腹腔鏡下・ロボット支援下手術のいずれのアプローチで行うかは、その習熟度などを考慮して施設ごとに決定される。

手術手順　低位前方切除の場合

❶ 皮膚切開、トロッカー挿入

腹部を５か所皮膚切開し、トロッカーを挿入する。

❷ 腹腔内観察、小腸の排除

小腸を頭側に圧排し、術野を展開する。

★癒着があればロボット操作前に腹腔鏡下で癒着剥離を行う。

❸ ロボットアームロールイン

❹ 内側アプローチ

神経や尿管・性腺血管を確認し、背側に温存しつつ、直腸間膜と後腹膜下筋膜の間を剥離する。

❺ S状結腸間膜のリンパ節郭清、血管処理

下腸間膜動脈根部を剥離、切離する。続いて左結腸動脈、下腸間膜静脈を同様に剥離、切離する。

❻ 外側アプローチ

外側から下行結腸およびS状結腸を受動し、内側アプローチの層と交通させる。

❼ 直腸間膜処理と直腸切離

直腸切離予定部にマーキングし、直腸間膜に切り込み、切離する部位の直腸を全周性に露出させる。直腸切離前に、腫瘍肛門側に着脱式の腸管クリップをかけて、直腸内洗浄（直腸内の癌細胞を洗い流す）を行う。

その後、自動縫合器を用いて直腸を切離する。

★S状結腸切除術で直腸洗浄を行うかは施設によって異なる。

❽ 口側腸管の切離、腸管吻合

自動吻合器を用いて、切離した直腸の断端を端々吻合する。

❾ 洗浄、止血確認、閉腹
人工肛門造設

温生理食塩水で腹腔内を洗浄し、止血確認を行う。腹腔内と、必要に応じて経肛門ドレーンを留置する。閉腹して終了となる。

MEMO　Ta-TME(transanal total mesorectal excision)

- 通常の腹腔鏡操作に加え、肛門からも内視鏡や鉗子を挿入して直腸の剥離、切離を行う方法。男性狭骨盤、肥満、巨大腫瘍、再発症例などがよい適応となる。
- 骨盤内は腹腔鏡操作では解剖学的に下部直腸へのアプローチが困難なことがあるが、この方法は肛門近くでの操作が可能となるメリットがある。
- 手術体位は砕石位(体位写真15)

31 経肛門的内視鏡下手術［TAMIS］

適応疾患・手術適応

主に早期癌など深達度の判断が難しい症例や、ESD（内視鏡的粘膜下層剥離術）では切除が難しい直腸腫瘍に対して施行される。

★深達度が粘膜下層の1000μmまでであれば、ESDが選択されることが多いが、さらに深ければ低位前方切除術など直腸を切除することになる。しかし、術前内視鏡等の診断では深達度を判断することが難しい場合があり、そのような場合にまずTAMISで腫瘍を切除し、病理診断で深達度や進行度を確認し、追加の外科治療が必要か判断をする。

手術の概要

経肛門アクセスプラットフォームと腹腔鏡下手術器材を用いて、直腸の遠位から近位の良性および悪性の病変を粘膜下層で切除する。

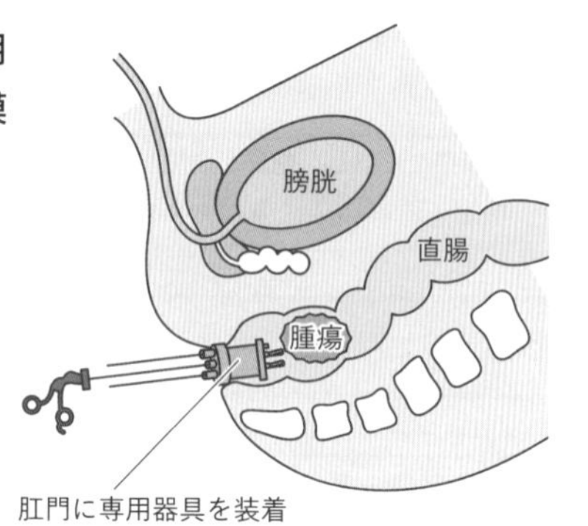

麻酔方法	全身麻酔or脊椎くも膜下麻酔
手術体位	●砕石位（体位写真10） ●ジャックナイフ位（体位写真29） ●左・右側臥位（体位写真25） ★腫瘍の位置が5～7時方向になるよう体位を設定する（施設によって異なる）。
手術時間	1～3時間
術後合併症	❶術後出血・縫合部離開 腫瘍サイズが大きい場合、縫合部に緊張がかかりやすく離開しやすい。離開部分が感染すると、創縁・創底から出血をきたすことがあるため、腹痛や発熱などの炎症所見に注意する。

病変局在（環周性）と体位イメージ

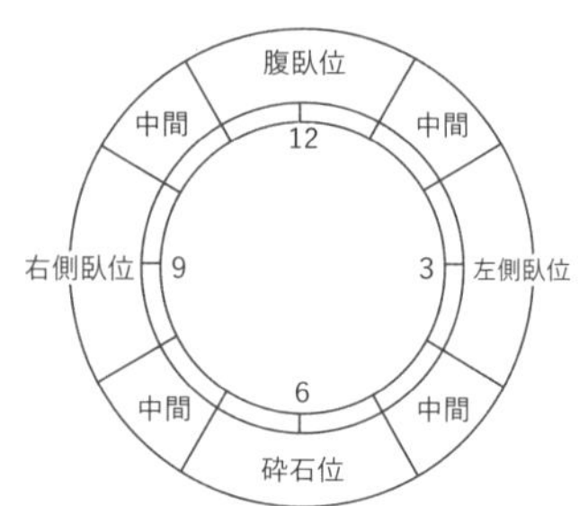

手術のココに注意！

- 手術体位は、腫瘍位置によって砕石位、左・右側臥位、ジャックナイフ位とさまざまです。既往や関節可動域制限により、それらの体位をとることが難しい患者もいます。事前の患者情報の収集や医師への手術体位の確認、そして手術室看護師への情報共有が大切です。
- 帰室時は肛門内に止血目的でガーゼなどが挿入されている場合があるので、申し送り時に確認しましょう。

手術手順

❶ 経肛門アクセスプラットフォームの留置

経肛門アクセスプラットフォーム（腹腔鏡下手術と同様に経肛門的な単孔式操作を可能にする筒状の製品）を肛門に挿入し、必要に応じて気腹しながら（肛門内に二酸化炭素を送気して術野を確保する）術野を展開する。

★複数個所にトロッカーを挿入するのではなく、1か所の創のみからアプローチする単孔式操作は創部が少ないメリットはあるが、鉗子の可動域が狭く比較的手術時間が長くなりやすい。TAMISは単孔式で行われる。

❷ 直腸内観察

腹腔鏡用の内視鏡カメラと鉗子を使用して腫瘍の位置、切除範囲の確認を行う。

❸ 腫瘍部位マーキング

電気メスなどを使用し粘膜を凝固しながら腫瘍の全周をマーキングする。

❹ 薬液注入（果糖、濃グリセリン、内視鏡用粘膜下注入材）

専用の局注針を用いて粘膜下層に薬液を注入し、腫瘍周囲の膨隆状態を確認する。異常がある場合は癌浸潤に伴う間質反応や粘膜下層の線維化を考慮し、一部筋層の切除または全層切除を検討する。

★果糖、濃グリセリン（浸透圧作用により剥離層をつくる）と内視鏡用粘膜下注入材（粘稠度が高く、果糖、濃グリセリンの効果を高める）の2種類の薬液を使用し、剥離操作をしやすくしている（使用薬剤は施設によって異なる）。

❺ 腫瘍の剥離

超音波凝固切開装置などを用いて腫瘍周囲の剥離を進める。

❻ 腫瘍摘出、直腸内洗浄

腫瘍切除部分の感染と腫瘍細胞の撒布防止を目的として洗浄を行う。

❼ 粘膜縫合

吸収性の縫合糸で粘膜縫合を行い、必要に応じて止血目的にX線入りガーゼなどを挿入し終了となる。

★X線入りガーゼを肛門内に挿入したまま帰室になる場合があるため、病棟への申し送りを行う。

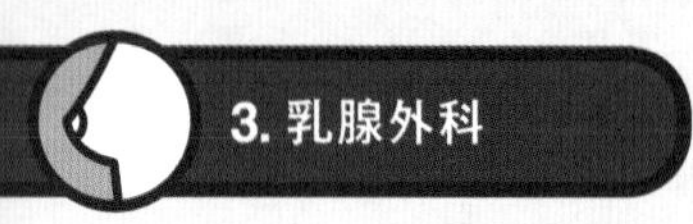

32 乳房切除術

適応疾患・手術適応

乳癌、乳腺線維腺腫（腺腫の大きさによる）、葉状腫瘍

手術の概要

皮切し、センチネルリンパ節生検を行い、切除範囲を決定する。大胸筋から乳房を切離し摘出する。

麻酔方法	全身麻酔もしくは全身麻酔(＋伝達麻酔)
手術体位	仰臥位(体位写真１)
手術時間	１～2.5時間
術後合併症	❶術後出血 ❶リンパ浮腫 ❶漿液腫 ❶創感染

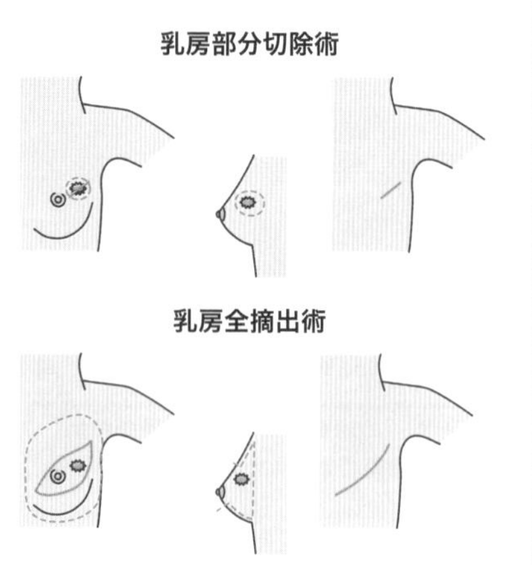

手術のバリエーション

- 乳房部分切除術＋センチネルリンパ節生検
- 乳房部分切除術＋腋窩リンパ節郭清
- 乳房全摘出術＋センチネルリンパ節生検
- 乳房全摘出術＋腋窩リンパ節郭清
- 乳房再建術(p.250参照)

★近年では乳頭・乳輪を温存しつつ乳房切除をする方法も増えている。

MEMO　センチネルリンパ節

癌が転移する際に最初に通るリンパ節で「見張りリンパ節」とも呼ばれる。センチネルリンパ節に転移がなければ周囲へのリンパ節転移の可能性をほぼ否定できる。

手術のココに注意！

- 乳房は女性にとって重要な部分であり、手術による**喪失とボディイメージの変化**は患者の身体的側面はもちろん、心理的側面に大きな影響を及ぼします。
- 腋窩リンパ節周囲の剥離操作や腋窩リンパ節郭清の影響により、術側のリンパ管にリンパ液がたまる**リンパ浮腫**を起こすことがあります。患側の上肢からの**静脈ライン輸液**や**血圧測定**などは必ず医師に確認して行いましょう。

手術手順

❶ マーキング、色素の注入

インジゴカルミンやインドシアニングリーン（ICG）を使用して腫瘍やセンチネルリンパ節のマーキングを行う（色素注入法）。

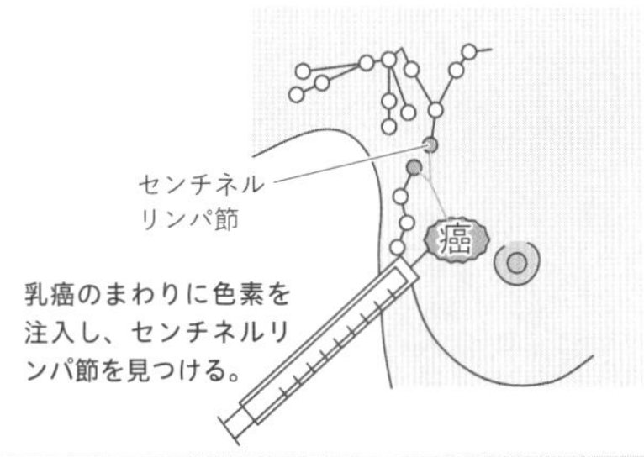
センチネル
リンパ節
癌
乳癌のまわりに色素を注入し、センチネルリンパ節を見つける。

❷ 皮膚切開

乳房全摘出術か乳房部分切除術かによって皮膚切開の大きさ、箇所は変わる。

❸ センチネルリンパ節生検

乳房部分切除術の場合は腋窩に皮膚切開を加え、乳房全摘出術の場合は腋窩まで剥離を進め、ガンマプローブを使用しながらセンチネルリンパ節を切除する。

術中病理迅速診断に提出し、結果をもとに腋窩リンパ節郭清の実施を決定する。

★手術日前日から5時間前に、腫瘍周囲に放射性同位元素を注射する。放射性同位元素はリンパ液の流れに乗りセンチネルリンパ節に集約される。手術前・中に放射線を感知できるガンマプローブという機械を使用しセンチネルリンパ節の位置を特定するアイソトープ法が用いられる。

❹ 皮弁作成

切除する乳房の範囲よりも広めに皮下組織を剥離しておく。

★欠損部分が大きくても、切除する乳房のサイズより大きく周囲の皮下組織を剥離することで皮膚が寄りやすく、閉創がしやすい。

❺ 乳房切離

内胸動脈穿通枝、外側胸動静脈などの血管を処理しながら、乳房を大胸筋から切り離していく。

❻ 腋窩リンパ節郭清

センチネルリンパ節生検の結果が陽性だった場合や術前診断によりリンパ節転移が認められた場合などに実施される。

★超音波凝固切開装置を使用しながら郭清をするので、必要に応じて準備する。

腋窩リンパ節郭清

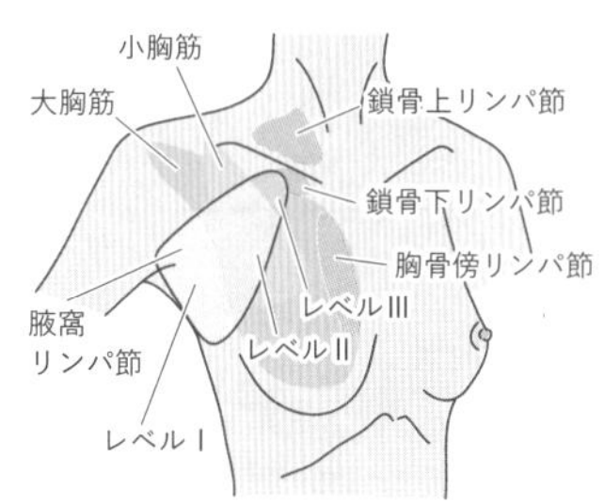

手術前画像検査などで腋窩リンパ節転移が明らかであった場合は、生検せず腋窩リンパ節郭清を行う。

❼ 標本摘出

乳房部分切除術の場合、標本の断端を迅速病理診断に提出し、追加切除の必要性を検討する。

★2期的に乳房再建術を行う可能性を考慮し、摘出標本の重量を計って記録する。

❽ 洗浄、止血、ドレーン挿入

温生理食塩水で創部を洗浄し、止血確認を行う。

ドレーンは前胸部に留置されることが多い。

★腋窩リンパ節郭清を伴う場合は、前胸部と腋窩の2か所に挿入する場合が多い。

4

泌尿器科

泌尿器科手術の全体像

手術で扱う部位	• 主に**尿路性器疾患**にかかわる手術であり、術後の**排尿機能や性機能に及ぼす影響**は少なくありません。周術期にかかわる看護師は、術式の特徴や術後の変化を理解して、予想される問題点を明確にすることが重要です。
術式	• **開放手術、腹腔鏡手術（ロボット支援下手術を含む）、経尿道手術**などがあります。 • **腎臓は後腹膜臓器**のため、後腹膜からアプローチする方法と、経腹膜的にアプローチする方法があります。 • 疾患の進行程度や患者の状態によって術式が選択され、術式によって手術体位や手術の侵襲の程度も大きく変わってきます。

**例えば
膀胱癌の場合**

- 一般的には、筋層非浸潤性膀胱癌では経尿道的手術が、筋層浸潤性膀胱癌では膀胱全摘除術が標準治療となります。
- 経尿道的手術の手術時間は1時間程度であり、砕石位で行われます。膀胱全摘除術の手術時間は7時間程度であり、仰臥位または砕石位で行われます。
- 膀胱全摘除術の場合、尿路変向は必須であり、手術歴の有無などにより、開腹手術と腹腔鏡下手術（ロボット支援下手術を含む）が選択され、創の大きさも出血量も大きく違います。

合併症

- 高齢の患者が多く、心機能や腎機能、肝機能など全身の予備力が低下していたり、重篤な基礎疾患を有する場合があります。
- 腫瘍や慢性腎不全などにより、術前より腎機能に障害がある場合があります。術中に使用する薬剤で腎臓に負担のかかるものは考慮が必要です。
- 男性の患者で前立腺疾患などの場合、術後の性生活に影響が生じます。

手術体位

- **砕石位****（p.26）****の手術も多い**ため、体位固定時は患者への配慮が必要です。
- ロボット支援下手術や腎尿管摘除術などの場合は、術中に体位を変換する場合もあります。

心理的支援

- ほとんどが悪性腫瘍による疾患であり、患者の**移ろう心理状態**に寄り添い、サポートを行います。
- 生殖器・排泄にかかわる器官のため、検査や手術に対して羞恥心を感じている患者は多く、不必要な露出を避けるべきです。

手術でおさえておきたい

泌尿器科の解剖

泌尿器の構造

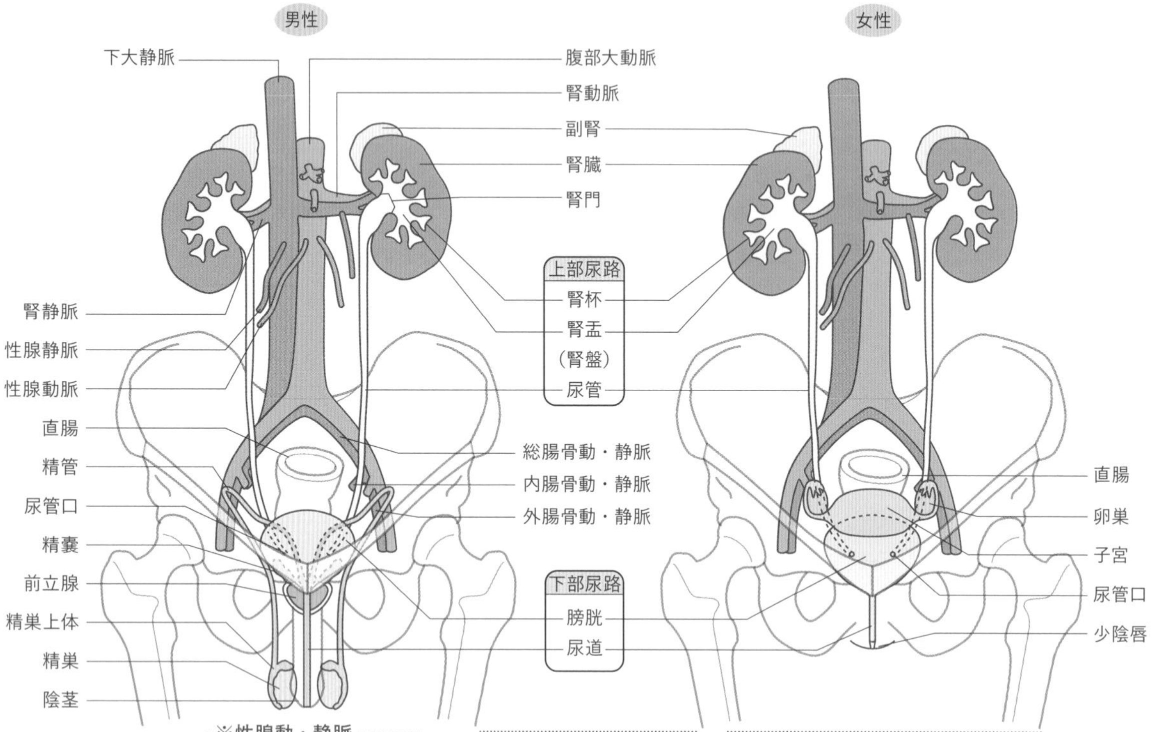

男性

女性

下大静脈

腹部大動脈

腎動脈

副腎

腎臓

腎門

上部尿路

腎杯

腎盂

（腎盤）

尿管

腎静脈

性腺静脈

性腺動脈

直腸

精管

尿管口

精嚢

前立腺

精巣上体

精巣

陰茎

総腸骨動・静脈

内腸骨動・静脈

外腸骨動・静脈

下部尿路

膀胱

尿道

直腸

卵巣

子宮

尿管口

少陰唇

※性腺動・静脈
男性は精巣、女性は卵巣

精巣動・静脈は精索中を
通って精巣に達する

右腎は左腎より約3cm下にある
右腎静脈より左腎静脈のほうが長い

生殖器の構造

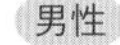

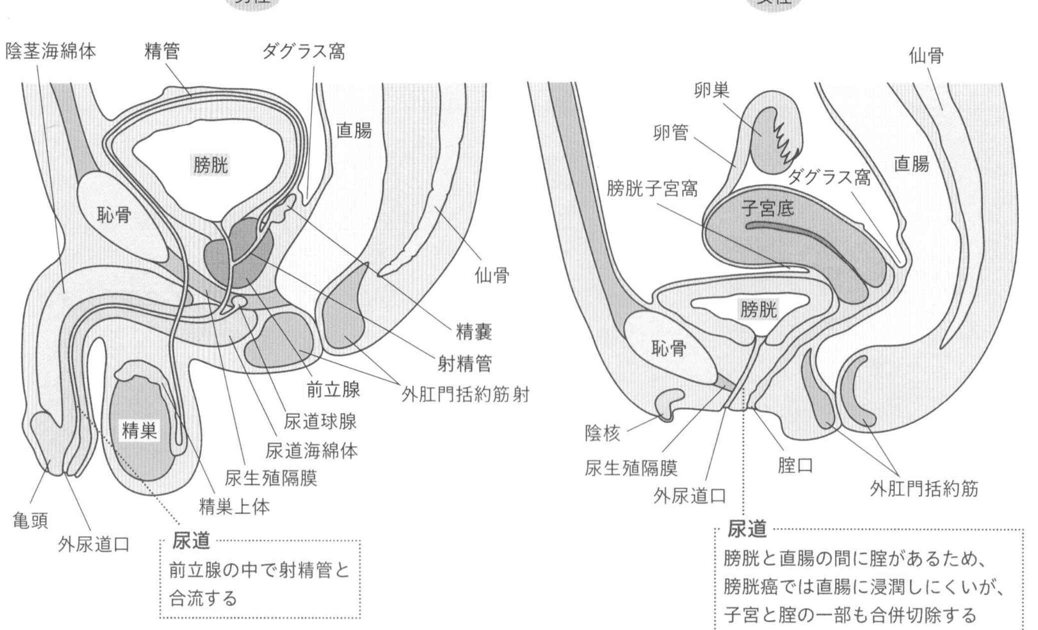

腎臓の構造

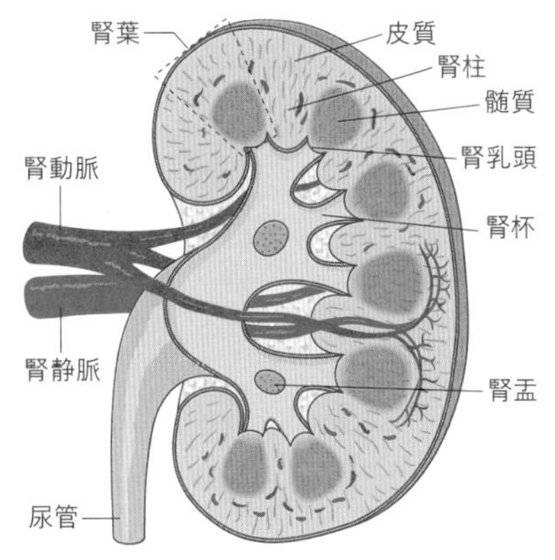

前立腺周囲の構造

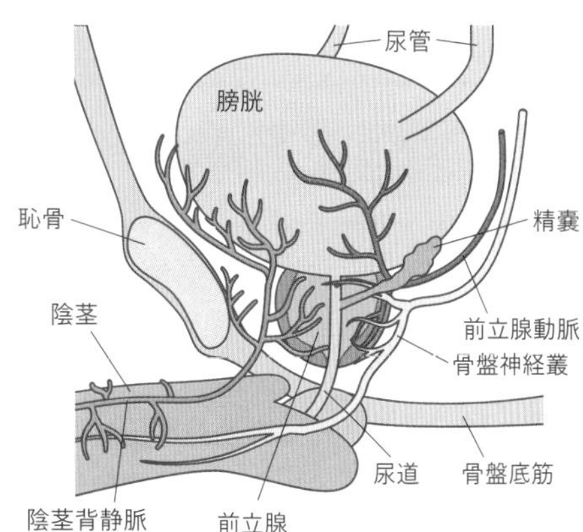

膀胱・尿道の構造

前立腺全摘除術において、外尿道括約筋の損傷は術後尿失禁の原因となる。

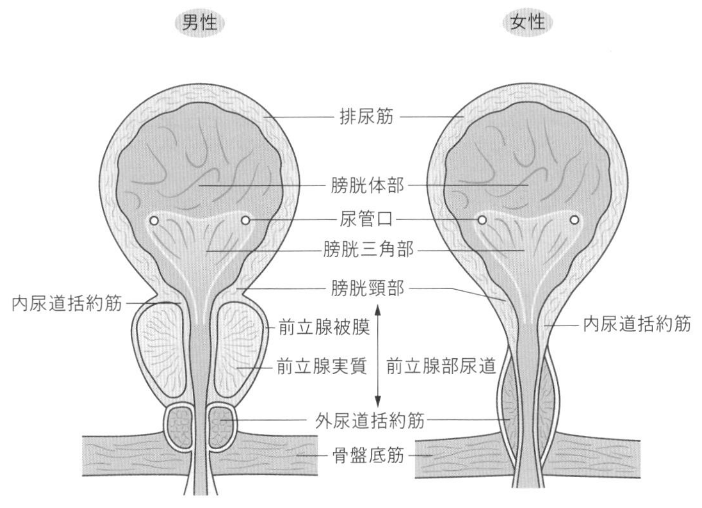

[泌尿器科(p.128〜147)] 引用・参考文献

1)日本泌尿器科学会編：膀胱癌診療ガイドライン2019年版．医学図書出版，東京，2019.
2)日本泌尿器科学会編：腎癌診療ガイドライン2017年版．メディカルレビュー社，大阪，2017.
3)日本Endourology・ESWL学会：泌尿器科腹腔鏡手術ガイドライン．Japanese Journal of Endourology and ESWL 2008；21(1).
4)松田公志，中川昌之，冨田善彦編：新Urologic Surgeryシリーズ2 膀胱の手術．メジカルビュー社，東京，2009.
5)土屋順彦担当編集委員：Urologic Surgery Next 2 ロボット支援手術．メジカルビュー社，東京，2018.
6)今井直彦編著：腎臓内科医のための腎移植の診かた．中外医学社，東京，2015.
7)山本新吾編：解剖から主要手術の看護のポイントまで！泌尿器科の手術看護パーフェクトマニュアル．オペナーシング2015臨時増刊，メディカ出版，大阪，2015.
8)斎藤直美：先輩ナースが書いた手術看護ノート．照林社，東京，2020.
9)林直子，佐藤まゆみ編：成人看護学　急性期看護Ⅰ－概論・周手術期看護 改訂第3版．南江堂，東京，2019.
10)加藤晴朗：イラストレイテッド泌尿器科手術 図脳で覚える術式とチェックポイント．医学書院，東京，2007.

33 腹腔鏡下腎摘除術

適応疾患・手術適応

腎腫瘍、水腎症、萎縮腎、腎尿管腫瘍の前半、腎移植のドナー

手術の概要

身体にあけた小さな孔に内視鏡専用の手術器具を挿入し、モニターで映像を見ながら手術操作を行う。
腎周囲を剥離し、腎動静脈・尿管を切断して摘出する。

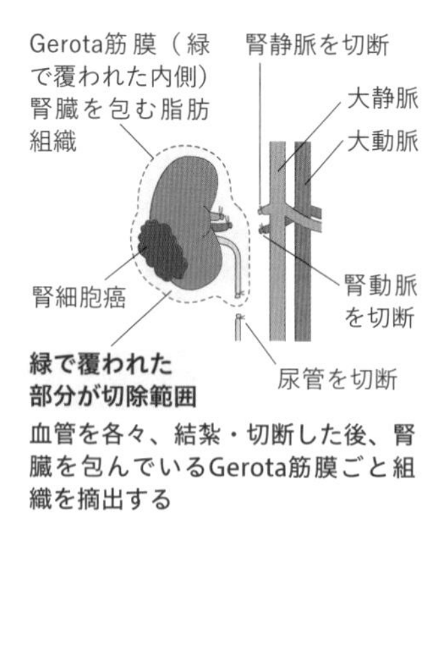

血管を各々、結紮・切断した後、腎臓を包んでいるGerota筋膜ごと組織を摘出する

麻酔方法	全身麻酔（＋硬膜外麻酔）
手術体位	患側が上の側臥位（体位写真17） ★開腹に移行する可能性が高い場合は、腎摘位（体位写真18）となる。
手術時間	約3時間
術後合併症	❶気腹による合併症（p.38参照） ❶出血 ❶周辺臓器の損傷 ❶患側の気胸 特に後腹膜アプローチ ❶脱水 生体腎移植ドナーは術中にマンニトールを使用

手術のバリエーション

アプローチ方法は、肥満や腹部臓器の手術既往、腫瘍の大きさ、位置や浸潤の程度、リンパ節転移の有無、術者の技量などにより決定される。アプローチの違いによって創部の位置が変わり、手術の流れも多少異なる。

経腹膜アプローチ

患者の腹側から腹膜をあけて腎臓に到達する。

- 作業スペースが広く、臓器のオリエンテーションがつけやすい
- 腎動脈のアプローチに難あり（腎動脈は腎静脈の背側にある）
- 結腸外側の腹膜を切開するため、周辺臓器の損傷に注意が必要
（右腎摘出術→十二指腸、肝臓、左腎摘出術→脾臓）

後腹膜アプローチ

患者の背面から腹膜をあけずに腎臓に到達する。

- 作業スペースが狭い
- 腎臓は後腹膜にあるため、腎茎部に直接アプローチすることが可能なため、腎血管のアプローチが容易である
- 肥満や癒着がある場合は難あり
- 横隔膜が非常に近く、拡張バルーンの使用時に横隔膜損傷によって気胸が起こりやすい
- 縦隔気腫、皮下気腫が起こりやすい

手術のココに注意！

- 腎動静脈は大血管から分岐しているため、腎摘除術における血管損傷は大出血につながることがあります。
- 出血のコントロールができない場合は開腹手術に移行することがあります。

手術手順

❶ 皮膚切開・トロッカー挿入 気腹開始

皮膚を４か所切開する（5～12mm）。
経腹膜アプローチ：腹膜切開してトロッカーを挿入する。
後腹膜アプローチ：拡張バルーンを用いて組織剝離を行い、後腹膜スペースを確保してトロッカーを挿入する。

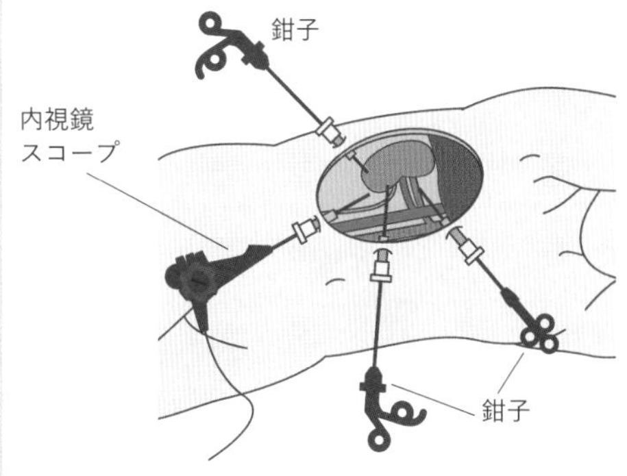

❷ 腎茎部の露出

Gerota筋膜を付けたまま腎周囲を剝離し、腎茎部のGerota筋膜をあけて腎動静脈を露出させる。
★経腹膜アプローチ：結腸または十二指腸を剝離して脱転するため、腸管損傷に注意が必要。

❸ 腎動静脈の剝離・切断

腎動静脈周囲を剝離し、クリップで血管を結紮して腎動静脈を切断する。
腎動脈→腎静脈の順に行う。
★出血が多い場合はガーゼを入れる。

❹ 腎周囲の剝離

副腎を温存する場合は、腎臓と副腎の間を剝離する。
★副腎は可能な限り温存する。

❺ 尿管の剝離・切断

尿管を剝離し、クリップで結紮して切断する。
★尿管の下には、総腸骨動脈、外腸骨動脈、内腸骨動脈があるので注意する。
★ドナー腎の場合は血管切断の前に尿管を切断する。

❻ 腎臓の回収

体内で回収袋に入れて、トロッカーの挿入部より取り出す。
★腎臓の大きさによって皮膚切開を延長することがある。

❼ ドレーン挿入

腎摘除部に挿入する。

❽ 気腹停止・トロッカー抜去 閉創

止血を確認し、トロッカーを抜去する。
腹膜、筋層、皮下を縫合する。

MEMO 生体腎移植ドナー

- ドナーは健常者であるため万全な安全管理が求められる。
- 移植腎の選択→左のほうが腎静脈が長いため、原則左腎を選択する（p.130参照）。
- 腎機能に左右差がある場合は、機能の悪いほうを摘出する。
- 移植される腎臓であるため、摘出腎にダメージを与えないように手術操作には細心の注意が必要となる。
- 腎動静脈はできるだけ長く採取し、温阻血時間を最小限にするために、レシピエントの準備状況を確認してから最後に血管を切断して摘出する。

34 腹腔鏡下腎尿管全摘除術

適応疾患・手術適応

腎盂癌、尿管癌、腎尿管腫瘍

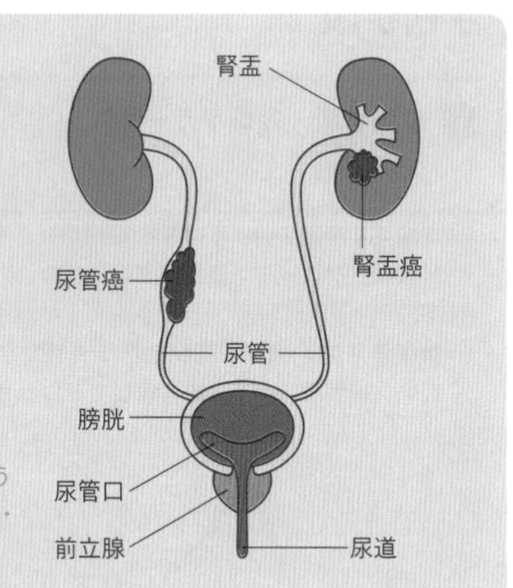

★腎盂・尿管癌は組織系が尿路上皮癌となる。尿路上皮癌は時期をずらして場所を変えて、同じ尿路上皮のどこかに再発しやすいという特徴がある。したがって、手術は腎臓・尿管・膀胱の一部を一塊にして摘出する。

手術の概要

腹腔鏡下で腎臓と尿管をできる限り遊離する。
その後、仰臥位に体位変換し、開腹して腎臓と尿管、膀胱の一部を一塊して摘除した後、切開した膀胱を縫合する。

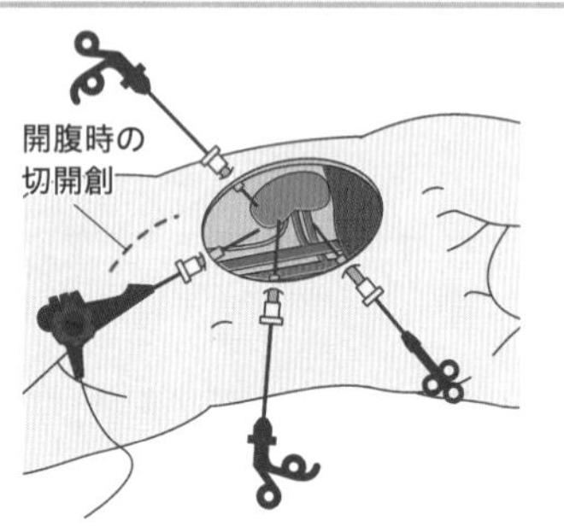

麻酔方法	全身麻酔（＋硬膜外麻酔） ★小開腹を伴うため硬膜外麻酔を併用することが多くなる
手術体位	患側が上の側臥位（体位写真17）→仰臥位（体位写真１） 腎摘位の場合は側臥位（体位写真18） ★腹腔鏡操作時では、開腹に移行する可能性が高い場合は腎摘位となる。 ★腎盂癌など腫瘍が上部にある場合は、体位変換せずに手術台をローテーションして開腹に移行する場合がある。尿管癌で腫瘍が下部にある場合は体位変換して開腹する（腫瘍をしっかりと確認し、十分な範囲の切除を行うため）
手術時間	約５時間
術後合併症	❶ 気腹による合併症（p.38参照） ❶ 出血 ❶ 周辺臓器の損傷 ❶ 患側の気胸 特に後腹膜アプローチ（p.132参照） ❶ 疼痛

手術のバリエーション

腹腔鏡操作では腎摘除術と同様に、経腹膜アプローチと後腹膜アプローチがある（p.132参照）。

手術のココに注意！

- 腹腔鏡下腎摘除術（p.132〜133）と同様に、腎動静脈周囲の操作では大血管損傷のリスクを伴うため、**開腹手術に移行する可能性**があります。

手術手順

❶ 皮膚切開・トロッカー挿入・気腹開始

腹腔鏡操作開始

❷ 腎茎部の露出

❸ 腎動静脈の剥離・切断

❹ 腎周囲の剥離

❶〜❹の詳細は「33 腹腔鏡下腎摘除術」(p.133) 参照

❺ 尿管の剥離

腹腔鏡操作で可能な限り膀胱に向かって尿管を剥離し、腎尿管を遊離した状態で腹腔鏡操作を終了する。

★尿管の下には、総腸骨動脈があるので注意する。

★この段階では、まだ腎尿管膀胱はつながっている。

❻ ドレーン挿入

腎摘除部に挿入する。

❼ 気腹停止・トロッカー抜去・閉創

止血を確認し、トロッカーを抜去する。トロッカーの挿入部を縫合する。

❽ 体位変換

側臥位（患側が上）から仰臥位（手開き）になる。再度、消毒しドレーピングを行う。

★体位変換しない場合は、手術台を軽度ローテーションすることもある。

❾ 皮膚切開・開創（開腹操作開始）

下腹部切開。

❿ 尿管の剥離

膀胱に向かって、さらに尿管の剥離を進める。

⓫ 腎尿管の摘出

尿管と膀胱の移行部を切離して取り出す。

★膀胱の尿管接続部を部分切除することになる。

⓬ 膀胱の縫合

膀胱切除部を縫合し、膀胱に生理食塩水を注入して漏れがないことを確認する。

⓭ ドレーン挿入

骨盤腔に挿入する。

⓮ 閉創

止血を確認し、下腹部切開部の腹膜、筋層、皮下を縫合する。

35 ロボット支援下前立腺摘除術

[RARP]

適応疾患・手術適応

転移のない前立腺癌

手術の概要

内視鏡手術支援ロボットを使用して、身体にあけた小さな孔に内視鏡と手術器具を取り付け、モニターで立体画像を見ながら手術操作を行う。
前立腺と精嚢を一塊して摘出し、尿道と膀胱を吻合して再建する。

切除範囲

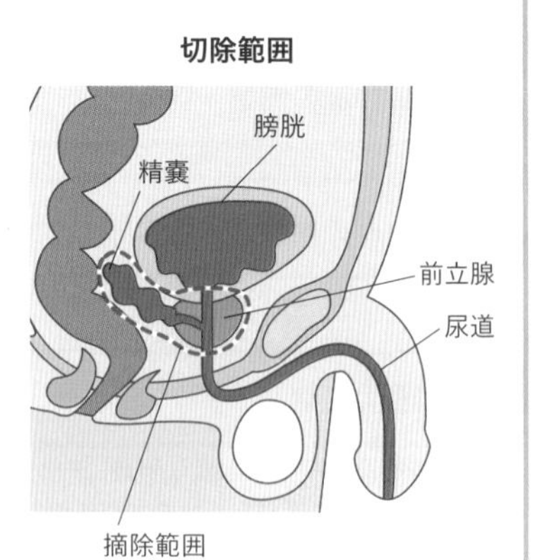

麻酔方法	全身麻酔
手術体位	仰臥位(頭低位25～30度：体位写真５) ★砕石位で行う場合もある。
手術時間	約４時間
術後合併症	❶気腹による合併症(p.38参照) ❶頭低位による合併症 頭蓋内圧の上昇・眼圧上昇による視力障害・気腹による合併症を助長 ❶コンパートメント症候群(砕石位の場合) ❶下肢末梢神経障害(砕石位の場合) ❶尿失禁 ❶勃起機能不全 ❶縫合不全 ❶腸管損傷

手術のバリエーション

- リンパ節郭清を行う場合と行わない場合、神経血管束(勃起神経にかかわる神経)を両側温存する場合、片側のみ温存する場合、温存しない場合がある。
- 神経温存の適応、骨盤リンパ節郭清の適応についてのガイドラインはなく、各施設でプロトコールを決めて行っている。
- 骨盤リンパ節郭清は、低リスクと中リスクは限局的リンパ節郭清(閉鎖リンパ節のみ)。高リスクは拡大リンパ節郭清(内外総腸骨、閉鎖、マルシル、クロケット、正中仙骨)を行うことが多い。

左右の神経血管束の温存

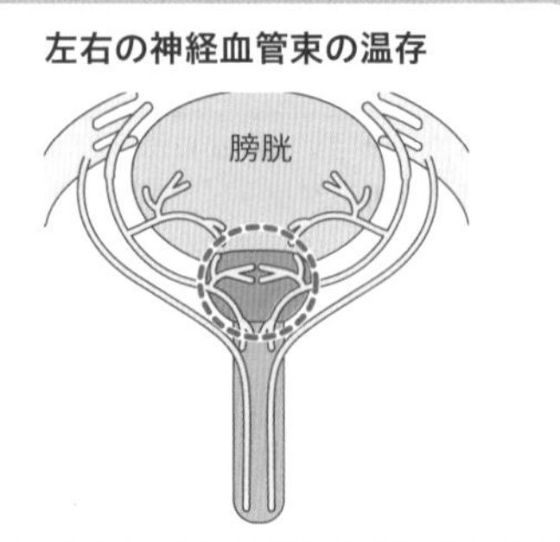

手術のココに注意！

- 背側静脈群は非常に出血しやすい組織で、骨盤の非常に深いところにあるため、開腹手術では手術操作に困難を伴い、大量出血につながることも少なくありません。しかし、RARPでの出血は少なく輸血の適応となることはほぼありません。
- 術後尿失禁を最小限にするためには尿道括約筋を傷つけないように注意が必要です。また、前立腺周囲の神経血管束を温存することにより、術後の尿失禁や男性機能の早期回復が期待できます。

手術手順

❶ 皮膚切開・トロッカー挿入 気腹開始

皮膚を6か所切開する（5～12mm）。

❷ ロボットアームロールイン・ドッキング

ロボットアームにトロッカーや鉗子を装着する。
ロボット操作開始。
★25～30度の頭低位となるため、身体のずれや固定器具、ロボットアームによる圧迫がないことを確認する。

❸ 前立腺前面・側面の剥離

腹膜を切開し、前立腺前面・側面を剥離する。

❹ 膀胱頸部の剥離と膀胱頸部尿道の切開

膀胱頸部を剥離し、膀胱と前立腺の間を切開する。
★尿と出血が混在するため出血量が不明瞭となる。

❺ 精管、精嚢の剥離・切断

精管はクリップで結紮して切断する。

❻ 前立腺後面の剥離

前立腺と直腸前面の間を尿道に向かって剥離する。
神経血管束を温存する。

❼ 背側静脈群、尿道の切断

止血のために気腹圧を上げて背側静脈群を切断し、尿道を確認して切断する。
★背側静脈群からの出血に注意する。
★前立腺と精嚢はロボット操作終了後に取り出す。

❽ 膀胱尿道吻合

膀胱尿道の後壁を補強後、吻合を行う。膀胱に生理食塩水を注入して、吻合部に漏れがないことを確認する。

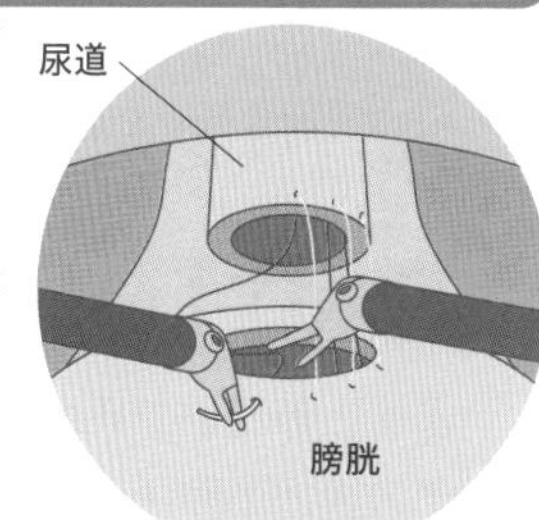

膀胱尿道吻合部の狭窄と膀胱留置カテーテルの閉塞を予防するために、20Frの2wayバルーンカテーテルを挿入する。

❾ 骨盤リンパ節郭清

疾患の進行度に応じてリンパ節を郭清する。

❿ ロボットアームロールアウト

ロボット操作終了。

⓫ 前立腺・精嚢回収

体内で回収袋に入れてトロッカー挿入部より取り出す。

⓬ ドレーン挿入

骨盤腔に挿入する。

⓭ 気腹停止・トロッカー抜去 閉創

★頭低位を解除し、体位のずれがないことを確認する。

36 ロボット支援下腎部分切除術
[RAPN](腹腔鏡下手術を含む)

適応疾患・手術適応

腎腫瘍

- 原則として、腫瘍径が4 cm以下のリンパ節転移・遠隔転移のない腫瘍・腫瘍のみ摘出可能な位置にある腫瘍。しかし4 cm以上の腫瘍や転移があっても状況に応じて本術式で行うこともある。

手術の概要

まず、砕石位で経尿道的に患側に尿管カテーテルを挿入する。
その後、患側が上の側臥位に体位変換して、内視鏡手術支援ロボットを使用して、身体にあけた小さな孔に内視鏡と手術器具を取り付け、モニターで立体画像を見ながら手術操作を行う。腎臓を冷却しながら腎動脈を遮断して腫瘍を切除し、切除部を縫合する。

❶腎動脈をクランプして腎血流を遮断する

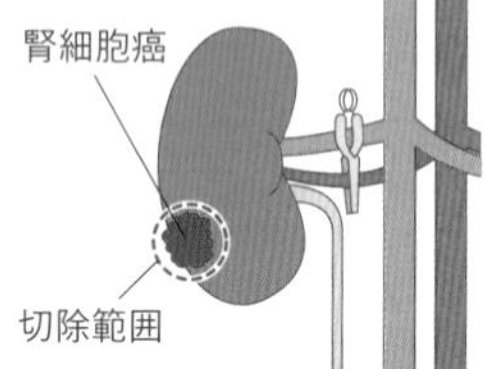

❷腫瘍周囲を十分な組織をつけて腎実質に切り込み、腫瘍を切除する

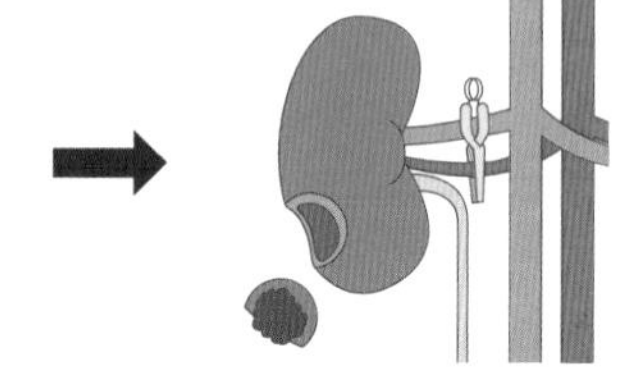

❸腎実質を寄せて縫合。その後、腎血流を再開

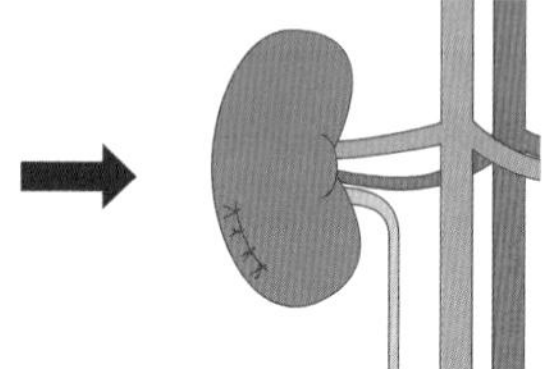

麻酔方法	全身麻酔(＋硬膜外麻酔)
手術体位	砕石位(体位写真9)→側臥位：腎摘位(患側が上：体位写真18) ★RAPNでは、ロボットアームが患者の身体に衝突するのを防ぐために腎摘位で行う。 ★腹腔鏡下腎部分切除術は側臥位で行うが、開腹手術に移行する可能性が高い場合は腎摘位で行う。
手術時間	約3時間
術後合併症	❗気腹による合併症(p.38参照)　❗尿漏 腎盂・腎杯も切開した場合　❗出血　❗周辺臓器の損傷　❗患側の気胸 特に後腹膜アプローチ

手術のバリエーション

後腹膜アプローチでは、腎動静脈の確保までは腹腔鏡下で行い、手術手順は「33　腹腔鏡下腎摘除術」の後腹膜アプローチと同じ(p.132参照)。その後、ロボット操作に移行する。

MEMO　RAPNと腹腔鏡下手術の違い

- 使用する器具が違うだけで手術の内容は同じである。しかしRAPNでは、ロボットのもつ特徴から(p.38参照)、腎腫瘍周囲の切開や切除部分の縫合を正確かつ迅速に行うことができ、腎血流遮断時間を短縮できる。

手術のココに注意！

- 腎臓の阻血時間は冷却していない場合は25分以内、25分を超えると腎機能に障害が残ることがあります。腎障害を避けるための至適温度は20℃以下とされています。
- 腎動静脈周囲の操作では大血管損傷のリスクを伴うため、開腹手術に移行する可能性があります。

手術手順

❶ 砕石位で尿管カテーテル挿入

経尿道的に患側腎盂に尿管カテーテルを挿入する。

★腎動脈遮断時に腎盂に冷却水を注入する目的で挿入する。手術が終了したら抜去する。

❷ 側臥位に体位変換

・RAPNは腰部を持ち上げた腎摘位。
・腹腔鏡下腎部分切除術では側臥位。

❸ 皮膚切開・トロッカー挿入 気腹開始

皮膚を４～５か所切開する（５～12mm）。

❹ ロボットアームロールイン・ドッキング

ロボットアームにトロッカーや鉗子を装着する。
ロボット操作開始。

★RAPNではロボットアームによる圧迫がないことを確認する。ロボットアームとの接触を避けるために、体格によっては上側上肢が90度以上の挙上になることもある。

❺ 腎茎部の露出

Gerota筋膜を付けたまま腎周囲を剥離し、腎茎部のGerota筋膜をあけて腎動静脈を露出させる。

★経腹膜アプローチ：結腸または十二指腸を剥離して脱転するため腸管損傷に注意が必要。

❻ 腎動脈の剥離・確保

腎動脈周囲を剥離して血管テープをかける（腎動脈は複数あることもある）。

★腎血流の遮断は、腎動脈のみのことが多いが、腎静脈も遮断することもある。

❼ 腫瘍と切除ラインの確認

超音波にて腫瘍の位置を確認する。

❽ 腫瘍周囲の剥離

超音波で腫瘍を確認しながら剥離を進め、切除ラインを電気メスでマーキングする。

❾ 腎動脈遮断

尿管カテーテルより腎盂に冷却水を注入して腎臓を冷却する。
腎動脈に血管クリップをかけて遮断する。

★腎臓を冷却することで阻血による腎機能への影響を最小限にする。

❿ 腫瘍の切除と止血・縫合

切除面を電気メス（ソフト凝固モード）などを使用して止血する。
腫瘍の位置によって、腎盂・腎杯も切開した場合は縫合閉鎖する。
尿路の開放がなければ、腎実質のみの縫合となる。

★腎阻血時間を最小限にするため腫瘍の取り出しは後から行う。

⓫ 腎動脈遮断解除と止血確認

冷却水の注入を終了し、血管クリップを外して腎動脈遮断を解除する。

★出血があれば、追加縫合や再阻血に備える。

⓬ ロボットアームロールアウト

ロボット操作終了。

⓭ 腫瘍の回収

体内で回収袋に入れてトロッカー挿入部より取り出す。

⓮ ドレーン挿入

腎部に挿入する。

⓯ 気腹停止・トロッカー抜去 閉創

37 ロボット支援下根治的膀胱全摘除術[RARC](腹腔鏡下手術を含む)

適応疾患・手術適応

浸潤性膀胱癌

手術の概要

内視鏡手術支援ロボットを使用して、身体にあけた小さな孔に内視鏡と手術器具を取り付け、モニターで立体画像を見ながら手術操作を行う。
膀胱を摘出して尿路変向を行い、排泄経路を再建する。
男性は前立腺を合併切除し、女性は尿道・子宮・両側付属器・腟前壁を合併切除する。

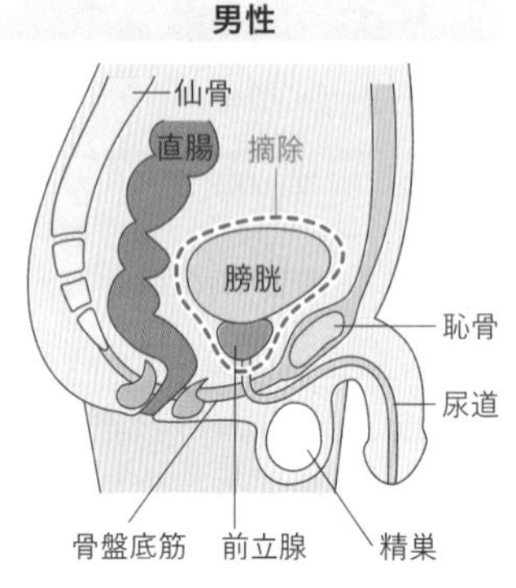

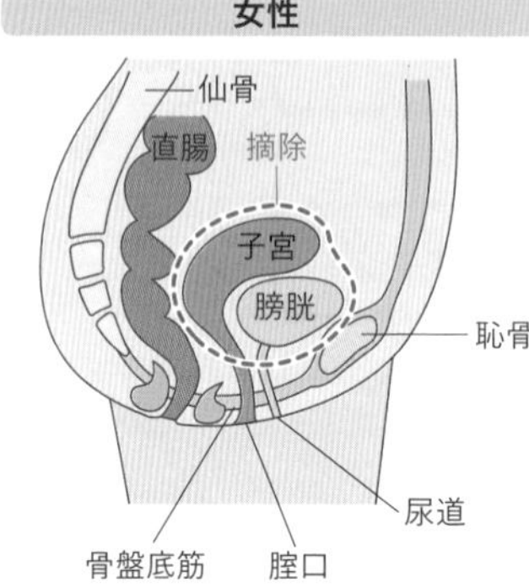

尿道摘除の有無

- 男性→腫瘍の位置や尿道への浸潤の有無、尿路再建の方法によって決定される。
  尿道摘除の方法には、恥骨上・陰茎脇アプローチと会陰アプローチがある。
- 女性→全症例摘除する(会陰アプローチのみ)。

麻酔方法	全身麻酔＋硬膜外麻酔併用
手術体位	仰臥位(頭低位：体位写真5)or 砕石位(頭低位：体位写真13) ★気腹や頭低位による合併症のハイリスクとなるので注意が必要である。
手術時間	約7時間 ★手術時間は尿路変向の方法によっても違うが、6～8時間程度に及ぶ。
術後合併症	❗気腹による合併症(p.38参照) ❗頭低位による合併症 頭蓋内圧の上昇・眼圧上昇による視力障害・気腹による合併症を助長 ❗コンパートメント症候群(砕石位の場合) ❗出血 ❗疼痛 ❗感染 ❗腸管閉塞(腸管利用の尿路再建の場合)

手術体位の選択の一例

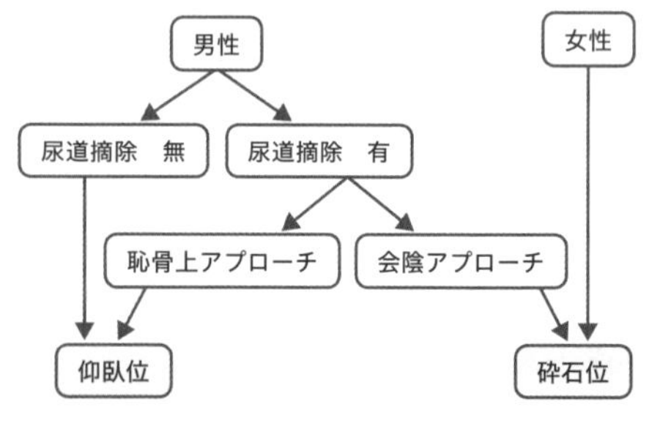

手術のココに注意！

- 長時間の手術であり、手順も多いため、術前に入念な準備が必要です。
- 尿路変向の方法には、①回腸導管、②回腸新膀胱、③尿管皮膚瘻があります。腫瘍の位置や患者の希望・状況によって選択されます。

手術手順

※尿道を摘除しない場合は尿道剥離の操作は行わない。

❶ 皮膚切開・トロッカー挿入 気腹開始

皮膚を５か所切開する（５～12mm）。
開腹操作用に約５cmの皮膚切開を１か所加える。
（恥骨上アプローチで尿道摘除）
トロッカー挿入前に恥骨上皮膚切開を行い尿道周囲を剥離する。陰茎側から膀胱側へ剥離を進める。
★恥骨上アプローチ：仰臥位で手術を行うことができ、コンパートメント症候群の予防や疼痛の軽減につながる。術後の疼痛が会陰アプローチよりも軽度であることが多い。

❷ ロボットアームロールイン・ドッキング

ロボットアームにトロッカーや鉗子を装着する。ロボット操作開始。
（会陰アプローチで尿道摘除）
会陰部皮膚切開し尿道周囲を剥離する。
★25～30度の頭低位となるため、身体のずれや固定器具、ロボットアームによる圧迫がないことを確認する。

❸ 尿管・膀胱周囲の剥離

左右の尿管・膀胱周囲を剥離して、尿管をテープで確保し切断する。
★尿管を切断したら断端を迅速診断に提出する。陽性の場合は追加切除が必要になる。

❹ 背側静脈群の切断・結紮

止血のために気腹圧を上げて背側静脈群を切断し、結紮縫合を行う。
★背側静脈群からの出血に注意する。

❺ 尿道の剥離・切断

残っている尿道周囲の組織を剥離し尿道を切断する。

❻ 膀胱摘出・尿道閉鎖

- 体内で回収袋に入れて小切開部より取り出す。
- 尿道を閉鎖し、女性の場合は腟断端も閉鎖する。

★尿路変向を回腸新膀胱術で行う場合は、尿道摘除を行わない。

❼ 骨盤リンパ節郭清

拡大リンパ節郭清を行うことが多い。

❽ 気腹停止 ロボットアームロールアウト

ロボット操作終了。
★頭低位の解除。体位のずれがないことを確認する。

❾ 尿路再建

どの再建方法であっても、尿管に尿管ステントを挿入する。
★ここから開腹操作となることもある。

❿ ドレーン挿入

骨盤腔に挿入する。
※回腸新膀胱術の場合は、マレコーカテーテル（新膀胱）、バルーンカテーテル（尿道）も挿入する。

⓫ トロッカー抜去・閉創

- 止血を確認し、トロッカーを抜去する。
  腹膜、筋層、皮下を縫合する。
- 回腸導管・尿管皮膚瘻による尿路再建では、トロッカー挿入部を利用してストーマを作成する。

37 ロボット支援下根治的膀胱全摘除術［RARC］
（腹腔鏡下手術を含む）

MEMO 尿路再建の種類

	回腸導管術	回腸新膀胱術	尿管皮膚瘻術
種類	腎臓 尿管 ストーマ 回腸の一部	腎臓 回腸の一部を使って袋状に縫った代用膀胱 尿道につなぐ	腎臓 尿管 ストーマ
再建方法	●回腸の一部を約15cm遊離して導管を作成し、尿管を吻合して腹部にストーマを造設する	●回腸を約60cm遊離して袋状にして、尿をためる代用膀胱を作成する ●代用膀胱に尿管と尿道を吻合し腹圧を利用して尿道口から排尿する	●尿管を直接皮膚に縫い付けてストーマを造設する
長所	●手術操作が回腸新膀胱より単純	●自然な排尿方法とほとんど変わらない ●装具を装着する必要がない	●手術操作が単純で、短時間でできる ●腸管の操作がない
短所	●腹部に装具を常時装着 ●ストーマケアが必要	●手術が複雑 ●排尿や代用膀胱の自己管理が必要である ●自排尿が困難な場合、間欠的自己導尿が必要	●腹部に装具を常時装着 ●ストーマケアが必要 ●時間の経過に伴い、尿管の出口に狭窄を生じる可能性がある

回腸導管による再建の術後の創部（一例）

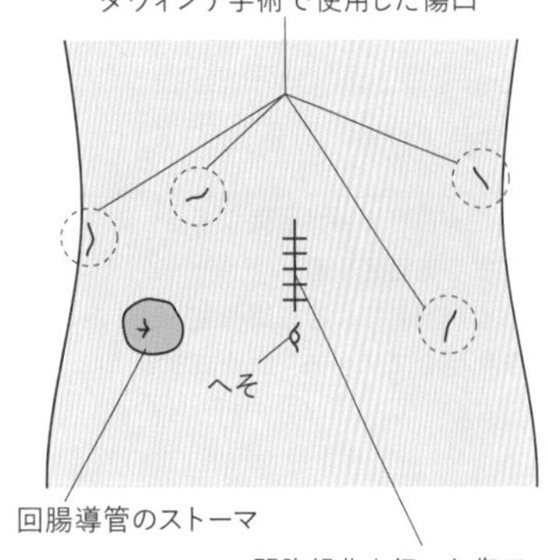

MEMO ストーマの合併症予防

- 消化管や尿路の疾患などにより、手術によって腹部に新たに作られた便や尿の排泄口をストーマといいます。
- 大きく分けて便の排泄口である消化管ストーマ(結腸に作られるとコロストミー、回腸に作られるとイレオストミーと呼ばれます)と、尿路ストーマ(ウロストミーと呼ばれ、回腸導管と尿管皮膚瘻)があります。
- ストーマの大きさや形は人それぞれに異なります。
- ストーマには知覚がないので痛みや便意、尿意を感じません。
- ストーマには肛門や尿道口のように括約筋がないので、自分の意思で排泄をコントロールすることができません。常に排泄物が出ている状態になるため、排泄物を受ける専用の装具をつける必要があります。
- ストーマには以下の合併症がありますが、尿路ストーマでは、加えて尿路の通過障害、尿路感染症、腎不全、尿路結石などの合併症に注意が必要です。

ストーマ造設後の主な合併症

合併症の種類	原因	看護
浮腫	●静脈の還流障害が一過性に粘膜を腫脹させ、時間とともに改善する	●①ストーマの観察、②ストーマ装具の選択、③面板ストーマ孔のサイズの調整が重要である ●肉眼でよく観察できるよう、単品系の透明タイプのフランジを使用するとよい ●浮腫出現後、面板ストーマ孔の開口が小さすぎてストーマ粘膜を圧迫し循環障害をきたさないよう、ストーマ孔はストーマ径より大きく開ける ●ストーマ近接部の皮膚露出を避けるため、粉状皮膚保護材を併用し、装具を装着する
血流障害	●手術手技により腸間膜を処理しすぎたため、血流の途絶が起こる ●腹壁の脂肪層が厚いため、腸間が十分に引き下げられず、縫合部よりストーマ粘膜が広範囲に黒色変化するものと、限局した部分のみ変化するものがある	●観察が重要となるため、ストーマ装具は透明なタイプを使用し、頻回に観察を行う ●術後より経時的に観察し、異常の早期発見時はすみやかに医師へ報告する ●持続すると壊死に移行するため、壊死、脱落を念頭に置いて観察を行う必要がある
壊死	●手術手技による腸管辺縁血管の血流遮断、術後浮腫による腸間膜圧迫などが考えられる ●壊死に至るとストーマ粘膜が異変し、粘膜の脱落、腸壁軟化の状態が起こる	●血流障害に準じる ●ストーマ粘膜壊死によりストーマ粘膜皮膚接合部が瘢痕治癒した場合は、いずれ狭窄が出現する可能性が高いため、サマリーに記載するなど、継続して観察が行われるように努める
粘膜皮膚離開	●血流障害および壊死に準じる ●限局した壊死組織を除去した際にストーマ粘膜が皮膚縁から離開する	●ストーマ粘膜の壊死組織が分離するまでは、脱落の可能性を念頭に置き、感染徴候も含めて1日1回は観察を行う ●離開部を洗浄し、水分を拭き取った後、粉状皮膚保護材を併用し、短期交換が可能なタイプの皮膚保護材を用いて装具を貼付する ●壊死組織が十分除去され、粘膜が脱落しないことを確認する
ストーマ脱落	●ストーマの壊死が深層部まで進行し、腸管が腹壁筋層より中に落ち込んだ状態	●腸管の腹腔内陥入を予防するため、壊死の状態から継続した観察を行う ●脱落を発見した場合は緊急性が高いため、ただちに医師へ報告し指示を受ける
ストーマ周囲膿瘍	●汚染した術野での手術操作 ●皮膚と漿膜筋層を縫合する際に縫合糸が腸管全層にかかった場合 ●縫合糸による感染 ●ストーマが開腹創上に造設された場合 ●副腎皮質ステロイド薬の大量投与などで易感染状態にある場合	●ストーマおよび、その周囲の観察を行い、医師に状態を報告する。特に発赤が激しい部位はマーキングし、拡大傾向がないかを経時的に測定する

鈴木亜希子：ストーマケア. 道又元裕監修, 杉山政則, 有村さゆり編, 見てわかる消化器ケア, 照林社, 東京, 2012：69-70. より引用

38 腎移植術

適応疾患・手術適応

慢性腎不全

手術の概要

開腹して腸骨窩に移植床を作成し、ベンチサージャリーで移植腎を処理して、移植腎の動静脈・尿管を患者の腸骨動静脈と膀胱に吻合する。

★ドナーとレシピエントの手術進行が合うように入室時間が決められる。
★腎移植には、生体腎移植術（日本では約85%を生体腎移植が占めている）と献腎移植術（心停止ドナー・脳死ドナー）がある。

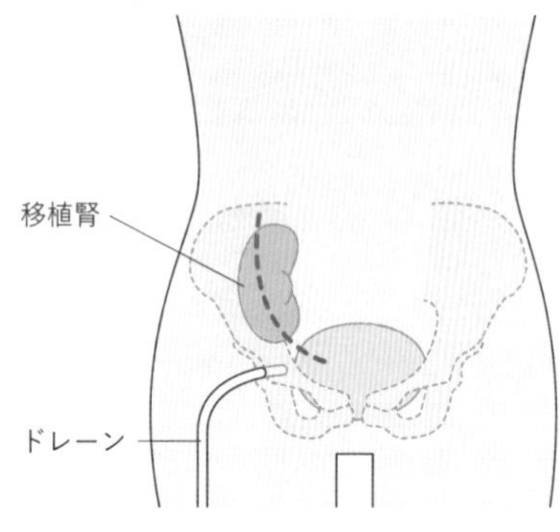

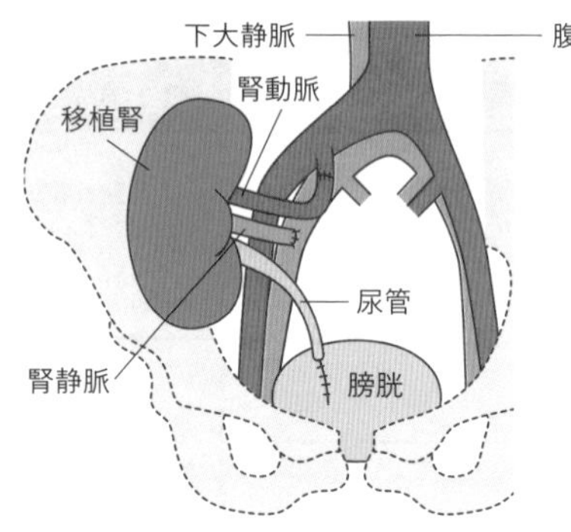

麻酔方法	**全身麻酔** ★抗凝固療法を行うため硬膜外麻酔は行わない。 ★腎移植では、移植腎の灌流を維持することが合併症の発症を防ぐうえで非常に重要である。 （腎血流を維持するための指標） ・収縮期血圧140～160mmHg ・中心静脈圧10～15mmH_2O ★術中・術後のカテコラミンと血管拡張薬の投与や、輸液負荷時の中心静脈圧測定のために、中心静脈カテーテルが挿入される。
手術体位	仰臥位（体位写真１）
手術時間	約７時間
術後合併症	❶出血 ❶尿流出不良（尿管狭窄・腎動脈狭窄） ❶疼痛 ❶感染 ❶拒絶反応 ❶免疫抑制薬の副作用

手術のバリエーション

小児に成人の腎臓を移植する場合は大血管に吻合し、腹部への移植となる。

手術のココに注意！

- 内シャントがある場合は、**シャント保護**とシャント音・スリルの定期的観察を行います。
- 内腸骨動脈が動脈硬化などで閉塞している場合には、吻合血管には使えない場合があります。二次移植（反対側に移植される）の可能性を考慮した場合、吻合血管の第一選択は外腸骨動脈となります。
- 吻合血管の長さが短く大伏在静脈を採取する可能性があるため、移植床側の大腿部も術野になることがあります。

手術手順

❶ 皮膚切開

下腹部弓状切開。

❷ 移植床の作成 尿管の確保 吻合血管の確保

・筋膜を切開し後腹膜を展開して腸骨窩に到達する。
・尿管を剥離し、テープにて確保する。
・内外腸骨動静脈、総腸骨動静脈を剥離し、血管テープにて確保する。
★吻合血管となる外腸骨・内腸骨血管は右のほうがやや浅く吻合が容易とされるため、通常右腸骨窩に移植される。

❸ ベンチサージャリーで移植腎の処理を行う

・腎保存液で腎還流を行い、アイススラッシュで冷却しながら移植腎の周囲脂肪組織、血管のトリミングを行う。
・腎動脈が複数ある場合は血管形成を行う。
★以後、血管吻合が終了するまで冷却しながらの手術操作となるため、体温が低下しやすい状況になる。

❹ 血管吻合・血流再開

・血管吻合は、静脈→動脈の順に行う。
腎静脈：外腸骨静脈に端側吻合。
腎動脈：外腸骨動脈に端側吻合、または内腸骨動脈に端々吻合。
・血流を再開したら、温生理食塩水で移植腎を温める。
★阻血時間は移植後の腎機能評価に影響する。
★いつでも移植腎の血流の確認が行えるように超音波を準備する。

❺ 初尿確認

・血流が再開されると生体腎移植では数分後に初尿が確認される。
・初尿で腎機能を確認後、２回目の抗生物質が投与される。
★レシピエントは腎機能が低下しているため抗生物質が排泄されず、血中にとどまっている。

❻ 尿管膀胱吻合

・膀胱の筋層を切開して粘膜を露出し、尿管と吻合する。
・膀胱切開部を縫合し、膀胱に生理食塩水を注入して、吻合部に漏れがないことを確認する。
★尿管ステントを挿入する場合がある。
★吻合が終了したら常に尿流出状態を確認する。

❼ ドレーン挿入

吻合部に挿入する。

❽ 閉創

筋膜、皮下を縫合する。
★超音波による移植腎の血流確認と尿量を確認する。

39 経尿道的手術

適応疾患・手術適応

- 膀胱腫瘍→［TUR-BT］
- 前立腺肥大症→［TUR-P・PVP・PUL］

手術の概要

尿道から内視鏡を挿入し、モニターで映像を見ながら潅流液を用いて手術操作を行う。組織を切除したり、採取した組織で病理診断を行う。

麻酔方法	脊椎麻酔(＋閉鎖神経ブロック併用)or全身麻酔
手術体位	砕石位(体位写真９)
手術時間	約１時間
術後合併症	❶出血 ❶TUR症候群(潅流液のD-ソルビトール液(ウロマチック)使用時) ❶カテーテル刺激による、尿意・疼痛 ❶感染

手術のバリエーション

経尿道的膀胱腫瘍切除術［TUR-BT］

- 膀胱内の腫瘍を電気メスで切除する。
- 光線力学診断では、病変を的確に把握するために腫瘍を可視化して手術を行う。
- 膀胱鏡挿入２～４時間前に光線力学診断用剤が投与され、投与後48時間は強い光への眼および皮膚の暴露を避ける(500ルクス以下)ことが必要なため、手術室では室内灯を調節している。
- 再発率の低下を目的に行われる。
- 側壁腫瘍切除時は、閉鎖神経反射に起因する膀胱損傷のリスクがあるため、麻酔は脊椎麻酔に閉鎖神経ブロックを併用するか、筋弛緩薬を使用した全身麻酔となる。

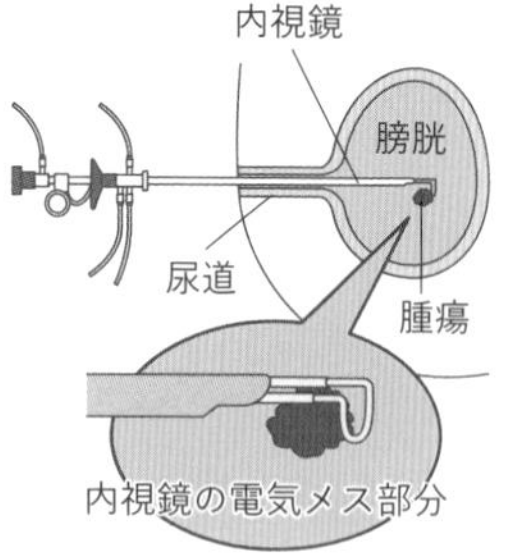

経尿道的前立腺切除術［TUR-P］

- 肥大した前立腺を電気メスで切除する。
- 正確な切除が可能だが、肥大が大きい場合は手術時間が長くなり、出血量の増加や大量の潅流液の使用による合併症のリスクがある。

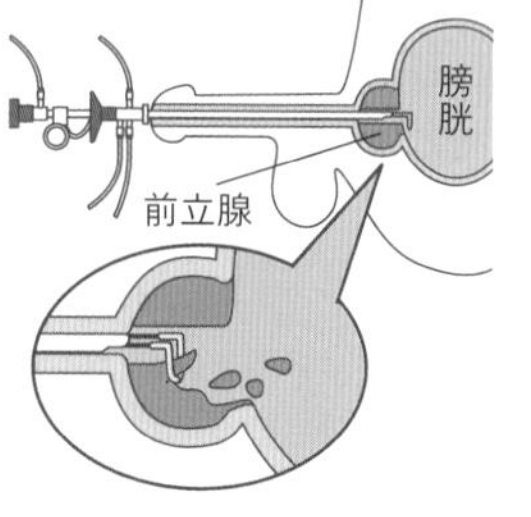

手術のココに注意！

- 経尿道的手術は術操作中の視野を確保するため灌流液で血液を流しながら行います。切除した組織の血管断端から灌流液が体内に入ります。
- 体内に電気の流れないバイポーラを使用する場合は、電解質溶液である生理食塩水を使用します。
- 電気メスを使用する場合は、非電解質溶液である潅流液のD-ソルビトール液を使用する必要があり、大量に使用すると血液が希釈されて**低ナトリウム血症などの電解質異常を発生することがあります（TUR症候群）**。

経尿道的前立腺レーザー蒸散術［PVP］

- 組織の蒸散に伴い組織の表面に凝固層が形成されるため、出血量がきわめて少なく、抗血栓薬を内服中でも安全に手術ができる。

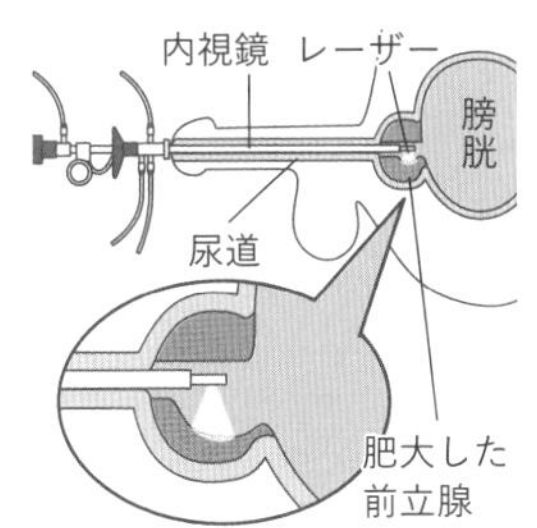

経尿道的前立腺つり上げ術［PUL］

- 前立腺の中にインプラントを埋め込み、前立腺部尿道を拡張する。
- 前立腺組織を破壊することがないため性機能を温存することが期待できる。

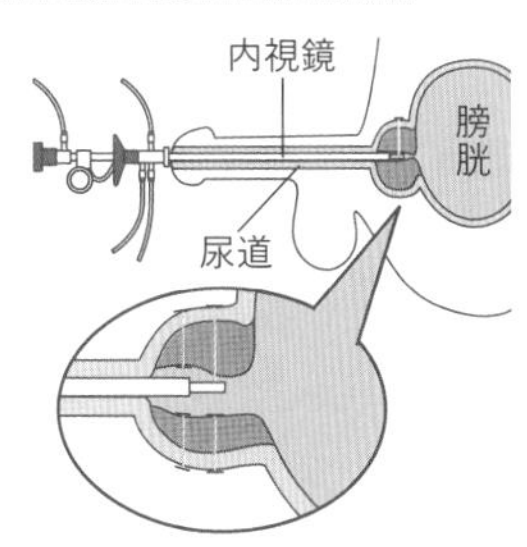

手術手順

❶ 内視鏡挿入

尿道口より内視鏡を挿入する。

★TUR-P：前立腺が大きく尿道が狭い場合は、内視鏡を挿入するために尿道切開を行うことがある。

❷ 膀胱内・前立腺の観察

腫瘍の位置や形状、前立腺肥大部位を観察する。

★TUR-BT：病変を的確に把握するために、光線力学診断を行うことがある。

❸ 組織の切除・回収

- TUR-BT：電気メスまたはバイポーラで腫瘍を切除または、組織を採取する。
- TUR-P：電気メスまたはバイポーラで肥大した前立腺を削り取る。
- PVP：高出力レーザーを照射して肥大した前立腺を蒸散させる。
- PUL：組織を切除することなく専用の器械を挿入してインプラントを埋め込む。

膀胱頸部から1.5cm離れていることを確認して、インプラント挿入部位を決定する。

★灌流液は、電気メスを使用する場合はD-ソルビトール液、バイポーラの場合は生理食塩水を使用する。

❹ 組織の回収

TUR-BT：採取した組織は病理診断に提出することもある。

❺ 止血

電気メスまたはバイポーラで止血する。

★出血量を正確に把握することは困難であるため、排出液の性状に注意する。

❻ 膀胱留置カテーテル留置

出血のリスクが高い場合は、3wayバルーンカテーテルを挿入し、持続膀胱洗浄や圧迫止血、牽引固定を行う。

★TUR-BT：抗癌剤を膀胱内注入する場合がある。

5

脳神経外科

脳神経外科手術の全体像

手術の部位	• 脳神経外科は**脳・脊髄・神経**を専門として治療を行います。

治療・手術の特徴

- 脳腫瘍、脳血管障害、先天性疾患などを対象とし、開頭手術や血管内手術、薬物療法を行いながら治療を行います。
- 脳疾患は**生命の危険に直結する**ことが多く、また治療に高い専門性が要求されます。

術式

- 脳外科領域の手術の多くは**顕微鏡下**で行われることが多く、より細かく繊細な手技が求められます。
- 正常脳機能をより安全に温存できることが必要となります。近年では**脳神経モニタリングの充実化**もあり、術中の運動機能や感覚機能、さらには聴覚や視覚の反応についても確認しながら手術を進めることができます。
- ナビゲーションシステムや顕微鏡、内視鏡の性能の向上により、術操作も明確に判別することができるようになりました。一方、同じ術式でも対象となる疾患や部位によって、使用する器械や体位、麻酔方法や手術展開の違いなども多くあります。**疾患や部位に対して理解を深め、手術展開を十分に予測することはきわめて重要**となります。

手術体位

- いずれの手術も長時間に及ぶため、**褥瘡予防対策**が必要です。
- 頭蓋内圧を下げるために**頭側はヘッドアップ**を行います。ヘッドアップ時に身体がずれないように注意しましょう。
- 3点固定ピンを使用する場合、固定後は大きく身体を動かすことができないため、医師と連携しながら適切なタイミングで四肢、体幹を固定します。

頭蓋内圧の管理

- 頭蓋内圧を管理するために術前にスパイナルドレナージを実施する場合や、D-マンニトールを投与する場合があります。
- 臨時手術で頭蓋内圧亢進状態の場合は、麻酔導入時ケタミン塩酸塩は使用せず、脳血管への影響の少ないプロポフォールで導入します。
- 術中は**$PaCO_2$ 30～35mmHg**の範囲内で維持し頭蓋内圧が亢進しないように管理します。

手術でおさえておきたい

脳神経外科の解剖

脳表の解剖

中心溝
中心前回（一次運動野）
中心後回（一次体性感覚野）
前頭葉
頭頂葉
後頭葉
側頭葉
小脳
外側溝（シルビウス裂）
橋
ウェルニッケ野
延髄

脳は人体において最も重要な器官の1つで、記憶、認知などの高次機能、平衡感覚、バランス調整などの運動調節機能、呼吸、循環などの生命維持機能を担っている。

大きく分けて大脳、小脳、脳幹に分類され、脳幹は脊髄へと続いていく。大脳はさらに前頭葉、頭頂葉、側頭葉、後頭葉に分類される。

大脳半球を切り離した断面図

くも膜下出血、硬膜下血腫では、硬膜を開いた直後に血圧が急激に低下する危険性があるため注意

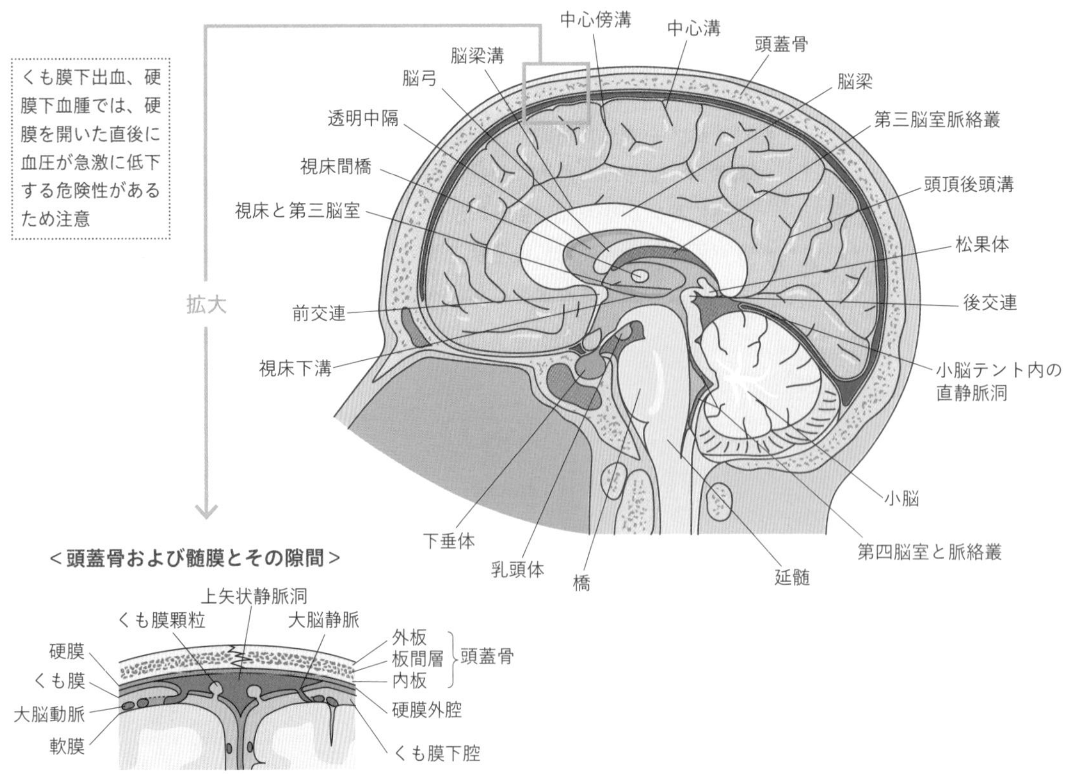

脳動脈の走行

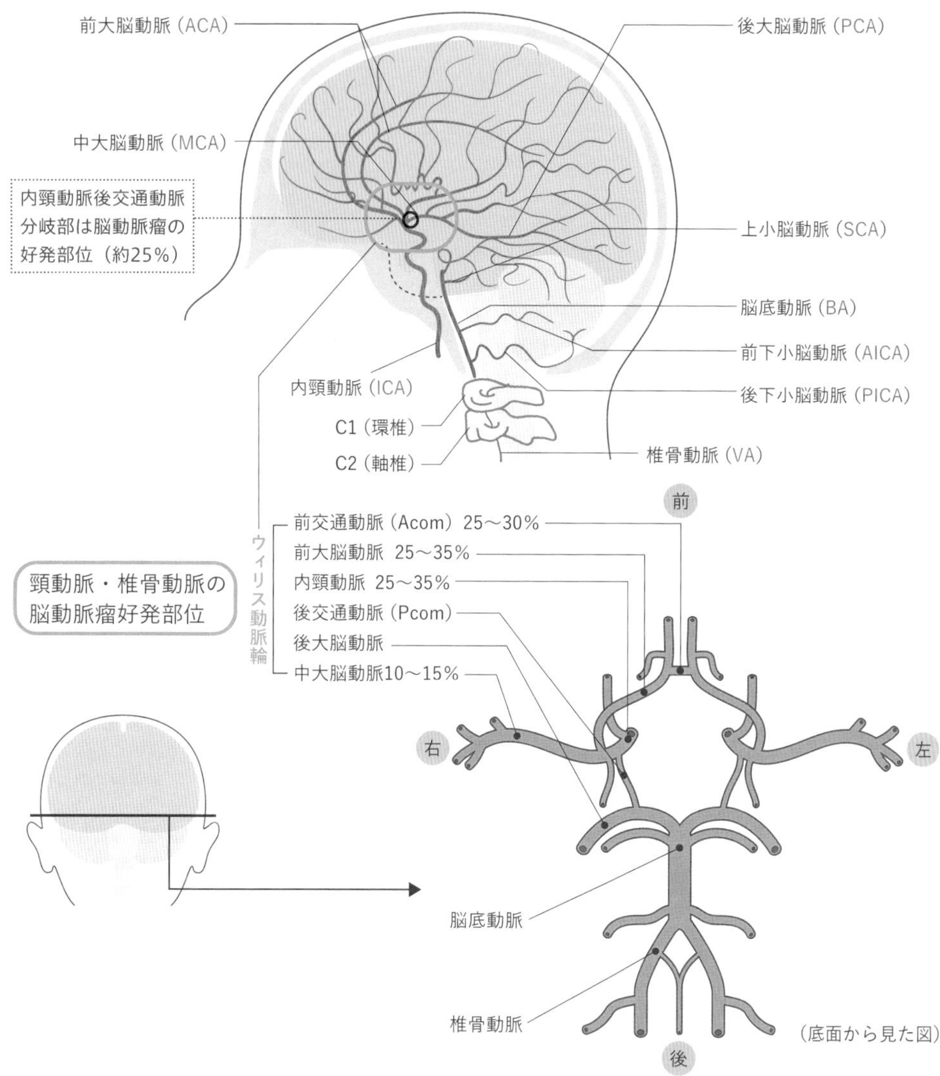

［脳神経外科(p.148〜171)］引用・参考文献

1）齋藤直美：先輩ナースが書いた手術看護ノート．照林社，東京，2020：183-184．

2）大宅宗一監修，竹田理々子編：脳神経外科手術 基本手技のバリエーション．脳神経外科速報 2021増刊，メディカ出版，大阪，2021．

40 開頭脳動脈瘤クリッピング術

適応疾患・手術適応

脳動脈瘤
（好発部位は内頸動脈、前大脳動脈、中大脳動脈、椎骨動脈、脳底動脈などの太い動脈分岐部に多い）

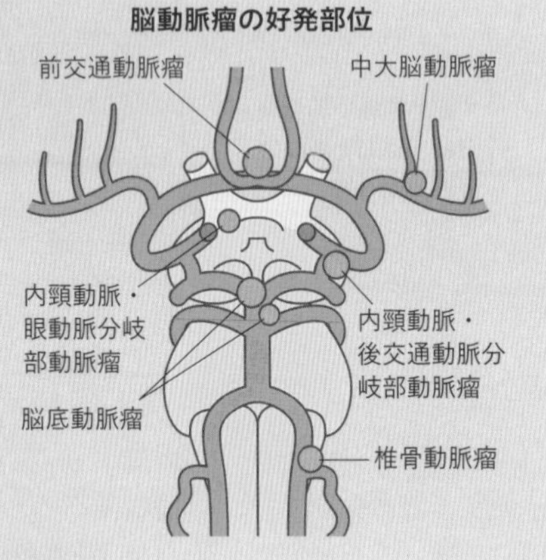

手術の概要

頭蓋骨の一部を開き、脳動脈瘤の根本部分を金属製のクリップで挟み、血液遮断を行う。

麻酔方法	全身麻酔
手術体位	●仰臥位（頭部3点固定器を使用：体位写真2） ●側臥位（パークベンチ位：体位写真22）
手術時間	4～7時間
術後合併症	! くも膜下出血（再拡大による）❶ ! 神経損傷❷

❶血管クリップが不完全な場合は瘤本体へ血流があるため、破裂によるくも膜下出血を起こす危険性がある。
脳動脈瘤は破裂した場合、致死性の高いくも膜下出血を発症する。そのため、開頭クリッピング術、血管内コイル塞栓術などの治療が選択される。

❷動脈瘤の位置によってさまざまな神経損傷症状が出現する危険性もあるため、確認が必要（言語障害、運動感覚障害、視神経損傷、嗅神経損傷、高次脳機能障害など）。

手術のバリエーション

動脈瘤の種類や位置、患者の全身状態などによって、開頭手術によるクリッピング術や鼠径や腕などからによる血管内コイル塞栓術などを行う。

動脈瘤

開頭手術による
クリッピング術

クリップ

カテーテル治療による
コイル塞栓術

プラチナコイル

マイクロカテーテル

手術のココに注意！

- 脳動脈瘤処置のための一時的な内頸動脈の遮断、周囲の動静脈の損傷、動脈瘤内の血栓がはがれることなどにより**脳梗塞**を起こす可能性があります。また、動脈瘤は出血しやすく、破裂のリスクがあります。
- 脳動脈瘤の完全な遮断により破裂のリスクは低減されます。しかし、**クリップの遮断力の低下などによる遮断不全が起こると、動脈瘤の再拡大の可能性もあります**。そのため、定期的なCTやMRAなどの画像によるフォローが必要となります。

手術手順

❶ 皮膚切開

頭部の皮膚を切開する。

❷ 皮弁翻転、固定

皮弁を翻転させ、頭骨を露出させる。

❸ 骨弁除去

開頭前に頭骨に数か所穿頭し、穿頭部をつなげたものを骨切りラインとして骨切りしていく。その際、頭骨の見えない部分で硬膜が癒着している可能性もあるため、先端が鈍的な器具を穿頭部から挿入し、除去する骨弁全体を盲目的に剥離する。

❹ 硬膜切開

硬膜を切開し、少しずつ切開範囲を広げる。

★術中の操作により脳実質本体に侵襲が加わることで、脳浮腫が容易に起こりやすい状態となる。硬膜切開前までのタイミングで高浸透圧利尿剤を使用し、脳浮腫増悪の予防に努める。

❺ 外側溝（シルビウス裂）開放

多くの脳動脈瘤は内頸動脈系の血管に発生することが多く、その場合前頭葉と側頭葉の間にあるシルビウス裂からのアプローチとなる。

❻ 動脈瘤剥離

動脈瘤本体の壁は薄くなっているため、出血や破裂を起こしやすい状態である。
特に破裂脳動脈瘤の場合、出血が多くなれば脳浮腫も強くなるので、慎重な操作が必要となる。

❼ 動脈瘤の親血管確認、テンポラリークリップ準備

動脈瘤の親血管に対し、遮断を行うことができるかを確認し、長さ、形態、太さなどからテンポラリークリップを選択する。
テンポラリークリップは遮断力が弱く、治療のための遮断留置には向かない。術中脳動脈瘤破裂の際の親血管の血流遮断のために、テンポラリークリップを準備する。

❽ 脳動脈瘤頸部クリッピング

★クリッピング後、動脈瘤への確実な血流遮断を行えているか確認のために、ICG（インドシアニングリーン）静注による蛍光血管造影やドップラーによる血流音の確認を行うことがある。そのため、物品の準備が必要となることがある。

❾ 止血

微細な血管や瘤本体からの出血の有無を確認し、止血操作を行う。

❿ 硬膜縫合、骨弁固定、閉創

硬膜を縫合し、外していた骨弁をプレートやスクリューなどで再固定する。頭皮を縫合し、閉創する。

★硬膜縫合はリークなどが起こると、髄液漏のリスクとなる。そのため、硬膜縫合後にリークテストを行う場合もある。

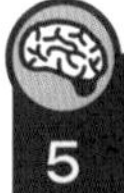

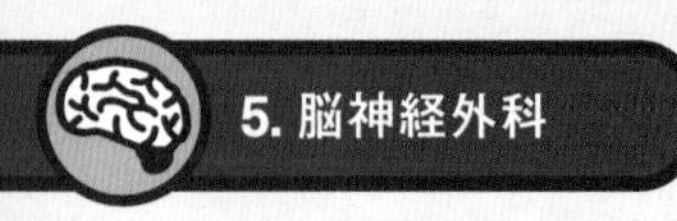

41 血管バイパス術

浅側頭動脈－中大脳動脈［STA-MCA］バイパス術

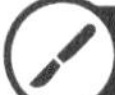

適応疾患・手術適応

もやもや病、脳動脈瘤
（内頸動脈の高度狭窄や閉塞により血流が遮断される可能性の高い疾患に行われる）

手術の概要

頭皮を栄養する血管である浅側頭動脈（STA）をバイパスに使用し、中大脳動脈（MCA）へ吻合することで中大脳動脈より末梢側の血流を確保する方法。

麻酔方法	全身麻酔
手術体位	仰臥位（頭部３点固定器を使用：体位写真２）
手術時間	４～６時間
術後合併症	❶ 後出血、髄液漏❶ ❶ 過還流症状❷

❶CTやMRIなどで確認できる。そのほか、皮下ドレーンを留置している場合ではその性状の変化などで把握することができる。再手術となることがある。特に吻合部からの出血リスクがあるため、血圧コントロールを含めた観察が必要となる。

❷STAからの血流が多くなることで、脳血流量が過剰となる場合に起こる。失語、けいれんといった症状のほか、脳出血を引き起こすリスクもある。上記同様、血圧コントロールを含めた観察が必要となり、特に高血圧では脳出血のリスク、低血圧では虚血による脳梗塞のリスクもあるため、注意しなければならない。

手術のイメージ

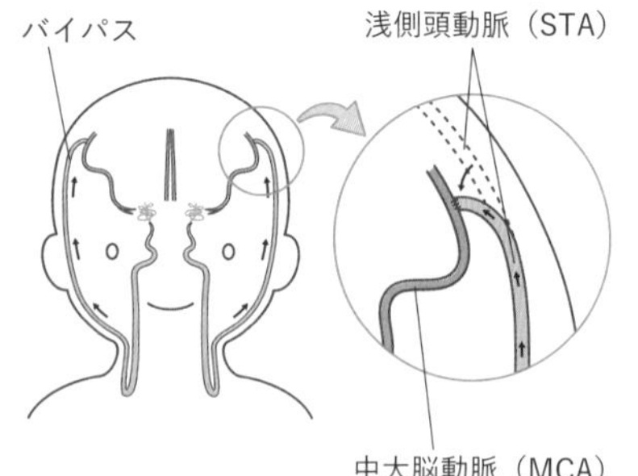

手術のバリエーション

- 脳動脈瘤などで行われる血管バイパスでは動脈瘤の位置により、OA（後頭動脈）をPICA（後下小脳動脈）などの血管へ吻合することもある。
- 外頸動脈からの血流となるSTAで吻合先以降の末梢血流に対し、十分な血流量が得られない場合には橈骨動脈や大伏在静脈などの太い血管をグラフトとして使用し、総頸動脈と末梢血管をバイパスすることで、豊富な血流量を確保するバイパス手術（High Flowバイパス術）も行われることがある。

手術のココに注意！

- この吻合術は、もやもや病や主幹脳動脈閉塞に対する血流確保に対して行われることが多いですが、上記疾患患者にはまれにすでに浅側頭動脈（STA）の側副血行路が発達しており、頭蓋内に流入しているケースもあります。その場合、STAを採取することで側副血行路遮断による**脳梗塞発症**のリスクとなるため、**術前の十分な評価**が必要となります。

手術手順

❶ 皮膚切開

頭部の皮膚を切開する。

❷ 浅側頭動脈剥離

顕微鏡下にて浅側頭動脈を剥離していく。

❸ 皮弁翻転、固定

浅側頭動脈切離後、血管の長さを確認しながら開頭範囲を設定し、皮膚切開を延長する。

❹ 骨弁除去

開頭前に頭骨に数か所穿頭し、穿頭部をつなげたものを骨切りラインとして骨切りしていく。その際、頭骨の見えない部分で硬膜が癒着している可能性もあるため、先端が鈍的な器具を穿頭部から挿入し、除去する骨弁全体を盲目的に剥離する。

❺ 硬膜切開

硬膜を切開し、少しずつ切開範囲を広げる。

★術中の操作により脳実質本体に侵襲が加わることで、脳浮腫が容易に起こりやすい状態となる。硬膜切開前までのタイミングで高浸透圧利尿剤を使用し、脳浮腫増悪の予防に努める。

❻ 中大脳動脈剥離

中大脳動脈の吻合部を中心に十分な長さを剥離する。

❼ 中大脳動脈遮断

中大脳動脈を脳動脈遮断用クリップで遮断する。

★中大脳動脈を遮断するため、遮断時間の計測を行う。この遮断時間が長くなることによって、虚血状態が継続するため、短時間で吻合を完了させることが重要となる。

❽ 浅側頭動脈－中大脳動脈吻合

中大脳動脈を切開し、吻合を開始する。中大脳動脈切開部両端から吻合を行っていく。

❾ 血流確認

吻合部の血流を確認する。血流確認は硬膜閉鎖や骨弁固定時にも何度も確認するため準備を進める。

★血流測定にはドップラーによる血流音の評価や、ICG（インドシアニングリーン）を用いた血流評価などが行われる。

❿ 止血

止血を十分に行う。

★出血部位が残存すると硬膜縫合後に血液が貯留し、くも膜下出血状態となる危険性もあるため、十分な止血が必要となる。

⓫ 硬膜縫合、骨弁固定、閉創

硬膜を縫合し、外していた骨弁をプレートやスクリューなどで再固定する。頭皮を縫合し、閉創する。

★硬膜縫合はリークなどが起こると、髄液漏のリスクとなる。そのため、硬膜縫合後にリークテストを行う場合もある。

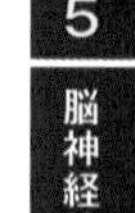

42 開頭頭蓋内腫瘍摘出術

適応疾患・手術適応

ほぼすべての脳腫瘍
（髄膜腫、神経膠腫、神経鞘腫、転移性脳腫瘍、頭蓋咽頭腫など）

脳腫瘍の主な発生部位

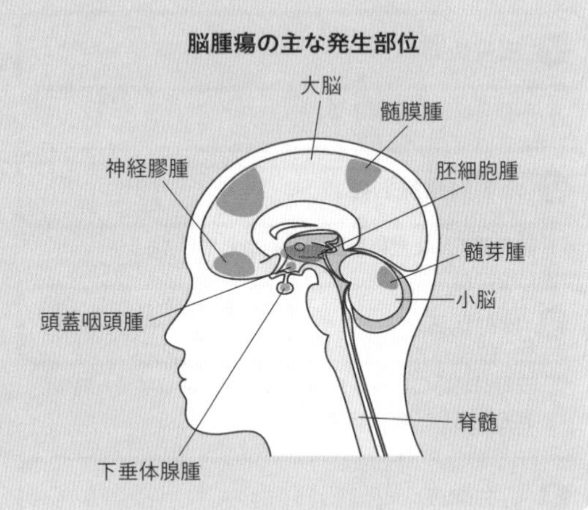

手術の概要

病変の部位に対する皮膚切開を加え筋組織剥離後、開頭を行い、腫瘍を露出しながら、周囲組織を剥離して最大限に摘出する方法。摘出後、硬膜を閉鎖し、頭蓋骨を戻して固定し、閉創を行う。

麻酔方法	全身麻酔
手術体位	● 仰臥位（体位写真２） ● 側臥位（パークベンチ位：体位写真21） ● 腹臥位（体位写真28）
手術時間	4～10時間（腫瘍の部位によって異なる）
術後合併症	**❶ 後出血、髄液漏** CTやMRIなどで確認できる。そのほか、皮下ドレーンを留置している場合では、その性状の変化などで把握することができる。再手術となることがある。 **❶ 脳浮腫** 脳腫瘍摘出の際には特に脳浮腫が起こる可能性が高い。腫瘍周囲を剥離するための脳圧排操作によるものや、脳腫瘍を摘出することで、脳そのものが除圧されることにより浮腫が起こることもある。そのため、ステロイドやグリセオールなどの投与により脳浮腫を軽減する治療が行われる。

手術のココに注意！

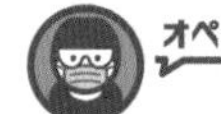

- 近年では、**覚醒下での開頭頭蓋内腫瘍摘出術も増加傾向**にあります。その背景には、ナビゲーションシステムなどの導入による腫瘍の同定方法の向上やSEP（体性感覚誘発電位）、MEP（運動誘発電位）などの神経モニタリングの充実があります。
- 残存が疑われる腫瘍には術中に術野に留置する抗癌剤の開発や、レーザーなどの光線治療の導入などもあり、今後さらなる安全かつ確実な腫瘍摘出の方法の確立が期待されます。

手術のバリエーション

- 頭蓋内の腫瘍のサイズや位置などによっては、経鼻からのアプローチを追加する場合や頭骨の再建を伴うこともある。
- 前頭葉や側頭葉などの腫瘍の場合には、術中に覚醒させることで病変部位と機能野との境界を見きわめ、術後の機能温存を可能な限りめざす手術が行われることもある。

覚醒下手術における機能の確認

腫瘍を摘出しながら症状を確認する

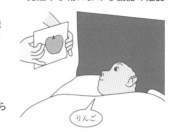

りんご

手術手順

❶ 皮膚切開

頭部の皮膚を切開する。

❷ 皮弁翻転、固定

皮弁を翻転させ、頭骨を露出させる。

❸ 骨弁除去

開頭前に頭骨に数か所穿頭し、穿頭部をつなげたものを骨切りラインとして骨切りしていく。

その際、頭骨の見えない部分で硬膜が癒着している可能性もあるため、先端が鈍的な器具を穿頭部から挿入し、除去する骨弁全体を盲目的に剥離する。

❹ 硬膜切開

硬膜を切開し、少しずつ切開範囲を広げる。

★術中の操作により脳実質本体に侵襲が加わることで、脳浮腫が容易に起こりやすい状態となる。硬膜切開前までのタイミングで高浸透圧利尿剤を使用し、脳浮腫増悪の予防に努める。

❺ くも膜切開、腫瘍同定

くも膜を切開し、腫瘍近傍まで剥離を進めていく。

腫瘍を露出するため、脳の正常部位を、レトラクターなどを用いて展開する。

❻ 腫瘍周囲剥離、摘出

腫瘍周囲の血管や神経損傷に注意しながら剥離する。

腫瘍には栄養されている血管などもあるため、焼灼し切離する。

❼ 止血

止血を十分に行う。

★出血部位が残存すると硬膜縫合後に脳実質内に血液が貯留する危険性もあるため、十分な止血が必要となる。

❽ 硬膜縫合、骨弁固定、閉創

硬膜を縫合し、外していた骨弁をプレートやスクリューなどで再固定する。

頭皮を縫合し、閉創する。

★硬膜縫合はリークなどが起こると、髄液漏のリスクとなる。そのため、硬膜縫合後にリークテストを行う場合もある。

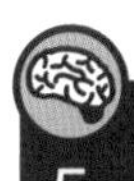

43 覚醒下焦点切除術

適応疾患・手術適応

難治性てんかん発作、限局性皮質異形成、脳腫瘍、瘢痕病変など。
薬剤治療に対して、十分なてんかん発作の抑制が得られない場合などには外科的治療が選択される。

手術の概要

開頭を行い、術中皮質脳波を測定。てんかん発作の原因となっている異常脳波を認める部位（焦点）を選択して切除する。

麻酔方法	全身麻酔（術中、覚醒あり）
手術体位	●仰臥位（頭部３点固定器を使用：体位写真２） ●側臥位（パークベンチ位：体位写真21）
手術時間	４～７時間
術後合併症	❗めまい、嘔気❶ ❗後出血、髄液漏❷ ❗脳浮腫❸

❶術直後より出現する可能性がある。徐々に時間経過で軽減する。
❷CTやMRIなどで確認できる。そのほか、皮下ドレーンなど留置している場合ではその性状の変化などで把握することができる。再手術となることがある。
❸焦点周囲を剥離するための脳圧排操作などで浮腫が起こることがある。ステロイドやグリセオールなどの投与により脳浮腫を軽減する治療が行われる。

手術のバリエーション

- 電極留置を二期的に分けて行い、１週間から２週間程度の時間をかけて脳波をモニタリングし、安全な範囲で抗てんかん薬を減量していき、てんかん発作が起こったタイミングの脳波異常を記録することで、より切除範囲を限局する方法もある。
- 焦点切除以外にも切除範囲や他の神経症状などの出現状況によっては**海馬偏桃体摘出**、**脳梁離断術**や**半球離断術**などが行われることもある。

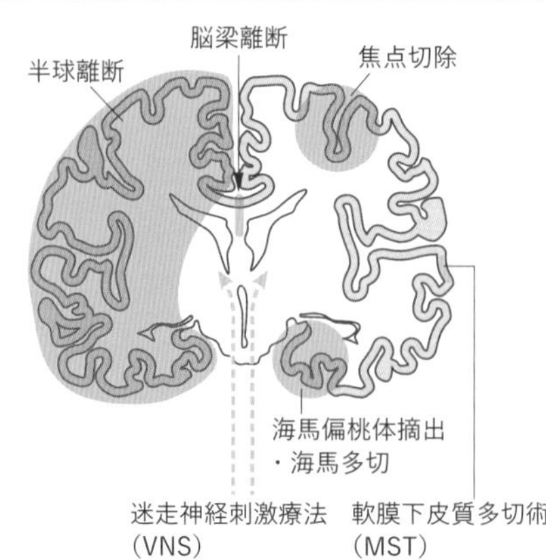

手術のココに注意！

- 焦点切除術ではさまざまな機器やモニタリングの向上により、**より正確で安全な手術**が可能となっています。
- 特に**術中脳波**は、焦点切除前後の波形変化や脳波分布の変化を確認できる方法として有用です。
- 一方で、脳波測定による手術時間の延長といったデメリットもあり、必ずしも実施するわけではありません。

手術手順

❶ 皮膚切開

頭部の皮膚を切開する。

❷ 皮弁翻転、固定

皮弁を翻転させ、頭骨を露出させる。

❸ 骨弁除去

開頭前に頭骨に数か所穿頭し、穿頭部をつなげたものを骨切りラインとして骨切りしていく。その際、頭骨の見えない部分で硬膜が癒着している可能性もあるため、先端が鈍的な器具を穿頭部から挿入し、除去する骨弁全体を盲目的に剥離する。

❹ 硬膜切開

硬膜を切開し、少しずつ切開範囲を広げる。

★術中の操作により脳実質本体に侵襲が加わることで、脳浮腫が容易に起こりやすい状態となる。硬膜切開前までのタイミングで高浸透圧利尿剤を使用し、脳浮腫増悪の予防に努める。

❺ 脳表電極留置、脳波測定

脳表に電極を敷き、術中脳波を測定する。

❻ 術中覚醒、覚醒脳波測定

患者を覚醒させて、覚醒時の脳波測定を行う。術前検査などから異常脳波の出ている可能性のある領域を中心に測定を行い、焦点を同定する。

★覚醒時には頭部支持器によって固定されているので、必要時には体動が少なくなるように援助することも必要となる。

❼ 焦点切除

異常脳波出現部位を同定し、周辺を剥離。その後、てんかん焦点となる部位を切除する。

❽ 電極除去、止血

再度脳波を確認後、電極を除去し、切除周囲または電極抜去周囲の止血を行う。

❾ 硬膜縫合、骨弁固定、閉創

硬膜を縫合し、外していた骨弁をプレートやスクリューなどで再固定する。頭皮を縫合し、閉創する。

★硬膜縫合はリークなどが起こると、髄液漏のリスクとなる。そのため、硬膜縫合後にリークテストを行う場合もある。

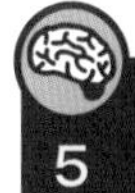

MEMO てんかん手術の目的

根治手術（焦点切除術、半球離断術など）

手術終了後、一定期間を経過観察して、発作がなければ抗てんかん薬を減量、中止するなど根治が期待できる。

緩和手術（迷走神経刺激療法、脳梁離断術など）

焦点範囲が広範囲となる場合や、焦点が多焦点の場合や焦点部位が見つからない、または機能的領域（運動野、言語野など）に存在するなどの根治手術の適応とならない場合に行われることが多い。

発作は残存する可能性が高いが、頻度や重症度の軽減が期待できる。

迷走神経刺激療法

リード線
迷走神経
パルス
ジェネレータ
切開部
（2箇所）

44 微小神経血管減圧術

適応疾患・手術適応

神経血管圧迫症候群
(主として顔面けいれん、三叉神経痛、舌咽神経痛など)

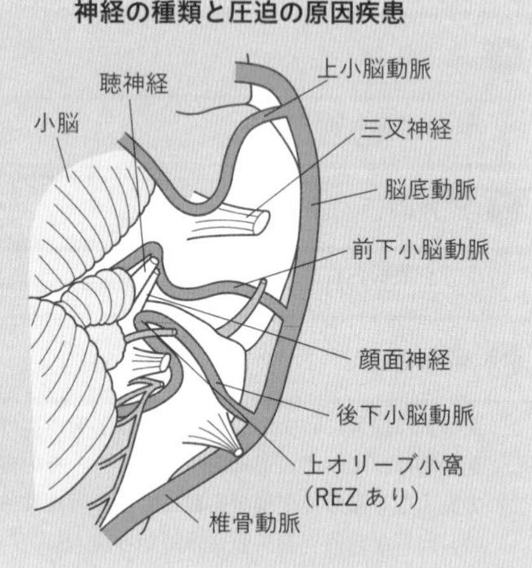

手術の概要

橋や延髄などから出る脳神経の中枢神経と末梢神経の移行部が血管で圧迫されることによるさまざまな症状が出現する。その原因となっている血管の圧迫を解除する手術。

麻酔方法	全身麻酔
手術体位	●側臥位(パークベンチ位：体位写真22) ●仰臥位(頭部３点固定器を使用：体位写真２)
手術時間	３～４時間
術後合併症	めまい、嘔気❶ 髄液漏❷ 聴力低下、耳鳴、耳閉感❸

❶術直後より出現する可能性あり。徐々に時間経過で軽減。
❷CTやMRIなどで確認できる。皮下ドレーンを留置している場合は、その性状の変化などで把握することができる。再手術となることがある。
❸聴神経の牽引により聴神経障害をきたしうる。また、耳閉感については、乳突蜂巣が開放することで、術中に使用する生理食塩水などが入ることで起こる。一時的であり、２～３日で改善することが多い。

手術のバリエーション

顔面神経、三叉神経、舌咽神経など神経の種類によって、圧迫の原因血管となる種類が異なる。

手術のココに注意！

- 手術中は、各脳神経を同定させるためにさまざまなモニタリングシステムを併用することがあります。例えば、聴覚などの反応を確認するための**ABR（聴性脳幹反応）**、手術効果を確認するための**AMR（顔面の異常筋電反応）**などがあります。そのため、顔面への電極装着、またイヤホンなどの挿入を術前に行うことがあります。
- モニタリングシステムでは麻酔による影響で神経反応がみられない事態を回避しなければならないため、**筋弛緩薬の使用や麻酔維持の方法などを麻酔科医とともに調整する**必要があります。

手術手順

❶ 皮膚切開

頭部の皮膚を切開する。

❷ 皮弁翻転、固定

皮弁を翻転させ、頭骨を露出させる。

❸ 骨弁除去

開頭前に頭骨に数か所穿頭し、穿頭部をつなげたものを骨切りラインとして骨切りしていく。その際、頭骨の見えない部分で硬膜が癒着している可能性もあるため、先端が鈍的な器具を穿頭部から挿入し、除去する骨弁全体を盲目的に剥離する。

❹ 硬膜切開

硬膜を切開し、少しずつ切開範囲を広げる。

★術中の操作により脳実質本体に侵襲が加わることで、脳浮腫が容易に起こりやすい状態となる。硬膜切開前までのタイミングで高浸透圧利尿薬を使用し、脳浮腫増悪の予防に努める。

❺ くも膜切開、錐体裂開放

くも膜を切開し、髄液が流出されると小脳が下方に下がり、視野確保が行える。

錐体裂開放後、上錐体静脈の剥離を行う。

上錐体静脈は上錐体静脈洞に流入する静脈であり静脈圧が高いため、容易に出血をする可能性がある。

★また出血をすることにより、周囲の脳神経に術後影響を与える可能性があるため、十分に注意して剥離を行う。錐体裂を開放することで、対象となる神経を確認することができる。

❻ 神経根部の露出

確認した神経を剥離することで神経根部の露出を行い、圧迫原因の血管を同定する。血管の多くは動脈であるが、神経によって異なることが多い。

★三叉神経では上小脳動脈（SCA）や前下小脳動脈（AICA）、椎骨動脈（VA）などがあり、顔面神経ではSCAの代わりに後下小脳動脈（PICA）などが挙げられる。

❼ 血管の移動、固定

血管周囲のくも膜を剥離、圧迫原因の血管を神経近傍より移動させる。

その後、テフロン性のフェルトやフィブリン糊製剤などで、元の位置に戻らないように固定する。

❽ 止血

❾ 硬膜縫合、骨弁固定、閉創

三叉神経や顔面神経などの脳幹に近い部位での出血は容易に小脳などを圧迫し、小脳症状や生命を脅かすリスクとなり得る。

★後頭蓋開頭での手術は開窓するスペースも小さく、乳突蜂巣が開放された場合などには髄液漏を起こしやすい。絶対に髄液漏を起こさないように注意し、必要時は筋膜や脂肪などを採取し、髄液漏防止のための再建として行うことがある。

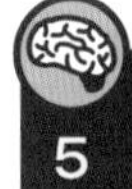

45 頸動脈内膜剥離術［CEA］

適応疾患・手術適応

- 頸動脈狭窄症（症候性、無症候性問わず）
- 症候性頸動脈狭窄：狭窄病変で70%以上（高度狭窄）、50～69%（中等度狭窄）
- 無症候性頸動脈狭窄：狭窄病変で60%以上（高度狭窄）

手術の概要

頸動脈を切開し、狭窄の原因となっている内膜の肥厚を除去し、再縫合することで脳血管への血流を増やし、血栓や脳梗塞を防ぐ。

麻酔方法	全身麻酔
手術体位	仰臥位（頭部３点固定器を使用、頸部伸展：体位写真２）
手術時間	２～４時間
術後合併症	❗脳梗塞❶ ❗術後出血❷ ❗嗄声❸ ❗過還流症状❹

❶術操作により、一時的に虚血状態となっているため、一過性脳虚血発作または脳梗塞を発症している可能性がある。
❷頸部の操作となるため、術後出血出現時には血腫による気管圧迫のリスクが高くなる。
❸頸部の頸動脈周辺を操作するため、迷走神経、反回神経麻痺による嗄声が出現する可能性がある。
❹狭窄の原因を除去したことにより、脳血流量が過剰となる場合に起こることがある。失語、けいれんといった症状のほか、脳出血を引き起こすリスクもある。

手術のバリエーション

頸動脈内膜剥離術は確実な狭窄の原因除去を期待できる一方で、全身麻酔をかけなければ手術ができないというデメリットもある。そのため、患者の状態によっては全身麻酔をかけることができない場合もある。その場合には、局所麻酔下でも行える**頸動脈ステント留置（CAS）**の治療方法が選択されることもある。

手術のココに注意！

- 片側の頸動脈を遮断することが必要となる手術です。そのため、**片側脳血流領域は一時的に虚血状態となることを常に忘れてはいけません。**
- 術中は継続的な両側の脳血流モニタリングが非常に有用であり、その１つの指標として**経頭蓋局所脳酸素飽和度（rSO_2）の測定**があります。また、この測定により術中のみならず、術後の過還流の評価や予測を行うこともできます。

手術手順

❶ 皮膚切開

胸鎖関節の上方から狭窄部位の程度によって、下顎角の後方に向かって切開を行う。

❷ 頸動脈露出

外側には頸静脈が併走するため、外側に圧排する（頸静脈の分枝に顔面静脈があり、術野にかかる場合は結紮切断する可能性がある）。

❸ 迷走神経、舌下神経露出

内頸動脈遠位部に舌下神経、頸動脈背面に迷走神経がそれぞれ走行しているため、剥離し露出させる。

❹ 総頸動脈、内頸動脈、外頸動脈、上甲状腺動脈確保

総頸動脈、内頸動脈、外頸動脈の３本の頸動脈を駆血するため、テーピングを行い、タニケットをかけて準備しておく。

★駆血にはブルドック鉗子などを使用する場合もある。上甲状腺動脈は小さめの遮断鉗子やクリップ、また出血を想定し、絹糸などで確保する場合もある。

❺ 頸動脈洞ブロック、血行遮断開始、頸動脈切開（内シャント留置）

上甲状腺動脈と３本の頸動脈をそれぞれ駆血する。駆血前に末梢静脈カテーテルよりヘパリンを静注する。ヘパリン投与後、駆血を開始し、頸動脈狭窄部の近位に縦切開を加え、切開を狭窄部の遠位端まで広げる。切開を広げた頸動脈から内頸動脈、総頸動脈の順で内シャントを挿入する。

内シャント挿入後、シャントが抜けないことを確認できたら、内頸動脈と総頸動脈の遮断をそれぞれ外し、頸動脈の血流が再開となる。（外頸動脈は遮断継続中）

★頸動脈遮断による低血圧や徐脈発作の予防に対して、頸動脈分岐部の頸動脈洞にキシロカインを少量注入する。

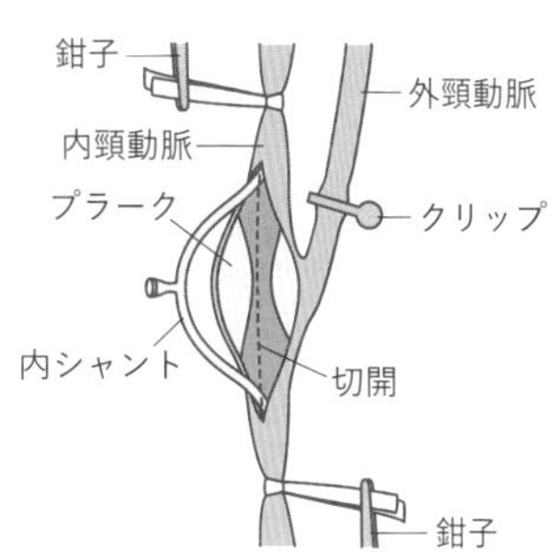

❻ 肥厚内膜剥離、摘出

血流再開後、肥厚した内膜を除去する。

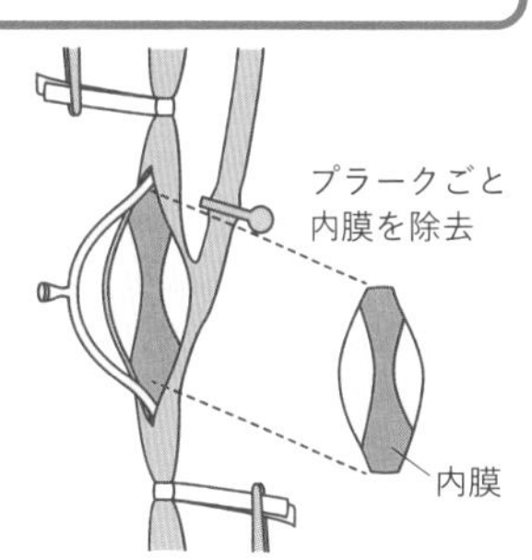

❼ 頸動脈縫合、内シャント抜去

両端から血管吻合を行い、再度内頸動脈と総頸動脈を遮断し、内シャントチューブを抜去。その後、残った頸動脈切開部を縫合閉鎖する。

血流再開は空気塞栓を防止するため、外頸動脈、総頸動脈、内頸動脈の順で遮断を解除する。

★肥厚内膜摘出後、切開された頸動脈の縫合を開始する。血管縫合は切開部の両端から中央に向かい、それぞれ連続縫合で行うことが多い。

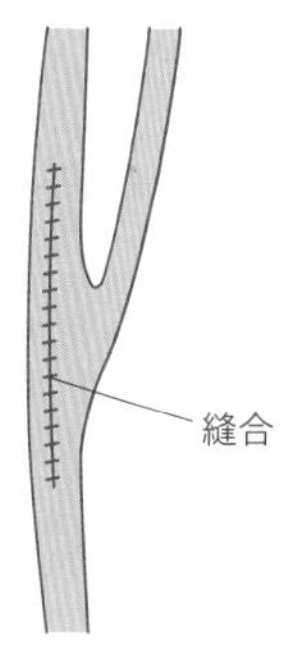

❽ 止血

ヘパリンを投与しているので、創部閉鎖前に十分に止血する。

★閉鎖式ドレーンを使用し、後出血の早期発見に努めることも必要となる場合がある。

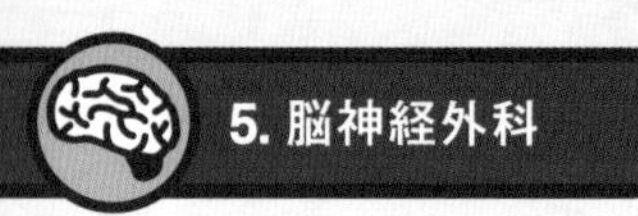

46 内視鏡下経鼻的腫瘍摘出術

適応疾患・手術適応

下垂体およびその周囲に発生する腫瘍性疾患
（機能性下垂体線腫、非機能性下垂体線腫など）

手術の概要

下垂体腫瘍などに対して、内視鏡を用いて経鼻からアプローチし、トルコ鞍底部を開窓することで腫瘍を摘出する手術。

麻酔方法	全身麻酔
手術体位	仰臥位（頭部３点固定器を使用：体位写真２）
手術時間	３～５時間
術後合併症	尿崩症❶ 髄液漏❷ 視力障害❸ 下垂体機能障害

❶下垂体後葉から分泌される抗利尿ホルモンの分泌低下が起こることで、低浸透圧尿が多量に排出される状態になることがある。多尿となるほか、口渇や多飲といった症状も認める。尿量と尿比重などを測定し、抗利尿ホルモンの点鼻薬や内服薬などを使用することがある。

❷硬膜やトルコ鞍の再建部から髄液漏となる可能性がある。鼻汁の量や性状などに注意する必要があり、髄液漏閉鎖などの再手術となる可能性もある。

❸術中の操作や術後出血などによる、視力障害や視野狭窄が起こる可能性がある。

下垂体腫瘍の場合の手術イメージ

視神経
経鼻内視鏡
蝶形骨洞
（副鼻腔）
下垂体腫瘍

手術のバリエーション

通常、下垂体腫瘍などは経鼻からの手術手技が一般的であるが、巨大下垂体腺腫など経鼻からの手技だけでは摘出することが困難な症例もある。そのような場合、開頭手技を併用し、頭側と鼻側よりそれぞれ病変に処置を加える。近年では内視鏡の発展もあり、１～２cm程度の小開頭を加え、そこから内視鏡を挿入することで開頭側と経鼻側の両方から内視鏡を使用した手技も行われる。
二期的に行い、１回目の手術で腫瘍の減量摘出、２回目の手術で残存した腫瘍の摘出を試みる場合もある。

手術のココに注意！

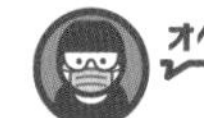

- 現在ではナビゲーションシステムの機能向上もあり、より積極的に併用して行われています。
- この手術では、**出血や髄液流出時には内視鏡からの視野確保が困難となることが多い**です。そのため、術中は内視鏡をホルダーなどで保持して視野を固定し、術者の両手を使用できるようにして片側は吸引を持続的に使用します。

手術手順

❶ 局所（浸潤）麻酔

鼻腔内粘膜および鼻中隔粘膜に局所麻酔を行う。

❷ 鼻腔粘膜切開、鼻中隔剥離

鼻中隔軟骨前縁、鼻中隔軟骨膜を切開し、鼻中隔に沿って蝶形骨洞へ剥離を進めていく。

❸ 蝶形骨洞前下壁、トルコ鞍底部、硬膜開窓

蝶形骨洞前下壁を削開する。トルコ鞍底部を確認できるので、同様に削開し、トルコ鞍底部硬膜を開窓する。

★出血や髄液流出時には内視鏡からの視野確保が困難となることが多いため、常に吸引や洗浄ができるように器械を準備しておくことが必要。

❹ 腫瘍摘出

腫瘍本体を可及的に摘出していく。

❺ 硬膜縫合、トルコ鞍底部形成

硬膜切開部を非吸収性の縫合糸を使用して縫合する。トルコ鞍開窓部は放置しておくと髄液漏となるため、削開した骨片や人工骨、吸収プレートなどで再建を行う。また、より強固とするため、筋膜や脂肪などを充填し、フィブリン製剤などで固定することもある。

★筋膜や脂肪などは大腿や腹部を使うことが多い。消毒を事前に行うなど、清潔域として区別できるように準備しておく。

❻ 鼻腔内挿入

止血剤やタンポンなどを使用し、鼻腔に挿入する。

MEMO　ナビゲーションシステム「光学式と磁場式」

光学式ナビゲーション

- 器具と患者に取り付けた専用トラッカーを赤外線カメラに認識させることで位置を特定する。
- 赤外線カメラとトラッカーの間に人や器具が入ることで赤外線経路が遮断されると、ナビゲーションが動作不良となる。
- 頭部 3 点固定器を用いて、固定する必要がある。

磁場式ナビゲーション

- 術野に低エネルギーの磁場を発生させ、専用のトラッカーを取り付けた患者と器具がその磁場領域内に入ることにより、患者の位置と器具の動きを追跡する。
- カメラの向きなどを気にすることなく、使用することができる。
- 磁場に影響する金属機器を使用すると動作不良となることがある。

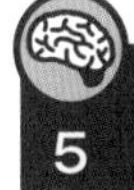

47 脳深部刺激療法 [DBS]

適応疾患・手術適応

パーキンソン病、振戦、ジストニアなどの不随意運動症。
内服などの効果が得られない場合に実施されることが多いが、この治療で完治はできず、症状を改善することを期待する。

手術の概要

定位脳手術装置を用いて、脳深部の視床、淡蒼球、視床下核などに電極を留置し、前胸部に埋め込まれたジェネレーター（IPG）と接続することで、電気刺激を行う。

麻酔方法	全身麻酔（一部覚醒）または局所麻酔下
手術体位	仰臥位（頭部３点固定器を使用：体位写真２）
手術時間	５～８時間
術後合併症	❶脳出血 ❶術後感染 ❶構音障害、手足のしびれ ❶うつなどの気分の変化

手術のイメージ

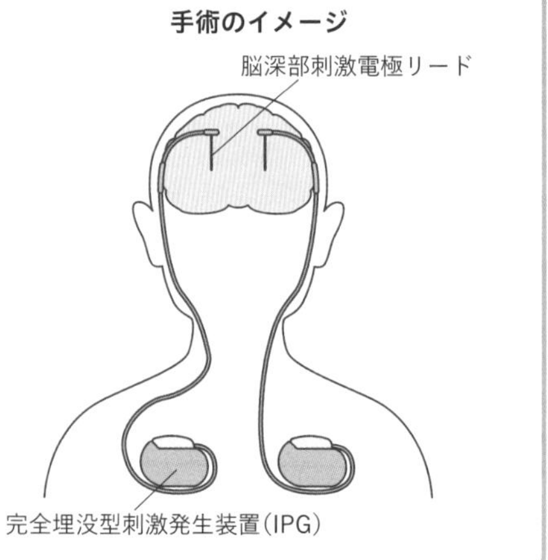

MEMO 定位脳手術の種類～脳深部刺激療法と凝固術の違い～

定位脳手術装置を用いて行う手術には脳深部刺激療法と凝固術がある。

	脳深部刺激療法	凝固術
メリット	●左右で症状出現時には両側同時に手術を行うことができる ●症状出現時、電気刺激の調整を行える	●１回の手術で治療を完結することが期待できる ●リード挿入の穿頭しか傷が残らない
デメリット	●ジェネレーターやリード留置により感染のリスクがある ●バッテリー消耗によりジェネレーターの交換手術が必要	●脳実質本体に熱凝固を加えるため、上下肢の筋力低下、構音障害などの副作用が出現するリスクがある ●上記リスクが高くなるため、左右両側の症状に対しては、同時に手術を行うことができない（日数が経過すれば、対側の手術は可能）

手術のココに注意！

- DBSは原疾患の完治をめざす治療ではなく、**症状改善や緩和をめざす治療**です。
- 術中に髄液の流出などにより脳が移動したと判断された場合、やむを得ず中止することもあり得ます。

手術手順

❶ 定位脳手術用フレーム（レクセルフレーム）装着

覚醒した状態で、レクセルフレームを装着する。装着部は4か所の固定を行い、局所麻酔を併用しながら装着する。

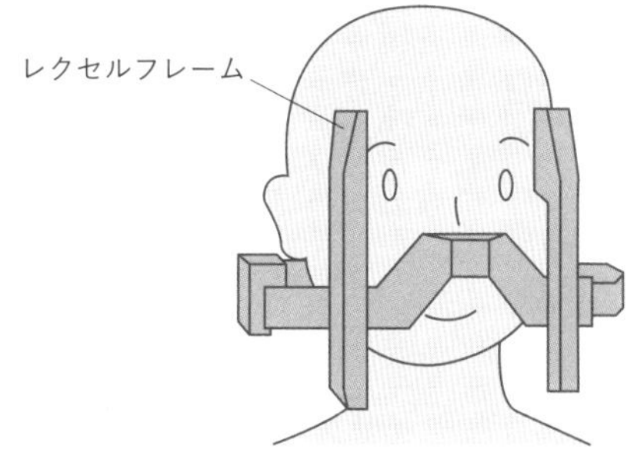

❷ CT（MRI）撮影

フレームを装着した状態で、CT（MRI）を撮影し、電極留置部位の位置を正確に測定する。

❸ 半円フレームセッティング

レクセルフレームに半円フレームをセッティングし、撮影した画像を基に電極挿入するためのX軸、Y軸、Z軸などの各軸の座標を設定する。

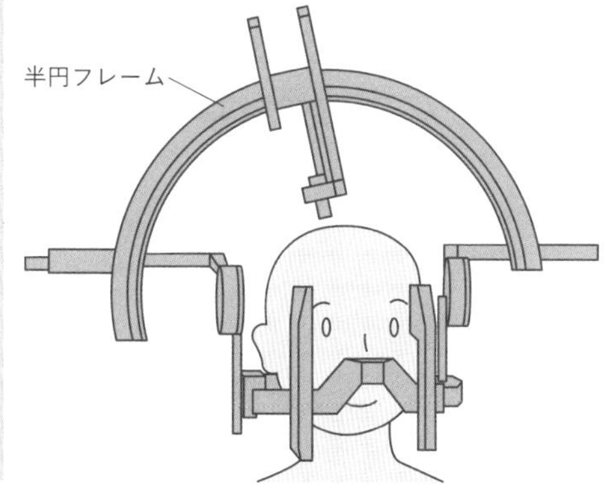

❹ 頭部皮膚切開、穿頭

座標位置を基に電極挿入部の皮膚を切開し、穿頭する。

❺ 微小電極記録（MER）

設定した座標を基に微小電極を記録しながらゆっくり進めていき、X線による透視を行いながら目的場所に到達する。
患者を覚醒させ、試験刺激をするための装置を接続し、刺激試験を行う。
★刺激中は発語や四肢の動作などを確認しながら、適切な電極位置と刺激条件を設定する。

❻ リード電極挿入、頭部閉創

実際に使用するリード電極を挿入、固定し、ジェネレーターと接続するため、皮下トンネルに留置する。
その後、頭部を閉創する。

❼ 前胸部皮膚切開

全身麻酔導入後、前胸部皮膚を切開し、ジェネレーター挿入のための皮下ポケットを作製する。

❽ 皮下トンネル作成

頭部からの電極リードをジェネレーター接続のため、前胸部まで皮下を通す。

❾ ジェネレーター埋め込み、リード接続

ジェネレーターを前胸部に埋め込み、延長したリードと接続する。

❿ 前胸部閉創

前胸部を閉創する。

48 正常圧水頭症に対する シャント術

適応疾患・手術適応

正常圧水頭症に対して、有効な根治的治療はない。正常圧水頭症は病態が進行すると、認知症状、尿失禁、歩行障害が出現する。そのため、シャント術を行うことで症状の回復を期待できる。

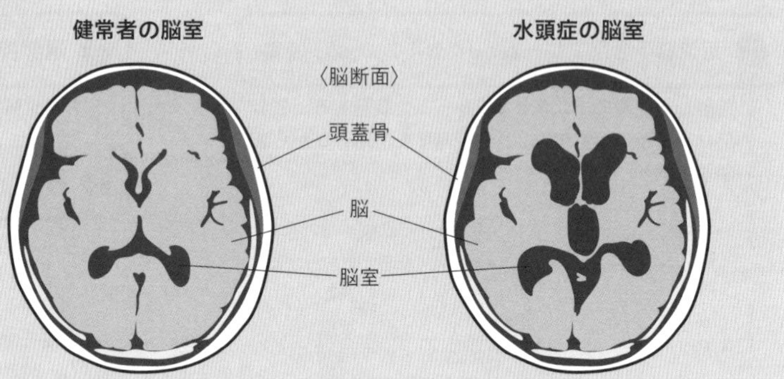

手術の概要

脳室内に多量にたまった脳脊髄液を腹腔内に逃がすためのチューブを体内に留置し、脳脊髄液の流出路を新たに増設する手術。挿入したチューブは圧可変式のバルブによって流出量を調整する。

麻酔方法	全身麻酔
手術体位	仰臥位（体位写真２）
手術時間	２～３時間
術後合併症	感染❶ 閉塞❷

❶感染は特に人工物の挿入と挿入先が脳室内であり、髄膜感染、脳室炎などを引き起こすリスクもある。さらに腹腔内への感染拡大による腹膜炎や心内膜炎などの重篤な感染を引き起こすリスクもあり、注意しなければならない。状況によっては抜去や交換術などの対象となるため、早期発見に努める必要がある。

❷術後は神経症状の推移を確認する。症状の変化によって、可変バルブの圧などを調整する必要がある。

手術のバリエーション

脳室－腹腔シャント
（V-Pシャント）

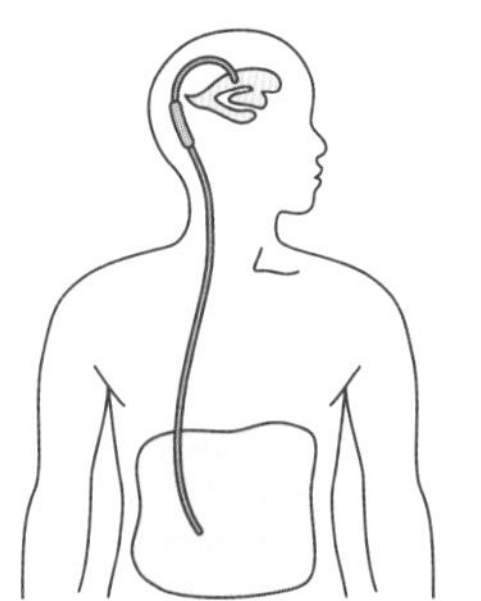

頭蓋骨に孔をあけ、脳室に管を挿入する。腹壁を切開して腹腔内に管を挿入する

脳室－心房シャント
（V-Aシャント）

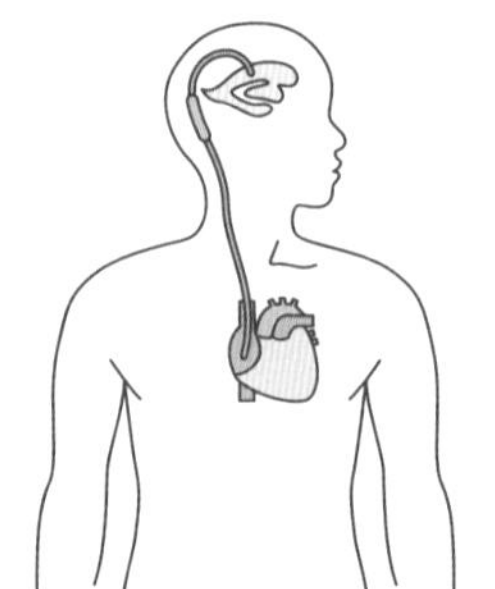

頸部から刺入し上大静脈にチューブを進め、脳室から心房へと脳脊髄液を送る

腰椎－腹腔シャント
（L-Pシャント）

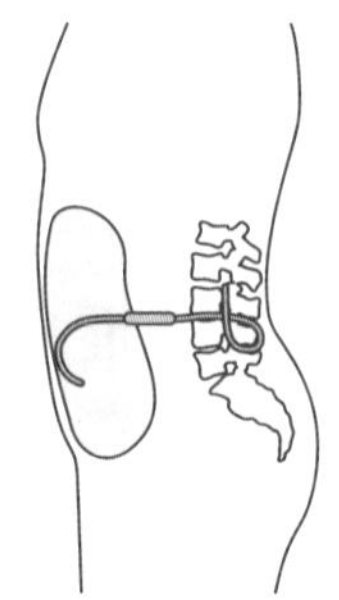

脳室の代わりに腰椎内にチューブを挿入し、脊椎腔に流れる脳脊髄液を腹腔内に送る

手術のココに注意！

- チューブを挿入するための脳室穿刺は、現在はナビゲーションシステムの進歩により、より安全で確実性の高い手技となりました。
- 一方で、**血管損傷による脳内出血**などの起こり得るリスクは常に考えておく必要があります。

手術手順

❶ 頭部皮膚切開、頭蓋骨穿孔

- 前頭部からアプローチする方法（側脳室前角穿刺）
- 後頭部からアプローチする方法（側脳室後角穿刺）

★チューブは側脳室に留置するが、通常は右側が第一選択となり、右側が術側となることが多い。

❷ 硬膜切開、脳室内チューブ留置

硬膜を切開し、脳室内にチューブ（近位カテーテル）を挿入し、シャントからの脳脊髄液の流出を確認する。

❸ 耳後部、頸部皮膚切開

圧可変式シャントバルブを挿入するための皮膚切開を耳後部に加える。
皮下トンネル作成のための皮膚切開を頸部に追加する。

❹ 頭部－頸部皮下トンネル作成、シャントバルブ挿入

シャントバルブを挿入するための頸部切開周囲の皮下を十分に剥離する。
パッサーと呼ばれる道具を使用し、頭部から頸部までチューブが通る皮下トンネルを作成する。

❺ 腹部皮膚切開

腹腔内にシャントチューブ（遠位カテーテル）を留置するための皮膚切開を腹部に追加する。

❻ シャントチューブのトンネル作成

頸部から腹部までの皮下トンネルを通し、シャントチューブを腹部まで誘導する。

❼ 腹膜切開、シャントチューブ挿入

腹膜を把持し、腹膜に切開を加え、シャントチューブを挿入する。
挿入前には脳脊髄液がシャントチューブから流出があることを確認する。

❽ 閉創

頭部、腹部（トンネル作成必要時、追加皮膚切開部）をそれぞれ皮膚縫合する。

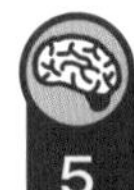

49 穿頭術

適応疾患・手術適応

慢性硬膜下血腫、脳室内出血など

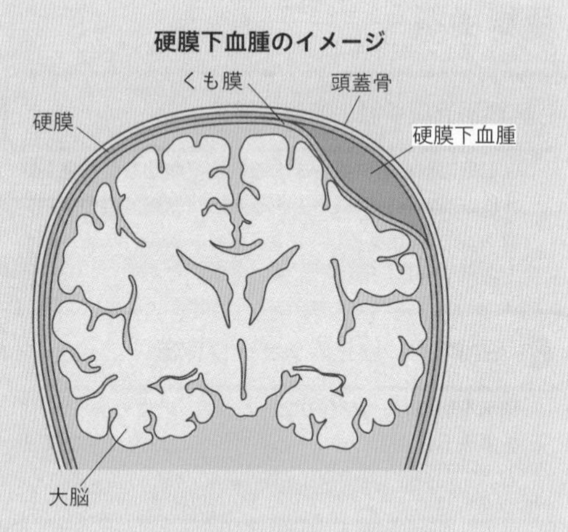

手術の概要

穿頭器を用いて、頭蓋骨に孔をあけ、頭蓋内に貯留した液体を抜く目的や、また腫瘍などの一部組織を生検する内視鏡手術や定位脳手術などを目的に行われる。

麻酔方法	局所麻酔下で行われることが多いが、全身麻酔下で行われることもある。
手術体位	仰臥位（体位写真２）
手術時間	１～２時間
術後合併症	血腫の再拡大 血腫を除去したことにより、意識レベルの改善が見込まれるが、時間経過によって、血腫の再発や再拡大が起こる可能性はある。意識レベルの変化やドレーンの性状などに注意する。

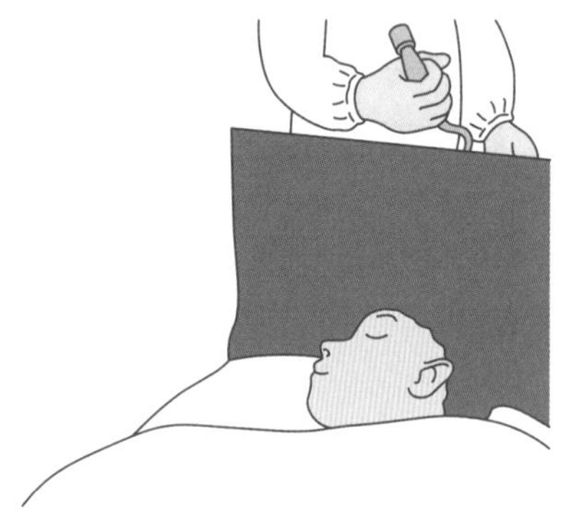

手術のバリエーション

穿頭後に血腫除去術、ドレナージ留置術、内視鏡下腫瘍生検術、定位脳生検術などが併用して行われることが多い。

手術のココに注意！

- 慢性硬膜下血腫の除去の場合などは、局所麻酔で行われることが多いですが、**意識レベルが低下している患者が対象となることが多く**注意が必要です。従命行動が得られない場合や体動が多くなることも十分に考えられます。
- 手術の進行に合わせてバイタル観察を行いながら、患者の意識レベルの状態、周囲の安全の確保なども必要となります。

手術手順

❶ 皮膚切開

頭部の皮膚切開を行い、頭蓋骨の一部を露出する。

★慢性硬膜下血腫の血腫除去の場合は局所麻酔下で行われることが多い。

❷ 穿頭

穿頭器やドリルなどを使用しながら、頭蓋骨を穿孔する。

❸ 硬膜切開

硬膜を切開する。

❹ 血腫除去

硬膜と被膜間の血腫を吸引し、十分洗浄を行う。

★血腫吸引時には頭蓋内圧が低下するリスクがあるため、バイタルサインや意識レベルの変化に注意する。

❺ 硬膜縫合、閉創

硬膜下ドレーンを留置し、閉創する。

MEMO 穿頭術と開頭術の違い

	穿頭術 頭蓋骨に小さな孔をあけて行う	開頭術 ある範囲の頭蓋骨を削って外す
麻酔	局所麻酔	全身麻酔
メリット	●低侵襲である	●直視下に処置が行えるため、重要な構造物の損傷が避けられる ●出血時の止血処置が容易である
デメリット	●盲目的手術となり、脳血管損傷のリスクがある ●出血時には止血処置が困難である	●侵襲が大きく、身体的な負担が大きい

6

産科・婦人科

産科・婦人科手術の全体像

対象となる疾患

- 婦人科手術の多くは**腫瘍**を対象疾患としており、産科手術は**妊娠・分娩**にかかわります。

手術の特徴・術式

- **開腹手術、腹腔鏡下手術**（ロボット支援下手術を含む)、**経腟手術**などがあり、同じ疾患でも妊孕性温存手術を行うことがあります。他科の手術と同様に、疾患の進行程度や患者の状態によって選択され、術式によって手術の侵襲の程度も異なります。
- **骨盤内臓器**であり、特に腹腔鏡下手術では、腸管が大部分を占める腹腔という限られたスペースでの手術操作となります。安全に手術操作を進めるために、重力により腸管を上腹部に移動させ、作業スペースを確保することが重要です。

合併症

- 産婦人科手術の多くが深部静脈血栓症の中リスク以上であり、適切な予防が必要になります。ロボット支援下手術・腹腔鏡下手術では**砕石位**かつ**頭低位**で行われることが多く、3時間を超える手術では**コンパートメント症候群**や**神経障害**に注意が必要です。
- 悪性腫瘍や子宮筋腫の存在による不正出血や月経過多などにより、術前から**慢性的な貧血状態**の場合があります。
- 術前の治療により、免疫力の低下や、皮膚が脆弱になっていることがあり、**皮膚トラブル予防**に努めます。

心理的支援

- 子宮や卵巣など**生殖器にかかわる**手術であるため、挙児希望の有無や羞恥心、女性特有の器官を失うことの心理的喪失感などに対する配慮が求められます。
- **区域麻酔**で手術を行うことも多いため、入室者を最小限にし、スクリーンや離被架などを使用し配慮を行いましょう。
- 産科手術では、**緊急手術**となることも多く、患者は自身だけでなく胎児に危険が及ぶ不安もあります。

産科・婦人科の解剖

女性生殖器をとりまく臓器と動静脈

下大静脈
腹部大動脈
腎動脈
腎静脈
腎臓
腎臓
尿管
右卵巣静脈
右卵巣動脈
左卵巣静脈
左卵巣動脈
総腸骨動脈
総腸骨静脈
内腸骨動脈
外腸骨動脈
外腸骨静脈
子宮動脈
子宮体部
子宮頸部
膀胱

子宮動脈は内腸骨動脈から分岐し、子宮頸部の外側で尿管の腹側を通り、子宮壁に入る

骨盤内で子宮を支える靭帯

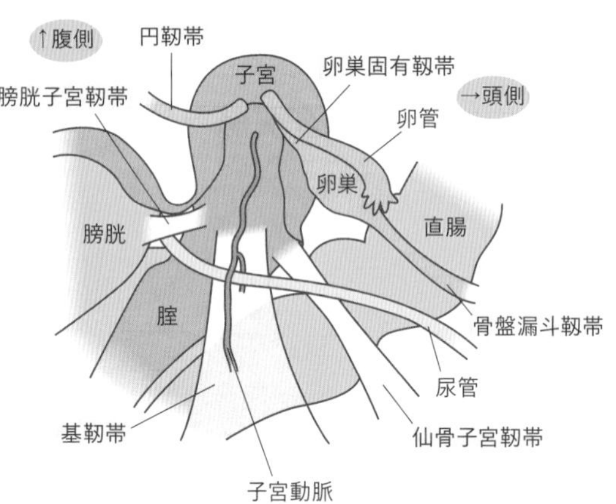

子宮は、円靭帯（子宮円索）・卵巣固有靭帯（固有卵巣索）・骨盤漏斗靭帯（卵巣提索）・膀胱子宮靭帯・基靭帯・仙骨子宮靭帯によって骨盤内で支持されている
子宮を摘出するには、腟式手術・腹腔鏡下手術・開腹手術・ロボット支援下手術のアプローチ法がありますが、どのようなアプローチ法であっても子宮を摘出するためにはこれらの靭帯を切断しなければならない

女性生殖器の構造

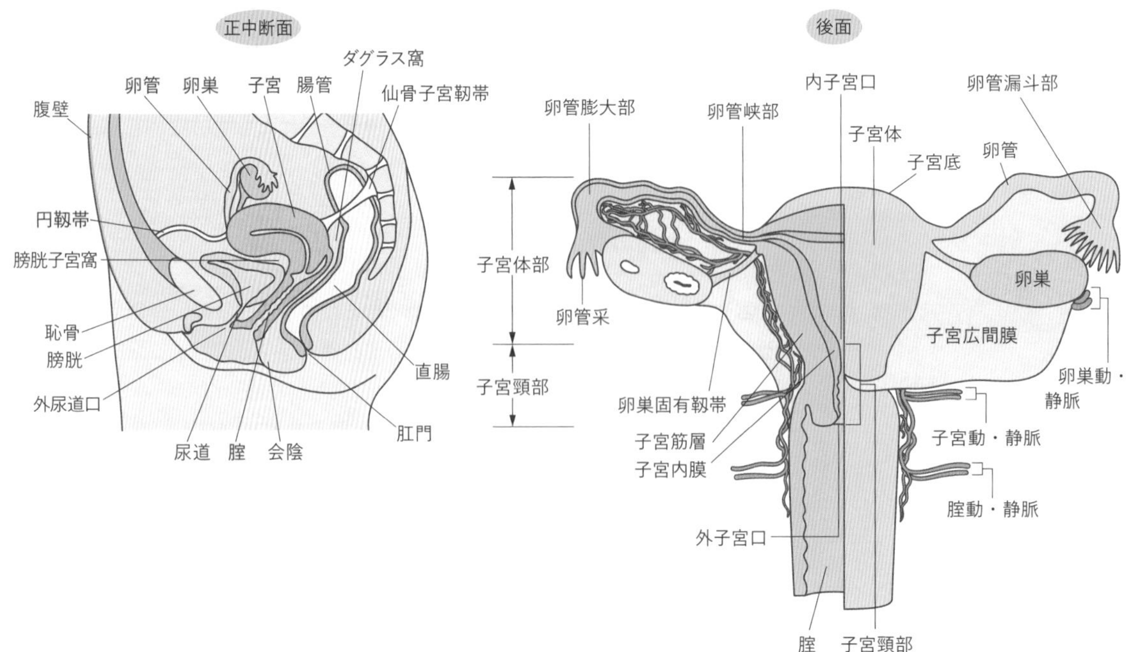

女性生殖器周囲のリンパ節

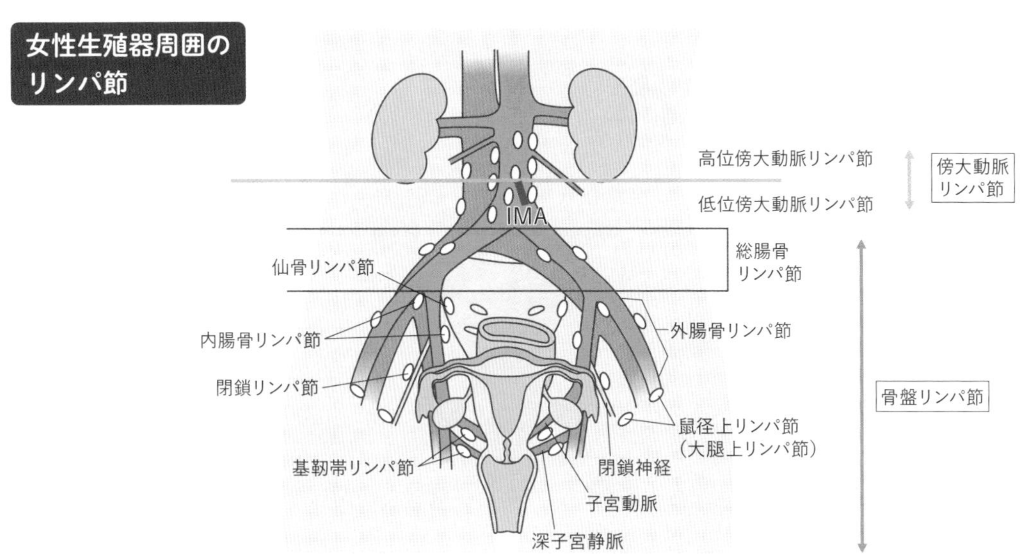

女性生殖器にかかわる神経

子宮周囲の神経の走行

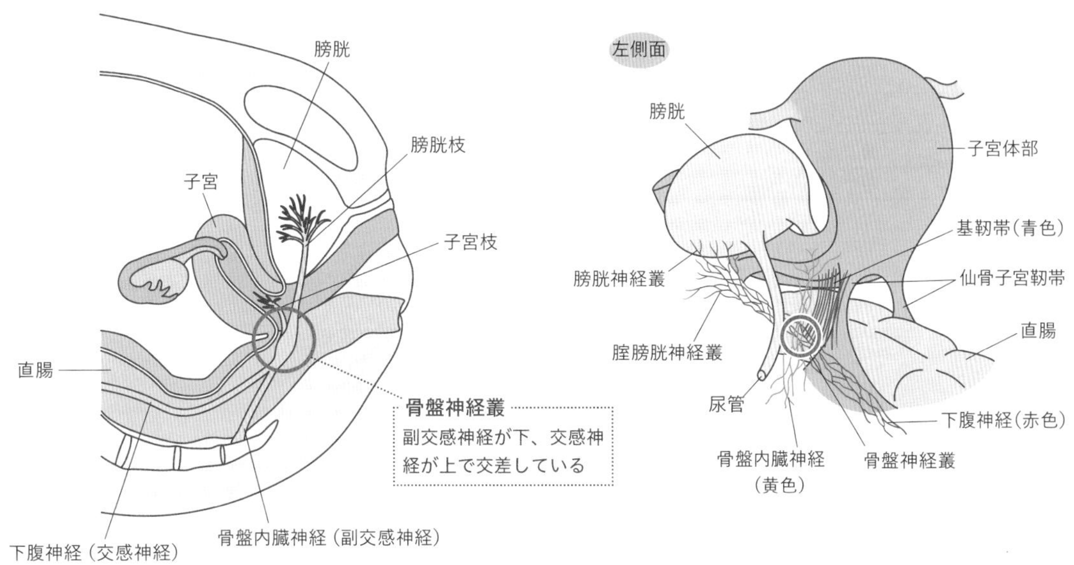

［産科・婦人科(p.173～193)］引用・参考文献

1）日本産科婦人科内視鏡学会編：産婦人科内視鏡手術ガイドライン2019年版．金原出版，東京，2019．
2）安田允：婦人科手術手技一基本操作と応用(慈大式横切開法，腟式手術など)．ぱーそん書房，東京，2014．
3）田畑務：産婦人科手術スーパーレッスン　広汎子宮全摘出術一ハイビジョン＆DVD動画で完全理解．メディカ出版，大阪，2017．
4）井坂恵一：ロボット支援子宮全摘術のABC．メジカルビュー社，東京，2019．
5）櫻木範明担当編集委員：OGS NOW 5　子宮頸癌・外陰部の手術－理論と実際．メジカルビュー社，東京，2011．
6）小西郁生担当編集委員：OGS NOW 6　子宮体癌・卵巣癌の手術－基本術式と腫瘍進展に応じた戦略．メジカルビュー社，東京，2011．
7）万代昌紀編：解剖から主要手術の看護のポイントまで！産科・婦人科の手術看護パーフェクトマニュアル．オペナーシング2018年臨時増刊，メディカ出版，大阪，2018．
8）齋藤直美：先輩ナースが書いた手術看護ノート．照林社，東京，2020．
9）林直子，佐藤まゆみ編：成人看護学　急性期看護Ⅰ－概論・周手術期看護 改訂第3版．南江堂，東京，2019．

50 帝王切開術

適応疾患・手術適応

下記「手術のバリエーション」参照

手術の概要

母体または胎児の生命に危険性がある場合に、腹壁と子宮壁を切開して児を摘出する。

麻酔方法	脊椎麻酔＋硬膜外麻酔併用 ★以下の場合は全身麻酔となることがある • 超緊急帝王切開 • 妊婦に局所麻酔禁忌の合併症がある場合（凝固異常、脊椎奇形など）
手術体位	仰臥位（体位写真１）、経腟的操作の可能性がある場合は砕石位（体位写真９）
手術時間	約40分
術後合併症	❶ 出血　❶ 感染 ❶ 肺血栓塞栓症　❶ 尿管・膀胱・直腸の損傷

手術のバリエーション

	予定帝王切開	緊急帝王切開（１～５時間以内の娩出）	超緊急帝王切開（30分以内の娩出）
適応	母体：既往帝王切開、前置胎盤、母体合併症など 胎児：胎位異常、多胎妊娠、胎児異常など	母体：分娩停止、前置胎盤の出血など 胎児：胎児機能不全、臍帯下垂など	母体：常位胎盤早期剥離、子宮破裂など 胎児：胎児機能不全、臍帯脱出など
特徴・注意点など	• 母体や胎児の状態を評価して、経腟分娩が適さないと判断された場合に計画的に行われる • 計画的に行われるため、妊婦・医療者共に態勢が整っている環境で行われる	• 妊娠経過中や経腟分娩進行中に、何らかの理由で母体や胎児に障害が予想される場合に行われる • 適応となった疾患・状態によって緊急度はさまざまであり、手術方針や準備態勢も異なる	• 手術決定後、母体や胎児の生命を守るためにただちに手術を開始し、一刻も早い児の娩出を図る ★妊婦、医療者共に十分な情報・態勢がない状況で行われることが多く、すべての医師、看護師に正確で迅速な対応が求められる。麻酔科医、産科医、新生児科医、助産師、手術看護師などが連携を図り、フローチャートの利用や定期的にシミュレーションを行うことが有効である。

手術のココに注意！

- 帝王切開の手術手順はほぼ一通りですが、帝王切開に至る過程はさまざまです。**状況によって麻酔や手術手技、侵襲も大きく異なります。**麻酔薬や手技、適応となった疾患・状態に起因する副作用や合併症を予測して全身的な観察を行い、医師・助産師・看護師が協力して、**緊急時に迅速に対応できる体制を整えておく**ことが必要です。
- 予定帝王切開であっても、胎児への心配から妊婦の不安は強くなる傾向があります。特に、緊急帝王切開では妊婦は心の準備ができていないことが多く、周囲のあわただしい状況は妊婦の精神状態に悪影響を与えます。術中は児娩出までは覚醒した状態にあることが多く、できるだけ落ち着いた状態でそのつど声をかけるなど不安に配慮したケアが必要です。

手術手順

❶ 皮膚切開・開腹

下腹部皮膚をメスで筋層まで切開し、短コッヘル鉗子で止血する。電気メスは使用しないことが多い。
筋膜、腹膜を切開して開腹する。
縦切開：腹腔内への到達が早い（緊急時）
横切開：美容上すぐれている（予定帝王切開）

❷ 膀胱子宮窩腹膜切開

膀胱子宮窩を露出して横切開する。

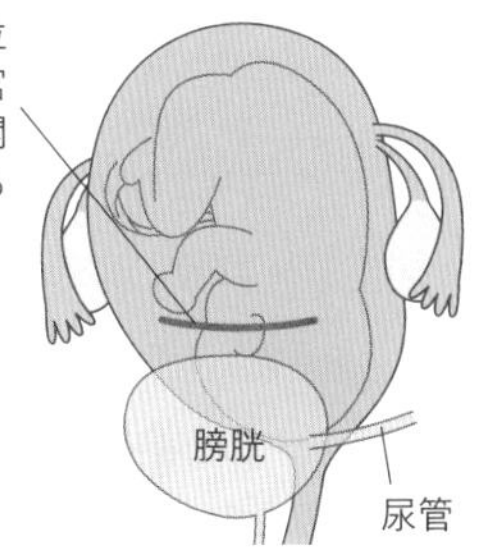

❸ 子宮壁切開

子宮下部をメスで横切開し、指を入れて用手的に広げる。

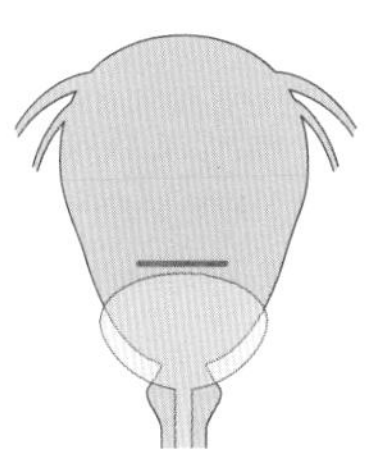

❹ 児娩出・胎盤娩出

羊膜を破膜して児を娩出し、続いて胎盤を娩出する。児は助産師が受け取り、開放式保育器にて小児科医師とともに処置が行われる。
★臍帯血を採取する場合がある。

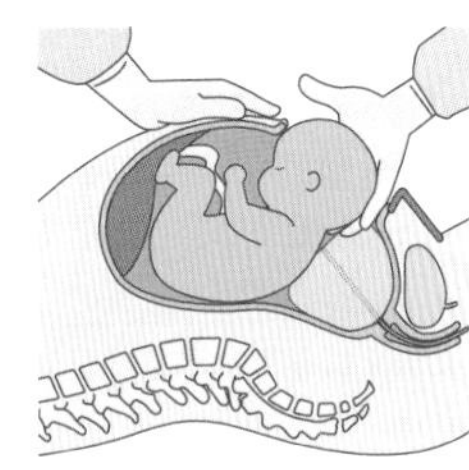

❺ 子宮縫合

子宮切開部を２層縫合する。出血を抑えるために素早く行う。
★子宮収縮促進剤を子宮に局所注射するが、子宮収縮状態によっては点滴注射で追加することもある。

❻ 止血・癒着防止剤の使用

止血を確認し、子宮縫合部などに癒着防止剤を貼付する。

❼ 閉腹

腹膜・筋膜・皮下を縫合する。

❽ 内診

腟鏡を用いて、腟から出血の有無を確認する。
★出血を認めた場合は、腟にタンポナーデガーゼを挿入することがある。

MEMO 癒着胎盤

癒着胎盤とは胎盤の一部または全体が子宮の出口を覆った状態で、胎盤と子宮が癒着して、胎盤がはがれないために大量出血につながる。輸血や止血方法など万全の態勢を整えて手術に臨むことが望ましい。

【癒着胎盤の種類】

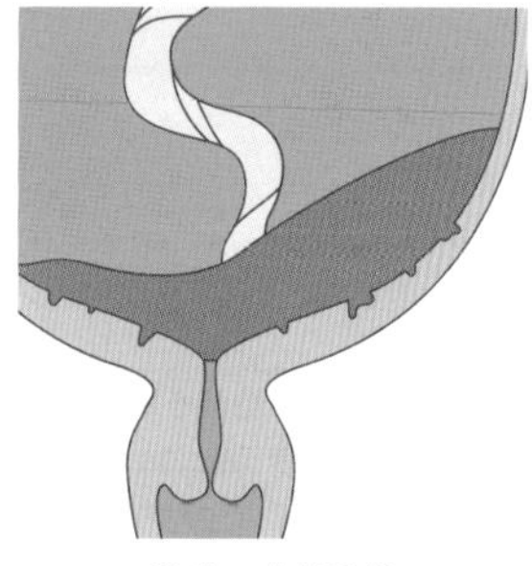

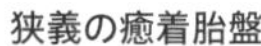
狭義の癒着胎盤

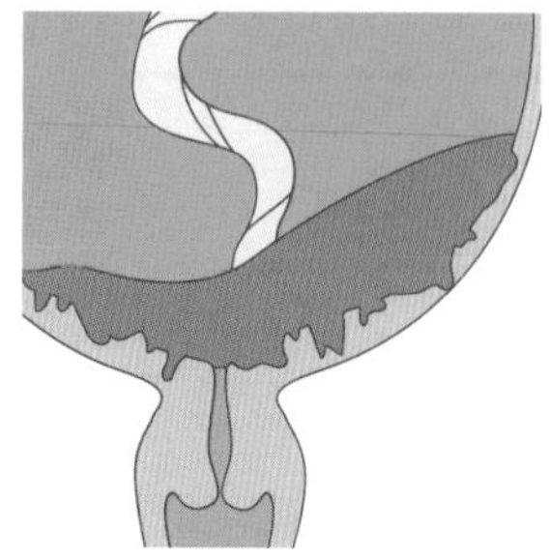

嵌入胎盤

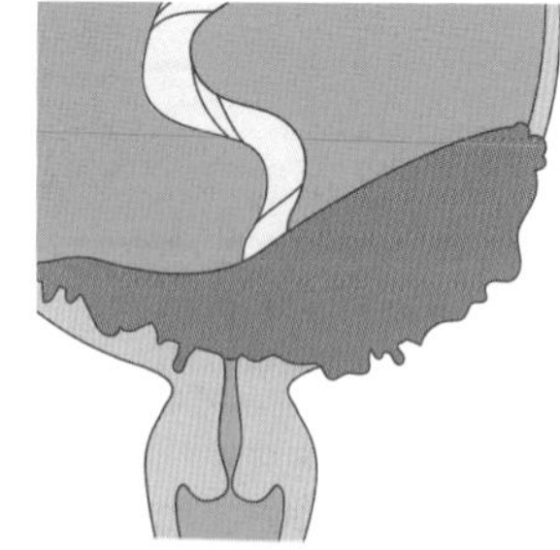

穿通胎盤

【前置癒着胎盤合併帝王切開】

- 妊婦の状態に余裕がある場合は、硬膜外麻酔併用の脊椎麻酔で行われる。
- 穿通胎盤や嵌入胎盤では、手術前に尿管ステントも挿入する。
- 子宮切開時は超音波検査で胎盤の位置を確認してから行う。
- 複数の止血法を試みても出血がコントロールできない場合は子宮を摘出する。

【主な止血法】

①子宮用止血バルーンによるタンポナーデ法

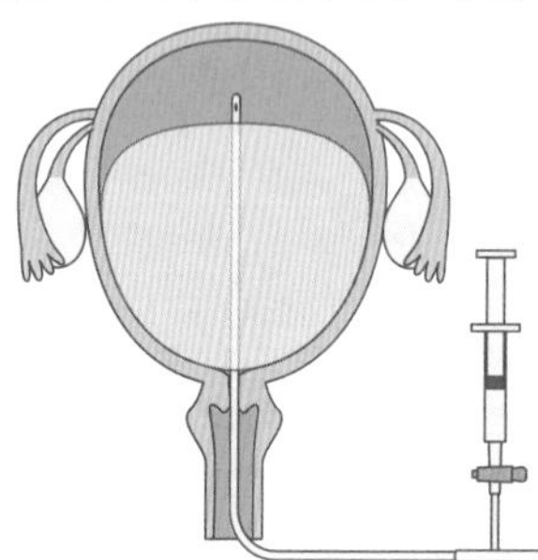

②バルーンオクルージョン法(総腸骨動脈に挿入の場合)

総腸骨動脈
内腸骨動脈
外腸骨動脈

手術前に大腿動脈より総腸骨動脈または内腸骨動脈にバルーンオクルージョンカテーテルを挿入しておき、出血時にバルーンを膨らませて子宮への血流を遮断する。施行時には動脈血栓予防目的でヘパリンを静脈注射する。

③子宮圧迫縫合法

④動脈結紮術(内腸骨動脈、子宮動脈など)

MEMO 産科麻酔

女性は妊娠することで、身体に多くの生理的変化が起こる。麻酔時は胎児と妊婦への影響を考慮し、看護を提供する必要がある。

【妊婦の生理的特徴と麻酔への影響】

項目	生理的変化	妊娠・麻酔への影響
心血管系	循環血液量の増加、心拍出量・心拍数の増加	子宮血流の増加に伴う増加
	貧血	血液希釈による貧血
	仰臥位低血圧症候群	肥大した子宮により下大静脈が圧迫され、心臓への静脈還流が障害されることにより心拍出量が減少し、低血圧、動悸、悪心などを生じる
呼吸器系	短頸、気道粘膜の浮腫	非妊娠時に比べ挿管困難な頻度が高い
	機能的残気量の減少	無呼吸となると低酸素症に陥りやすい
	酸素消費量の増加	
	$PaCO_2$の低下	
消化器系	食道や消化管の運動性の低下	常にフルストマック状態となっている
	胃食道吻合部の機能不全	
	胃酸分泌量の増加	胃酸を多く含んだ吐物の誤嚥による誤嚥性肺炎を起こしやすい
血液凝固系	血液凝固因子の増加	血栓が生じやすい(DVT発生のリスク大)
中枢神経系	プロゲステロンの増加	子宮内膜形成に関与、胸や骨盤への血流増加作用
	エンドルフィンの増加	脳内麻薬と呼ばれる物質で、鎮痛作用をもつ
	吸入麻酔薬の最少肺胞濃度(MAC)の減少	吸入麻酔が効きやすい

【特別な配慮が必要な病態】

病態	内容
妊娠高血圧症候群(PIH)	●全身性の血管収縮により、血管外への水分とナトリウムの留置をきたした病態であり、循環血液量が減少している。症状として**高血圧**、**タンパク尿**、**全身浮腫**を生じる ●高血圧、凝固系異常の治療と、十分な輸液管理を行い迅速な娩出を行う
常位胎盤早期剥離	●胎盤が胎児娩出前に剥離する病態で、**大量出血**を生じる。妊娠高血圧症候群が原因になることがある ●広範囲な胎盤剥離では、胎児機能不全や母体に**DIC(播種性血管内凝固症候群)**が生じることがあり、出血がコントロールできない場合は、子宮全摘出術も考慮される ●胎児と母体への影響が大きく、猶予がないため緊急の全身麻酔を行うことが多い
羊水塞栓症	●羊水が静脈に流入することにより生じる病態。母体の状態はきわめて重篤となり、急激に**呼吸困難**、**ショック**、**DIC**が生じる ●基本的対応は、「産科危機的出血への対応指針(https://www.jsog.or.jp/activity/pdf/shusanki_taioushishin2022.pdf)」に基づいて行う ●治療としては、抗ショック療法、抗DIC療法とともに、大量出血への対応が必要となる
HELLP症候群	●妊婦全体の0.5～0.9%に発症し、**Hemolysis(溶血)**、**Elevated Liver enzyme(肝酵素の上昇)**、**Low Platelet(血小板減少)**の3徴がみられる。嘔気・嘔吐・食欲不振・全身倦怠感・上腹部痛などの症状が30～90 %の頻度でみられる。この場合、可及的すみやかに分娩を行う ●血管内皮細胞機能不全(障害)を認め、血管透過性亢進があり循環血漿量は減少しているため、麻酔管理には特に注意が必要である。血小板などの検査値を確認して全身麻酔になることが多い ●診断指標があり、直接ビリルビン値・血小板値・AST・LDHの検査値よりクラス1～3に分類される

上記2つの表は、齋藤直美：先輩ナースが書いた手術看護ノート. 照林社, 東京, 2020：38, 40, 41. より一部改変して転載

51 子宮鏡下手術 [TCR]

適応疾患・手術適応

子宮粘膜下筋腫、子宮内膜ポリープ、子宮内腔癒着症など、子宮の内壁に突出する病変

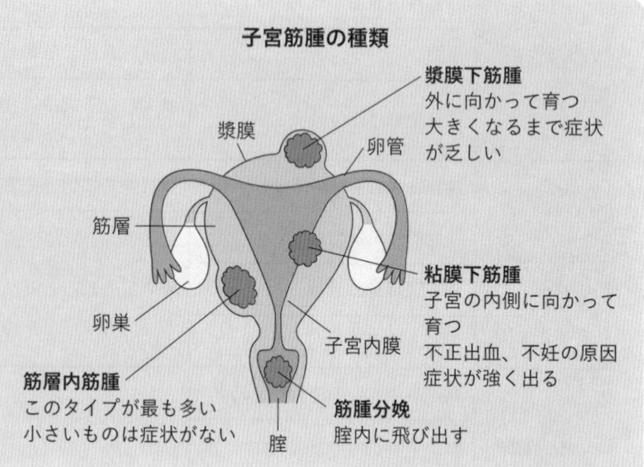

手術の概要

膣から子宮用内視鏡を挿入し、灌流液を用いて子宮内を膨らませ、モニターで映像を見ながら手術操作を行う。
専用の器械を用いて、子宮筋腫や子宮ポリープなどの病変を切除する。

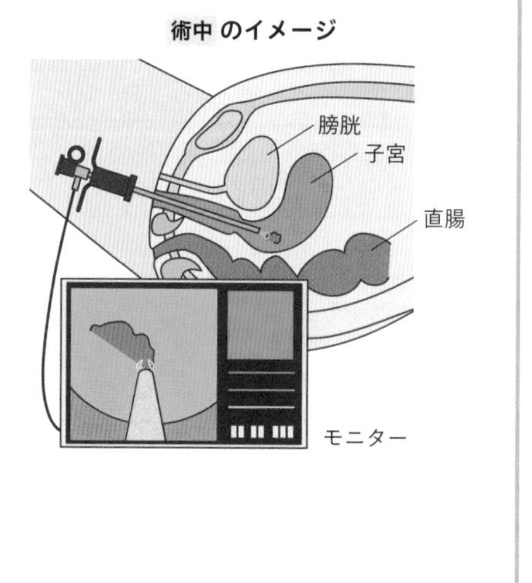

麻酔方法	脊椎麻酔or全身麻酔
手術体位	砕石位(体位写真９)
手術時間	10〜30分
術後合併症	❶出血 止血目的で子宮腔内にバルーンカテーテルを挿入することがある ❶TUR症候群(低Na血症) p.147「39 経尿道的手術」参照 ❶感染

手術のバリエーション

子宮鏡下筋腫核出術、子宮鏡下ポリープ切除術など。

手術のココに注意！

- 子宮鏡下手術は妊孕性が保持でき、傷も残らず、身体への侵襲が少ない手術ですが、適応となる疾患は限られます。
- まれに、器械が子宮を貫通して**子宮穿孔**が生じることがあり、子宮穿孔が生じると、腹腔鏡下手術や開腹手術に移行し、異常の有無の確認や修復を行わなければなりません。
- 腟内の菌が子宮の中に入ることで、**子宮内感染症**が起こることもあります。

手術手順

❶ 吸収性頸管拡張材を抜去（病棟で手術当日に挿入される）

手術操作前に、挿入されてきた吸収性頸管拡張材を抜去する。

ヘガール拡張器で子宮頸管を拡張する。

★子宮鏡を安全に挿入するためには、子宮頸管を拡張させることが必要。

❷ 子宮鏡挿入

腟より子宮鏡を挿入する。

★灌流液は、モノポーラを使用する場合D-ソルビトール液（ウロマチック）を使用する。

★バイポーラ電極の場合は生理食塩水を用いる。

❸ 子宮内の観察・病変の確認

筋腫・ポリープなどの位置や形状を確認する。

❹ 組織の切除・回収

筋腫やポリープをモノポーラを用いて削り取る。

★モニターをよく見て、子宮穿孔に注意する。

筋腫核出の場合

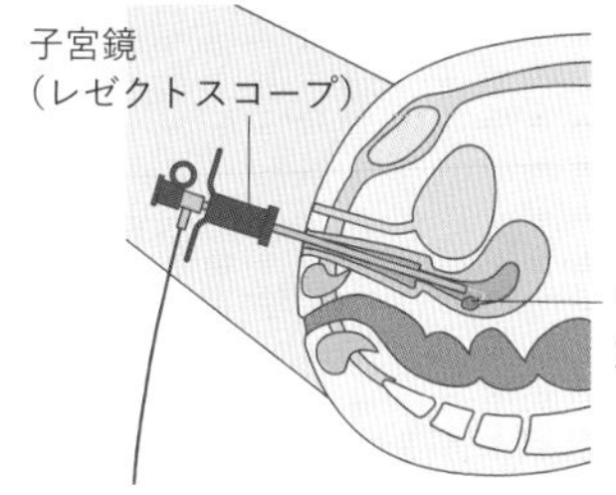

❺ 止血

内視鏡用モノポーラで止血する。

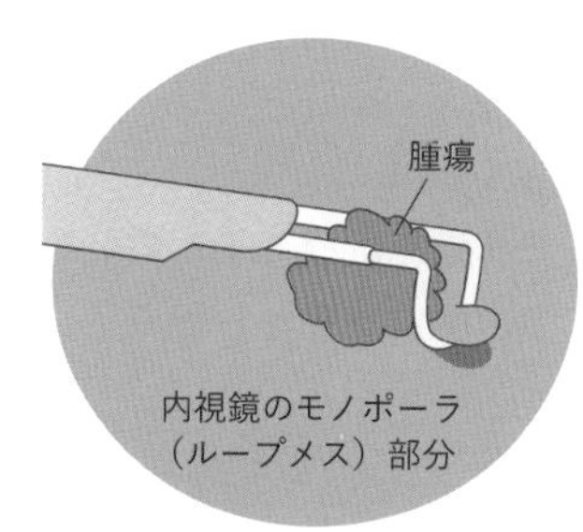

❻ 膀胱留置カテーテルの留置

膀胱留置カテーテルを挿入する。

52 単純子宮全摘出術（膣式）[VT]

適応疾患・手術適応

子宮筋腫、子宮内膜症（軽度）、子宮頸部上皮内病変、子宮脱・下垂

★膣式子宮全摘出術は、傷も残らない低侵襲の手術といえるが、限定された視野で操作を行わなければならず、膣が狭い、子宮全体や筋腫が大きい、癒着があるなどの場合は向かないなど、適応は限られている。

手術の概要

筋鈎で膣腔を広げて子宮膣部を切開し、子宮を支持している靭帯を切断して子宮を摘出する。すべての操作を膣から行う。

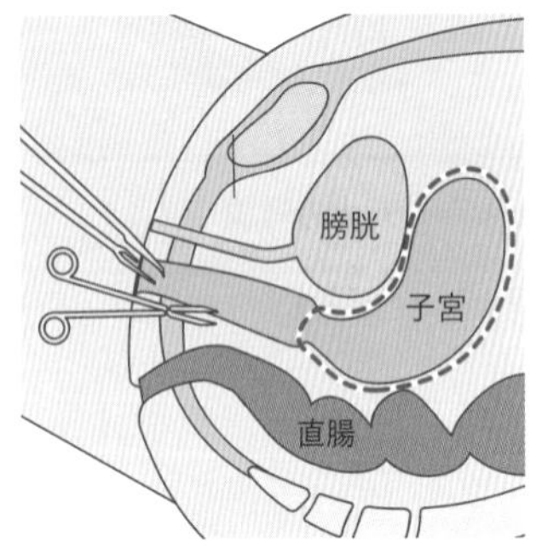

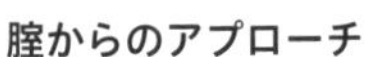
膣からのアプローチ

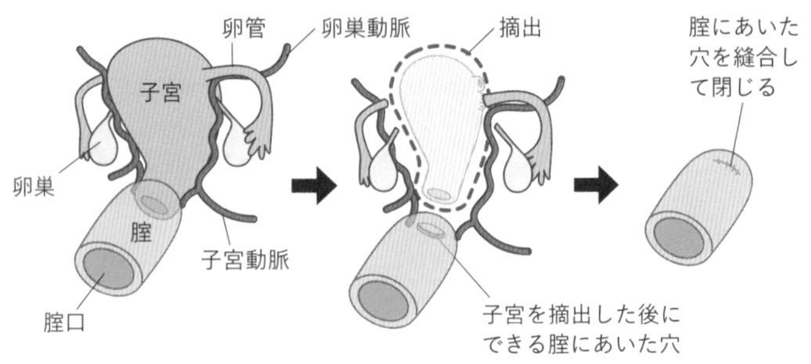

血管や靭帯、付属器を切断して子宮を切り離して摘出し、膣を縫合する（通常付属器は残す）

麻酔方法	全身麻酔or脊椎くも膜下麻酔
手術体位	砕石位(慶応式足掛け：体位写真16) レビテーターによる砕石位の場合もある(体位写真９)
手術時間	約１時間
術後合併症	❗出血 ❗尿管・膀胱・直腸の損傷

手術のバリエーション

膣壁形成術を同時に行う場合がある。

手術のココに注意！

- 慶応式足掛けによる砕石位では、患者の殿部の先端が手術台より5～10cm程度はみ出すように身体の位置を決め、吊り紐式の支持器で足を固定します。これにより、広い手術野を得ることができます。
- 下肢は殿部に対して強い屈曲となり、足底部と足首にバンド状の紐をかけて固定するため、圧迫予防や可動域を確認しておくことが必要です。

手術手順

※腟からの操作になるため、子宮を体内から切り離す処理の順番は、開腹操作と逆になる。

❶ 導尿

膀胱を空にして手術操作を容易にし、膀胱損傷を防ぐために、手術開始直前に導尿を行う。

★経腟手術では、手術操作の妨げになるため、膀胱留置カテーテルは手術終了後に留置する。

❷ 子宮腟部の輪状切開

アドレナリン製剤を腟部全周に注入し、前壁・後壁を切開する。

★アドレナリン製剤の注入は、出血予防と剥離を容易にする。

★バイタルサインの変化に注意する。

❸ 膀胱の剥離とダグラス窩の開放

膀胱を子宮頸部から剥離し、その後ダグラス窩腹膜を切開する。

❹ 子宮頸部靭帯の処理

膀胱子宮靭帯、仙骨子宮靭帯、基靭帯を子宮頸部に沿って切断する。

❺ 子宮動脈の処理

露出した子宮動脈を切断して、断端を結紮する。

★尿管損傷に注意する。

❻ 膀胱腹膜の開放と子宮体部の翻転

膀胱子宮窩腹膜を切開し、子宮を腟外に脱転させる。

★子宮が大きい場合は、分割や折半する。

❼ 上部靭帯の処理と子宮摘出

円靭帯、卵管、卵巣固有靭帯を結紮切断し、子宮を摘出する。

★付属器は摘出しないことが多い。

★腟が狭い場合は会陰切開して取り出すことがある。

❽ 腹膜の閉鎖

止血を確認し、腹膜を縫合する。

★出血のないことを確認する。

❾ 腟壁の縫合・閉鎖

死腔をつくらないように腟壁を縫合する。

❿ 膀胱留置カテーテルの留置

膀胱留置カテーテルを挿入する。

★腟にタンポナーデガーゼを挿入することがある。

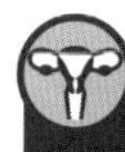

53 子宮・付属器悪性腫瘍に対する手術（開腹）

適応疾患・手術適応

子宮頸癌、子宮体癌、卵巣・卵管癌

手術の概要

腹部を縦切開して患部を直接肉眼で確認しながら手術操作を行う。子宮支持組織や血管を切断して子宮を切除し、腟断端を閉鎖する。適応疾患や疾患の病期によって切除範囲が決定される。

麻酔方法	全身麻酔＋硬膜外麻酔
手術体位	砕石位（体位写真９）or仰臥位（体位写真１）
手術時間	約５時間（広汎子宮全摘出術の場合）
術後合併症（広汎子宮全摘出術の場合）	出血 神経因性膀胱 尿管・膀胱・直腸・神経の損傷 血栓・塞栓症 リンパ浮腫

手術のバリエーション

- 子宮頸癌では、卵巣・卵管を残すことがある。
- 必要に応じて骨盤リンパ節郭清を行う。
- 傍大動脈リンパ節郭清を行うこともある。
- 子宮体癌の特殊型、卵巣癌では大網切除を行うことが多い。
- 腫瘍が大きく癒着が予想されるなど尿管損傷のリスクが高い症例では、術前に尿管ステントを挿入することがある。

※適応は施設により異なる場合がある。

単純子宮全摘出術［AT］

子宮頸癌ⅠAⅠ期
子宮体癌、卵巣・卵管癌

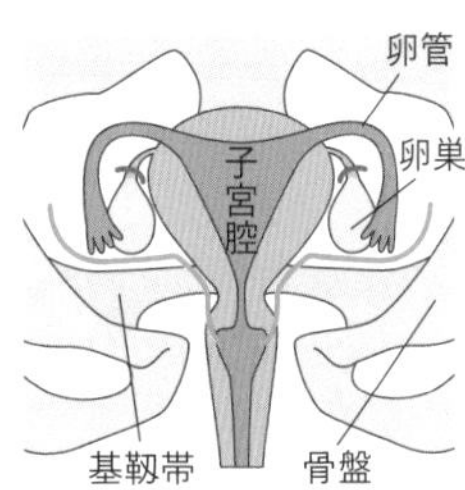

子宮に近い位置で基靭帯を切除する

準広汎子宮全摘出術［mRH］

子宮頸癌ⅠA期
子宮体癌Ⅱ期

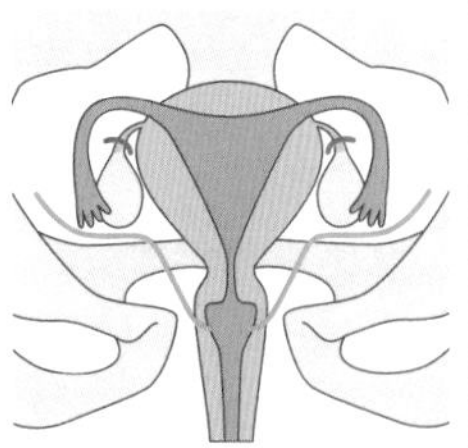

子宮からやや離れた位置で基靭帯を切除する

広汎子宮全摘出術［RH］

子宮頸癌１B期〜Ⅱ期

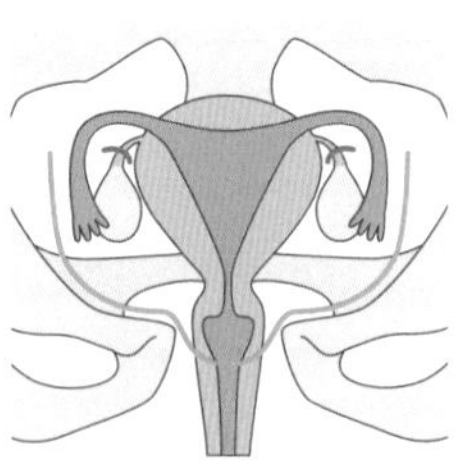

尿管と膀胱を完全に子宮・腟から分離し、子宮と腟の一部、基靭帯を起始部近くから切断して、骨盤近くから広い範囲で切除する。骨盤リンパ節郭清を行う

――基本的な切除範囲
――卵巣を温存する場合の切除部分

単純子宮全摘出術（青）と広汎子宮全摘出術（赤）の靭帯の切除ラインの違い

仙骨子宮靭帯の切断
膀胱子宮靭帯の切断
膀胱
子宮頸部
直腸
仙骨
基靭帯の切断

手術のココに注意！

- 手術時間が長時間に及んだ場合や、患者の体格によって**コンパートメント症候群**のリスクが高まります。
- 広汎子宮全摘出術は、腫瘍からの距離を十分にとって子宮支持靱帯を切除するため、**根治度を高めるほど神経因性膀胱の重症度が高まります。**
- インジゴカルミンを静脈内投与し、尿管損傷の有無を確認することがあります。

手術手順　付属器を摘出する広汎子宮全摘出術の場合

❶ 皮膚切開・開腹・腹腔内細胞診採取

下腹部正中切開にて開腹する。腹水細胞診のために、腹水または腹腔洗浄液を採取する。

❷ 円靱帯切断

円靱帯はできるだけ子宮の遠位で切断する。

❸ 後腹膜腔の展開　膀胱側腔と直腸側腔の展開・尿管の剥離と同定

血管や尿管の走行を確認する。
血流障害による尿管狭窄などを防ぐために、できるだけ尿管周囲組織を付けたままで剥離する。
尿管の下方１cm前後の位置に並走する下腹神経を切断しないように注意しながら剥離する。
★尿管にテーピングをし手術操作による損傷を避ける。

❹ 骨盤漏斗靱帯の切断

尿管が骨盤漏斗靱帯の近くを走行しているため注意する。
★骨盤漏斗靱帯には卵巣動静脈が走行している。

❺ 子宮動脈の切断

尿管交差部より外側で切断する。
★子宮動脈は尿管の腹側を走行している。

❻ 膀胱剥離と膀胱子宮靱帯の切断

腟壁切除位置から十分な距離を取り膀胱の剥離を行う。
★尿管は膀胱子宮靱帯の間を走行しているため、損傷に注意する。
★尿の性状を観察する。

❼ 仙骨子宮靱帯・基靱帯の切断

術後の排尿障害を予防するために、できるだけ神経を温存するように剥離して切断する。
★仙骨子宮靱帯の外側には下腹神経、基靱帯の背側には骨盤内臓神経が走行する。

温存なし　自律神経　温存あり
膀胱側腔
膀胱子宮靱帯後層
骨盤神経叢
基靱帯
骨盤内臓神経
直腸側腔
直腸腟靱帯
下腹神経

❽ 直腸腟靱帯・傍腟組織・腟の切断

直腸腟靱帯と傍腟組織を切離する。
腟壁を全周切開し子宮を摘出する。
❷～❽を左右行う。
★直腸腟靱帯の外側には下腹神経が走行する。
★腟の浸潤の程度に応じて切離ラインが決定される。

❾ 子宮摘出、腟断端の縫合・閉鎖

★腟断端縫合が終了したら止血を確認する。

❿ 骨盤リンパ節郭清

左右の外腸骨節、内腸骨節、総腸骨節、閉鎖節、基靱帯節および仙骨節が対象となる。
子宮摘出前に行う場合と摘出後に行う場合がある。
★リンパ節は血管や神経の走行に沿って分布しているため、損傷に注意する。

⓫ 骨盤腹膜の縫合・閉腹

膀胱子宮窩後腹膜とダグラス窩腹膜を縫合する。
ドレーン挿入時はダグラス窩に挿入する。洗浄後、癒着防止剤を貼付し、腹膜・筋膜・皮下を縫合する。

⓬ 内診

腟鏡を用いて、腟から出血の有無を確認する。
★出血の最終確認を行う。
★腟にタンポナーデガーゼを挿入することがある。

54 腹腔鏡下子宮全摘出術 [TLH]

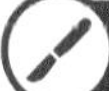

適応疾患・手術適応

子宮良性腫瘍、子宮悪性腫瘍（子宮頸癌・子宮体癌）

手術の概要

腹部にあけた小さな孔に内視鏡と専用の手術器具を挿入し、モニターで映像を見ながら手術操作を行う。
腹腔鏡下で子宮支持組織や血管を切断して子宮を切除し、経腟的に回収した後、腹腔鏡下で腟断端を閉鎖する。

腹腔鏡下手術と開腹手術の視野の違い

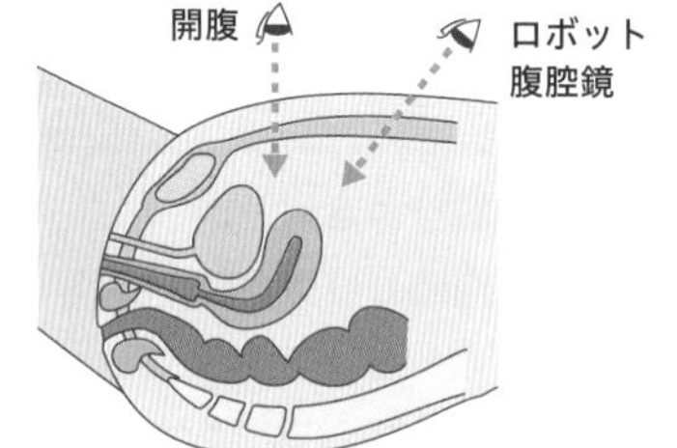

麻酔方法	全身麻酔（＋硬膜外麻酔or伝達麻酔）
手術体位	砕石位（頭低位15～20度：体位写真10）
手術時間	約2.5時間
術後合併症	❶尿管・膀胱・直腸・神経の損傷 ❶気腹による合併症（p.38参照） ❶頭低位による合併症 頭蓋内圧の上昇・眼圧上昇による視力障害・気腹による合併症を助長 ❶出血、感染 ❶リンパ浮腫 リンパ節郭清を行った場合

手術のバリエーション

- 疾患または病態によって、付属器または卵管のみを合併切除したり、手術開始前に腫瘍の飛散を防ぐための操作が行われることがある（卵巣癌の一部が卵管采由来であると考えられており、卵巣を残す場合でも卵管のみ合併切除することが多い）。
- 尿管損傷のリスクが高い症例では、術前に尿管ステントを挿入することがある。
- LAVHやTLRHでは、手術操作が複雑になることにより、出血量の増加や手術時間が延長する。
- TLRHでは血管周囲の剥離操作を伴うため、血栓症のリスクも高くなる。
- TLRHでは、尿管の下方1cm前後の位置に並走する下腹神経を切断しないように注意する。

腹腔鏡下腟式子宮全摘出術（LAVH）

- 腹腔鏡下で子宮上部の靭帯の切断などを行い、子宮下部の靭帯の切断、子宮摘出、腟縫合は腟から行う

腹腔鏡下広汎子宮全摘出術（TLRH）

- 子宮頸癌において、腹腔鏡下で骨盤リンパ節郭清術、広汎子宮全摘出を行い、経腟的に回収する
- 骨盤神経叢からの膀胱枝を温存する場合は、膀胱子宮靭帯の尾側は温存する

手術のココに注意！

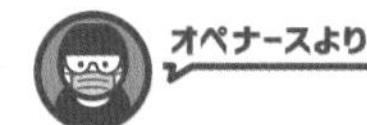

- 疾患によって、手順や摘出物の回収方法、手術時間が違ってきます。特に子宮が大きい場合は回収に時間を要することも少なくありません。
- 患者の体格や手術時間によって合併症のリスクが高まります。
- インジゴカルミンを静脈内投与し、膀胱鏡検査を施行して尿管損傷の有無を確認することがあります。

手術手順

※子宮を支持する靭帯の切断時期は、施設や術者によって多少異なる

❶ 膀胱留置カテーテル挿入
・子宮頸癌の場合、腟カフを作成する
・子宮体癌の場合、子宮頸部に支持糸をかける

子宮支持器具（基本、良性のみ）や腟パイプを挿入する場合もある。

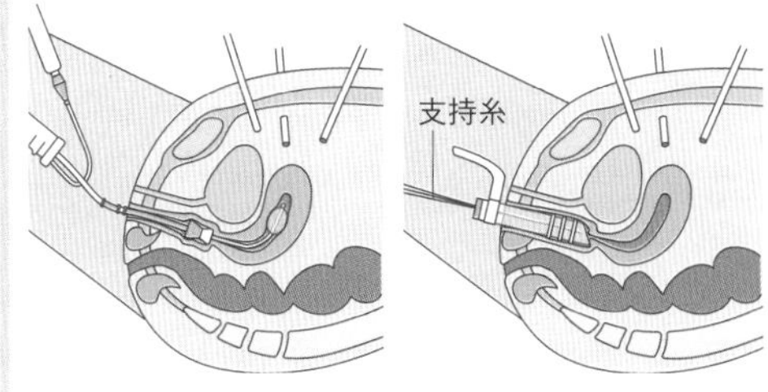

★腟カフ、子宮頸部の支持糸は、腫瘍の飛散防止目的。

❷ 皮膚切開・トロッカー挿入、気腹開始

皮膚を４か所切開する（5～12mm）。
腹膜切開してトロッカーを挿入する。
★頭低位となる。
★体位(特に下肢)のずれや圧迫がないことを確認する。

**❸ 必要時、腹腔内細胞診採取
悪性疾患の場合、両側卵管基部の凝固**

腹水細胞診のため、腹水または腹腔洗浄液を採取する。
癌細胞の腹腔内飛散を防ぐ目的で、両側卵管基部を凝固する。

**❹ 後腹膜腔の展開
尿管の剥離と同定**

子宮広間膜を切開し、血管や尿管の走行を確認する。
血流障害による尿管狭窄などを防ぐために、できるだけ尿管周囲組織を付けたままで剥離する。

❺ 円靭帯・骨盤漏斗靭帯または卵巣固有靭帯の切断

卵巣を残す場合は卵巣固有靭帯を、卵巣も摘出する場合は骨盤漏斗靭帯を切断する。

❻ 膀胱剥離・膀胱子宮靭帯切断

❼ 基靭帯（子宮動脈を含む）・仙骨子宮靭帯の切断

術後の排尿障害を予防するために、できるだけ神経を温存するように剥離して切断する。
❹～❼を左右行う。

❽ 腟の切断

腟壁を全周切開し子宮を摘出する。
★子宮支持器具や腟パイプを挿入している場合は、腟切断部位の目印となる。

❾ 経腟的に子宮摘出

★子宮が大きい場合は、回収袋に回収し、袋内で細切して取り出す。
★経腟的な回収が難しい場合は、組織細切除去装置を用いてトロッカーより回収したり、小開腹して取り出す場合もある。
★子宮摘出時に腟に裂傷が生じた場合は、経腟的に縫合する。

❿ 腟断端縫合・腹膜縫合

腟断端を縫合して閉鎖する。
膀胱子宮窩後腹膜とダグラス窩腹膜を縫合する（中央のみ）。

⓫ 洗浄・止血・癒着防止剤の使用

ドレーンを挿入する場合はダグラス窩に挿入する。

⓬ 気腹停止・トロッカー抜去・閉腹

止血を確認し、トロッカーを抜去する。
腹膜・筋膜・皮下を縫合する。
★頭低位を解除し、体位のずれがないことを確認する。

⓭ 内診

腟鏡を用いて、腟から出血の有無を確認する。
★腟にタンポナーデガーゼを挿入することがある。

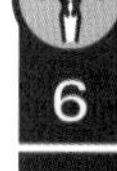

55 腹腔鏡下子宮筋腫核出術 [TLM]

適応疾患・手術適応

子宮筋腫（筋腫の直径が7～8cm以内で、子宮内腔から離れた筋腫）

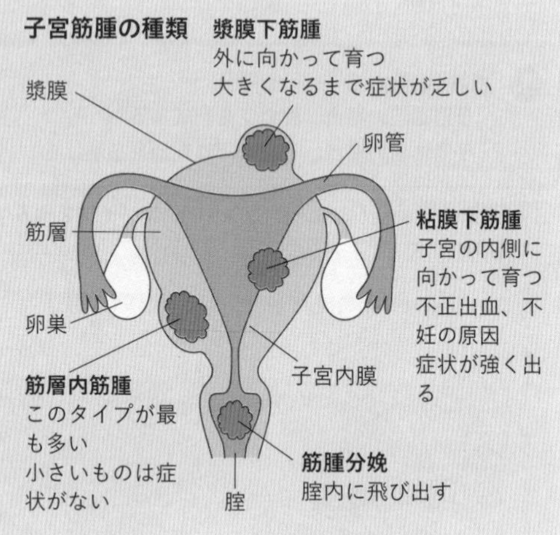

手術の概要

腹部にあけた小さな孔に内視鏡と専用の手術器具を挿入し、モニターで映像を見ながら子宮壁を切開して筋腫のみを摘出する子宮温存手術である。
子宮壁切開部を縫合した後、筋腫を体外に取り出す。
すべての手術操作を腹腔鏡下で行う。

★子宮筋腫は発生する部位や大きさによって手術方法が選択される。

漿膜下筋腫・筋層内筋腫	TLM・LAM・開腹手術
粘膜下筋腫	TCR

麻酔方法	全身麻酔＋硬膜外麻酔or伝達麻酔
手術体位	●仰臥位（開脚位：体位写真6） ●仰臥位（両手体側：体位写真2） ●砕石位（頭低位15～20度：体位写真10）
手術時間	2～3時間（筋腫の数による）
術後合併症	❶出血 ❶気腹による合併症（p.38参照）

TLMとTCRのイメージ

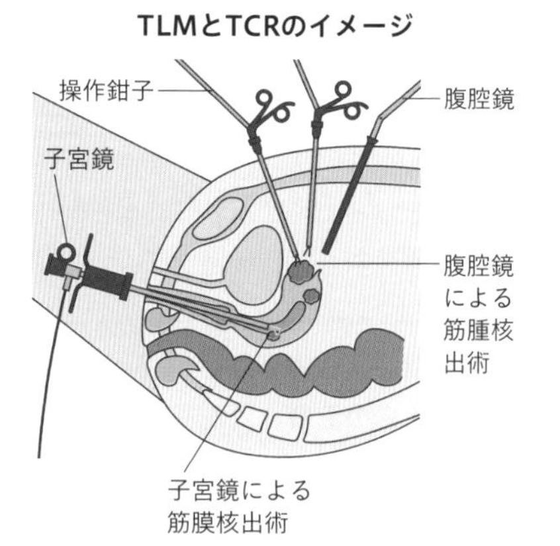

手術のバリエーション

腹腔鏡補助下子宮筋腫核出術（LAM）

- 腹腔鏡に加えて腹壁に小切開を加え、切開部を利用して筋腫の核出・摘出・子宮壁の縫合を行う。

手術のココに注意！

- 筋腫の大きさや、数によって出血量や手術に要する時間は変わります。
- 筋腫を体外に取り出す方法は、筋腫の大きさや数によってさまざまです。
- どのような方法であっても、**筋腫破片の飛散は再発の誘因**となるため予防のための対処が必要です。

手術手順

❶ 皮膚切開・トロッカー挿入 気腹開始

皮膚を4か所切開する（5～12mm）。
腹膜切開してトロッカーを挿入する。
★頭低位となる。
★体位（特に下肢）のずれや圧迫がないことを確認する。

❷ 合成バソプレシン注射

子宮壁切開部に希釈したバソプレシンを注射する。子宮筋腫の子宮壁切開創の出血量の減少を図るとともに漿膜の剥離を容易にする。
※保険適用外の使用
★バソプレシンの局所注射による副作用に注意する（徐脈をきたすことがある）。

❸ 子宮壁の切開 子宮筋腫の核出

子宮壁の切開には主に超音波凝固切開装置を使用する。筋腫を露出させ、筋腫を牽引しながら皮をむくようにして核出する。
筋腫が複数ある場合は、核出した筋腫は腹腔内に置いておき、最後に一括して回収する。
★出血に注意する。

❹ 子宮壁の縫合

筋腫核出創、子宮切開創、漿膜を縫合する。
妊娠出産に備えて十分な強度で修復する。

❺ 筋腫回収

筋腫が大きい場合は、専用の器械を用いて細切して回収する。その際は、筋腫の破片が腹腔内に飛散しないように専用の袋を使用する。

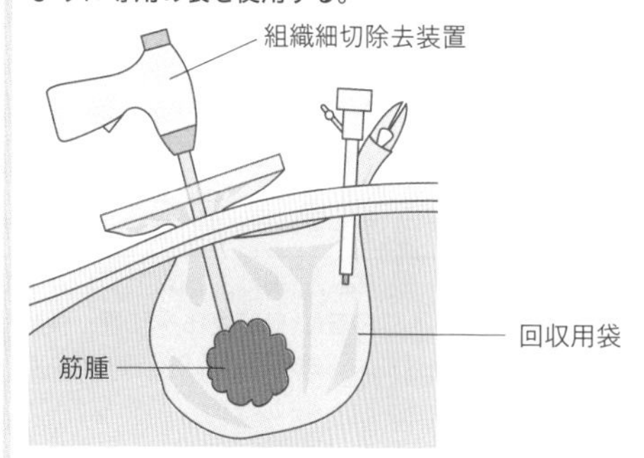

❻ 洗浄・止血・癒着防止剤の使用

ドレーンを挿入する場合はダグラス窩に挿入する。
洗浄後、癒着防止剤を貼付する。
★癒着は不妊の原因となる。

❼ 気腹停止・トロッカー抜去・閉腹

止血を確認し、トロッカーを抜去する。
腹膜・筋膜・皮下を縫合する。
★頭低位の解除。

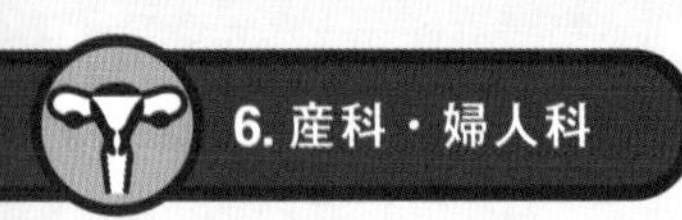

56 腹腔鏡下卵巣腫瘍摘出術 [TLC]

適応疾患・手術適応

卵巣良性腫瘍

手術の概要

腹部にあけた小さな孔に内視鏡と専用の手術器具を挿入し、モニターで映像を見ながら腫瘍だけを摘出し、卵巣実質を温存する妊孕能温存手術である。

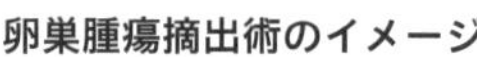

卵巣腫瘍摘出術のイメージ

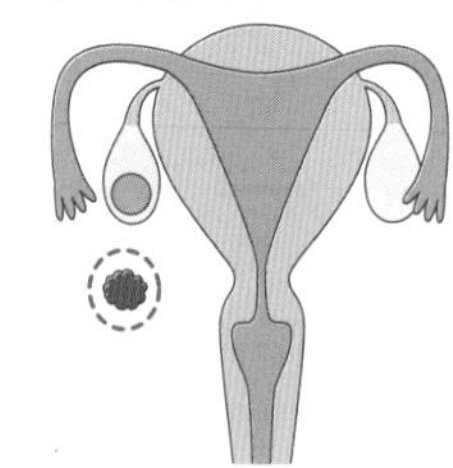

腫瘍だけを卵巣からくり抜く

麻酔方法	全身麻酔＋硬膜外麻酔or伝達麻酔
手術体位	仰臥位（開脚位：体位写真6）または 砕石位（頭低位15～20度：体位写真10） ★卵管の通過性を確認したり、癒着が強く子宮の位置を動かさないと卵巣が見えにくい場合には、子宮支持器具を経腟的に挿入するため砕石位となる。
手術時間	1～2時間
術後合併症	❶腹膜炎 （特に皮様嚢腫の皮様破綻による） ❶出血 ❶気腹による合併症（p.38参照）

手術のバリエーション

腹腔鏡下付属器切除術（TLA）

・卵巣を温存しない場合は、卵巣動静脈（骨盤漏斗靭帯・卵巣固有靭帯）を切断して卵巣と卵管を摘出する。

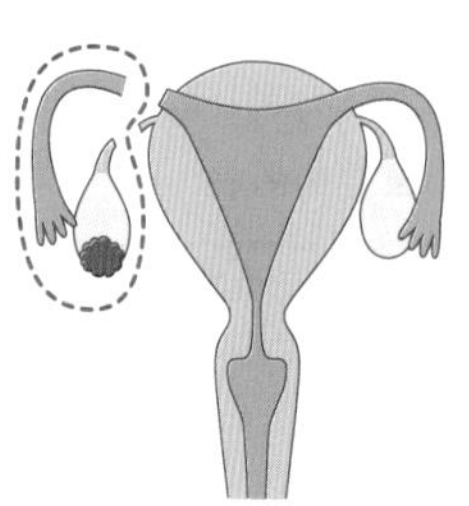

卵巣と卵管を切除する

手術のココに注意！

- TLCは妊孕能温存手術であるため、**卵巣機能の温存**に十分配慮することが必要です。
- 卵巣腫瘍の種類に応じて**腫瘍の内容物の飛散予防**の対策を行い、卵巣機能低下をまねく操作には注意することが必要です。

手術手順 TLCの場合

❶ 皮膚切開・トロッカー挿入 気腹開始

皮膚を4か所切開する（5～12mm）。
腹膜切開してトロッカーを挿入する。
★頭低位となる。
★体位（特に下肢）のずれや圧迫がないことを確認する。

❷ 卵巣腫瘍壁の剥離

腫瘍壁を切開し、止血を行いながら剥離する。
切開部に希釈したバソプレシンを注射することもある。
★バソプレシンを注入（出血量の減少）した場合は、副作用に注意する（徐脈をきたすことがある）。

❸ 腫瘍摘出

卵巣の縫合を行う（縫合をしない場合もある）。

❹ 腫瘍の回収

トロッカーより腹腔内に回収袋を挿入する。
★内容の露出に注意が必要。
★卵巣腫瘍の内容が露出した場合は、合併症予防には十分な洗浄が有効である。

❺ 止血・癒着防止剤の使用

ドレーンを挿入する場合はダグラス窩に挿入する。
洗浄後、癒着防止剤を貼付する。
★癒着は不妊の原因となる。

❻ 気腹停止・トロッカー抜去・閉腹

止血を確認し、トロッカーを抜去する。
腹膜・筋膜・皮下を縫合する。
★頭低位の解除。

MEMO 卵巣腫瘍の摘出方法

- 卵巣腫瘍を摘出する方法には、体腔内法と体腔外法がある。

体腔内法

・切除した腫瘍を体腔内で袋に回収し、袋の中で腫瘍を穿破、内容液を吸引するなどして縮小化し袋ごと腫瘍を体外に出する。

体腔外法

・体腔内で専用の穿刺針などを用いて腫瘍を縮小化してから、腫瘍壁を体腔外に出して腫瘍を摘出し、卵巣を腹腔内に戻す。
・必要に応じて小切開を併用する。

57 ロボット支援下子宮全摘出術

[RASH]

適応疾患・手術適応

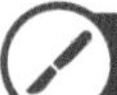

子宮悪性腫瘍（子宮体癌のみ保険適用）、子宮良性腫瘍

手術の概要

内視鏡手術支援ロボットを使用して、身体にあけた小さな孔に内視鏡と手術器具を取り付け、モニターで立体画像を見ながら手術操作を行う。
ロボット操作で子宮支持組織や血管を切断して子宮を切除し、経腟的に回収した後、ロボット操作で腟断端を閉鎖する。

★RASHはTLH（p.186）をロボットで行うイメージ。手術手順は前後しても手術内容や注意点は変わらない。

麻酔方法	全身麻酔＋硬膜外麻酔or伝達麻酔
手術体位	砕石位（頭低位15～20度：体位写真13） ★ロボット手術では、いったんドッキングしてセッティングしたら、手術台の傾斜を変えるのは容易ではない（ロボット手術専用の手術台では連動して動かせる）。そのため、手術開始前から腹腔内がどのような状況にあっても、安定した良好な術野を作成する必要がある。通常TLHより高度頭低位で行われる。
手術時間	2～3時間
術後の合併症	❗尿管・膀胱・直腸・神経の損傷 ❗気腹による合併症（p.38参照） ❗頭低位に伴う合併症（p.38参照） ❗コンパートメント症候群 ❗出血、感染

手術のバリエーション

- TLHと同様に、疾患または病態によって、付属器または卵管のみを合併切除する。
- 切除する腟の長さによっては、腟断端の閉鎖を経腟的に行うことがある。
- 術後の腟脱出を予防するために、腟断端縫合後に仙棘靭帯固定術を行うことがある。

手術のココに注意！

- 子宮体癌は**肥満症を合併していることが多い**です。RASHでは開腹手術と同様にさまざまな手術リスクは増えますが、開腹手術と比較して低侵襲であり、術後合併症も少ないといわれています。しかし、**BMIが増えるにつれ、手術時間は延長する傾向にあります。**
- 高度肥満症例（BMI 35以上）、特に**BMI 45以上の症例の場合は、患者・婦人科医・麻酔科医・看護師が合同で事前にシミュレーションを行うなど、合併症対策を行うことが重要です。**
- RASHでは、一般的に開腹手術と比較した場合、出血量は約20分の１といわれています。

手術手順

※子宮を支持する靱帯の切断時期は、施設や術者によって多少異なる。

❶ 膀胱留置カテーテル挿入
子宮体癌の場合、子宮頸部に支持糸をかける

子宮頸部２か所に支持糸をかける。
子宮支持器具や腟パイプを挿入する場合もある（p.187参照）。

❷ 皮膚切開・トロッカー挿入
気腹開始

皮膚を５か所切開する（５～12mm）。
腹膜切開してトロッカーを挿入する。

❸ ロボットアームロールイン・ドッキング

ロボットアームにトロッカーや鉗子を装着する。
ロボット操作開始。
★15～20度の頭低位となる。
★体位（特に下肢）のずれや、ロボットアームによる圧迫がないことを確認する。

❹ 必要時、腹腔内細胞診採取
悪性疾患の場合、両側卵管基部の凝固

以下、p.187参照
・ロボット支援下手術では、手術操作を効率的に行うために、血管や子宮支持組織は剥離のみ行っておき、エネルギーデバイス（凝固、切断、シーリングなどが行える）を使った切断はまとめて行うことが多い。

❺ 後腹膜腔の展開
尿管の同定・剥離

❻ 円靱帯切断

❼ 膀胱の剥離

❽ 骨盤漏斗靱帯または卵巣固有靱帯の処理

❾ 基靱帯（子宮動脈を含む）・仙骨子宮靱帯の切断

❺～❾を左右行う。

❿ 腟の切断

⓫ 経腟的に子宮摘出

⓬ 腟断端縫合・腹膜縫合

⓭ 洗浄・止血・癒着防止剤の使用

⓮ ロボットアームロールアウト

ロボット操作終了。

⓯ 気腹停止・トロッカーの抜去・閉腹

⓰ 内診

7

眼科

眼科手術の全体像

麻酔

- 眼科で治療を行う対象者は**新生児から高齢者まで幅が広い**ため、全身麻酔の場合は対象者に合わせた対応が必要です。
- 局所麻酔の場合は、患者の協力が得られなければ手術を行うことができません。認知症や聴覚障害（還流液を使用するため補聴器の使用が困難）がある場合など、**コミュニケーション障害がある場合**は事前に、手術室看護師と術中のコミュニケーション方法を検討する必要があります。

合併症

- 眼は感覚器で**失明を伴うリスク**があり、患者はより不安を強く感じていることが多いことも特徴です。疾患の種類や、病状によりますが、感染などの点から失明するリスクが常にあります。
- すでに**片目を失明している場合**（ラストアイ）には、手術中もより慎重に対応を行っています。術後は、可能な限り透明眼帯を選択します。

体位

- すべての眼科手術では**第１眼位（真っ直ぐ正面方向を見る）**になるよう体位を調整します。
- 高齢者の場合、**円背が強く手術体位を保持することが困難な場合**があり、事前に病棟より情報を得て、安楽な体位の確認が必要になります。

心理的支援

- 緑内障、白内障（両眼）、硝子体手術など、同じ患者が間隔をあけて、手術を何度か行う場合があります。
- ２回目以降の手術の場合は、患者自身が**前回の手術時のイメージ**をもっていたり、苦痛に感じていることがあったりします。病棟看護師は**意図的に情報収集**し、手術室看護師に提供できるとベストです。
- 眼帯などで両視力が一時的に失われる場合は、心のケアも必要です。

術後管理

- 手術終了後は眼帯を装着するため、**術前よりも視野が狭まり段差がわからなくなります。**患者の移乗の際には身体を支え、安全に移動できるように心がけましょう。

眼科の解剖

眼窩

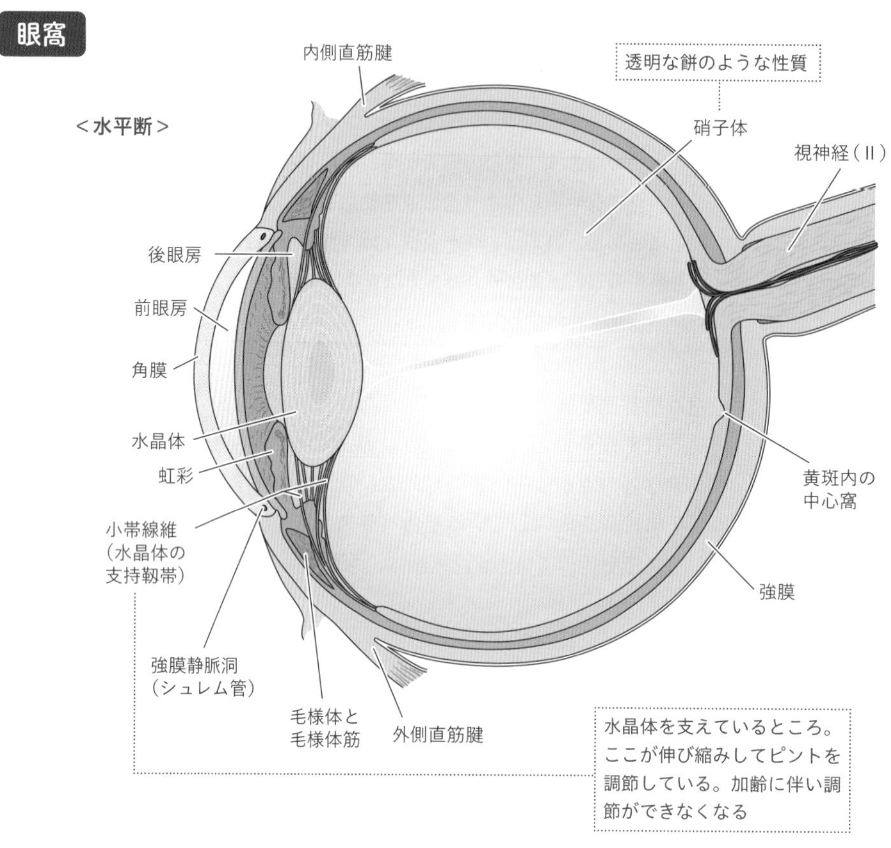
内側直筋腱
透明な餅のような性質
<水平断>
硝子体
視神経（Ⅱ）
後眼房
前眼房
角膜
水晶体
虹彩
小帯線維
（水晶体の
支持靱帯）
黄斑内の
中心窩
強膜
強膜静脈洞
（シュレム管）
毛様体と
毛様体筋
外側直筋腱
水晶体を支えているところ。
ここが伸び縮みしてピントを
調節している。加齢に伴い調
節ができなくなる

前眼房と後眼房

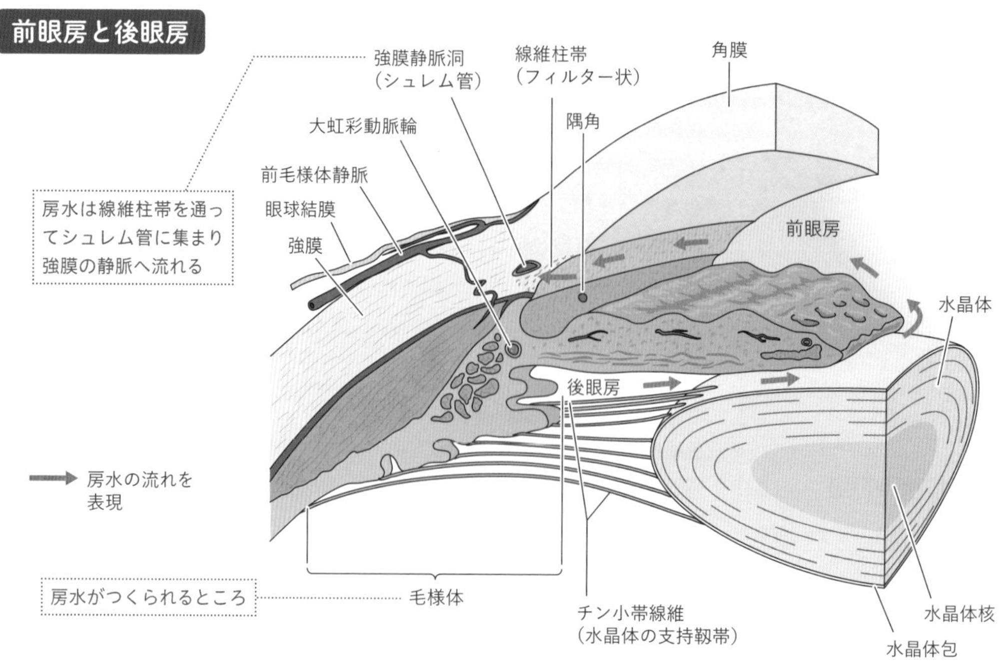
強膜静脈洞
（シュレム管）
線維柱帯
（フィルター状）
角膜
隅角
大虹彩動脈輪
前毛様体静脈
房水は線維柱帯を通っ
てシュレム管に集まり
強膜の静脈へ流れる
眼球結膜
強膜
前眼房
水晶体
後眼房
房水の流れを
表現
房水がつくられるところ
毛様体
チン小帯線維
（水晶体の支持靱帯）
水晶体核
水晶体包

眼球の正常な位置

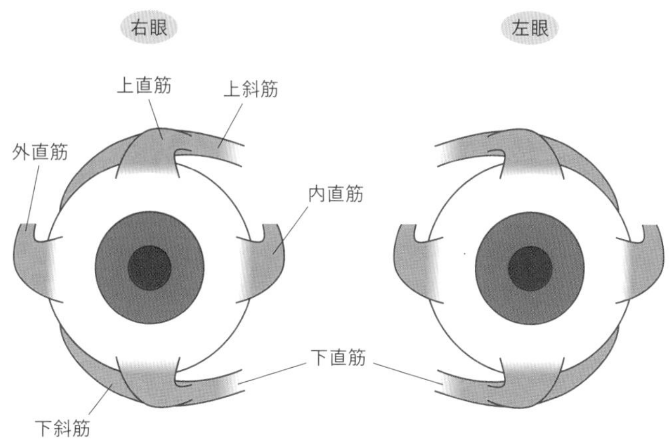

眼底の模式図

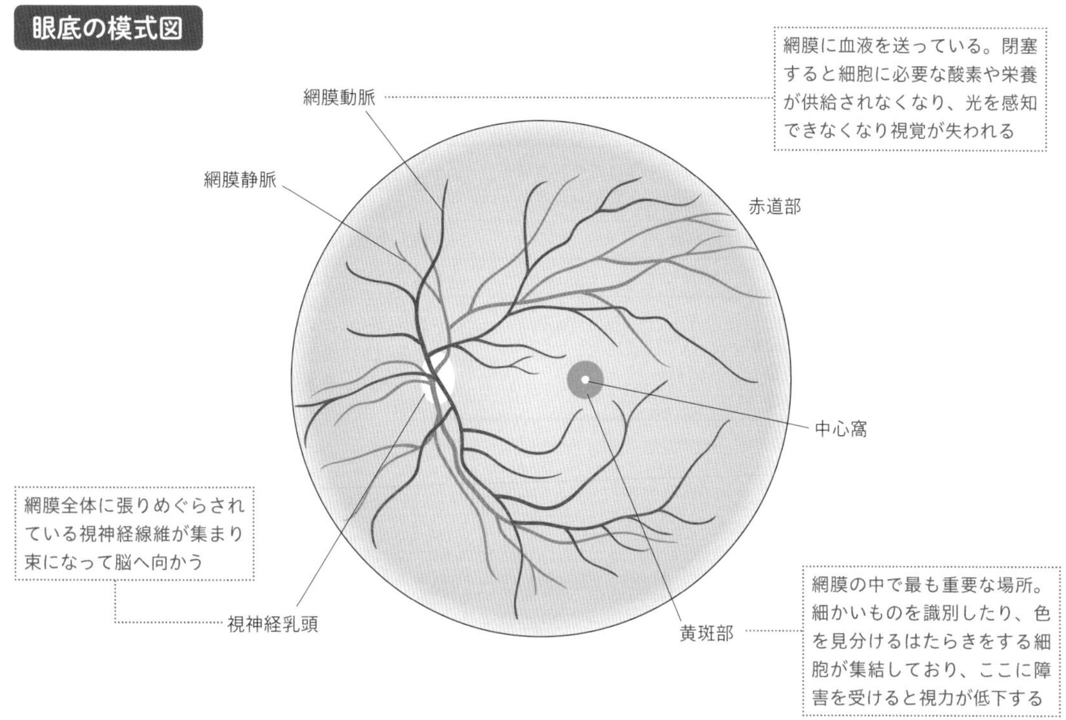

［眼科（p.196～207）］引用・参考文献

1）中澤満，村上晶，園田康平編：標準眼科学 第14版．医学書院，東京，2018．

2）下村嘉一編：手術手順がビジュアルでわかる　眼科手術看護マニュアル．オペナーシング2007年秋季増刊，メディカ出版，大阪，2007．

3）小椋祐一郎編：眼科手術Q＆A－わかる！話せる！ケアできる！　眼科ケア2008年夏季増刊，メディカ出版，大阪，2008．

58 白内障に対する手術

適応疾患・手術適応

白内障とは水晶体が白濁した状態をいう。患者からの視機能障害による不自由さの訴え、手術による改善の可能性がある場合に視機能がどの程度白内障によって障害されているのか、白内障手術によるリスクを適正に評価し適応を決定する。

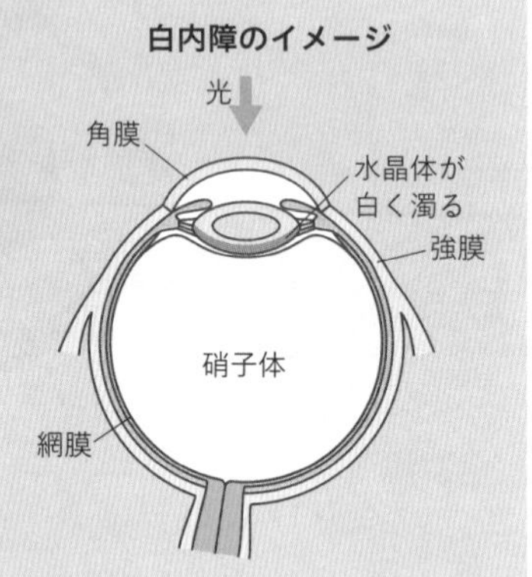

- 原因疾患：加齢、代謝障害（糖尿病、低カリウム血症、副甲状腺機能低下症など）、皮膚疾患（アトピー性皮膚炎など）、筋硬直性ジストロフィ、Werner症候群、Down症、眼疾患（ぶどう膜炎、緑内障、網膜色素変性など）、薬剤（ステロイドなど）、外傷、紫外線、放射線、電撃など。加齢白内障が最も多い。
- 症状：霧視の訴え、視力低下など。

手術の概要

白濁した水晶体に対して、手術により水晶体を切除して眼内レンズを挿入する手術。

麻酔方法	•点眼麻酔（局所麻酔）：４％キシロカイン点眼液 •テノン嚢下麻酔（局所麻酔）：２％キシロカイン
手術体位	仰臥位（両手体側：体位写真２）
手術時間	15～30分
術後合併症	! 角膜浮腫❶ ! 一過性高眼圧❷ ! 術後眼内炎❸ ! 後発白内障❹

❶自然経過とともに回復。
❷粘弾性物質の残存や炎症などにより一過性に高眼圧になる。
❸術後数日経過してから生じる。多くは細菌感染で、進行が速く、抗菌薬の硝子体注射や硝子体手術を行う。
❹手術時に水晶体嚢に残存していた水晶体上皮細胞が、増殖・分化・遊走して後嚢上に生じたもの。後嚢をNd:YAGレーザーによって切開し透明性を回復させる。

手術のバリエーション

水晶体嚢内摘出術（ICCE）

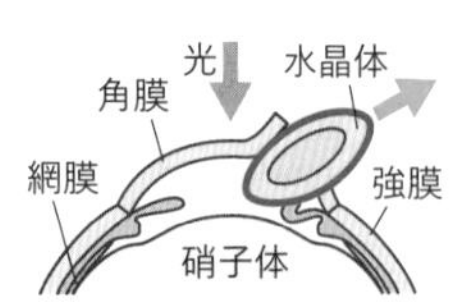

- 水晶体を丸ごと取り出す方法。
- 眼内レンズを挿入する水晶体嚢が除去されるため、眼内レンズ挿入には毛様溝に縫着が必要。
- 現在では術前にチン小帯が断裂した症例などで行われる。

水晶体嚢外摘出術（ECCE）

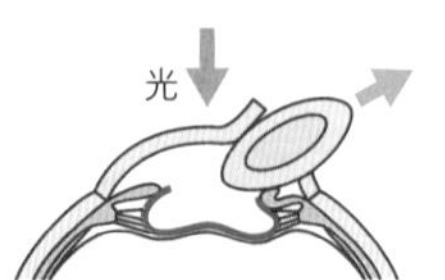

- 水晶体の核を水晶体嚢から丸ごと取り出し眼外へ娩出する方法。
- 現在では核が硬い症例や後嚢破損などの術中合併症例で行われる。

超音波水晶体乳化吸引術（PEA）＋眼内レンズ挿入（IOL）

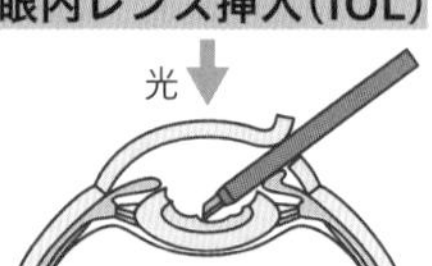

- 超音波が発生するチップで核を眼内で打ち砕き、細かくして吸引する方法。
- ２mm前後の切開で手術が可能であり、現在の標準的な術式。

手術のココに注意！

- 最も多く行われている眼科手術ですが、術中にトラブルが発生し、眼内レンズを挿入できず2次的に手術を行う場合もあります。手術室から退室時は、**術式が予定どおり行われたか確認**し、患者のケアに役立てましょう。

手術手順 PEA＋IOLの場合

❶ 消毒

眼専用消毒薬を使用し洗眼する。

❷ ドレーピング

眼瞼皮膚および睫毛をドレーピングし開瞼器をかける。

❸ 麻酔

4％キシロカイン点眼液で点眼麻酔する。

❹ 切開創作製

結膜切開、強膜切開、サイドポート作製。

❺ 前嚢切開*

粘弾性物質を前嚢内に注入し、前房形成を行う。前嚢を円形に前嚢切開（CCC）を行う。

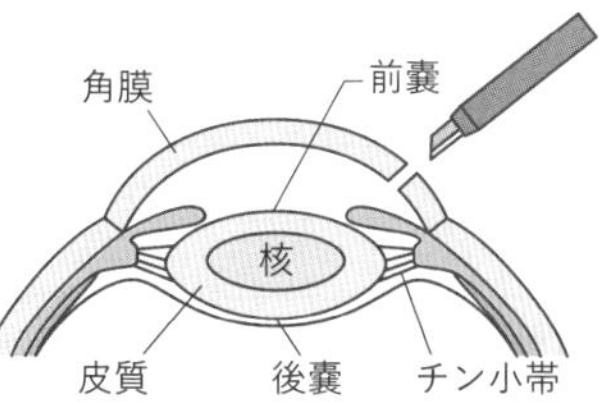

❻ ハイドロダイセクション*

水晶体嚢と皮質の間に還流液を注入し両者を分離する。

❼ 核分割*

核に超音波チップを当て溝を掘り、2～4分割する。

❽ 核片除去*

掘られた溝に超音波チップを当て核片を分割して破砕吸引する。

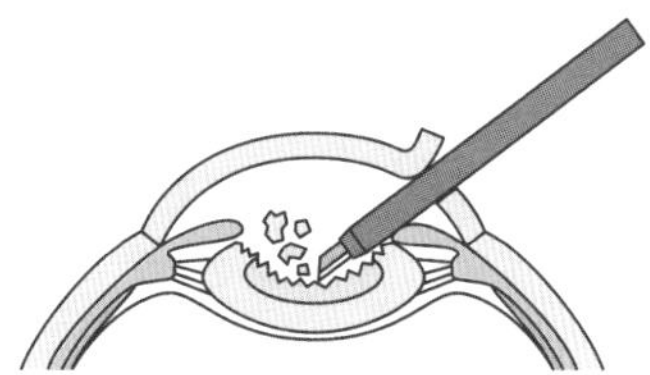

❾ 皮質除去*

核片処理後、水晶体嚢に残存した皮質を皮質除去用ハンドピースで吸引して除去する。

> ＊【注意すべき術中合併症】
>
> ❶後嚢破損・硝子体脱出
> 水晶体後嚢に亀裂が入り硝子体が前房内に脱出が生じる。水晶体嚢外摘出術や硝子体手術へ移行。
>
> ❶チン小帯断裂
> チン小帯が断裂し多くの場合硝子体が脱出する。断裂の範囲によっては眼内レンズを毛様溝に縫着する手術を2次的に行う。

❿ 眼内レンズ挿入

水晶体嚢内に粘弾性物質を注入し水晶体嚢を膨らませて眼内レンズを挿入するスペースを作製。眼内レンズを挿入する。

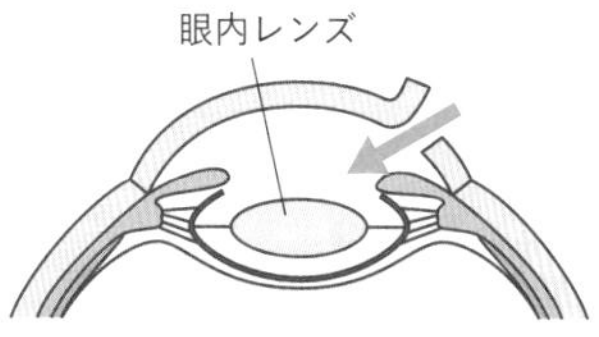

⓫ 粘弾性物質除去と創閉鎖

粘弾性物質を吸引除去。眼圧を調整し、必要な場合は創を縫合する。

★粘弾性物質除去が不十分であると術後に一過性高眼圧を起こす。結膜を縫合した場合は、術後に異物感を患者が訴えることがある。

⓬ 結膜注射

副腎皮質ホルモン剤、抗生物質の結膜注射を行う。

⓭ 手術終了

眼軟膏を塗布し清潔ガーゼを当てる。

59 緑内障に対する手術

適応疾患・手術適応

緑内障は眼圧上昇による視神経の変質と、その変化に伴う視野障害の両方を有する。通常、眼圧を十分に下降させることにより視神経障害の改善もしくは抑制を図る。

- **線維柱帯切開術(トラベクロトミー)**：落屑緑内障、ステロイド緑内障や小児緑内障
- **線維柱帯切除術(トラベクレクトミー)**：ほぼすべての緑内障に対し適応。術後の目標眼圧を10mmHg前後に設定したい場合に選択されることが多い。
- **毛様体光凝固**：薬物・手術治療を十分に行っても眼圧のコントロールが不良な症例、観血的手術の施行が困難な症例、視機能が消失しているが高眼圧のため眼痛を認める絶対緑内障
- **チューブシャント術**：他の手術で眼圧コントロールが困難な難治性緑内障

緑内障のイメージ

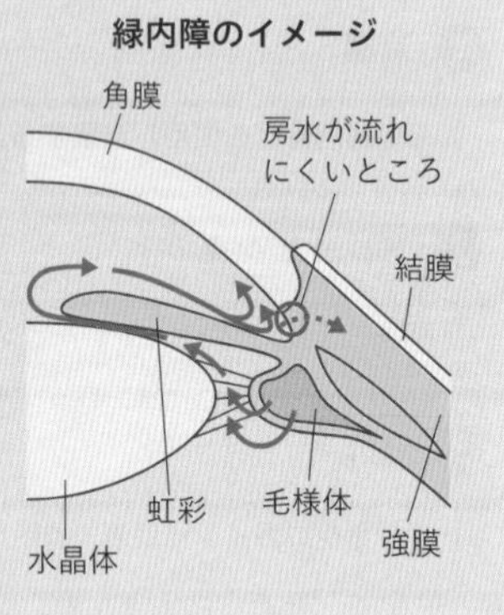

手術の概要

強膜を切開し、強膜弁を作製する。トンネルを作製後、線維柱帯を切開(トラベクロトミー)または切除(トラベクレクトミー)し、房水流出の再建または改変を行う。

麻酔方法	●点眼麻酔(局所麻酔)：4％キシロカイン点眼 ●テノン囊下麻酔(局所麻酔)：2％キシロカイン
手術体位	仰臥位(両手体側：体位写真2)
手術時間	30～60分
術後合併症 (低眼圧が原因のもの)	前房消失　低眼圧黄斑症　著しい視力低下 脈絡膜剥離 術後は眼圧が大きく変動する（低眼圧・高眼圧）。

手術のバリエーション

線維柱帯切開術
(トラベクロトミー)

房水流出抵抗が高いシュレム管内壁組織をトラベクロトーム針により切開し、生理的房水流出路を再建する。

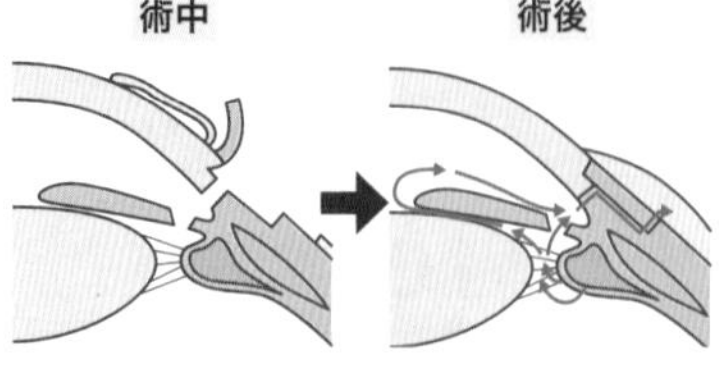

線維柱帯切除術
(トラベクレクトミー)

線維柱帯の一部を切除し、眼外の結膜濾胞へ房水を流す。

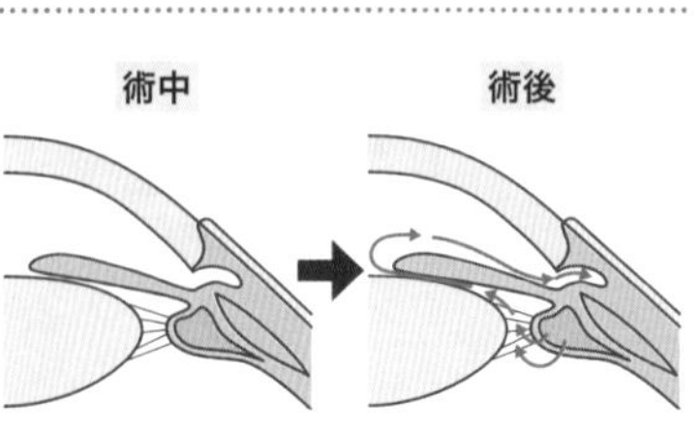

毛様体光凝固

房水産生の場である毛様体を破壊して房水産生を不可逆性に抑制し、眼圧を下降させる。

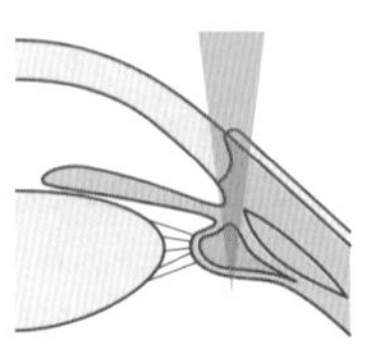

チューブシャント術

専用のインプラントを用いて、前房と眼外の間に新たな房水流出路を作製する。

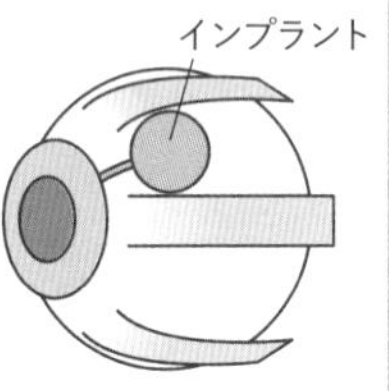

手術のココに注意！

- 緑内障手術を受ける患者は、眼科通院歴が長期にわたり、**複数回手術を受けている人が多く**、手術への期待も大きいのが特徴です。
- **視野障害や視力低下**があり手術ベッド移乗時は特に注意が必要なため、術前の精神状態や視野障害の有無、視力など病棟看護師と連携・確認して行う必要があります。

手術手順　線維柱帯切除術（トラベクレクトミー）の場合

❶ 消毒

眼専用消毒薬を使用し洗眼する。

❷ ドレーピング

ドレーピング：眼瞼皮膚および睫毛をドレーピングし開瞼器をかける。

❸ 麻酔

４％キシロカイン点眼液を点眼麻酔、２％キシロカインでテノン嚢下麻酔を行う。

❹ 結膜切開剥離

適宜強膜フラップ作製部位をバイポーラで止血する。

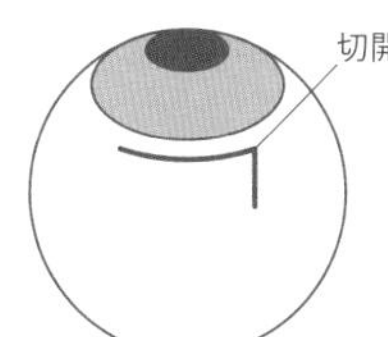

❺ 強膜フラップ作製

強膜浅層弁を３～４mmの正方形状に作製する。

★強膜深層弁作製（手順❽）を同時に行う場合もある。

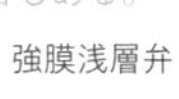
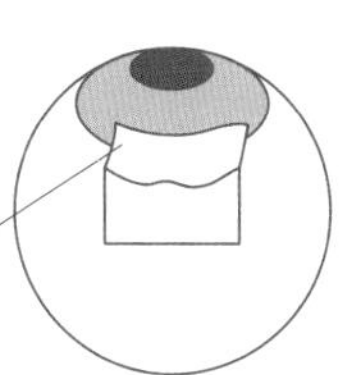

❻ マイトマイシンCの塗布

0.02～0.04％マイトマイシンを染み込ませたスポンジを結膜下、強膜下に３～５分間置く。

★マイトマイシンCは、作製した房水の流れ道の経路がふさがらないようにするための代謝拮抗薬。

❼ 洗浄

生理食塩水で300～500mL洗浄する。

❽ 強膜深層弁作製

強膜深層弁を幅２～３mmの正方形状に作製する。

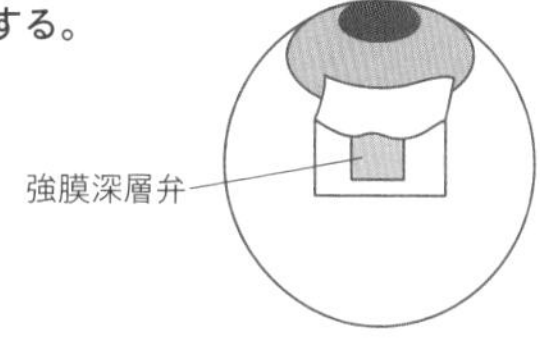

❾ 線維柱帯と虹彩の切除

強膜深層弁の基部の組織（線維柱帯部）を切除後、虹彩を切除する。

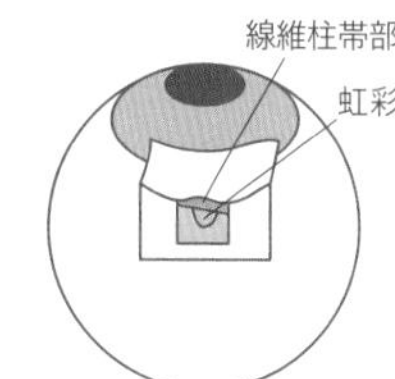

❿ 強膜フラップ縫合

房水が過剰に流出しないことを確認しながら縫合する。

⓫ 結膜縫合

結膜を縫合し濾過胞の形成を確認する。

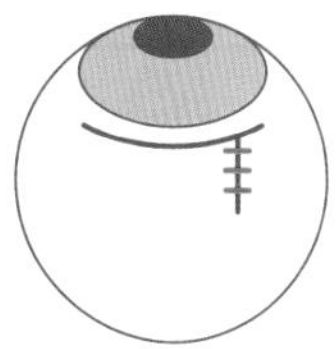

⓬ 結膜注射

副腎皮質ホルモン剤、抗生物質の結膜注射を行う。

⓭ 手術終了

眼軟膏を塗布し清潔ガーゼを当てる。

60 硝子体切除術（Vitrectomy）

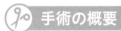

適応疾患・手術適応

硝子体出血、硝子体混濁、増殖糖尿病網膜症、増殖硝子体網膜症、網膜剥離、網膜上膜、黄斑円孔、黄斑円孔網膜剥離、眼内炎、眼内異物（外傷性）

硝子体出血、網膜剥離のイメージ

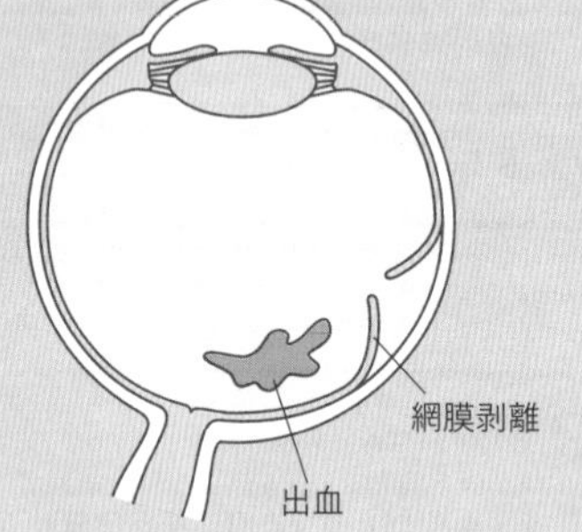

手術の概要

硝子体手術は還流ラインから人工的眼内液を注入し、眼圧を一定に保った状態で硝子体をカッターで切除し網膜表面の繊細な手術を可能とする。病変により、ジアテルミー凝固、レーザー、眼内鑷子や眼内剪刃などを使用し眼内操作を行う。

麻酔方法	●点眼麻酔（局所麻酔）：4％キシロカイン点眼液 ●テノン嚢下麻酔（局所麻酔）：2％キシロカイン ●球後麻酔（局所麻酔）：2％キシロカイン ●全身麻酔
手術体位	仰臥位（両手体側：体位写真2）
手術時間	1～2時間
術後合併症	❶眼内炎　❶硝子体出血 ❶網膜裂孔　❶前部硝子体線維血管増殖 ❶網膜剥離　❶視野欠損 ❶増殖硝子体網膜症

手術のバリエーション

眼内タンポナーデ

- 網膜円孔・裂孔を閉鎖させる目的で使用する眼内タンポナーデ物質は、消失時間を考慮する。
- 消失時間のめやす：空気（約7日）、10～20％SF_6（約14日）、シリコンオイル（約6か月以内に抜去するまで）

手術のココに注意！

- 眼内タンポナーデを実施した際は、タンポナーデで押さえつけたい最適な場所を確保する目的で**術後体位制限**があります。この制限は術後成績に大きく左右するため、患者に治療の内容を理解してもらうかかわりが重要になります。
- 手術室で実施した眼内タンポナーデの内容は病棟に申し送りされるので、**術後の安静な体位の確認**を行いましょう。

手術手順 黄斑円孔網膜剥離への手術の場合

❶ 消毒

眼専用消毒薬を使用し洗眼する。

❷ ドレーピング

眼瞼皮膚および睫毛をドレーピングし開瞼器をかける。

❸ 麻酔

4％キシロカイン点眼液を点眼麻酔、2％キシロカインでテノン嚢下麻酔、または球後麻酔を行う。

❹ 3ポートの作製

トロッカーを使用して3ポートを作製し、1か所にインフュージョンカニューラを接続する。

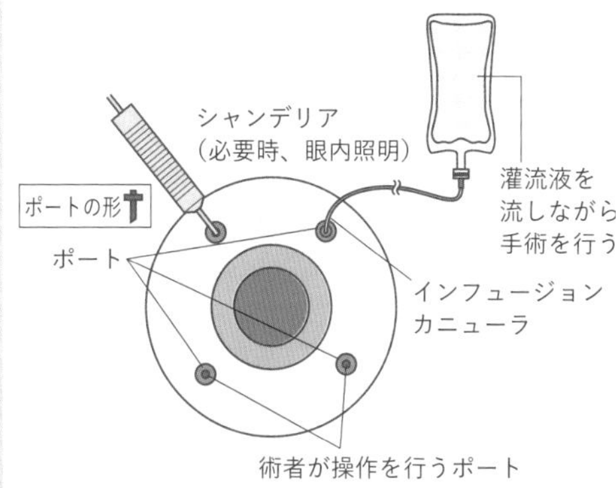

❺ 硝子体切除

レンズまたは広角観察システムを使用し硝子体を硝子体カッターで切除する。
トリアムシノロンアセトニドを使用し硝子体を可視化する。
周辺部の硝子体を切除する際は、斜視鈎などにて直接強膜を圧迫して切除する。

【注意すべき術中合併症】
❗網膜裂孔、硝子体出血、脈絡膜出血、網膜光傷害など

❻ 眼底操作

BBG（ブリリアントブルーG）で内境界膜を染色し内境界膜剥離を硝子体鑷子で行う。
人工的眼内液を吸引して空気置換する。

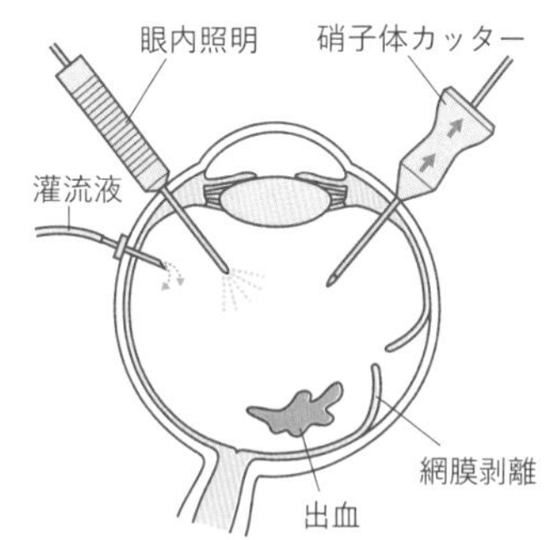

❼ 眼内タンポナーデ

1か所トロッカーを抜去し縫合（必要時）。一方のトロッカーに減圧弁を接続する。
眼内の空気から10〜20％SF_6ガスへ置換する。すべてのトロッカーを抜去し終了。

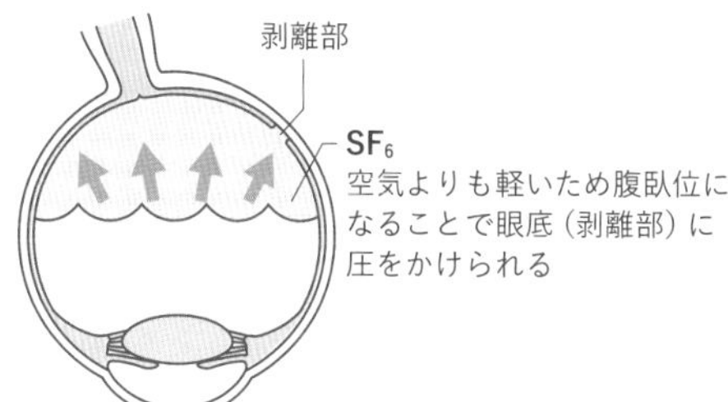

❽ 結膜注射

副腎皮質ホルモン剤、抗生物質の結膜注射を行う。

❾ 手術終了

眼軟膏を塗布し清潔ガーゼを当てる。

61 網膜復位術
（網膜内陥術、バックリング手術）

適応疾患・手術適応

網膜裂孔を認め、
❶ すべての網膜裂孔周囲を眼外から凝固可能
❷ シリコンスポンジが凝固部位に縫着可能
❸ 硝子体の牽引を解除できると考えられる場合

網膜裂孔のイメージ

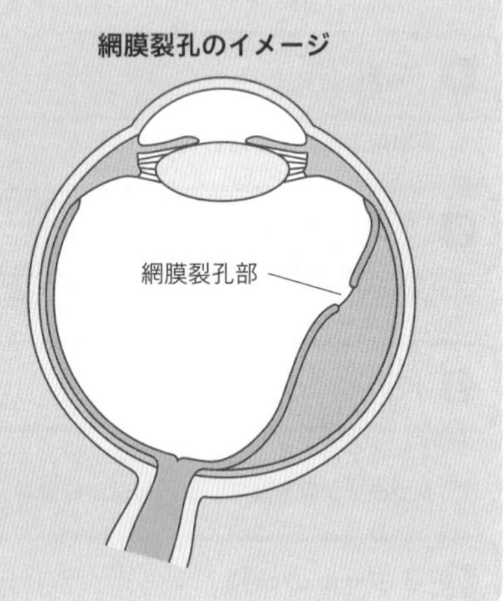

手術の概要

シリコーン製のスポンジやプレートを裂孔部強膜上に縫着することで裂孔部の網膜色素上皮を硝子体側に盛り上げ、裂孔を物理的に閉鎖し同時に硝子体の牽引を弱め、網膜を復位する。

麻酔方法	●全身麻酔 ●点眼麻酔(局所麻酔)：４％キシロカイン点眼液 ●テノン嚢下麻酔(局所麻酔)：２％キシロカイン ●球後麻酔(局所麻酔)：２％キシロカイン
手術体位	仰臥位(両手体側：体位写真２)
手術時間	１～２時間
術後合併症	❗眼瞼腫脹 ❗結膜充血 ❗浮腫 ❗(術中操作などに影響して)角膜上皮欠損・角膜びらん ❗眼球運動障害

手術のココに注意！

- 硝子体切除術（p.202参照）に比べると、術中に直筋に制御糸をかけて眼球を動かして、シリコンスポンジを当てているため、**術後に痛みを伴います。**全身麻酔で手術を行う場合は術後に向けて鎮痛薬を使用しますが、局所麻酔の場合は、徐々に痛みが出てくるため、早めに鎮痛薬を内服するようにかかわりましょう。
- 眼内タンポナーデ併用の際は**術後体位**にも注意が必要です。

手術手順

❶ 消毒

眼専用消毒薬を使用し洗眼する。

❷ ドレーピング

眼瞼皮膚および睫毛をドレーピングし開瞼器をかける。

❸ 麻酔

４％キシロカイン点眼液を点眼麻酔、２％キシロカインでテノン囊下麻酔、球後麻酔を行う。

❹ 直筋の露出・牽引糸

バックルを縫着する部位の結膜およびテノンを切開し、直筋付着部を露出させて把持し、テノン囊を鈍的に剥離する。２～４直筋に制御糸を置く。

❺ 網膜裂孔部位の同定

眼底を倒像鏡などで確認し裂孔位置と推測される部位を同定しマーキングする。

❻ 網膜下液の排液（必要時）

網膜下液が多い症例には網膜下液排液術を行う。強膜を２mm程度切開し脈絡膜表面をジアテルミーで凝固。綿棒などで眼球を圧迫し排液を行う。

❼ 網膜冷凍凝固術

裂孔部位に冷凍凝固を行い、術後裂孔周囲を色素上皮と瘢痕癒着を形成し、閉鎖させる。

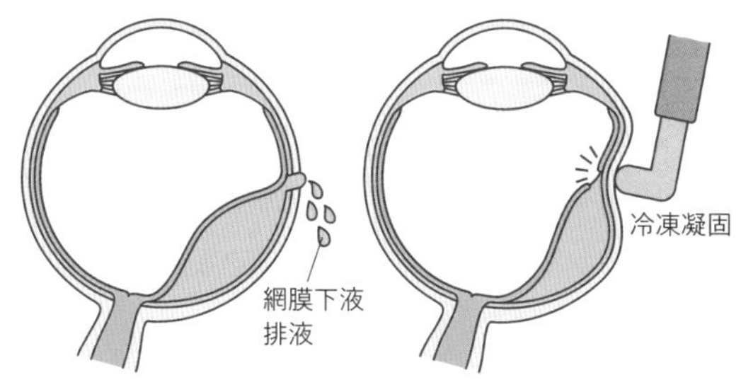

❽ バックルの縫着

強膜に通した縫合糸でシリコンスポンジを固定する。
★裂孔が確実にバックル上にのっているか眼底検査を行い確認する。

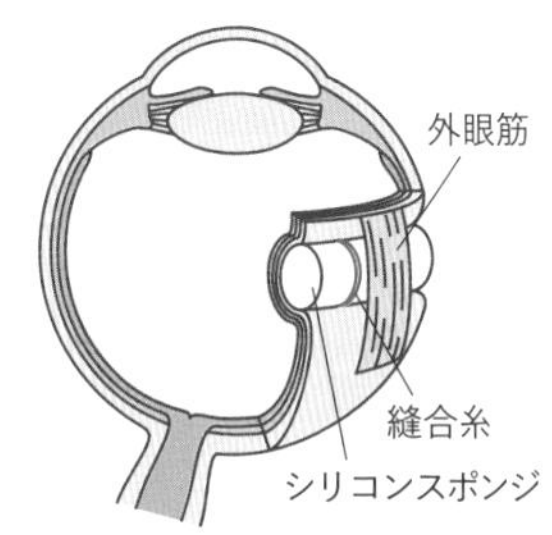

❾ 眼底検査

眼圧の上昇に注意し、視神経乳頭の蒼白や網膜動脈の拍動がないか確認し、余分なシリコンスポンジを切除する。

❿ 眼内タンポナーデ、制御糸の除去、結膜縫合

必要に応じて空気、SF_6などを眼内に注入する。
直筋の制御糸を外して、結膜を縫合する。

⓫ 結膜注射

副腎皮質ホルモン剤、抗生物質の結膜注射を行う。

⓬ 手術終了

眼軟膏を塗布し清潔ガーゼを当てる。

62 斜視に対する手術

適応疾患・手術適応

斜視とは左右の眼の中心窩に向かう視軸が異なる方向を向いている状態をいう。
生後６か月以内の発症なら早期手術、６か月以降発症なら５歳ごろまでに経過をみて検討する。成人の場合は本人の訴えと希望により実施。

【小児の斜視手術の目的】

- 両眼視機能を改善あるいは維持させる
- 斜視による異常な見かた（頭位）を改善させる
- 外見をよくして、社会生活上の不利益を被らないようにする

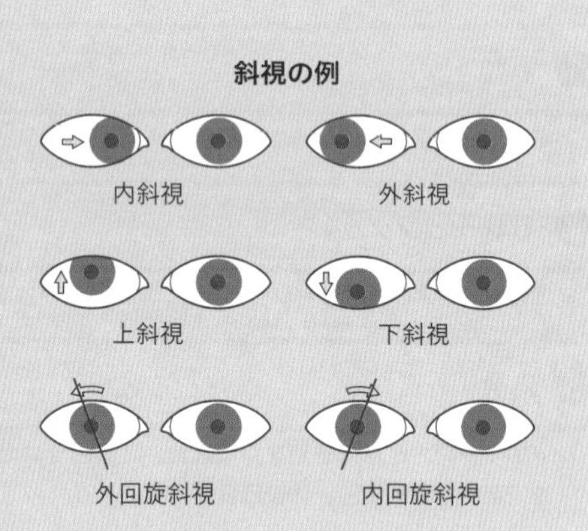

手術の概要

水平筋の減弱術・強化術、上下直筋の減弱術・強化術、斜筋の手術、筋移動術など、患者ごとに組み合わせて行う。

麻酔方法	●全身麻酔(小児の場合に多い) ●局所麻酔(点眼麻酔)：４％キシロカイン点眼液 ●テノン嚢下麻酔(局所麻酔)：２％キシロカイン ●球後麻酔(局所麻酔)：２％キシロカイン
手術体位	仰臥位(両手体側：体位写真２)
手術時間	30～60分
術後合併症 (低眼圧が原因のもの)	! 強膜裂孔 ! 前眼部虚血 ! 筋の喪失 ! 過矯正、低矯正 ! 創部感染

手術のバリエーション

- **後転術**：直筋を弱める方法
- **前転術**：直筋を強める方法

手術のココに注意！

- **小児と成人では手術の目的が違う**ことが特徴です。特に小児の場合、眼帯を早めに外し、遮蔽による視機能障害に注意します。
- 術中に直筋の操作や、眼球を牽引しているため、**術中、術後に痛みを伴う**ことがあります。鎮痛薬をじょうずに使用しコントロールをしましょう。

手術手順 後転術の場合

❶ 消毒

眼専用消毒薬を使用し洗眼する。

❷ ドレーピング

開瞼器をかける。

❸ 麻酔・点眼

4％キシロカイン点眼液を点眼麻酔する。充血を抑える硝酸ナファゾリンミニムス点眼を行う。

❹ 制御糸・結膜切開

角膜輪部に1本制御糸を通糸する。結膜を切開し、出血部位をコーテリーで止血する。

★外眼筋を牽引すると眼－心臓反射により徐脈、不整脈、心停止などを起こす場合がある。小児の場合、循環機能が心拍数に依存しているため特に注意が必要。

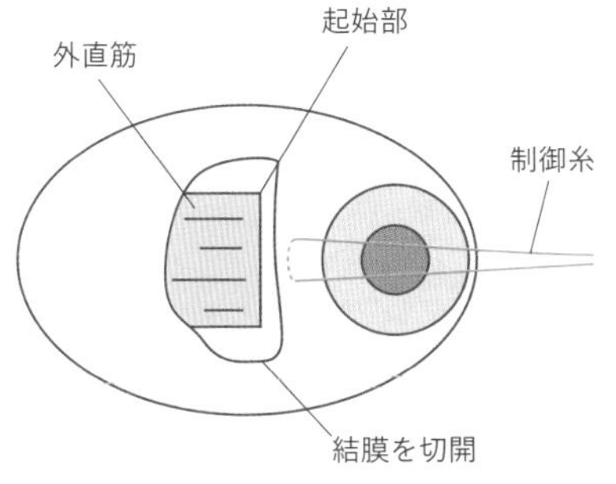

❺ 筋の固定

直筋付着部の上縁・下縁に縫合糸をかける。

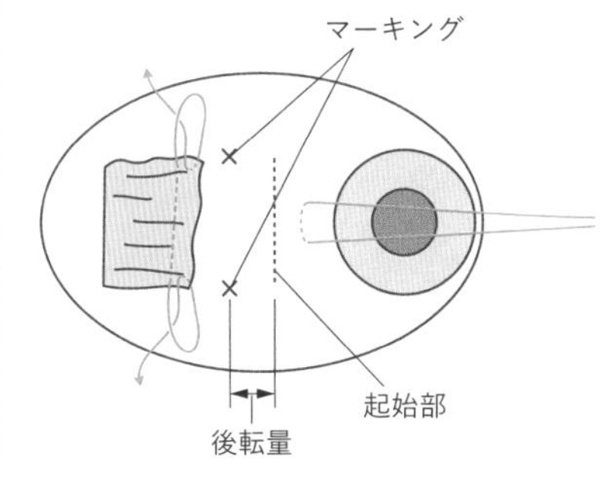

❻ 直筋付着部切開

直筋付着部を切開する。

❼ 計測・マーキング

直筋縫合部の強膜にマーキングを行う。

❽ 筋縫合

直筋の上縁・下縁の2～3か所を結紮縫合する。

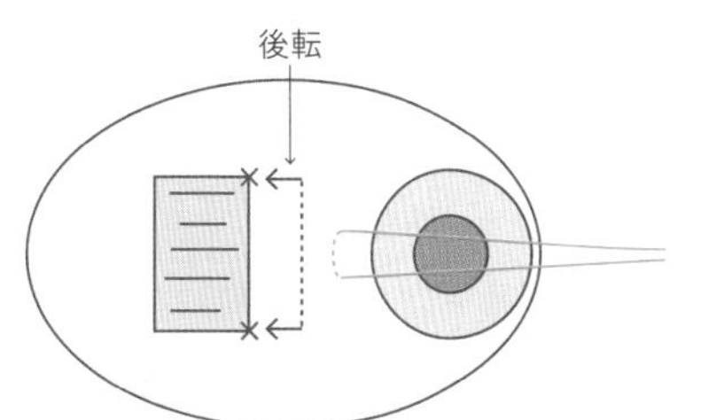

❾ 制御糸の除去・結膜縫合

制御糸を除去し、結膜を縫合する。

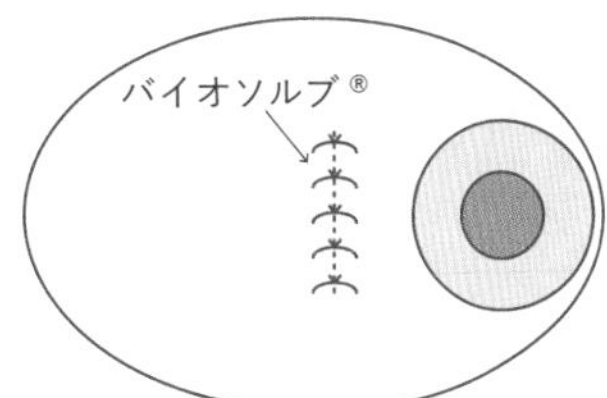

❿ 結膜注射

副腎皮質ホルモン剤、抗生物質の結膜注射を行う。

⓫ 手術終了

眼軟膏を塗布し清潔ガーゼを当てる。

8

耳鼻咽喉科

耳鼻咽喉科手術の全体像

手術部位

- 対象とする器官が多く、脳と脊髄、眼球を除いた顔面から頸部までの領域である「頭頸部」を扱います。
- この領域には、**咽頭、喉頭、鼻、副鼻腔、唾液腺、甲状腺が含まれ、その範囲は広大です。**

手術の特徴・術式

- 対象器官や術式の多さから、**手術器具が多種多様**にわたります。
- 同じ手術部位でも、目的に合わせて、さまざまな器具が日々考案されています。頸部手術に使用する器械は一般外科で使用する器械と共通する部分が多いですが、鼻や耳、咽頭などの手術では特殊な器械が多く存在します。
- ナビゲーションシステムの開発や顕微鏡や内視鏡の機能向上など、より安全で確実な手術手技の進歩がみられます。
- 手術対象疾患は感覚器を取り扱うものが多く、**感覚、言語、音声、嚥下など人間の基本的生活に重要な影響を及ぼします。**そのため、機能改善や温存目的の手術が多く、人工インプラントや再建手術なども併用されます。

合併症リスクと術後管理

- 神経、血管が集中した複雑で狭い術野で手術が展開されます。
- 解剖学的に耳は頭蓋底、鼻は頭蓋底・眼窩に近接するため、**耳科・鼻科手術では頭蓋底損傷、眼窩内合併症は重大合併症です。**
- **咽頭・頸部手術では気道浮腫、出血、両側反回神経麻痺による窒息は特に致死的です。**救命には、早期発見と対処がきわめて重要です。
- 術中や抜管時だけでなく、帰室後もこれらの合併症をきたすことがあり、慎重な観察が求められます。
- 手術スタッフは手術進行に合わせて手術の流れを十分に理解し、器械や器具の用途などを把握することが必要です。

耳鼻咽喉科の解剖

頭頸部の構造

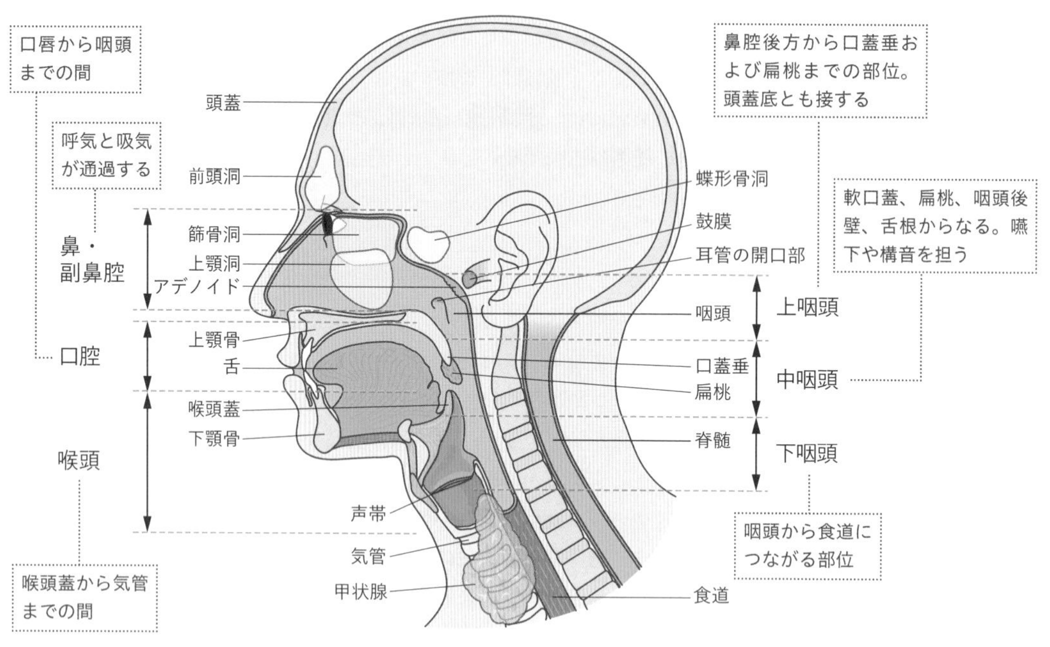
口唇から咽頭
までの間
呼気と吸気
が通過する
鼻・
副鼻腔
口腔
喉頭
喉頭蓋から気管
までの間
頭蓋
前頭洞
篩骨洞
上顎洞
アデノイド
上顎骨
舌
喉頭蓋
下顎骨
声帯
気管
甲状腺
鼻腔後方から口蓋垂お
よび扁桃までの部位。
頭蓋底とも接する
蝶形骨洞
鼓膜
耳管の開口部
軟口蓋、扁桃、咽頭後
壁、舌根からなる。嚥
下や構音を担う
咽頭
上咽頭
口蓋垂
扁桃
中咽頭
脊髄
下咽頭
咽頭から食道に
つながる部位
食道

鼻・副鼻腔の構造

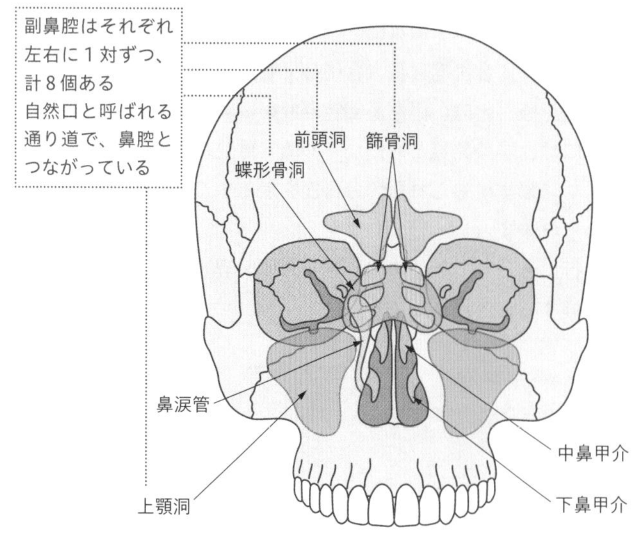
副鼻腔はそれぞれ
左右に1対ずつ、
計8個ある
自然口と呼ばれる
通り道で、鼻腔と
つながっている
前頭洞
篩骨洞
蝶形骨洞
鼻涙管
上顎洞
中鼻甲介
下鼻甲介

口部と咽頭部の動脈

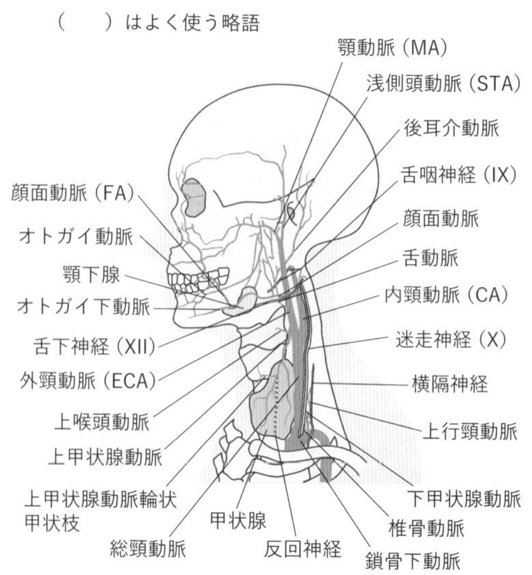
(　　) はよく使う略語
顎動脈 (MA)
浅側頭動脈 (STA)
後耳介動脈
舌咽神経 (IX)
顔面動脈
舌動脈
内頸動脈 (CA)
迷走神経 (X)
横隔神経
上行頸動脈
下甲状腺動脈
椎骨動脈
鎖骨下動脈
顔面動脈 (FA)
オトガイ動脈
顎下腺
オトガイ下動脈
舌下神経 (XII)
外頸動脈 (ECA)
上喉頭動脈
上甲状腺動脈
上甲状腺動脈輪状
甲状枝
甲状腺
総頸動脈
反回神経

伝音経路

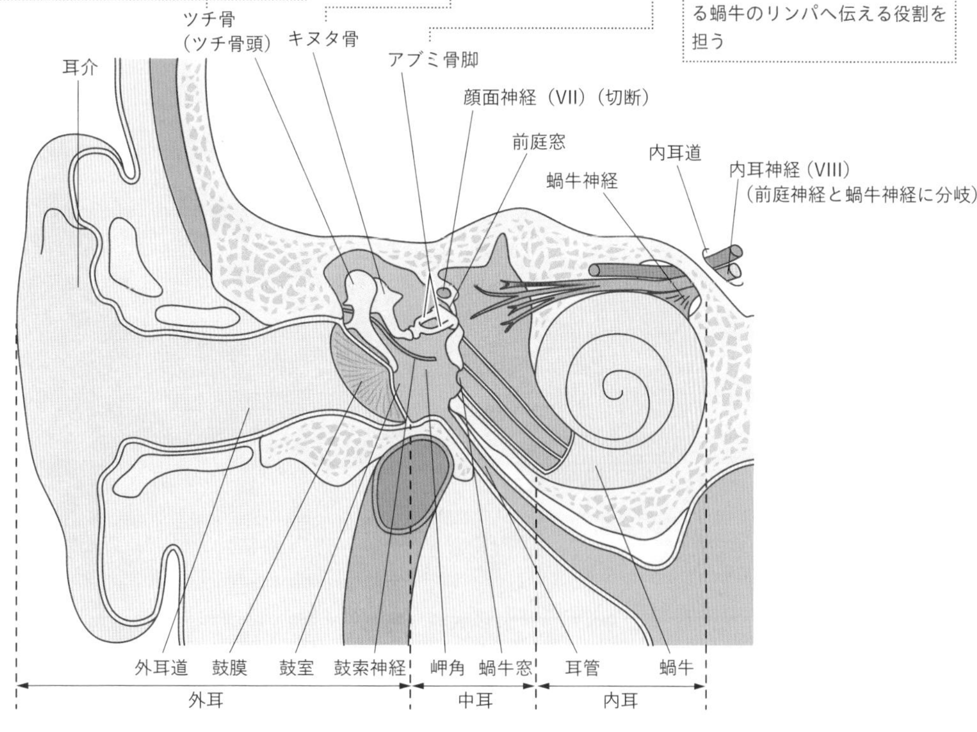

口腔と中咽頭の構造

(扁桃摘出術の視野)

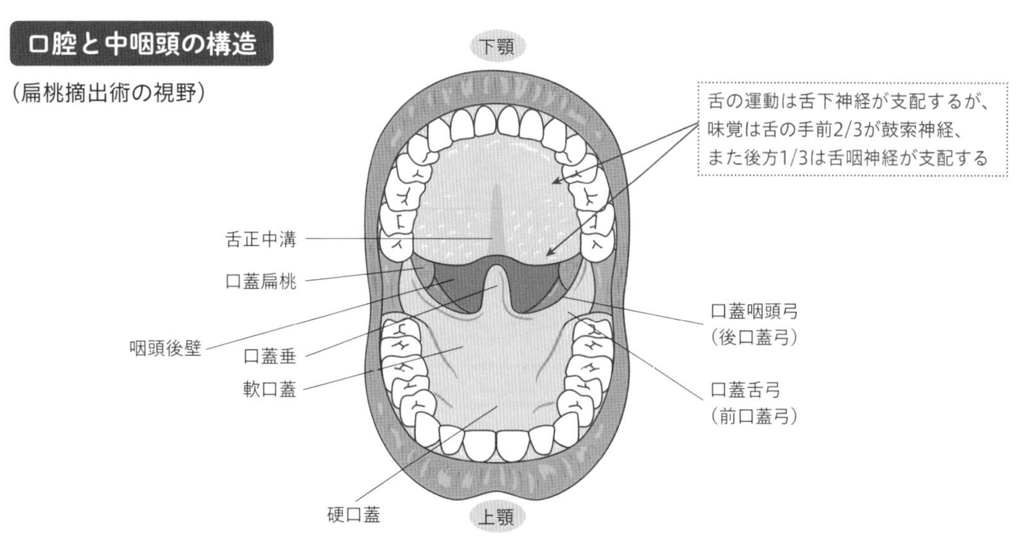

［耳鼻咽喉科(p.209～233)］参考文献

1)齋藤直美：先輩ナースが書いた手術看護ノート．照林社，東京，2020：173-176.

2)日本頭頸部癌学会ホームページ　http://www.jshnc.umin.ne.jp/index.html(2023.2.20アクセス)

63 鼓室形成術

適応疾患・手術適応

慢性中耳炎、真珠腫性中耳炎、鼓室硬化症、耳小骨奇形など、鼓室や乳突蜂巣に病変のある場合、または耳小骨に異常がある場合。

病変が生じる部位

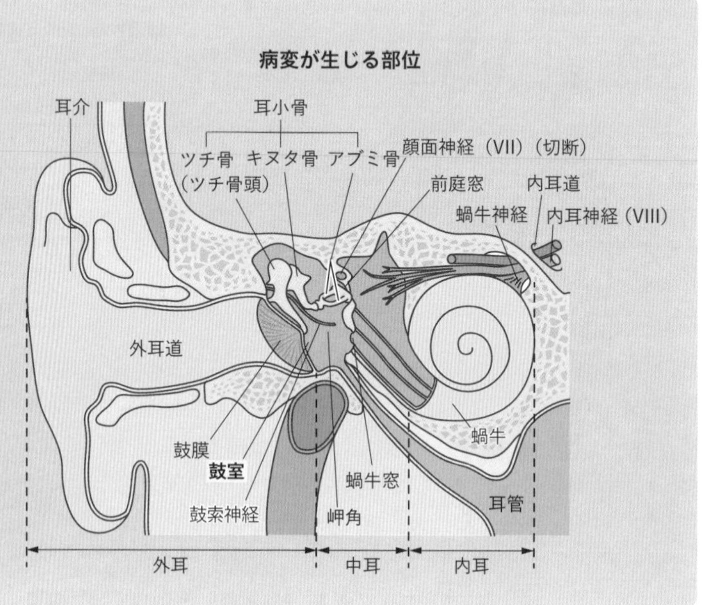

手術の概要

鼓室内の病変や耳小骨の状態を確認し、必要に応じて耳小骨再建(伝音再建)を行い、聴力の改善を期待する手術。

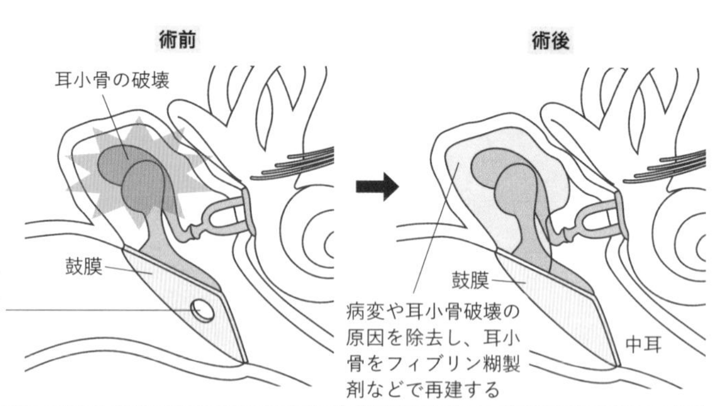

鼓膜穿孔部位
(中耳炎などの炎症が起こると穿孔が起こりやすく、また大きな穿孔は難聴や繰り返す中耳炎の原因ともなるため、再建が必要となる)

麻酔方法	全身麻酔
手術体位	仰臥位(両手体側：体位写真2)
手術時間	2～3時間
術後合併症	**顔面神経麻痺** 術前から真珠腫が顔面神経に進展している症例や顔面神経周囲の操作を要する場合に生じることがある。 **味覚障害** 味覚を司る鼓索神経が顔面神経の分岐から派生しており、損傷や麻痺のリスクがある。 **難聴** 伝音再建による聴力改善が一定にとどまる場合がある。 **めまい**

手術のココに注意！

- 真珠腫性中耳炎では真珠腫が摘出されることで聴力が改善するわけではありません。多くの場合、耳小骨再建（伝音再建）が行われます。
- 真珠腫はさまざまな因子により、進行や再発等の病態をきたす疾患です。真珠腫の進行の程度により、伝音器官を温存しながら再発の可能性を減少させることを目的として、二期的に手術を行うことがあります。その場合、１回目の手術で摘出、２回目の手術で再発の確認と耳小骨の再建を行います。

手術のバリエーション

- 鼓室形成術は再建方法(形式)によって、Ⅰ～Ⅳ型に分類される。
- さらに耳内にアプローチする経路として、耳の穴(外耳道)から手術を行う耳内法と耳後部から皮膚切開を加えて行う耳後法がある。
- 近年では顕微鏡だけではなく、内視鏡を併用して行う手術も増加している(TEES：経外耳道的内視鏡下耳科手術)。

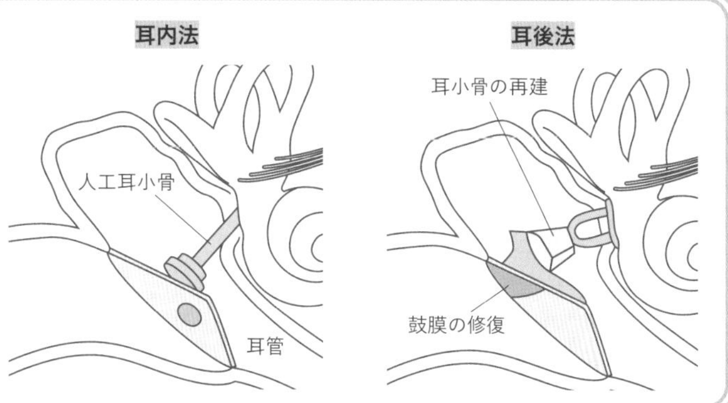

手術手順　顕微鏡下鼓室形成術の場合

❶ 耳後部皮膚切開

耳介を前方に用手で挙上しつつ、耳後部に皮膚切開を加える。

❷ 外耳道後壁皮膚剥離、側頭筋膜採取

後壁を十分に皮膚剥離を行い、後壁全体をドリルにて削開する。

★削開時は、耳小骨や鼓索神経の損傷がないように注意しながら進めていく。またこのとき、鼓膜形成用の筋膜も同時に採取し、乾燥させておく。

❸ 鼓膜剥離

鼓膜の後上部からゆっくり剥離していく。

★剥離時には上記同様に耳小骨や鼓索神経が付近に存在するため、注意する必要がある。

❹ 鼓室内観察

耳小骨の形態や顔面神経、鼓索神経、内耳窓などの位置を確認する。

★真珠腫性の中耳炎では耳小骨が消失している場合もあるため、再建が必要となることもある。

❺ 乳突削開

乳突削開を行う場合は、外耳道との位置関係を確認しながら行う。

❻ 病変除去

真珠腫の場合は破壊せずに膜ごと摘出する。

★顔面神経や硬膜、血管などに癒着している可能性もあるため、注意して剥離を進める。

❼ 鼓膜形成、耳小骨修復、再建

必要時には耳小骨の修復や再建も行う。

❽ 閉創

創部を縫合し、必要時ドレッシングを行う。

64 人工内耳挿入術

適応疾患・手術適応

先天性聾、進行性感音難聴、内耳炎（髄膜炎や中耳炎から併発するもの）、突発性難聴、メニエール病など。

小児の適応

- 1歳以上、体重8kg以上の両耳聴力が補聴器なしの聴力検査で90dB以上。
- 上記条件が確認不可の場合、6か月以上の補聴器装用を行い、装用下の平均聴力が45dBより改善しない場合。
- 上記条件が確認不可の場合、6か月以上の補聴器装用を行い、最高語音明瞭度50%未満の場合。

成人の適応

- 補聴器なしの平均聴力が90dB以上の重度感音難聴。
- 平均聴力レベルが70dB以上、90dB未満で、なおかつ適切な補聴器装用を行ったうえで、装用下の最高語音明瞭度が50%以下の高度感音難聴。上記条件が確認不可の場合、6か月以上の補聴器装用を行い、最高語音明瞭度50%未満の場合。

手術の概要

両側高度感音性難聴かつ補聴器装用でも十分な音が得られない患者に対して行われる手術。蝸牛内に電極を埋め込み、体内装置と体外装置のマグネットを通して、音刺激を加えることができるように改善する。

術後 のイメージ

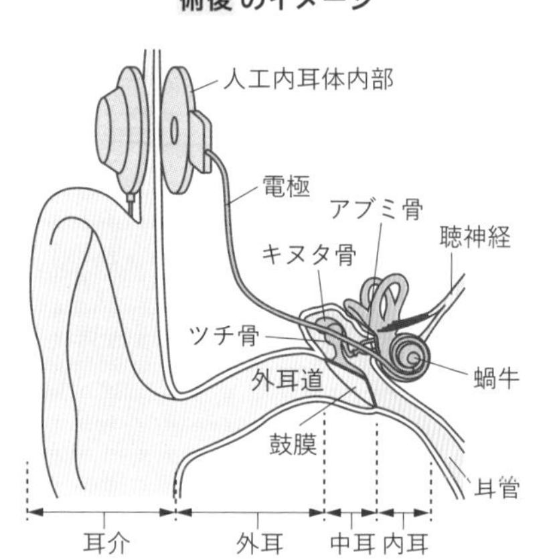

麻酔方法	全身麻酔
手術体位	仰臥位（両手体側：体位写真2）
手術時間	2～3時間
術後合併症	❶ めまい 術後数日で軽快。程度によりステロイドや内耳循環改善薬を投与する場合もある ❶ 耳鳴 術後数日で軽快。経過観察、ビタミン剤投与を行う場合がある ❶ 味覚異常 発生より数か月間、舌先の味覚異常または違和感を伴うことがある。上記同様、経過観察、ビタミン剤投与を行う場合がある ❶ 顔面神経麻痺 ドリルの回転熱により一時的に麻痺症状が起こる場合がある。ステロイドの投与を行う ❶ 術後創部感染 創部感染や血腫形成を起こすことがあり、抗菌薬や局所処置を必要とする場合がある ❶ 電極逸脱、インプラント感染、電極動作不良 人工内耳再埋め込み手術の適応となる

手術のココに注意！

- 手術は決められた一定の手順で進みますが、患者に形態異常がある場合は難渋することがあります。
- 人工内耳は、失聴に至った経緯により音の聞こえの程度に個人差があります。

手術のバリエーション

人工内耳術自体には大きな差はない。各メーカーによって、電極やレシーバーなどのインプラント挿入方法に違いがあるため、各メーカー推奨の手順に準じる。

手術手順

❶ 耳後部皮膚切開

体内装置（レシーバー）と体外装置（サウンドプロセッサー）の設置部位を決めるため、皮膚切開前にはダミーインプラントを用い、装着部位のデッサンなどを行うことが多い。

❷ 側頭筋弁作成

皮膚切開部から側頭骨筋膜上面に沿って、後方へ剥離を進める。
インプラントが側頭骨皮下に留置されるため、皮膚切開部より十分な距離を剥離しておく。

❸ 電極挿入部作成（乳突部削開）

ドリルにて乳突部を削開し、乳突洞から後鼓室へ到達する。
★後鼓室開放後、内耳へとつながる正円窓を確認する。このとき、顔面神経や鼓索神経の位置、またキヌタ骨長脚やアブミ骨などの状態も確認する。

❹ レシーバー挿入部（インプラント床）作成

側頭骨表面をドリルで削開し、インプラントを設置するための骨を掘り下げる。
★位置は乳突部削開部後上方につくることが多い。

❺（電極固定部作成）

電極を挿入後、抜けたりずれたりしないように骨孔をあけ、そこに針糸などで固定する。
★この操作は行わない場合もある。

❻ 蝸牛開窓

鼓室内を十分に洗浄。ドリルにて正円窓前下方より、削りすぎないように少しずつ削開していく。
★電気メス（ペンシルモノポーラ）はインプラントに影響を及ぼすため、OFFとすることが望ましい。

❼ インプラント挿入

蝸牛内にゆっくり電極を挿入し、その後レシーバーを挿入する。

❽ 電極位置確認

電極が蝸牛内に正確かつ挿入長径が十分に入っていることを透視やX線検査などにより確認する。

❾ 簡易聴力検査

簡易ABR（聴性脳幹反応）を測定することが多い。
★術中にABRを測定することにより、術後に音を感知できないというリスクを減らすことができる。

❿ 閉創

創部を縫合する。
★血腫予防のため、ドレッシング後２日間程度、圧迫固定が必要となる。

65 喉頭微細手術 (ラリンゴマイクロサージャリー)

適応疾患・手術適応

声帯ポリープ、声帯結節などの声帯病変などに対する生検、または咽喉頭嚢胞や腫瘍などの咽喉頭病変切除など

- 喉頭癌をはじめとする頭頸部悪性腫瘍の多くは、病期によるTNM分類「T：病変の広がり」「N：頸部リンパ節への転移の大きさと個数」「M：各臓器への転移の有無」に基づき治療方針が決まる。
- 手術適応以外にも放射線治療、化学放射線治療などが挙げられる。特に手術はT分類が大きく関与する。
- 喉頭や声帯への手術は、覚醒下では反射が強く、検査は難しいため、全身麻酔下で行う必要がある。

手術の概要

全身麻酔下で喉頭展開器具を使用しながら、咽喉頭部位にある病変を露出し、顕微鏡下や内視鏡下にて病変部位の生検、切除を目的に行われる。

麻酔方法	全身麻酔
手術体位	仰臥位(肩枕などを入れ、頭部を後屈させる：体位写真2)
手術時間	30分～1時間
術後合併症	**咽頭痛、口内痛** 喉頭鏡が挿入されていたことによるもの。時間経過とともに徐々に軽快する **後出血** 粘膜からの止血部位から、術後発声や咳嗽などにより再度出血を起こすことがある **味覚障害** 喉頭鏡による舌の圧迫などから舌神経麻痺による味覚障害や舌のしびれを起こすことがある。1～2か月程度で改善する

術中のイメージ

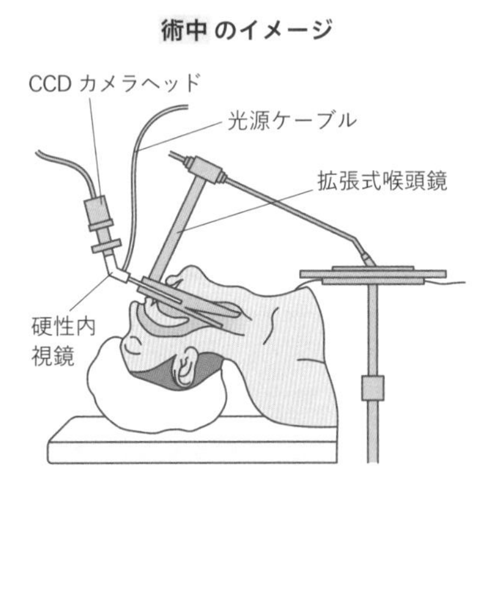

手術のバリエーション

- 顕微鏡下で行われることが主流ではあったが、徐々にビデオ内視鏡などの高度化や拡張型喉頭鏡の普及により内視鏡下で行われることも多くなっている(TOVS)。
- 近年では手術支援ロボットの普及も増えつつあり、経口的ロボット支援下手術(TORS)を実施している施設も増えてきている。
- 手術内容としては病変の切除や、レーザーや凝固デバイスによる病変の焼灼、ポリープ様声帯に対しては器質病変を取り除く音声外科手術なども行われることがある。

手術のココに注意！

- **挿管チューブの太さや種類の選択**が重要です。一般的には太さを0.5～1.0程度細くすることが望ましいです。しかし、細くなったことにより十分な換気量が得られないことも考えられるため、挿管時、喉頭鏡をかけたとき、体位固定時には麻酔科医とコミュニケーションをとりながら、換気量の低下が起こっていないかを確認する必要があります。
- 一般的なレイチューブよりも**スパイラルチューブ**を使用することが望ましいです。喉頭鏡によるチューブの圧迫リスクの軽減が期待できます。

手術手順

❶ 体位固定、喉頭展開

喉頭鏡を挿入しながら、喉頭展開を進めていく。

★この際、頭部を軽度下げることによって、声門下までの視野を直線的にする場合もある（懸垂頭位）。

★喉頭展開時に喉頭鏡の接触による歯牙損傷、挿管チューブ圧迫による換気不良が起こりうるため注意が必要。

❷ 病変処理、止血

病変を鉗子類にて把持、鋏やレーザーなどにより切除を行う。

★デバイスによる冷凍凝固や焼灼なども行うことがある。

★止血は基本的には圧迫止血となることが多い。しかし、粘膜の切除範囲によっては難治性の出血となる場合もあり、希釈されたボスミンなどを浸したガーゼなどで出血部位を圧迫止血することもある。

8 耳鼻咽喉科

65 喉頭微細手術

MEMO 拡大式喉頭鏡（直達喉頭鏡）の種類

この手術では、顕微鏡や内視鏡によって咽喉頭内の病変を同定することが必要となる。
そのため、拡張式喉頭鏡（直達鏡）を使用しながら喉頭展開することが重要となる。

従来の直達喉頭鏡
（斎藤式、Weerda型 など）
- 病変部まで直線状に視野を確保する
- 十分な広い視野や手術操作を行うためのスペースを確保することが課題

彎曲型の直達喉頭鏡
（佐藤式彎曲型咽喉頭直達鏡）
- ブレードが彎曲しており、頸椎や歯牙、顎関節への負担を軽減しながら中下咽頭や喉頭の視野を確保できる

経口的手術用拡張器
（FK-WOリトラクター）
- 開口器や豊富なブレードにより、中咽頭・喉頭・下咽頭などの病変部位に対して広く柔軟な観察が可能
- 開口部から手術用器具の挿入が容易

66 内視鏡下鼻内副鼻腔手術［ESS］

適応疾患・手術適応

慢性副鼻腔炎、副鼻腔嚢胞、鼻腔腫瘍、鼻中隔彎曲症

- 副鼻腔炎の多くは、抗生物質や吸入薬による内服治療が主となる。しかし、繰り返される副鼻腔炎のように、内服治療で改善しない慢性副鼻腔炎に対して、手術治療が行われる。
- 特に難治性の好酸球性副鼻腔炎では、鼻と副鼻腔の交通を広くし、換気を改善、局所治療薬や点鼻効果を高めることが期待される。

副鼻腔の位置

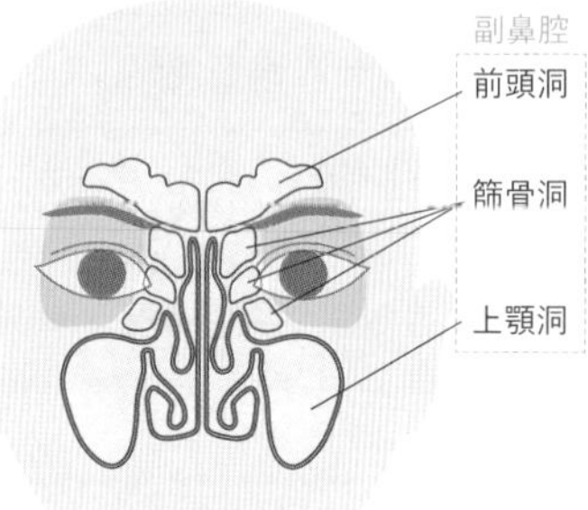

手術の概要

鼻腔内や副鼻腔にある病的粘膜を除去し、鼻腔形態を限りなく理想的な形態に近づけ、副鼻腔炎の改善や難治性の病変に対して治療効果を高めることを目的に行われる。

術後 のイメージ

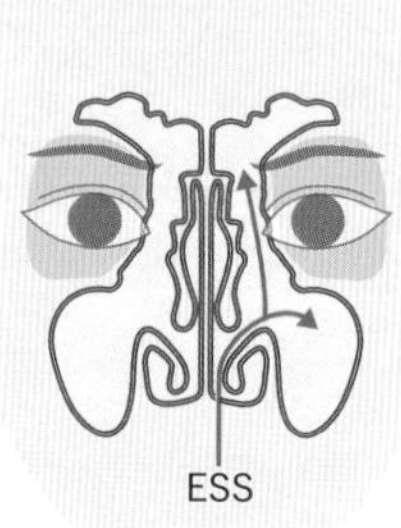

麻酔方法	全身麻酔		
手術体位	仰臥位（両手体側：体位写真２）		
手術時間	２～３時間		
術後合併症	❶血管損傷による出血 内頸動脈から分岐する前篩骨動脈や、外頸動脈から分岐する蝶口蓋動脈の枝、顔面動脈の分枝などを損傷するリスクがあり、その際には大量出血が予想される。鼻腔内のパッキング資材の状態や口腔内への垂れこみの有無などを確認しながら、止血術が必要な場合もある。	❶眼窩損傷による視野障害 眼窩や篩骨動脈の損傷により、視力障害、視野狭窄、複視をきたすことがある。術後、患者本人に見え方を確認したり、眼窩の腫脹の有無など観察を行い、早期発見することが大切である。	❶頭蓋損傷による頭蓋内合併症 頭蓋底を損傷することで、髄液鼻漏や髄膜炎、麻痺などの症状が出現する可能性がある。パッキング資材交換時の鼻腔内からの排液の状況や性状などを注意して観察するなど早期発見に努めることが必要である。

手術のココに注意！

- ナビゲーションシステムの機能向上や保険点数の加算により、併用して行われることが多いです。
- 眼窩内容損傷や篩骨動脈損傷による複視や視野障害、頭蓋底損傷による髄液漏出は、本手術で最も注意が必要な重大合併症です。
- 特にこの手術の難しいところは、**術野の把握**にあります。モニターに映し出される術野は複数洞の中でどこを行っているのかを把握することが非常に困難です。使用している斜視鏡の角度やナビゲーションシステムの使用などからスタッフで共有しつつ、使用する器械や展開などを予測しながら手術介助を行います。

手術のバリエーション

手術の範囲により5分類に区別される。

- **I型（副鼻腔自然口開窓術）**：腫瘤や鼻茸などで鼻道閉鎖を認める場合、副鼻腔の自然口の閉鎖を除去する。
- **II型（副鼻腔単洞手術）**：単一の副鼻腔を開放し、洞内の病的粘膜を処理する。
- **III型（選択的（複数洞）副鼻腔手術）**：複数の副鼻腔を開放し、洞内の病的粘膜を処理する。
- **IV型（汎副鼻腔（全洞）手術）**：すべての副鼻腔を開放し、洞内の病的粘膜を処理する。
- **V型（拡大副鼻腔手術）**：前頭洞炎に対する前頭洞単洞化手術や副鼻腔炎が頭蓋底および眼窩内に波及した場合に副鼻腔経由にアプローチする。

手術手順 （手術手順は術者や施設により異なる）

❶ 局所麻酔

鼻粘膜を局所麻酔薬や血管収縮剤を使用し、十分な鎮痛と止血効果を得る。

❷ 鼻腔内観察

鼻中隔、下鼻甲介（下鼻道）、中鼻甲介（中鼻道）をそれぞれ確認する。

★特に、副鼻腔を開放するうえで、4つの基板にそれぞれスムーズにアプローチするため、鉤状突起、篩骨胞、中鼻甲介基板、上鼻甲介基板は術中操作にて位置を確認しておく必要がある。

❸ （鼻腔内ポリープ切除）

ポリープの有無により切除を行い、視野確保に努める。

❹ 前後篩骨蜂巣開放

鉤状突起を切除し、眼窩内側壁、篩骨胞前壁の位置を確認する。

確認後、篩骨胞を切除し、骨片や病的粘膜などを除去していく。

★前後篩骨蜂巣を開放することで、篩骨洞が単一空洞化される。

❺ 上鼻道内観察、嗅裂病変除去

上鼻道ポリープ、嗅粘膜内の腫脹の有無を確認する。

❻ 蝶形骨洞開放

蝶形骨洞を自然口、篩骨洞側からそれぞれ開放する。

前壁穿破後、蝶形骨洞を少しずつ開大していく。

★洞内後方に視神経管、外側には内頸動脈が走行しているため注意する。

❼ 上顎洞開放

上顎洞自然口から穿破し、後方へと上顎洞膜様部を切除、大きく開放する。

★眼窩内に刺入する危険があるため注意する。

❽ 前頭洞開放

前篩骨蜂巣の開放部から70度斜視鏡を挿入し、前篩骨動脈や眼窩内側壁を確認する。

そこから前頭窩の隔壁を前頭洞に向かって除去していく。

★斜視鏡を使用することで術者の手元を下げることができるので、鉗子を使用するスペースが生まれる。そのため、斜視鏡や角度のついた鉗子類を準備しておくことが必要である。

❾ 止血、パッキング資材挿入

止血を十分に行い、ガーゼなどのパッキング資材を挿入する。

67 口蓋扁桃腺摘出術

適応疾患・手術適応

習慣性扁桃炎、扁桃病巣感染症（IgA腎症、掌蹠膿疱症など）、睡眠時無呼吸症候群

- 口蓋扁桃は細菌侵入の起こりやすい組織であり、反復性の感染や易感染を起こしやすい。そのため、反復される扁桃炎の回数や症状が手術適応の指標の1つとなる。
- 小児の睡眠時無呼吸症候群の原因として、解剖学的に口蓋扁桃の肥大と咽頭扁桃(アデノイド)の肥大が挙げられる。アデノイドは10歳ころを過ぎると徐々に縮小傾向になるが、3～8歳の期間に肥大傾向になる。
- 小児の扁桃摘出に関しては、耳鼻咽喉科医師と小児科医師によって、その考え方は大きく異なる。術後の合併症や将来的な免疫異常の可能性なども加味し、手術適応を選択する。

口蓋扁桃と咽頭扁桃

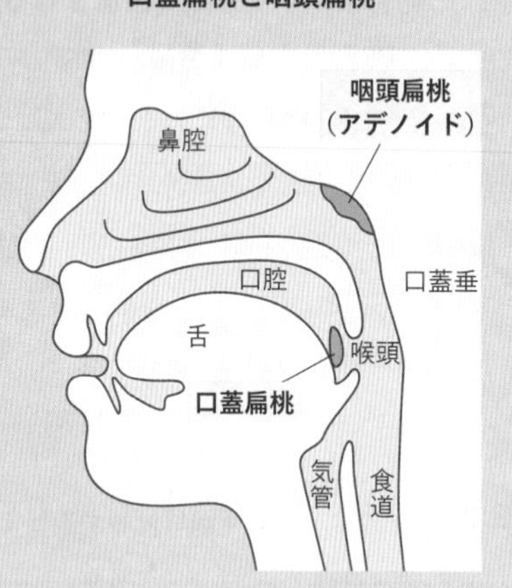

手術の概要

開口器にて口腔内よりアプローチし、両側口蓋扁桃の粘膜切開を加えながら剥離、止血操作により摘出する。

麻酔方法	全身麻酔
手術体位	仰臥位(体位写真2)（肩枕などを入れて頸部を伸展させ、頭部を後屈させる）
手術時間	1～2時間
術後合併症	**❶後出血** 手術直後から3～6時間程度（24時間以内を早期出血）、または約1週間後（早期出血以降の出血を晩期出血）に起こりやすい。少量の出血（唾液などに混ざり薄まっている程度）のことが多いが、量が多い（鮮血）場合には、再度全身麻酔下での止血操作が必要となる可能性がある。晩期出血の好発時期まで入院することが多く、術野の状態に応じた食事形態の管理や後出血の早期発見が重要となる **❶咽頭痛** 扁桃摘出や時間経過とともに軽減していくが、適宜鎮痛薬などによる対応が必要となる

手術のバリエーション

- 扁桃摘出が行われる成人患者や小児では、アデノイド切除や、鼓膜換気チューブ留置術も併用して行われることがある。
- アデノイド切除を行う場合は、70度斜視鏡や吸引付き電気メスが必要となる。

手術のココに注意！

- 手術終了後は**扁桃摘出部からの出血**が容易に起こりやすいです。そのため、特に抜管前の十分な吸引が必要となりますが、吸引チューブで必要以上に摘出部に触れることは逆に出血リスクを高めるため、麻酔科医との調整が重要です。
- 抜管による摘出部とのチューブの接触、努責による血圧上昇などでもリスクを高めるため、抜管後も十分な観察が必要です。特に止血が必要となる場合もあるため、術者も合わせて観察が必要となります。

手術手順　口蓋扁桃腺摘出術の場合

❶ 開口器装着

懸垂頭位に体位固定後、開口器を装着する。開口器の一部である舌圧子にて挿管チューブと舌をまとめて正中固定する。

★挿管チューブが閉塞する可能性があるため、換気状態に注意する。

❷ 局所（浸潤）麻酔

希釈されたエピネフリン入りキシロカインを、扁桃周囲に浸潤麻酔する。

❸ 扁桃上極切開

口蓋扁桃本体を把持鉗子にて把持し、正中側へ牽引し口蓋弓側から上極へ粘膜切開する。

❹ 扁桃被膜剥離

扁桃被膜と扁桃床の間の剥離を進めていき、扁桃上極を露出させる。

★被膜からの細い血管が多く存在するため、バイポーラや結紮などで出血点を止血しながら剥離を進める。

❺ 扁桃下極切離、口蓋扁桃摘出

上極剥離終了後、扁桃下極と扁桃床の切離を行い、口蓋扁桃を摘出する。

❻ 止血

扁桃床からの出血の有無を確認し、バイポーラなどで止血を行う。

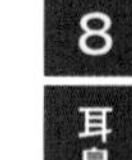

68 気管切開術

適応疾患・手術適応

- 気道狭窄などの呼吸困難をきたす恐れがある場合：腫瘍、炎症、膿瘍など
- 嚥下障害などの誤嚥性肺炎をきたす恐れがある場合：脳疾患、両側声帯麻痺など
- 気道分泌物が多量となる場合：重症肺炎患者などの喀出困難
- 長期の人工呼吸管理が必要な場合：神経筋疾患、慢性呼吸不全、人工呼吸器の離脱困難な症例など

- 出血傾向、凝固異常を認める症例でも、気道確保が必要な場合には、気管切開が優先される。

手術の概要

気管を露出させ、切開を加えることで、呼吸の補助を行う。

麻酔方法	全身麻酔or局所麻酔
手術体位	仰臥位(体位写真２)（肩枕などを入れて、頭部を後屈させる）
手術時間	30分～１時間
術後合併症	局所感染 気管切開術後は特に気管切開孔周囲の炎症や腫瘍などの局所感染に留意する。感染を起こすことで、肺炎、または縦隔炎を起こす可能性がある。 肉芽やびらんの形成 気管切開チューブ（カニューレ）の交換時には肉芽やびらんの形成などにより再挿入困難となることがある。特に気管切開口が小さい場合やカフ圧の高設定などではリスクが高くなるため注意が必要となる。

術後 のイメージ

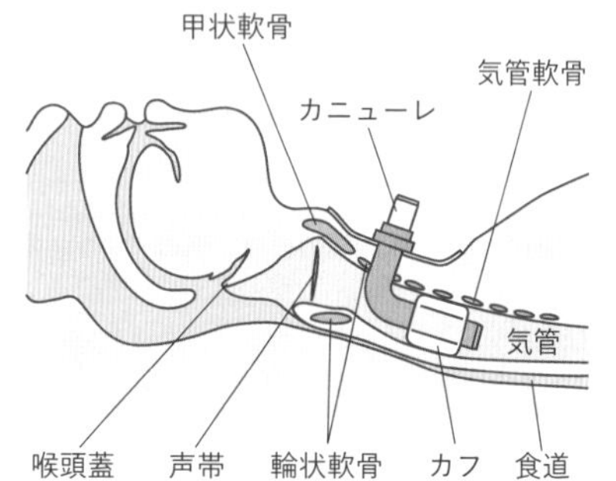

手術のバリエーション

- 局所麻酔下で行われることもあり、その際気管を開窓したときに起きる､むせ込みや発声ができなくなることに対する説明や声かけを十分に行う。
- 挿管困難などの緊急時の気道確保方法として、輪状甲状膜を切開または穿刺する輪状甲状間膜切開法がある。

手術のココに注意！

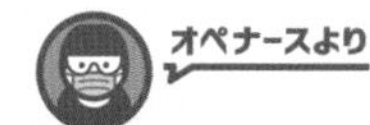

- 気管切開は、緊急時の呼吸不全や頸部手術時の反回神経麻痺の可能性がある場合に必要となるなど、緊急時に行われることも多いです。**迅速な物品の対応や手術展開などを普段から準備しておく**必要があります。

手術手順　全身麻酔時

❶ 皮膚切開

輪状軟骨下縁より１cm程度下方の位置を切開する。

❷ 気管露出

浅頸筋膜を露出、正中切開を行い、左右に広げる中頸筋膜露出。前経静脈を必要時結紮処理。中頸筋膜を正中に縦切開、左右に広げ胸骨舌骨筋、胸骨甲状筋を露出する。
露出したそれぞれの筋を剥離し、気管前筋膜に切開を加え、甲状腺峡部と気管がそれぞれ露出される。
甲状腺と気管壁を剥離し、甲状腺峡部を結紮、切断する（中気管切開）。

❸ 気管切開、閉創

気管輪間を逆U字切開し、気管を開窓する。
気管開窓部と皮膚を一部縫合する。
★出血が多い場合は肺炎や窒息のリスクとなりうるため、十分に止血する必要がある。
★気管開窓部と皮膚の縫合により、術中の陽圧換気やバッキングなどの咳により皮下気腫や気胸などが発生しやすいため、特に注意する。

❹ 挿管チューブ抜去、気管カニューレ挿入、固定

麻酔科医が頭側にまわり、挿管チューブの抜去を行う。ゆっくり抜去を進めていき、チューブが気管切開部位上縁を越えた（チューブの先端が術野から確認できる）ところで潤滑剤を塗布した気管カニューレを挿入し、カニューレの皮膚への縫合を行う。

69 耳下腺腫瘍摘出術

適応疾患・手術適応

耳下腺腫瘍（良性を含む）

- 良性の場合でも耳下腺腫瘍は病理組織が多様であるため、組織診断目的に手術治療を行う。穿刺吸引細胞診などにより術前にワルチン腫瘍の診断がついた場合には、患者の希望により経過観察を行う場合もある。

耳下腺とその周囲

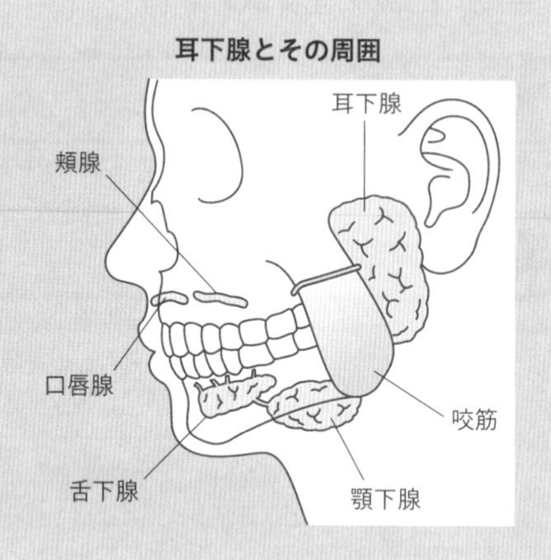

手術の概要

耳下腺周囲を剥離し、耳下腺本体を摘出する。

麻酔方法	全身麻酔
手術体位	仰臥位（両手体側：体位写真２）
手術時間	２～４時間
術後合併症	**顔面神経麻痺** 腫瘍の進展により顔面神経周囲の操作が必要な場合には、その操作や周囲の血流障害によって顔面神経麻痺が生じることがある。また悪性腫瘍ではやむを得ず顔面神経の切断を行うこともある。その際、即時再建により機能回復を図る場合がある。 **耳垂の知覚麻痺** 大耳介神経耳垂枝の切断によって生じる。時間経過とともに気にならなくなる場合が多い。 **フライ症候群** 耳介側頭神経由来の副交感神経線維が汗腺とつながることにより、唾液分泌が多くなる食事のときなどに手術創付近で発汗がみられる症状。 **唾液瘻** 耳下腺の切断面より唾液が漏れることがある。

手術のバリエーション

- 多くは浅葉の部分手術となるが、顔面神経より深部は解剖学的に耳下腺「深葉」とされる。深葉腫瘍切除の場合も、浅葉腫瘍切除と手術手順は同様である。
- 組織学的悪性度によって、耳下腺全摘、亜全摘、頸部郭清術が適応となる場合もある。
- 耳下腺全摘や亜全摘の場合は顔面神経も合併切除となることがある。

手術のココに注意！

- 近年では神経モニタリングシステム装置を併用することで、より顔面神経の同定をしやすくなりました。
- モニタリングシステム装置使用時には唇の動きなどを感知するため、**筋弛緩薬が拮抗していることが必要となります**。そのため、麻酔科医と調整して麻酔維持を行う必要があります。

手術手順

❶ 局所（麻酔）注射

皮膚切開部位に対し、希釈されたエピネフリン入り溶液（キシロカイン®製剤を含む）を局所注射する。

❷ 皮膚切開

耳珠の上方から下顎下方にかけてS状に切開することが多い。

★近年では、より審美的に配慮された切開なども行われている。

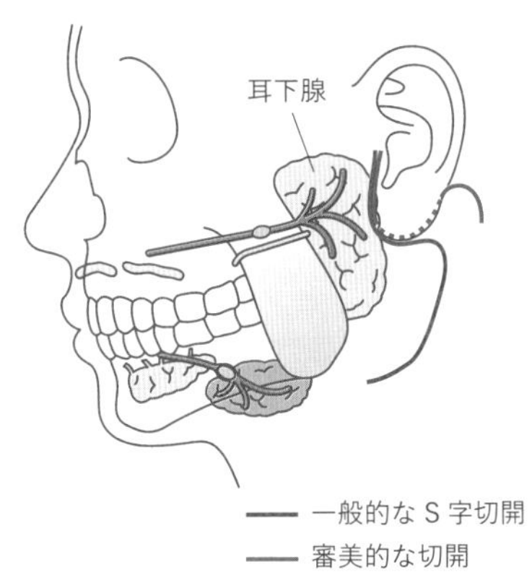

—— 一般的なＳ字切開
—— 審美的な切開

❸ 耳下腺被膜直上剥離

耳下腺被膜直上を剥離していき、上方に向かって進め耳下腺実質の前方を剥離していく。
耳下腺実質を確認後、下方の剥離を進める。

❹ 耳下腺剥離、顔面神経同定

必要時：外頸静脈、大耳介神経を結紮切断し、耳下腺本体を胸鎖乳突筋、乳様突起、外耳道軟骨からそれぞれ剥離する。
耳下腺内に顔面神経が存在し、それを境界として耳下腺は浅葉と深葉に分けられる。

★顔面神経を同定するため神経モニタリングシステム装置を使用しながら、本幹からそれぞれの枝の分岐部まで耳下腺組織を剥離していく。またその際、茎乳突孔動脈を同定し結紮切離する。

❺ 耳下腺切除、摘出

耳下腺組織本体を把持しながら、正常組織を少量付属し切除して摘出する。

❻ ドレーン挿入、閉創

ドレーンを挿入し、皮膚縫合を行う。

70 顎下腺腫瘍摘出術

適応疾患・手術適応

顎下腺腫瘍、顎下型ガマ腫、唾石症、ミクリッツ病など

- 顎下型ガマ腫：舌下腺管が閉塞することにより、唾液流出ができなくなり、顎下部に嚢胞をきたす。
- ミクリッツ病：IgG4関連疾患のうち、涙腺や唾液腺に病変を認める。
- 顎下腺腫瘍の基本治療は手術となる。
- 進行度によって、術前・術後療法が施行されることがある。

顎下腺とその周囲

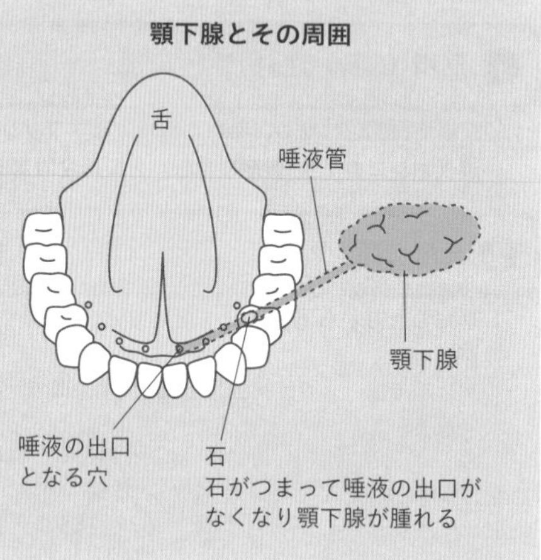

手術の概要

顎下腺周囲を剥離し、各脳神経に注意しながら摘出する。

麻酔方法	全身麻酔
手術体位	仰臥位（両手体側・頸部伸展位：体位写真２）
手術時間	２～３時間
術後合併症	❶後出血 後出血は頸部、口腔底、喉頭の血腫となり、最悪の場合には気道狭窄を起こし、呼吸困難を起こす可能性がある。早期の発見に努め、量・性状ともに観察することが必要となる。 ❶顔面神経麻痺 顔面神経の中でも唇の動きを司る顔面神経下顎縁枝に麻痺を起こす可能性がある。顎下腺悪性腫瘍において、腫瘍が神経に進展し温存が図れない場合には合併切除が必要となるため、顔面神経麻痺は必発となる。 ❶舌下神経麻痺 舌の動きを司る神経で麻痺のリスクは低い。麻痺出現時には舌運動麻痺、舌のもつれ、萎縮、偏移が起こる可能性がある。 ❶口腔底瘻孔 顎下腺を摘出することで隣合わせとなっている口腔底とつながるリスクがある。炎症が強固の場合にリスクが高くなる。

手術のバリエーション

一般的には頸部からの外科的切開を加え、顎下腺腫瘍を摘出することが多いが、その病変や進行度から経口的にアプローチする場合もある。

手術のココに注意！

- 耳下腺腫瘍と同様に、各神経の同定に神経モニタリングシステム装置を使用することがあります。

手術手順

❶ 皮膚切開

下顎骨下縁から約二横指尾側に下顎骨に対して平行に切開を加える。

顎下腺の切開

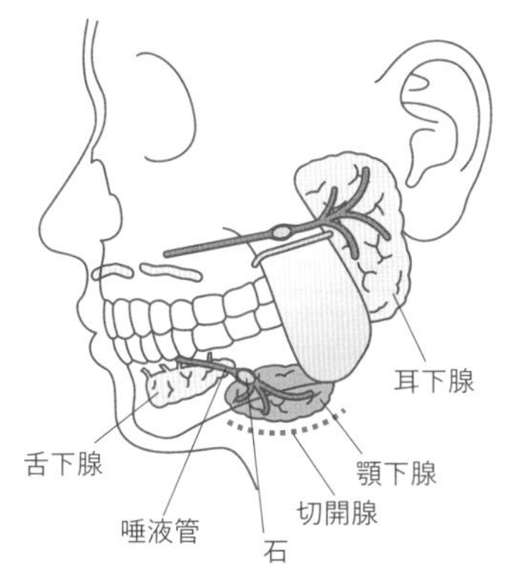

❷ 顎下腺被膜剥離

広頸筋を切開し、深頸筋膜浅葉から顎下腺の被膜を同定し、把持しながら剥離を進めていく。

剥離を進めていくと、上方に顔面動静脈が走行しているため、結紮切離を行う。

★処理が不十分であると、後出血を起こすリスクが上がるため、注意する必要がある。

❸ 顎下腺摘出

顎下腺周囲には顔面神経下顎縁枝、舌神経、舌下神経などの神経が存在するため、損傷に注意しながら剥離を進め、摘出する。

❹ ドレーン挿入、閉創

後出血早期発見のため、ドレーンを留置し、閉創する。

71 甲状腺（腫瘍）摘出術

適応疾患・手術適応

甲状腺腫瘍（疑いを含む）、甲状腺機能亢進症（バセドウ病、プランマー病など）

- 甲状腺内に腫瘍を認める場合に手術対象となる。
- 良性腫瘍の場合、整容面や飲み込みにくさ、嗄声などの症状を考慮し手術適応となる場合もある。
- 甲状腺機能亢進症、特にバセドウ病では内服治療による効果が得られない場合や副作用により内服治療が継続できない場合などに手術適応となる場合がある。

手術の概要

甲状腺周囲を剥離し、甲状腺本体を摘出する。

麻酔方法	全身麻酔	
手術体位	仰臥位（両手体側：体位写真２） ★肩部から背部にかけて薄い枕を挿入し、頸部を軽度進展させることが多い。 →頸部を過伸展すると術後、項部痛となることが多いため、術中体位に注意することが必要。	
手術時間	３～６時間	
術後合併症	❗反回神経麻痺 嗄声、誤嚥などの症状が出現する。両側反回神経麻痺のときは、呼吸困難をきたすことがあるため、早期の気管切開などで気道確保することが必要である。しかし、神経を温存した場合の反回神経麻痺による気管切開はリハビリテーションにより機能回復を認められる場合、閉鎖できることがある。	❗後出血、リンパ漏、感染 創部血腫や頸部膿瘍により頸部腫脹などから呼吸困難をきたす危険性もあるため、早期の再手術が必要となることが多い。ドレーン性状に留意し、早期発見に努めることが必要。

手術のバリエーション

甲状腺の切除範囲により、以下の５分類に分けられる

①甲状腺腫瘍核出術

甲状腺内の腫瘍部分のみをくり抜いて摘出する方法

②甲状腺部分切除術

甲状腺腫瘍を含め、甲状腺の一部分を切除する方法

③甲状腺葉切除術

甲状腺腫瘍を含め、甲状腺の左右どちらか半分を切除する方法

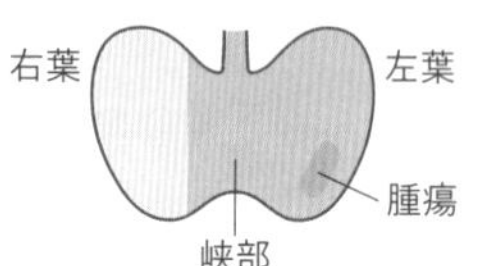

④甲状腺亜全摘出術

甲状腺腫瘍を含め、甲状腺の大部分（３分の２以上）を切除し、甲状腺のごく一部を残す方法

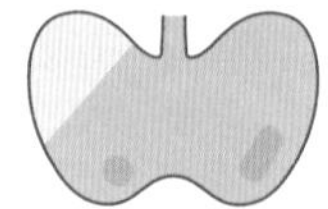

⑤甲状腺全摘出術

甲状腺のすべてを切除、摘出する方法

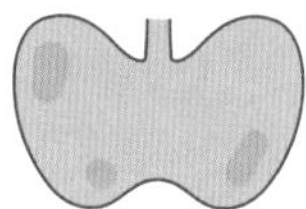

★近年では甲状腺の手術において、大きく頸部を切開することで美容面などの考慮からも、小さな切開創から内視鏡を挿入し、剥離・摘出を行っていく内視鏡下甲状腺手術（VANS法）やロボット支援下などの手術も行われる施設が増えている。

手術のココに注意！

- 術中の所見で反回神経の走行や形態により、**術中に気管切開となる場合**があります。反回神経切離の場合は切離神経どうしを吻合することもあるため、術中の初見を把握することは必要です。
- **甲状腺全摘出後は甲状腺機能が失われる**ため、生涯甲状腺ホルモン剤の内服が必要となります。同時に副甲状腺も摘出すると、同様にカルシウム製剤またはビタミンD製剤の服用が必要となる場合があります。

手術手順

❶ 前頸部切開

整容上、襟状切開（Tシャツの襟のように少し丸みを帯びた横切開）で切開することが多い。

❷ 前頸筋（舌骨筋）処理

前頸筋を正中から入り、胸骨舌骨筋を剥離して胸骨甲状筋を露出する。

❸ 甲状腺上極処理

甲状腺上極と喉頭を剥離し、上甲状腺動静脈を結紮、切離する。

★上甲状腺動脈には後枝もあるが、ここでは切離しないことが多い。

❹ 甲状腺背側処理（左右反回神経同定）

右側：右下甲状腺動脈を同定し、気管と右総頸動脈の間を走行する右反回神経の同定を行う。

左側：気管と食道の間にある気管食道溝に平行に反回神経が走行していることが多い。

★反回神経同定の方法には術中神経モニタリングが有用である。反回神経にプローベから電気刺激を与えることにより、挿管チューブに接している声帯の動きを感知し、反回神経を同定することができる。

❺ 反回神経露出、上副甲状腺温存

同定した左右の反回神経に沿って露出させる。

★下甲状腺動脈上行枝を温存することで、反回神経入口部近傍に上副甲状腺があるため、温存することが可能となる。

❻ 気管剥離

甲状腺本体を気管から剥離していく。

★輪状軟骨付近にはベリー靭帯があり、前面には反回神経が存在することが多いため、注意して剥離しながら処理することが必要である。

❼ 甲状腺下極処理、甲状腺摘出

左右の下甲状腺静脈を処理。

★可副甲状腺を確保できるようなら摘出し、胸鎖乳突筋内に移植することもある。

❽ ドレーン留置、閉創

閉鎖式持続吸引ドレーンを留置することが多い。特に後出血、リンパ漏、感染の早期発見につながる。

72 頸部郭清術

適応疾患・手術適応

頭頸部や食道の悪性腫瘍で頸部リンパ節の転移が認められる。
または、リンパ節転移の可能性があり、微少な転移を疑い、予防的に行う場合がある。

手術の概要

頸部の各動静脈や神経、筋組織などを可能な限り温存し、周囲組織と頸部リンパ節を一塊にして切除する。

麻酔方法	全身麻酔
手術体位	仰臥位(両手体側・頸部伸展：体位写真２)
手術時間	２～４時間
術後合併症	後出血 大量の出血により、バイタルサインの変動、血腫などの頸部圧迫による換気障害の発生などが起こり得る。ドレーンの量や性状を観察しながら早期発見に努めることが必要である

手術のバリエーション

- 頸部郭清術のみで行われることもあるが、多くの手術では頭頸部癌の原発巣の手術とともに行われることが多い。また、化学療法や放射線療法後が先行されていると、組織の癒着や頸部の硬直などが著明となり、手術難易度が上がる。
- 郭清領域にはそれぞれリンパ節レベルがあり、頸部郭清を対象とする疾患によって、その郭清領域を組み合わせて選択する。

MEMO 頸部領域のリンパ節

レベルⅠ：オトガイ下リンパ節群、顎下リンパ節群 （ⅠA、ⅠB）
レベルⅡ：上内頸静脈リンパ節群 （ⅡA＆ⅡB）
レベルⅢ：中内頸静脈リンパ節群
レベルⅣ：下内頸静脈リンパ節群
レベルⅤ：後方三角リンパ節群 （VA＆VB）
レベルⅥ：前頸リンパ節群
レベルⅦ：上縦隔リンパ節群

(p.257「頸部リンパ節のレベル分類」も参照)

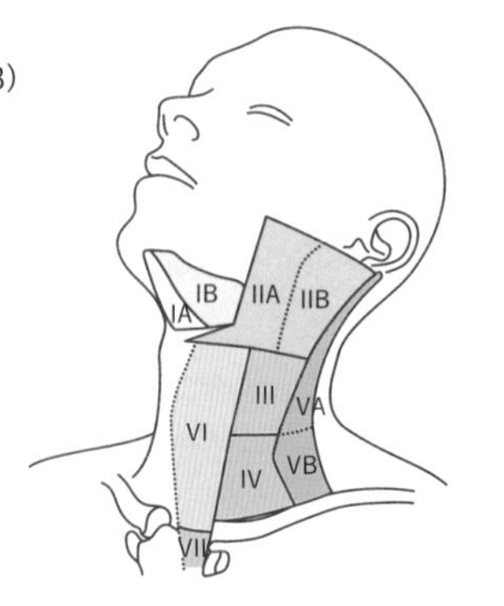

手術のココに注意！

- 頸部は各頸動脈から分岐する細い血管が多いため、適宜止血操作を行いながら術野を展開します。
- 各脳神経も走行しているため、術中に切離範囲を設定しながら、**慎重な剥離操作と確実な結紮、止血操作が重要となります。**

手術手順

❶ 皮膚切開

頸部皮膚を切開する。

❷ 皮弁挙上

皮膚切開部から広頸筋下を剥離し、皮膚を挙上する。

❸ 胸鎖乳突筋切離

胸鎖乳突筋を同定し、前縁部から周囲組織を剥離・切離する。

胸鎖乳突筋内に流入出する頸動静脈の分枝を処理する。

❹ 顔面神経下顎縁枝温存、顎二腹筋同定

顔面神経下顎縁枝に顔面動静脈が交差しているため、周囲組織を含め剥離しながら結紮し、顔面神経下顎縁枝を温存する。

顎下腺を上方に牽引することで顎二腹筋を同定する。

★術中神経刺激装置を使用しながら手術操作を行うこともあり、プローブが不潔にならないように管理することが必要。

❺ 上内深頸部郭清

顎二腹筋後腹より下方の位置で内頸静脈を露出する。

迷走神経、総頸・内頸・外頸動脈をそれぞれ同定し、郭清組織を切除していく。

❻ 中内、下内深頸部郭清

郭清組織の外側切除範囲を設定、肩甲舌骨筋を露出し、頸横動脈を同定する。

内頸静脈、迷走神経、総頸動脈をそれぞれ同定し、郭清組織を切除する。

❼ 内頸静脈剥離

郭清組織を内頸静脈から切離。その際、流入する静脈を結紮・切離する。

❽ 各頸動脈、舌下神経周囲剥離

郭清組織を内頸・外頸・総頸動脈から切離する。

上甲状腺動脈周囲は細い血管が多いため、結紮切離する。

頭側に舌下神経が走行しているため、周囲を同様に結紮する。

❾ 顎下部、オトガイ部郭清

オトガイ部の組織を切離する。

顔面動静脈を結紮、周囲組織を切除し、郭清組織を摘出する。

❿ ドレーン留置、閉創

閉鎖式持続吸引ドレーンを留置し、閉創する。

73 下咽頭喉頭全摘出術

適応疾患・手術適応

喉頭癌、下咽頭癌、頸部食道癌、進行甲状腺癌

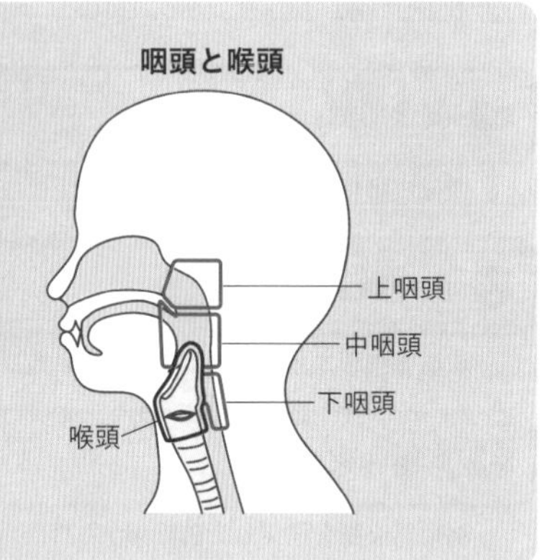

手術の概要

上記適応疾患に対し、喉頭、下咽頭を摘出する手術。摘出後は呼吸経路と食道経路それぞれの再建が必要となる。

この手術の大半は、悪性疾患に対して施行されるため、頸部郭清を併用して行われることが多い。

麻酔方法	全身麻酔
手術体位	仰臥位（両手体側・頸部伸展位：体位写真２）
手術時間	８～10時間
術後合併症	**移植空腸阻血** 吻合した血管が何らかの原因により、血流障害をきたして生じる。阻血時間の延長は移植空腸の壊死などにつながり、移植空腸の除去、空腸の再採取となる可能性もあるため、早期発見に努めることが必要である。 **移植空腸吻合部瘻孔** 移植空腸の瘻孔形成が起こることで、唾液などの消化液が創部内に漏れ出し、感染・膿瘍形成などを起こす可能性がある。最悪の場合、大血管の破綻を起こす可能性にもつながる。

手術のバリエーション

下咽頭まで病変の進行を認めない場合は喉頭全摘手術となることもある。

手術のココに注意！

- 下咽頭癌や喉頭癌などは、**先行して化学療法や放射線療法が行われる場合**もあります。また、**放射線療法後では組織の線維化、血管壁の脆弱化**なども起こりやすいです。手術時には各頸動脈の損傷など**大血管の破綻**もあり得るため注意しなければなりません。
- 耳鼻咽喉科のみならず、**消化器外科や形成外科なども交代で手術を行う可能性**があります。特に腹部や皮弁採取などによる四肢・体幹が追加で術野となることも少なくないので、各術野の進行状況に応じて介助を行う必要があります。

手術手順

❶ 皮膚切開

頸部の皮膚を切開する。

❷ 両側頸部郭清術

両側の頸部郭清を行う。(「72 頸部郭清術」p.230参照)

❸ 気管切開

気管切開を行う（「68 気管切開術」p.222参照）。
気管切開後、挿管チューブを気管切開孔から挿入する。

★気管切開後は手術展開により容易にチューブが抜去できる状態になるため、一般的なレイチューブよりスパイラルチューブなどの腔がよりつぶれにくいものを使用する。

❹ 喉頭、咽頭腔剥離

舌骨上縁で舌骨上筋群を離断。咽頭腔へ侵入しながら、腫瘍の位置を確認し、咽頭粘膜を十分な距離を確保して切除する。
喉頭部は上喉頭動静脈、上喉頭神経をそれぞれ結紮し離断する。

❺ 下咽頭喉頭全摘

輪所軟骨下方から気管を離断し、喉頭と下咽頭粘膜を一塊にして摘出する。

★病変の残存がないように迅速病理診断などで切離断端部が提出されることが多いので、シャーレなどの準備を行っておく。

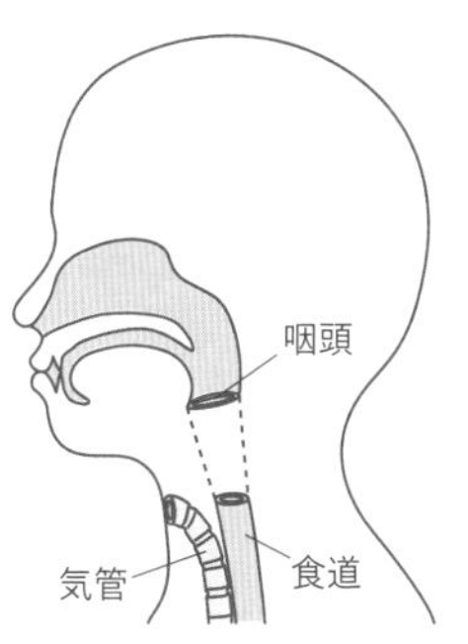

❻ 遊離空腸再建

開腹操作にて空腸周囲を剥離する。再建に必要な長さの空腸を選択し、動静脈を一定の長さ確保した状態で摘出する。
その後、中咽頭断端と食道断端にそれぞれ移植空腸を縫合し、移植空腸の動静脈をそれぞれ頸横動脈や外頸静脈、上甲状腺動静脈などの血管と吻合する。

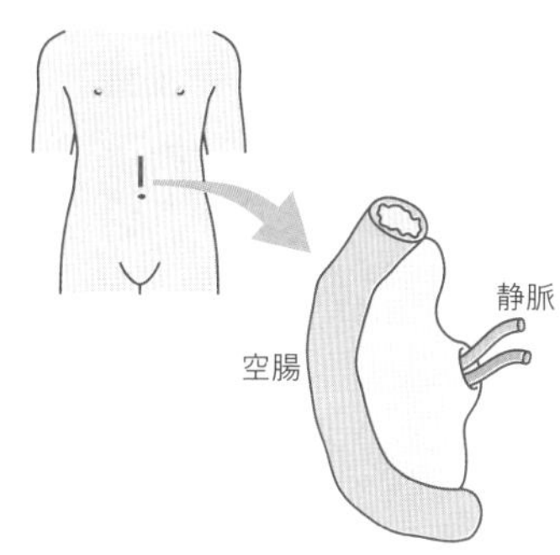

❼ 永久気管孔作成

気管断端と皮膚を縫合し、永久気管孔を作成する。

★挿管チューブが気切孔から入っているため、全周性に縫合できるように再挿管と抜去を繰り返す。そのため、酸素化の状態に十分注意する。

❽ 閉創

出血やリンパ漏の有無を確認し、ドレーンを留置して閉創する。
移植空腸吻合部が安定するまで、胃管などを留置し、術後は経管栄養を行う。

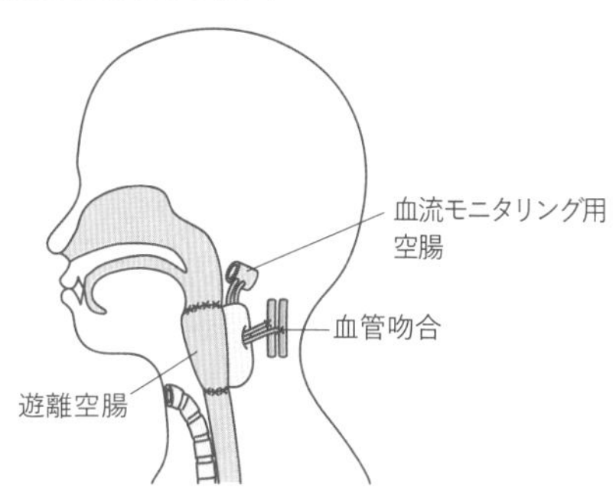

9

形成外科

形成外科手術の全体像

手術で扱う部位と特徴

- 形成外科では、全身の皮膚や皮下組織のほかに、顔面骨や四肢の指に関しても手術を行います。
- 他の診療科と大きく違うのは、欠損した組織に対して、**整容目的や、生理機能の維持を目的に再建を行う**ことが特徴です。多くの場合は、患者自身の組織を採取し、必要な部位に移植や再建を行います。

患者の特徴

- 口唇･口蓋裂、四肢の奇形、小耳症など**先天性疾患の小児患者**が多く、家族に対する対応も看護ケアの一環になります。
- 患者は、**整容目的**で手術を行うことも多く「きれいに直したい」「今よりよくなりたい」と手術に対する期待感が強いことがあります。**患者が求める理想の治療は何か**を患者とともに共有し、手術内容、治療時期を決定します。

手術部位

- **皮膚**のみならず**全身の軟骨や骨**にまで至ります。
- 再建手術などの場合は**遊離皮弁による血管吻合**も行うため、幅広い解剖生理の知識が必要になります。

心理的支援

- 組織拡張器挿入、口唇口蓋裂、小耳症など、**段階的に手術を行う**場合も多く、術式の確認だけでは実施する細かな手術内容まで把握することができません。医師と情報共有を密に行うことで、患者の精神的支援を含めた看護を実践することができます。

術後管理

- **ドレーンからの出血量**以外にも**皮膚の性状**も観察し、色調の変化などの異常を早期発見し、医師に報告できるとベストです。

形成外科の解剖

皮膚の構造

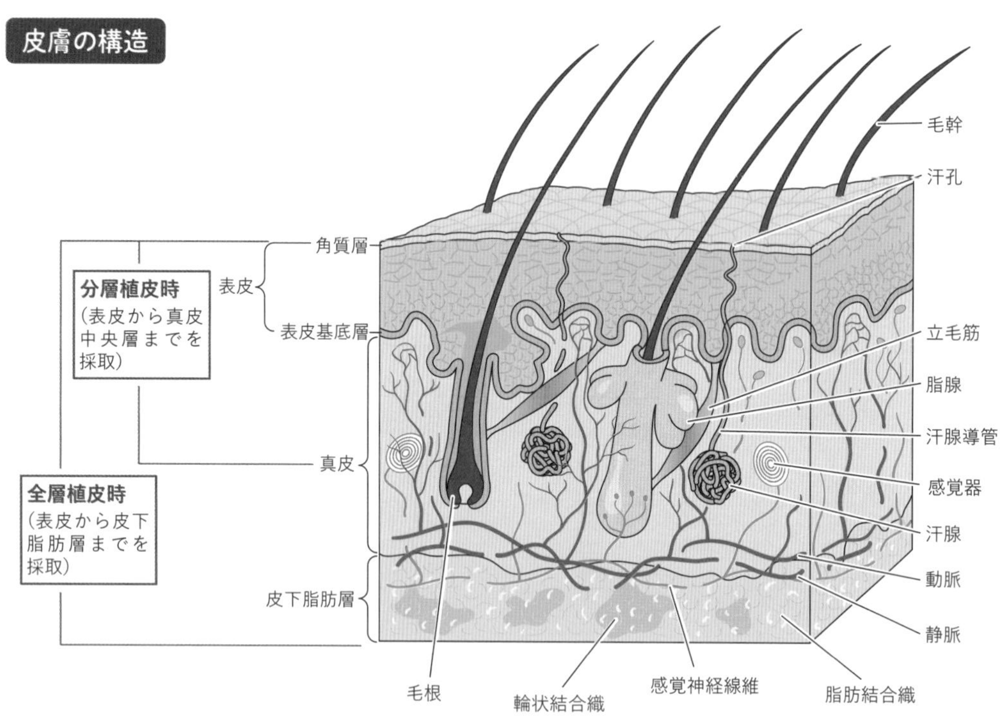

皮弁の種類

❶広背筋皮弁

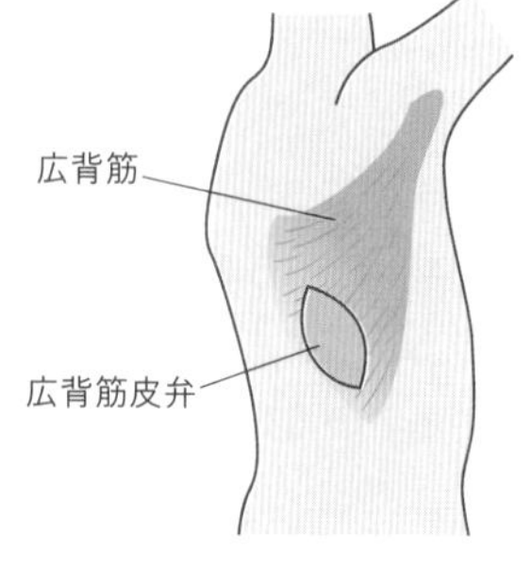

❷腹直筋皮弁

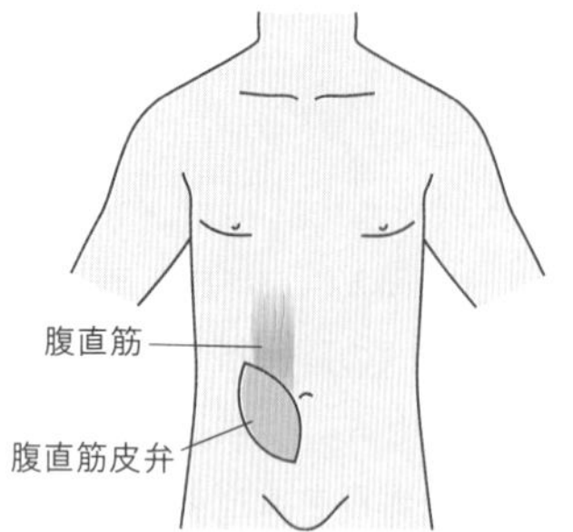

❸前腕皮弁

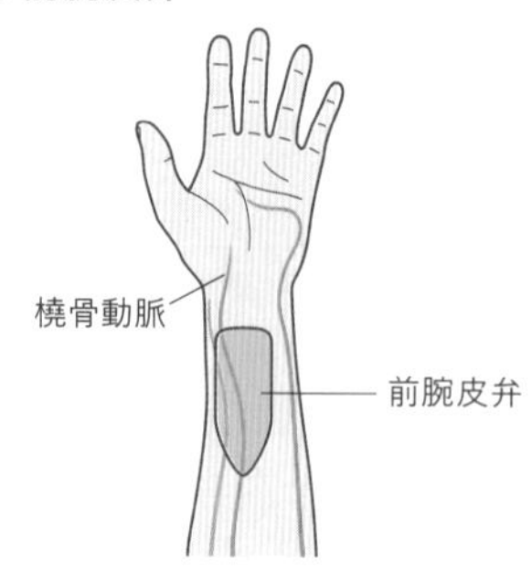

❹前外側大腿皮弁

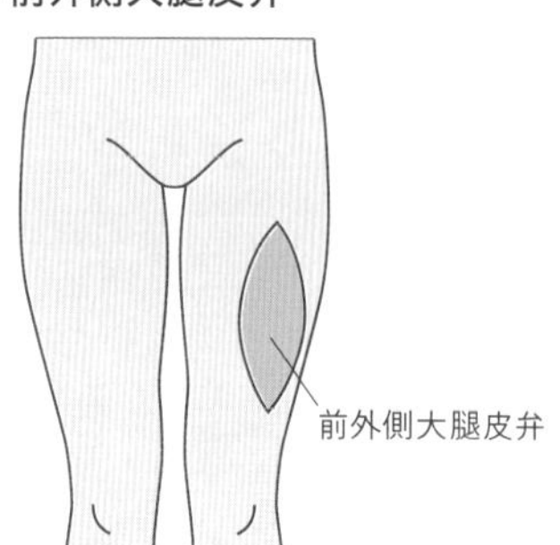

❺腓骨皮弁

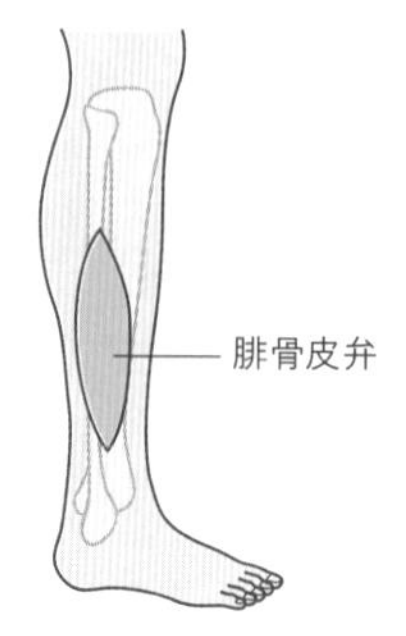

❻肩甲皮弁

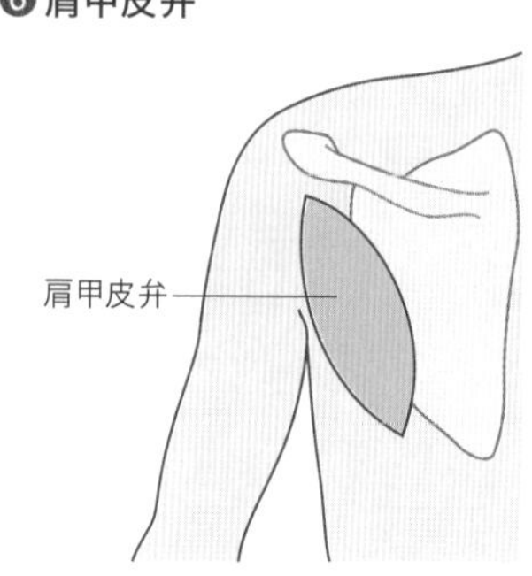

大腿部の筋と血管

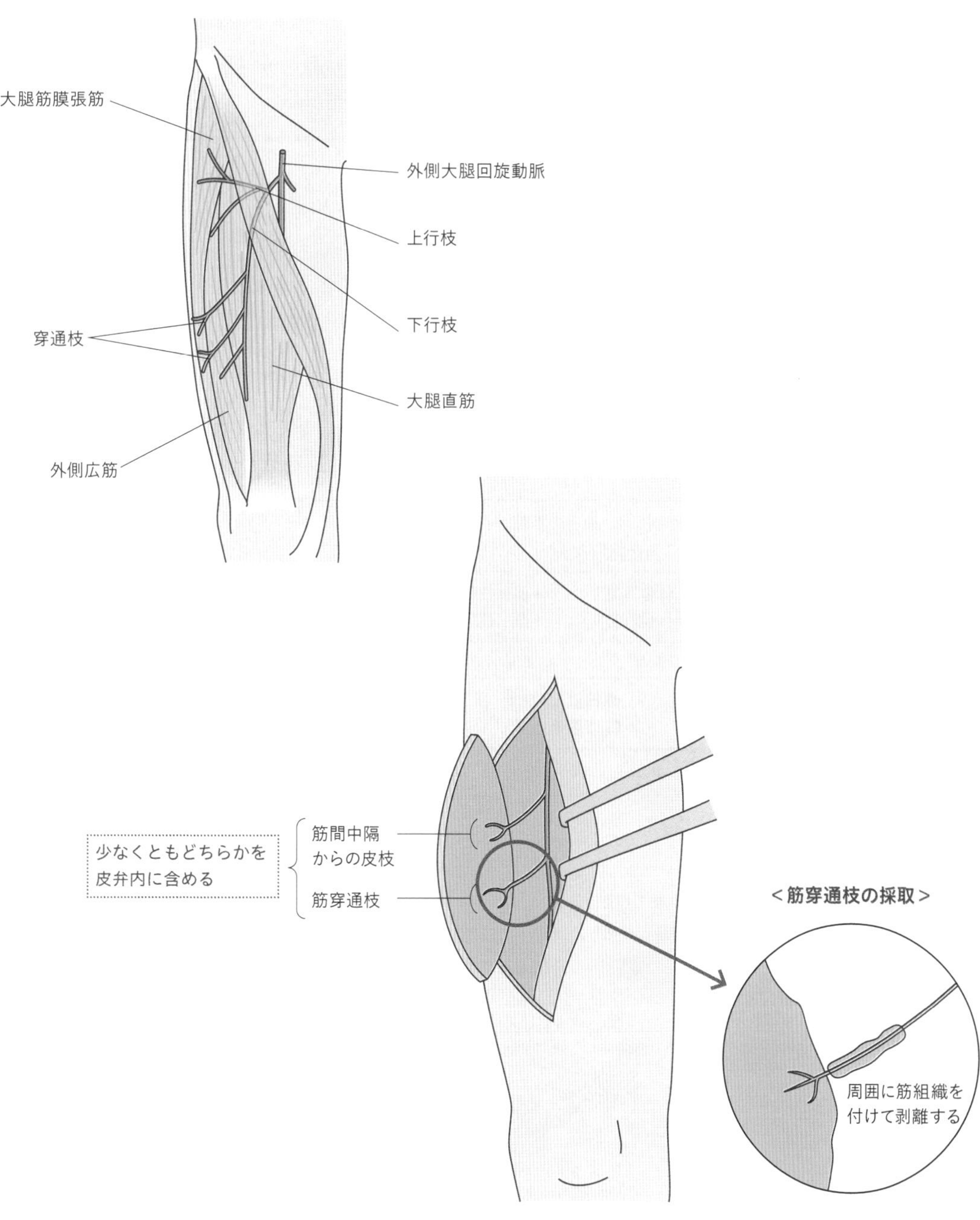

[形成外科(p.236〜253)] 引用・参考文献

1)平林慎一監修，鈴木茂彦，岡崎睦編：標準形成外科学　第7版．医学書院，東京，2019.

2)楠本健司編：形成外科の手術看護パーフェクトマニュアル．オペナーシング2017年臨時増刊号，メディカ出版，大阪，2017.

3)多久嶋亮彦監修，尾崎峰編著：形成外科・美容外科看護の知識と実際，臨床ナースのためのBasic＆Standard．メディカ出版，大阪，2010.

4)齋藤直美：先輩ナースが書いた手術看護ノート．照林社，東京，2020.

74 熱傷治療

壊死組織除去術（デブリードマン）、全層植皮術、分層植皮術、植皮術

適応疾患・手術適応

損傷が深く保存的治療のみでは治癒が期待できない、あるいは治癒するまでに長期間を要し、治癒したとしても、肥厚性瘢痕や瘢痕拘縮を生じると予測される場合。

手術の概要

熱損傷によりできた壊死組織を取り除き、血流のよい組織を露出させる（壊死組織除去術、デブリードマン）。次に体の他の部分から採皮を行い、移植床に植皮を行う。

麻酔方法	● 全身麻酔（広範囲の場合、患者の年齢、手術時間を考慮し選択） ● 局所麻酔（0.5～1％キシロカイン、1％E入りキシロカイン）
手術体位	● 仰臥位（手開き：体位写真1）　● 側臥位（体位写真17） ● 砕石位（手開き：体位写真9）　● 腹臥位（体位写真26）　★熱傷部位、採皮部位により選択する
手術時間	1～3時間（面積による）
術後合併症	❗創部感染　❗術後出血 ❗移植片の不生着　❗術後低体温

手術のバリエーション

- **分層植皮**：真皮浅層または中層の厚さまで採取する方法。電動デルマトーム（電動の真皮浅層～中層までを薄く削る器械）を使用して採取し全身のどこからでも採取可能で移植した移植片が生着しやすいため、広範囲熱傷の際に最も頻繁に使用される。

❶シート植皮術：
採取した皮膚をそのまま移植する方法

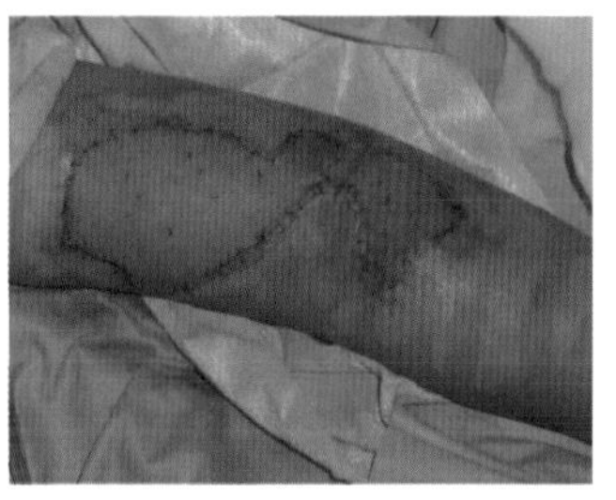

❷メッシュ植皮術：採取した皮膚をメッシュ状に加工する方法（1.5倍、3倍、6倍などに面積を拡大できる）

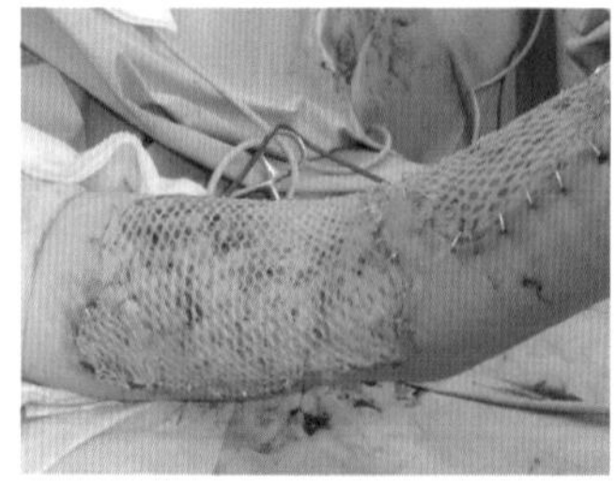

❸パッチ移植術：移植皮膚を細片化し、切手大の大きさの皮膚を間隔をあけて移植する方法

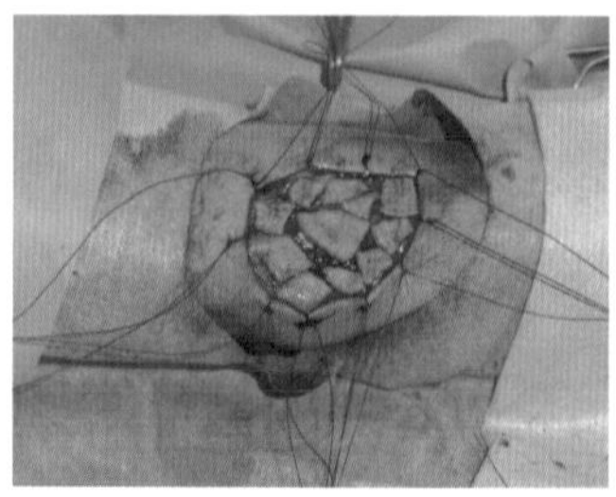

- **全層植皮**：真皮の全層までを採取する方法。生着後、質感がよく収縮も軽度であるため、整容的にすぐれるが、採取できる量が限られるため、小範囲の熱傷に適応。
- **人工真皮**：コラーゲンスポンジとシリコーンシートの2層構造になっている人工物。約2～3週間でコラーゲンスポンジ内に真皮様構造が構築されるため、その後に植皮などによる創閉鎖が行われる。
- **自家培養皮膚**：患者自身の表皮を体外で培養（4週間）し移植する方法。熱傷範囲が広範囲で、通常の自家分層植皮術で対応できない場合に行われる。

手術のココに注意！

オペナースより

- 広範囲の熱傷においては体表の壊死組織のデブリードマンを行う際や、分層採皮を行う際は、かなりの**出血**を伴います。術前より輸血の準備が必要となることも多いです。
- 術中は体表が術野のため、体を温めることが困難な場合が多く、室温を約30℃にするなど配慮を行っていますが、術後**低体温**になりやすい現状があります。術後病棟での積極的な加温が必要です。
- 術後の**創部の安静**は移植片の生着にとても重要になります。術後は**ドレッシングが効果的**に行われているか、観察が必要になります。

手術手順

❶ 植皮部のデザイン

デブリードマンを行う。範囲を決定しマーキングを行う。

★広範囲手術の場合、壊死組織の表面をピオクタニンなどで染色する。

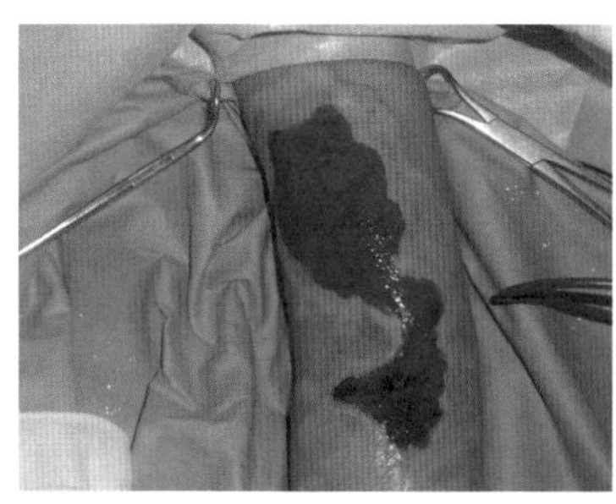

❷ 移植床の準備（デブリードマン、創部洗浄、止血）

デブリードマンは、メス、鋭匙、電気メス、剃刀、フリーハンド型デルマトーム、水圧式ナイフなどを用いて壊死組織を除去する。

その後、電気メスなどを使用し止血を行い、生理食塩水で洗浄を行う。

★広範囲熱傷では、10～20万倍希釈のアドレナリン溶液（ボスミン液）を大量に使うことがある。

❸ 採皮

全層植皮の場合

採皮部位としては、耳介後面、鎖骨部、鼠径部などが多い。必要な大きさと形状の皮膚を全層で採取した後、単純縫縮する。

分層植皮の場合

採皮部位としては、大腿や殿部、頭部など。熱傷の際は、非熱傷部位からの採皮となる。採皮後は、創傷被覆材などを使う。

★分層採皮の場合、採皮部に10～20万倍希釈のアドレナリン溶液（ボスミン液）を使用し止血を行う。

❹ 皮膚片のメッシュ加工など

分層植皮の場合、必要に応じメッシュ加工、パッチ加工などを行う。

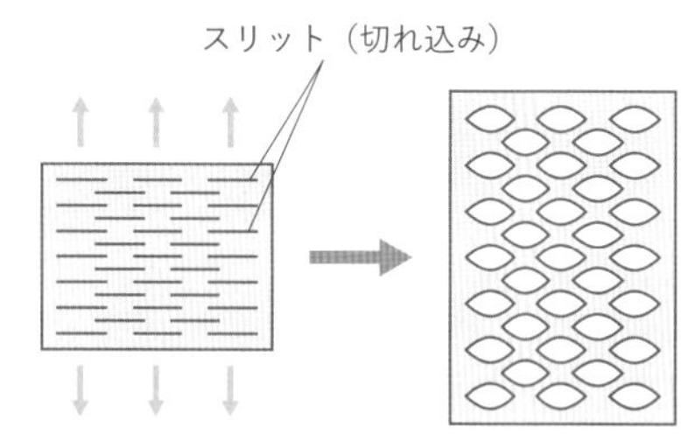

❺ 植皮片の縫着・固定

タイオーバー固定*や、綿花や包帯による圧迫固定、スポンジを使用した圧迫固定（Alabama dressing）など、面積や部位に応じて最適な方法を選択し、厳重に植皮片を固定する。

★新たに血流が再開し安定するためには3～7日間の植皮片の安静が必要。

*タイオーバー（tie over）固定：植皮片が移植床から浮かず、ずれないことを目的に行う固定法。植皮片の周囲に縫いつけた糸でガーゼや綿花をしっかりと固定する。

75 顔面骨骨折整復固定術

適応疾患・手術適応

顔面骨骨折は、外傷によって起こることがほとんどで、複視、しびれなどの神経症状、開口障害、顔貌の変形など、さまざまな症状が出現する。保存的加療で症状改善が見込めない場合は、プレートなどを用いた整復固定手術が行われる。

顔面骨骨折と切開の部位

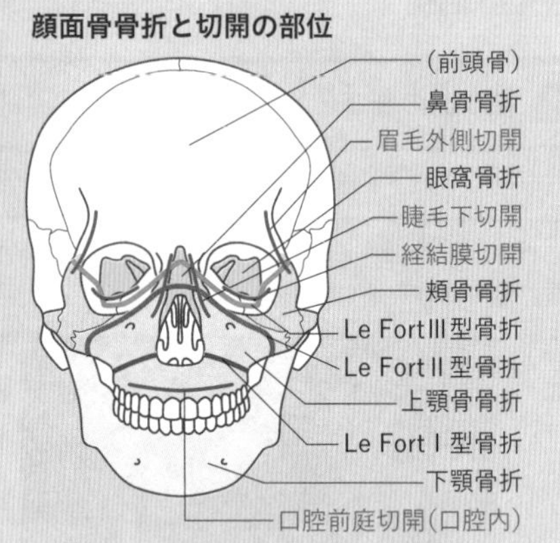

手術の概要

骨折部の整復に必要な切開線を置き、鉤などを使用して整復した後に、プレートなどを用いて固定する。

麻酔方法	●全身麻酔 ●局所麻酔(0.5～1％キシロカイン、1％Eキシロカイン)
手術体位	仰臥位(両手体側：体位写真2)
手術時間	30分～8時間(骨折部位により異なる)
術後合併症	! 神経損傷(三叉神経、顔面神経、視神経) ! 創部感染 ! 血腫・腫脹

手術のバリエーション

- **鼻骨骨折整復固定術**：鼻骨整復鉗子を用いて徒手的に鼻骨および鼻中隔を整復し、鼻内パッキングガーゼを挿入、鼻背部にシーネ固定を行う。
- **頬骨骨折整復固定術**：観血的に頬骨を整復しプレート固定を行う。頬骨弓単独骨折の場合、整復後の固定は不要。
- **眼窩底骨折手術**：上顎洞や篩骨洞に脱出した眼窩内容物をできるだけ元の位置に整復し、自家骨・軟骨や人工物による眼窩底の再建を行う。
- **下顎骨骨折整復固定術**：良好な咬合、咀嚼機能を得ることを目的に実施。整復後にプレートによる固定を行うことが多いが、顎間固定の併用もしばしばみられる。また、顎間固定のみの場合もある。
- **LeFort型骨折整復固定術**：正常な咬合の再獲得と、顔貌の回復を目的とするため、顎間固定の併用のほかに、多数のプレートによる骨固定が行われる。

手術のココに注意！

- 受傷後、創部の腫脹や出血が引いた時点で、再度症状を評価し手術適応を患者と決定するため、**受傷後1週間程度で手術となる場合が多い**です。
- 術後は、術前の患者の症状が改善されたかを観察する必要があります。
- LeFort型、上顎骨、下顎骨骨折の場合は、**咬合を考慮した再建**が必要になります。施設により異なりますが、口腔外科医と合同で手術を行う場合もあります。

手術手順　頬骨骨折の場合

❶ マーキング、下眼瞼部切開

マーキング部に局所麻酔を行い、切開を行う。眼輪筋と眼窩隔膜の深部にある、眼窩下縁骨折部を露出する。

★結膜切開法も行われる。

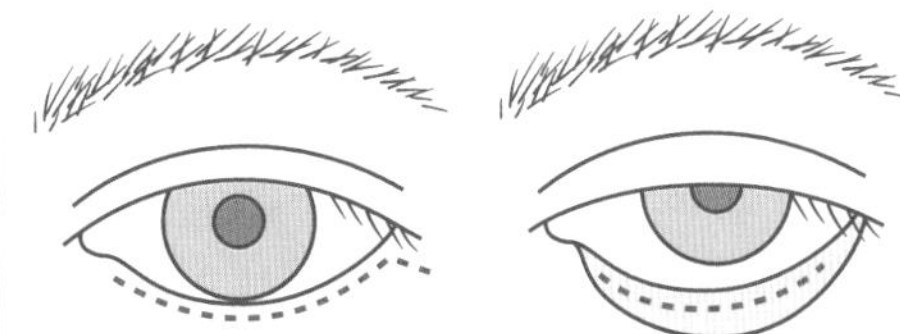

❷ 頬骨前頭突起部の骨折線を展開

前頭頬骨縫合部で骨折していることが多いので、そこを露出する。

❸ 口腔前庭部切開

口腔内から粘膜切開を行い、上顎頬骨下稜部の骨折部を露出する。

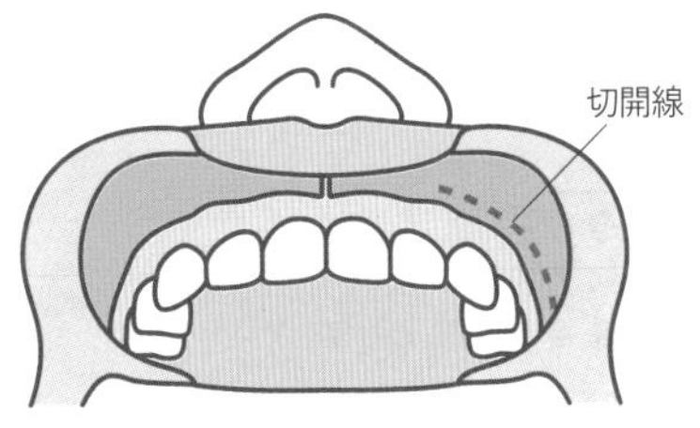

❹ 頬骨の受動と整復

整復鈎で頬骨の受動と修復を行う。

❺ 眼窩内容の還納と眼窩底の再建

眼窩底骨折の修復が必要な場合は、上顎洞に逸脱した眼窩内容を眼窩に戻し、自家骨や自家軟骨、または人工材料で眼窩底を再建する。

❻ プレート固定

修復位を保持しつつプレートとスクリューで固定する。

★プレートとスクリューには、分解吸収されるものもある。

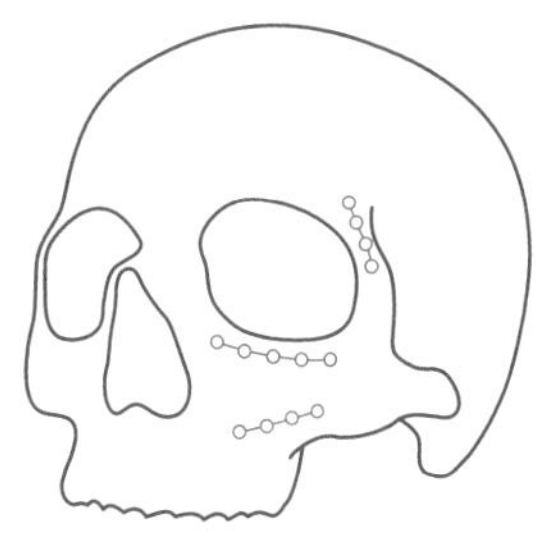

❼ 洗浄・閉創

各創部を生理食塩水で洗浄し縫合閉創する。必要に応じてシリコン・ドレーンを留置する。

76 口蓋形成術

粘膜骨膜弁法による pushback 法

適応疾患・手術適応

口蓋裂

- 口蓋裂では、口蓋の中央部分に裂隙があり、鼻腔と口腔がつながっているだけではなく、軟口蓋を動かす筋肉群に形成異常や走行異常が存在することで、鼻咽腔閉鎖不全という機能障害が引き起こされている。そのため、開鼻声や嚥下の際に食物の逆流がみられたりする。
- 治療に際して形成外科以外に、歯科口腔外科医、矯正歯科医、言語聴覚療法士などがチームとなり、言語や咬合の問題を解決することも特徴であり、術前矯正もしばしば行われる。
- 手術時期としては、言語の獲得が本格的に始まる前の生後12～18か月ごろに行われることが多い。

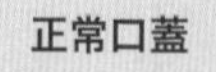

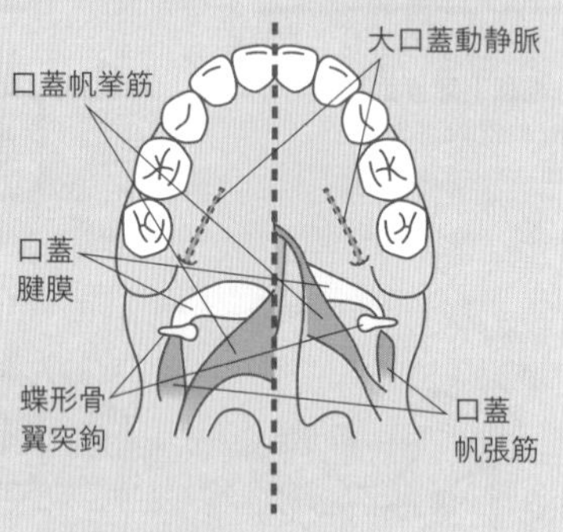

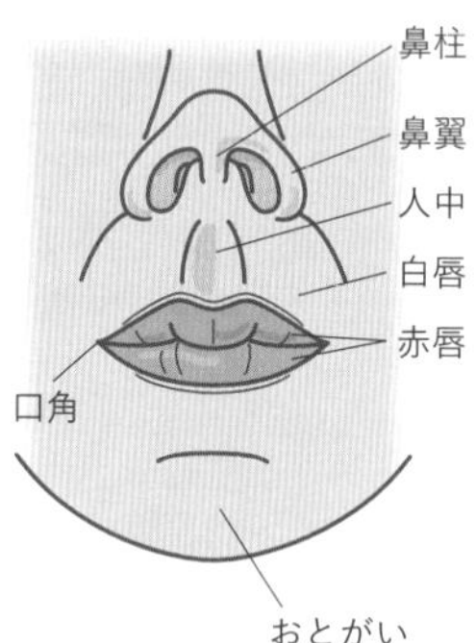

手術の概要

口蓋部分を閉鎖して鼻腔と口腔を分断し、分離されている軟口蓋の筋肉群の連続性を再建し、できる限り正常な鼻咽腔閉鎖機能を獲得する。

麻酔方法	●全身麻酔 ★小児期に手術を行うため ●局所麻酔(0.5～1％キシロカイン、1％Eキシロカイン)
手術体位	仰臥位(懸垂頭位：体位写真2) ★頭部を後屈する
手術時間	2～3時間
術後合併症	❶ 気道閉塞 懸垂頭位のため鼻咽腔に貯留していた凝血塊が体位を戻すことで気道内に流れ込む ❶ 栄養管理 縫合部や骨露出部の安静保持 ❶ 術後出血 ❶ 舌腫脹 ❶ 瘻孔形成(縫合不全)

手術のバリエーション

将来的に、顎裂に対して骨移植などの手術を行うこともある。

手術のココに注意！

- 創部の安静を考慮し、術後数日から１週間程度は経管栄養を行うことが多く、経管栄養チューブの留置を行います。
- 骨欠損部はしばらく脆弱なため、スプーンの使用や硬い食物の摂取は、術後１か月程度は控える必要があります。
- 患児が口腔を指で触らないように対策（抑制帯など）を行う必要があり、術後の看護が重要です。

手術手順　粘膜骨膜弁法によるpushback法の場合

❶ デザイン

皮膚ペン、ピオクタニンで、左右の粘膜骨膜弁のデザインを作成する。大口蓋動脈を皮弁の中に含めるようにする。

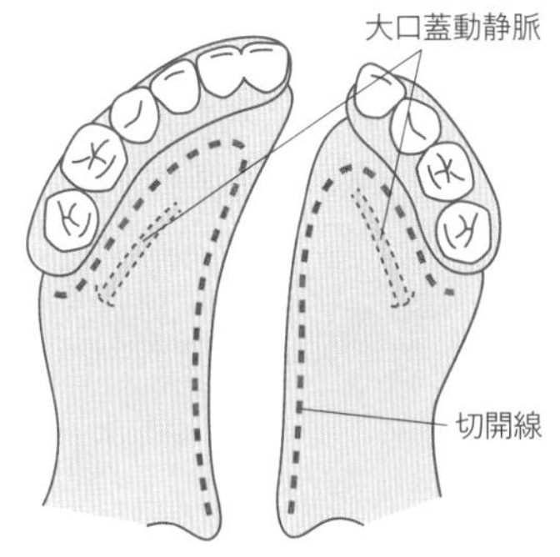

❷ 局所麻酔

エピネフリンを添加した、0.5～１％キシロカインで局所麻酔を行う。

❸ 切開、剥離

デザイン線に沿ってメスを入れ、皮弁を骨膜下で剥離挙上する。

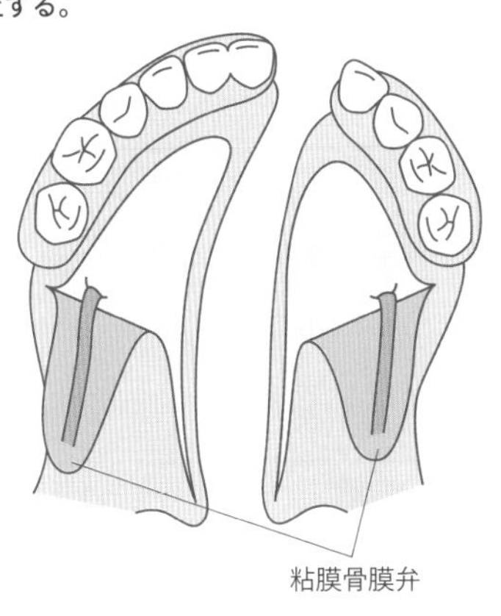

❹ 筋肉索再建

左右の口蓋筋群を後方へ移動し、正中で縫合して筋肉索を作製する。

❺ 軟口蓋後方移動

粘膜骨膜弁を後方に移動して縫合し、軟口蓋口腔側の延長を行う。

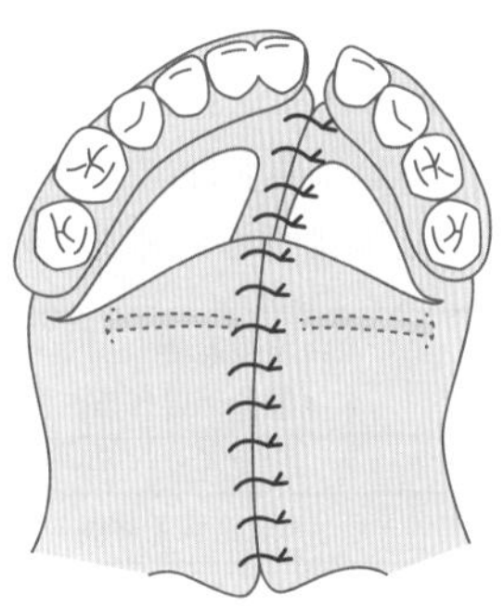

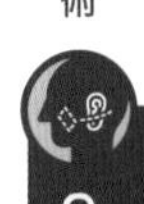

77 耳介形成術

適応疾患・手術適応

小耳症

- 小耳症は、耳の形態異常により眼鏡やマスクの着用に困難を生じるほか、多くの場合は中耳の発育不全のため、伝音性の難聴を伴う。軽度の顔面神経麻痺を伴うこともある。装飾品をつける部位でもあり、整容的な側面からも手術適応となる。

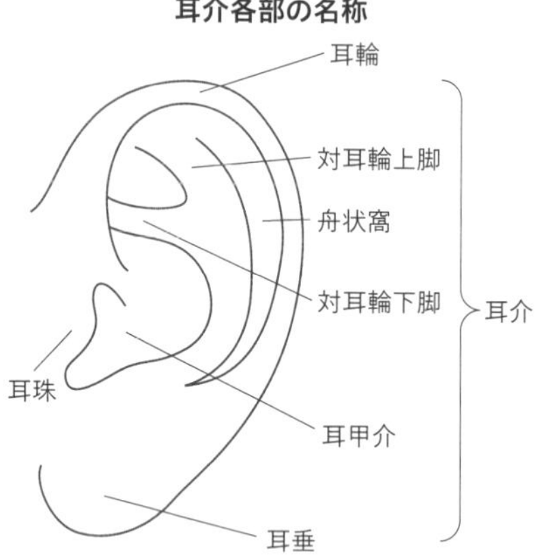

手術の概要

軟骨と皮膚の不足を自家肋軟骨および自家皮膚を用いて補い、耳介形態を形成する手術。胸郭が十分に成長する10歳以降に行われることが多い。

麻酔方法	●全身麻酔 ●局所麻酔(0.5～1%キシロカイン、1%Eキシロカイン)、全身麻酔と併用
手術体位	仰臥位(両手体側：体位写真2)
手術時間	4～6時間
術後合併症	術後疼痛 胸膜損傷(気胸) 術後感染 環軸椎亜脱臼 第1頸椎(環椎)と第2頸椎(軸椎)がずれて不安定になる疾患。最も多い初期症状は後頭部や後頸部の痛み。病状が進むと手足のしびれや麻痺を生じるが、初期は腕の異常感覚、手の細かな運動障害(巧緻運動障害)からはじまることが多い。

手術のバリエーション

肋軟骨移植術

患者の肋軟骨を採取し、加工を行い、耳介部位を作成、皮下へ挿入固定する。

耳介挙上術(2次手術)

肋軟骨移植術から約半年後に、耳介の血流が安定したところで耳輪外側に沿って皮膚を切開し、耳介を挙上する。肋軟骨の支柱を耳介後面に挿入し、植皮術も併用する。

手術のココに注意！

- 手術中は、患側耳介の視野をよくするために頭位を変換します。長時間その姿勢が保持されると**環軸椎亜脱臼**を引き起こすことがあります。術中、耳介操作がない場面では、**正中位**に戻します。
- 術後に**回旋痛**がないか観察を継続する必要があります。

手術手順　肋軟骨移植を伴う耳介形成術の場合

❶ デザイン

皮膚ペン、ピオクタニン*で事前に作成した、健側の耳介を写し取ったフィルムを使いデザインを行う。

＊ピオクタニンブルー溶液。青い色素が含まれ、手術のデザインやマーキングなどに使用する。

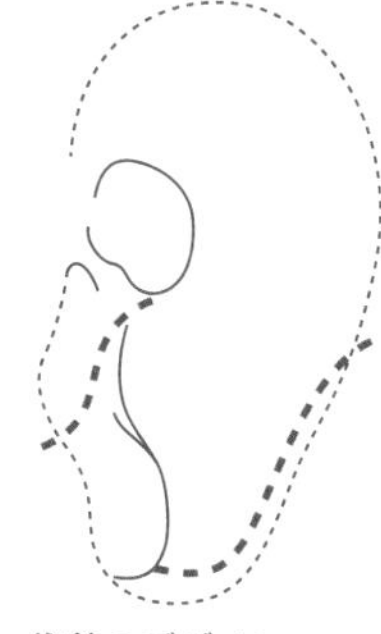

術前のデザイン

❷ 局所麻酔

エピネフリンを添加した、0.5～1％キシロカインで局所麻酔を行う。

❸ 切開、剥離

メスで切開し剪刃で皮下血管網を損傷させずに皮下の剥離を行う。
剥離範囲は耳介作製予定部位をわずかに越える程度まで行う。
遺残耳介前面の皮膚は、耳垂として利用するため、後下方へ移動する。

❹ 肋軟骨採取

胸郭の変形を最小限にするため、3本以内の採取に留める（第Ⅵ、Ⅶ、Ⅷの肋軟骨を必要に応じて2～3本採取）。

★耳部の手術と同時に開始する。

❺ 肋軟骨細工

作製しておいた型（健側耳介を写し取ったフィルム）を参考に採取した肋軟骨を耳介の形態に細工する。

❻ 肋軟骨フレームの移植

完成した肋軟骨フレームを剥離した皮下に移植し皮膚を縫合する。
持続吸引ドレーンを舟状窩部分に挿入する。

★皮膚のゆがみがある場合は術後10日程度経過し血流が安定した後に局所麻酔下にて2期的に修正する。

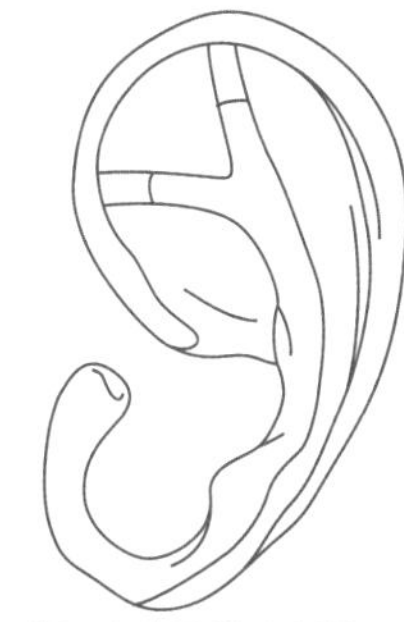

細工した肋軟骨を挿入

❼ 肋軟骨採取部閉創

止血を確認し、胸膜損傷がないことを確認してペンローズドレーンを留置し閉創する。

❽ タイオーバー、ドレッシング

皮膚に糸をかけ、肋軟骨が移植床からずれないように、また血腫の予防を目的に、ガーゼ、綿花の束を塊として縫合固定する（タイオーバー固定法）(p.239参照)。

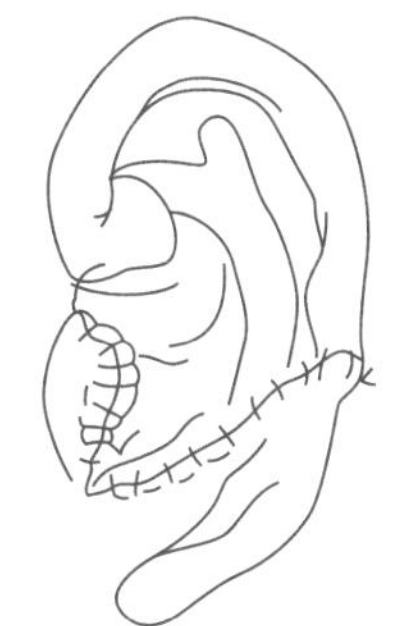

縫合固定

❾ 手術終了

78 皮膚皮下腫瘍切除術

適応疾患・手術適応

皮膚皮下腫瘍

- 皮膚の表皮、真皮、皮下組織から構成される各種細胞から多種多様な腫瘍が生じ、悪性、良性に分けられる。

MEMO 主な皮膚皮下腫瘍（臨床でよく耳にする呼び方）

由来	良性	悪性
皮膚腫瘍	表皮嚢腫（粉瘤）、脂漏性角化症（セボケラ）、石灰化上皮腫、軟性線維腫、皮膚線維腫、色素性母斑、神経線維腫　など	基底細胞癌（BCE）、有棘細胞癌（SCC）、Bowen 病、日光角化症、悪性黒色腫、乳房外 Paget 病、メルケル細胞癌　など
軟部（皮下）腫瘍	脂肪腫（リポーマ）、血管腫、神経鞘腫、平滑筋腫　など	脂肪肉腫、血管肉腫、平滑筋肉腫、悪性線維性組織球腫　など

手術の概要

腫瘍を切除した後、

❶単純な縫合を行う。

❷手術部位、腫瘍の大きさによっては、皮弁形成術、植皮術などの再建術を行う。

※植皮術に関しては、「74　熱傷治療」（p.238）を参照

麻酔方法	●局所麻酔（0.5～1％キシロカイン、1％E入りキシロカイン） ●全身麻酔（年齢、手術時間、再建方法、腫瘍の大きさにより選択）
手術体位	●仰臥位（両手体側：体位写真2） ●側臥位（体位写真17） ●腹臥位（体位写真26） ●砕石位（手開き：体位写真9） ★切除する皮膚皮下腫瘍の部位により異なる
手術時間	10分～（大きさ、部位によって異なる）
術後合併症	❶ 縫合不全 ❶ 創部感染 ❶ 術後出血

手術のバリエーション

- 悪性腫瘍の場合は、リンパ節郭清などを併用することもある。
- 腫瘍の完全切除が疑わしい場合は、病理組織検査の結果を待ち、再建を後日に行うこともある。

手術のココに注意！

- 腫瘍の良性、悪性、大きさにより手術時間、手術体位、麻酔方法など大きく変わります。
- 植皮術など場合によっては、**手術創が2か所以上になる場合もあります**。術前に医師が説明しているプランを共有できると、手術のイメージがつきやすく、患者とのかかわりに活かすことができます。

手術手順 色素性母斑などに対する切除＋単純縫合の場合

❶ 切開線のマーキング

皮膚ペン、ピオクタニンで切開線をマーキングする。

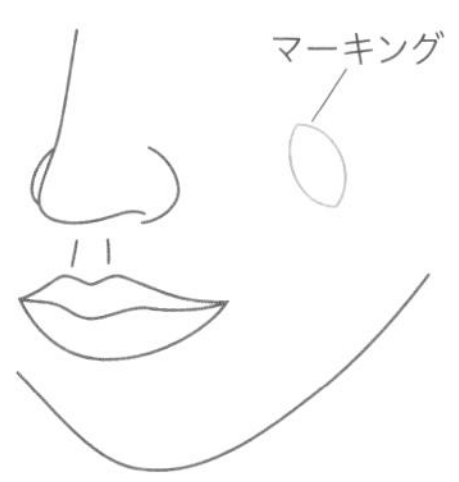

❷ 局所麻酔

0.5～1％キシロカインで局所麻酔を行う。エピネフリンを添加したものを使うことが多い。

❸ 皮膚切開

メスで皮膚を切開する。

❹ 腫瘍摘出

なるべく一塊のまま腫瘍を摘出する。良性腫瘍の場合は病変ぎりぎりで切除。悪性腫瘍の場合は腫瘍辺縁部より離して切除する。

★悪性腫瘍の場合は、切除断端の迅速病理診断を行う場合がある。結果によっては追加切除を行う。

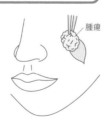

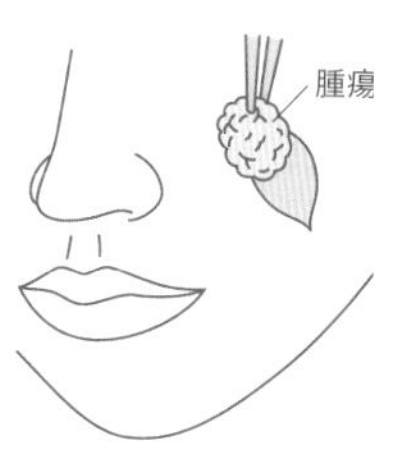

❺ 止血、洗浄

厳重に止血を確認する。必要であれば、創洗浄を行う。

❻ 縫合、再建

真皮埋没縫合、皮膚縫合を行う。単純縫縮が困難な場合は、皮弁や植皮術を行う。

★悪性腫瘍の場合は、腫瘍細胞の播種を防ぐため、再建用手術機器を新しいものに交換する。

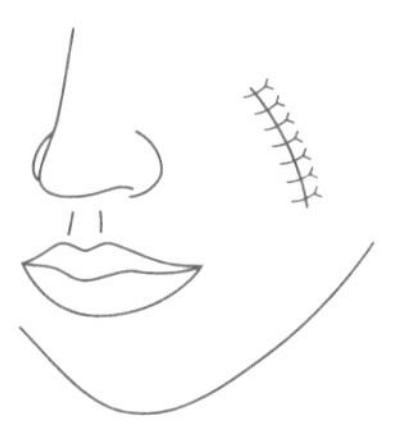

❼ ドレッシング

創部に軟膏、ガーゼ貼付または、ドレッシング材を用いる。

MEMO 皮弁形成の例

伸展皮弁

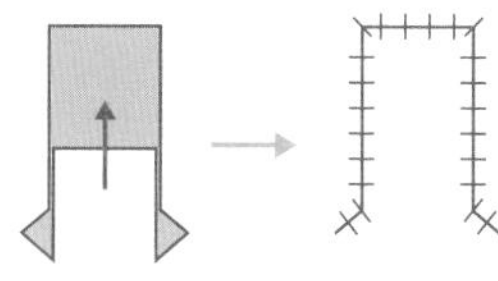

Z形成術

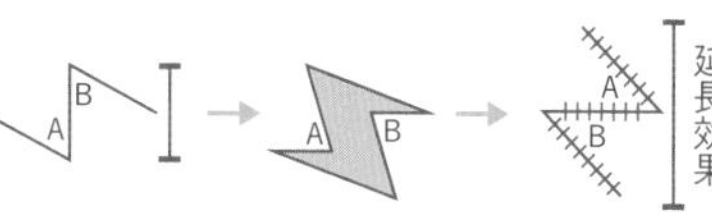

V-Y形成術

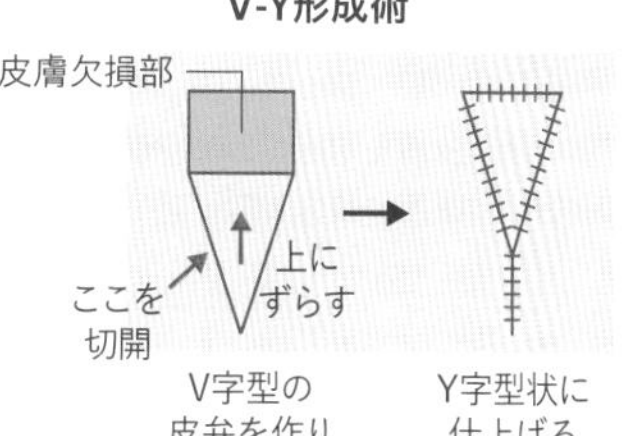

78 皮膚皮下腫瘍切除術

9 形成外科

79 眼瞼下垂に対する手術

挙筋前転法

適応疾患・手術適応

眼瞼下垂症

- 眼瞼下垂とは、開瞼時において十分な瞼裂幅が得られず、上眼瞼縁が瞳孔に覆い被っている状態。上眼瞼が重たく上がりづらく垂れさがるため前頭筋を使って瞼を上げようとするため、眉毛がつり上がった状態となる。
- 他の筋肉で代償しようとすることによる疲れ、肩こりや頭痛などの症状が生じ、日常生活に支障が出る。整容上の問題から手術適応となることもある。

正常な眼瞼

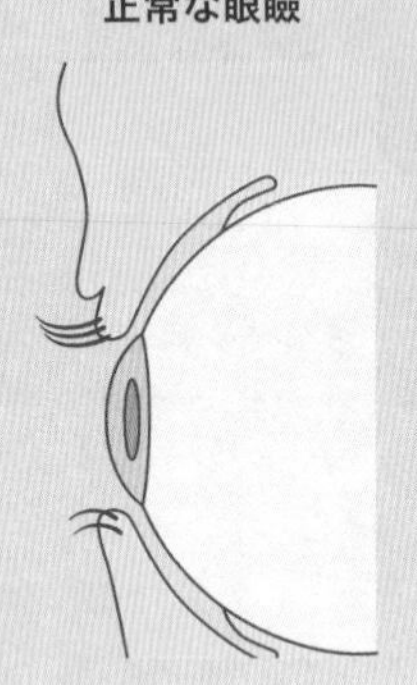

眼瞼下垂症の眼瞼

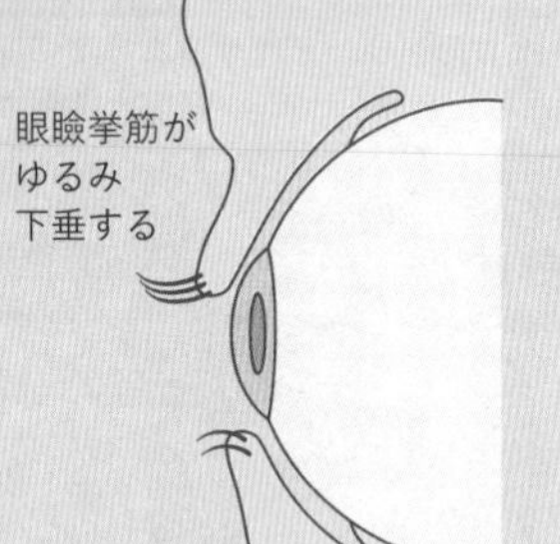

手術の概要

残存する眼瞼挙筋の力を利用して眼瞼下垂を治療する手術。
挙筋前転法には多くのバリエーションがあり、執刀医ごとの手術方法の相違は大きい。

麻酔方法	●局所麻酔(0.5～１%キシロカイン、１%E入りキシロカイン) ●全身麻酔(手術時間、患者の基礎疾患、筋膜移植術の場合など)
手術体位	仰臥位(両手体側：体位写真２)
手術時間	30分～２時間
術後合併症	術後出血　角膜損傷 皮下血腫　閉瞼不全

手術のバリエーション

筋膜移植術

眼瞼挙筋の機能がほぼ廃絶していて、挙筋短縮術で眼瞼下垂を改善できないと判断される場合は、大腿部より筋膜を採取し(２～３本の短冊状にしたもの)、筋膜組織を眉毛上縁から皮下を通し、瞼板に固定する方法。

余剰皮膚切除

上眼瞼の余剰皮膚を切除のみで症状を改善できる場合は、余剰皮膚、脂肪の切除のみ行い、挙筋は操作しない。

筋膜移植術のイメージ

剥離して
トンネルを作成

短冊状の筋膜を
眼瞼に縫い付ける

手術のココに注意！

- **術後の腫脹**には、**クーリング**が効果的です。術中も**冷却したガーゼ**でクーリングを行いながら手術を行います。
- 術後は**出血、血腫形成の早期発見**が最重要観察ポイントとなります。

手術手順

❶ マーキング、局所麻酔

皮膚ペン、ピオクタニンで切開線をマーキングする。エピネフリンを添加した、0.5～1％キシロカインで局所麻酔を行う。

★術後の腫脹を考慮し、麻酔薬の量は必要最低限とする。

❷ 皮膚切開

マーキングに沿って皮膚を切開する。

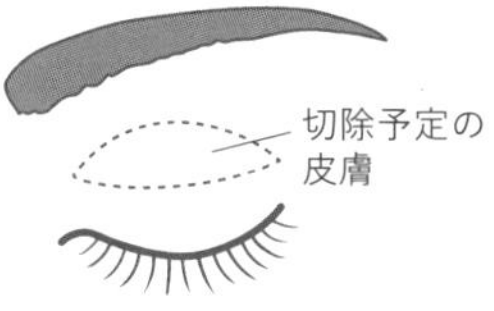

❸ 余剰皮膚眼輪筋切除

切除予定の皮膚と眼輪筋を剪刃で切除する。

★血管が豊富なため、切除を追加するたびに出血点を止血する。

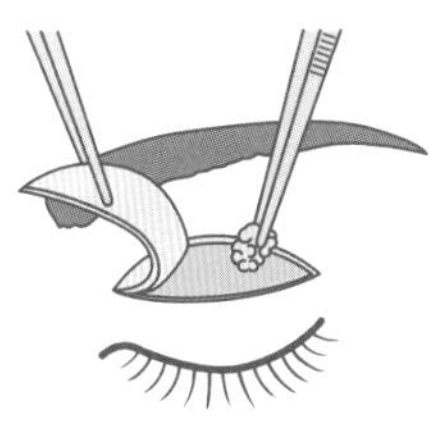

❹ 眼瞼挙筋腱膜瞼板縫着

挙筋腱膜を瞼板前面に縫合固定する。開閉瞼し確認を繰り返しながら行う。

★大腿筋膜移植の場合は、採取した筋膜を前頭筋と瞼板に縫着する。

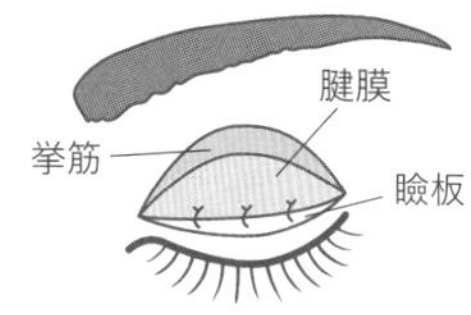

❺ 皮膚腱膜皮膚縫合

眼瞼皮膚縫合線が重瞼線となるように数か所縫合する。

❻ 皮膚縫合

切開創を縫合閉鎖する。

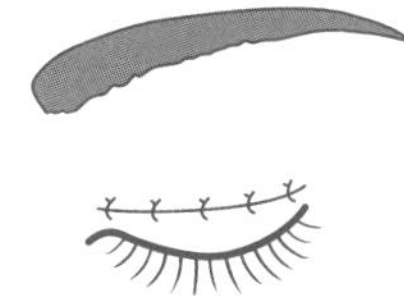

80 乳房再建術

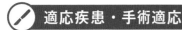

適応疾患・手術適応

乳癌による乳房切除術後
(p.126参照)

★乳房の変形や喪失は、生活の質(QOL)の低下にもつながるため、新たに乳房や乳頭をつくるために行われる乳房再建術は、重要な治療と考えられている。

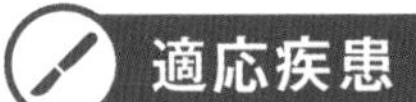

手術の概要

乳癌による乳房切除を行った患者に対して自家組織・人工物などを用いて、整容目的に再建を行う手術

麻酔方法	●全身麻酔 ●局所麻酔(0.5～1%キシロカイン、1%E入りキシロカイン)、全身麻酔と併用
手術体位	仰臥位(体位写真1)↔座位(体位写真31) ★仰臥位で乳房を形成し、座位にして形状を確認する。さらに調整が必要な場合は再び仰臥位で修正して座位で確認というように、何度か体位を変えて修正する。
手術時間	1.5～3時間
術後合併症	❶術後血腫 ❶インプラント破損 ❶皮膚壊死 ❶術後感染 ❶被膜拘縮

手術のバリエーション

乳房再建を行うタイミングと方法

- **一次一期再建**：乳癌手術と同時に乳房再建を行う。乳房の皮膚が十分に残る症例は乳房インプラントを乳腺切除後すぐに挿入する。乳輪乳頭を含む皮膚欠損が大きい場合は、自家組織移植を使用し再建を行う。
- **一次二期再建**：乳癌手術の際にエキスパンダーを挿入する。その後時間をかけて患側胸部の皮膚を拡張し、2回目の再建術として乳房インプラントを挿入する。
- **二次一期再建**：乳癌手術後しばらく経ってから再建術を行う。広背筋皮弁や腹直筋穿通枝皮弁などの自家組織のみによる場合と、インプラント挿入を併用する再建がある。
- **二次二期再建**：乳癌手術後時間をおいて再建を行う。組織拡張器を患側に挿入し時間をかけて拡張を行う。2回目に組織拡張器を抜去し乳房インプラントを入れるか、自家組織移植を使って再建する方法。

MEMO 人工物を使用した乳房再建の適応

適している	適していない
●乳房が下垂していない ●大胸筋や乳房の皮膚がしっかり残っている ●体に負担の少ない手術を希望する ●乳癌手術後に追加で治療を行う可能性がある	●乳房に放射線照射の既往がある ●喫煙者(感染や皮膚壊死などのリスクが高い) ★放射線照射後のインプラントを用いた乳房再建術は，インプラントの露出、被膜拘縮などの合併症発生率が高くなるため、推奨されない。選択する場合は十分な検討が必要。

MEMO 再建方法の組み合わせ

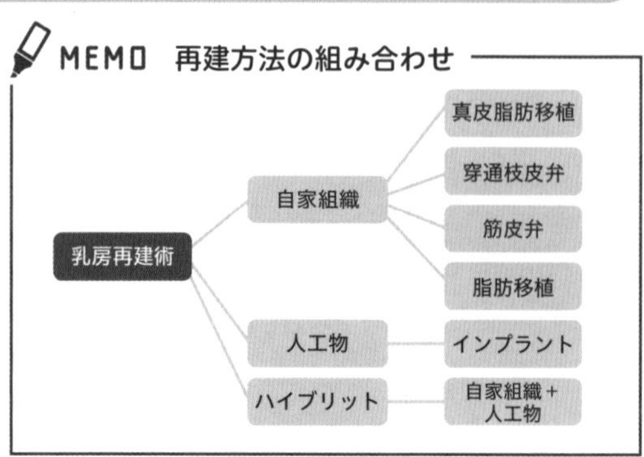

手術のココに注意！

- 挿入期間中、**胸部の強い圧迫や打撲は破損の危険性**があることを理解しておく必要があります。
- 組織拡張器の生理食塩水注入は、医師が計画した総注入量を少量ずつ注入し、時間をかけて皮膚・皮下組織を拡張します。**患者は痛みを伴うため、精神的支援が必要**となります。

手術手順 組織拡張器、乳房インプラントを用いた一次二期再建の場合

＜組織拡張器挿入術＞

❶ デッサン

挿入予定部位にデッサンを行う。

❷ ポケット作成

大胸筋や前鋸筋の下で剥離を尾側に進め、剥離組織拡張器を挿入するためのポケット作成を行う。

❸ 組織拡張器の挿入

乳房再建用組織拡張器を挿入する。リザーバー（針を刺入する部位）は、ずれない場所、組織拡張器が膨張しても注入しづらくならないこと、瘢痕組織や切開線の上にないこと、深すぎないことなどに注意して留置する。

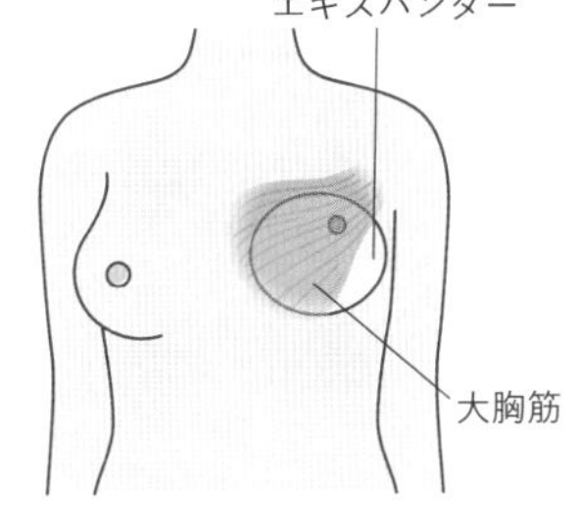

★エキスパンダーの術中破損には十分に気を付けること。

❹ 座位での確認

術創の仮閉創を行い、体位を座位にして、組織拡張器の左右の形態の位置が問題ないことを確認する。

❺ 洗浄、ドレーン挿入、閉創

ポケット内の洗浄、止血の最終確認を行い、閉鎖式ドレーンを留置して閉創する。

★初回注入量は、術後の総注入量把握に必要なため、忘れずに記録しておくこと。

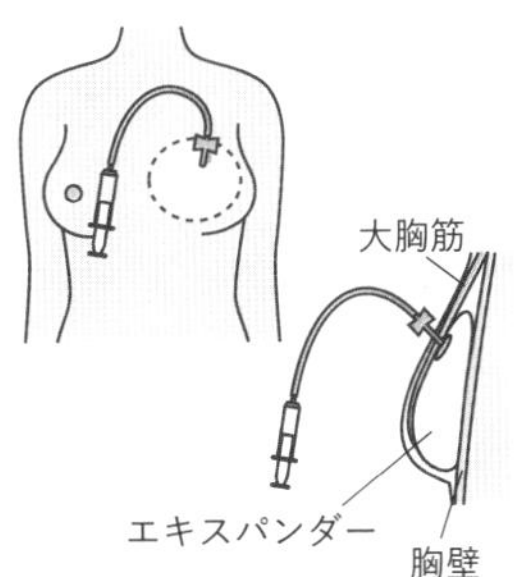

＜乳房インプラント入れ替え術＞

❶ 皮膚切開、組織拡張器摘出、洗浄

皮膚を切開した後、組織拡張器の被膜を切開して本体を摘出し、洗浄を行う。

❷ 乳房下溝固定

健側より低い位置に組織拡張器が挿入された場合や、シャープな乳房下溝を出したい場合に行う。

❸ 乳房インプラント挿入

必要に応じてサイザーを使用しインプラントのサイズを決定。決定したインプラントを挿入する。

★インプラントの術中破損には十分に気を付けること。

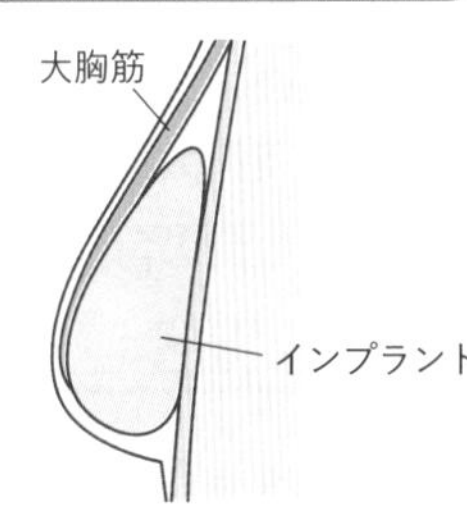

❹ 座位で確認、閉創

座位になり、挿入したインプラントの位置、サイズ感を最終確認し、閉創を行う。

★座位になることを想定した体位固定が必要になる。

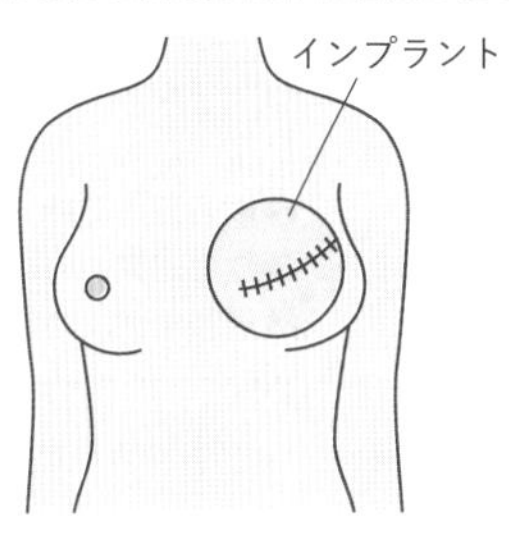

81 遊離皮弁移植術

舌悪性腫瘍に対する遊離前外側遊離皮弁移植術

適応疾患・手術適応

頭頸部悪性腫瘍切除後の組織欠損、四肢の腫瘍切除後の欠損や重症外傷、乳房や胸壁、腹壁欠損など体幹の組織欠損など。

手術の概要

遊離皮弁移植による組織再建術とは、マイクロサージャリーによる血管吻合を行うことで血流のある皮弁移植を可能にし、いろいろな組織欠損に対して再建を行うことである。

主に頭部、顔面、頸部における悪性腫瘍の切除や外傷による組織欠損や変形を修復する手術である。皮弁を採取した後、移植床（組織欠損部位）の近傍にある動静脈に、手術用顕微鏡を用いて血管吻合を行う。

皮弁血流の再開を確認した後、皮弁を縫合固定し閉創する。

舌への皮弁移植イメージ

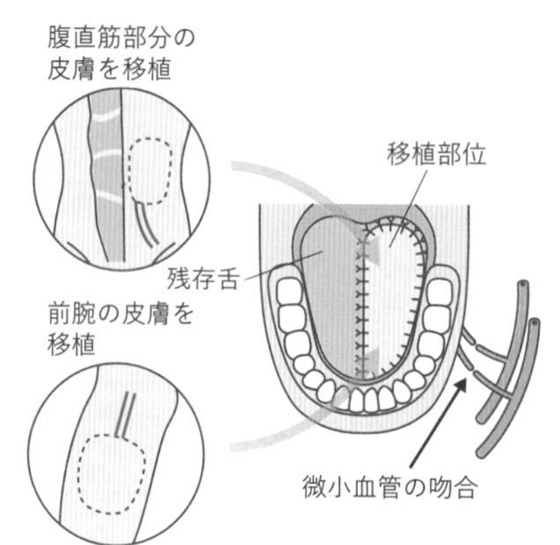

麻酔方法	●全身麻酔 ●局所麻酔（0.5～1％キシロカイン、1％E入りキシロカイン）
手術体位	●仰臥位（両手体側：体位写真2）：腹直筋皮弁、前外側大腿皮弁、鼠径皮弁、腓骨皮弁 ●仰臥位（体位写真7）：前腕皮弁 ●側臥位（体位写真17）：広背筋皮弁、肩甲骨皮弁 ★遊離皮弁の採取部位により体位が異なる。場合によっては術中に体位変換を行うこともある。
手術時間	4時間～
術後合併症	❗吻合部血栓❶　❗術後創部感染 ❗皮弁壊死　❗リンパ漏 ❗術後出血、血腫　❗瘻孔形成

❶術後早期の吻合部血栓は、皮弁壊死の最大の原因となる。術後の頸部の圧迫を避けるなど、血栓形成の予防は厳重に行う必要があり、帰室後の皮弁血流のモニタリングも重要。

手術のバリエーション

選択される皮弁の種類や再建部位によって、さまざまな方法がある。

手術のココに注意！

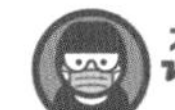

- 舌の再建の場合、口腔と頸部を確実に遮断することと、**舌の機能をできるだけ温存**することが求められます。舌半分を超えてなくなった場合は、遊離前外側大腿皮弁や遊離腹直筋皮弁のような皮弁を移植しますが、術前のように動く舌は再建できません。しかし食物を口腔内に保持したり、飲み物を飲み込む圧力をかけたり、ある程度の**構音機能の温存は可能**です。
- 切除範囲や術前の嚥下機能の状態によっては**経口摂取が不能**となることもあるため、長期にわたり支援が必要となります。
- 長時間の手術になることも多いので、**褥瘡の予防**が必要です。

手術手順 舌悪性腫瘍切除後の遊離前外側大腿皮弁による再建の場合

❶ 皮弁の採取

大腿の前外側面に皮弁のデザインを行い、皮弁を栄養する一組の動静脈（血管茎）が付着した状態で皮弁を挙上する。穿通枝皮弁であるため、皮弁に筋体を含まないで挙上できる（p.237参照）。

❷ 移植野と移植床血管の準備

皮弁の動静脈に吻合するための一組の動脈と静脈を剥離して確保する（場合によっては移植床血管の確保のため皮膚切開を新たに加えることもある）。

❸ 顕微鏡下微小血管吻合

移植先の準備が整ったら、皮弁側の動脈と静脈にクリップをかけて皮弁を切り離し、手術用顕微鏡を使用し血管吻合を行う。大腿側の切離した血管は結紮する。

❹ 皮弁の縫合

皮弁血流の再開を確認したら、皮弁を縫合固定する。

❺ 皮弁採取部の処理

単純に縫合閉鎖できることが多いが、採取した皮弁が大きい場合などは、植皮術を併用することもある。

★前腕皮弁や腓骨皮弁では、しばしば植皮術による創閉鎖が行われる。

❻ 洗浄、閉創

創部の洗浄を行い、ドレーン留置、閉創を行う。

MEMO 主な遊離皮弁

使用する皮弁には、皮膚・皮下組織のみの比較的薄い皮弁、筋組織も含む厚く大きな皮弁、骨組織を含む皮弁などが、それぞれの用途に合わせて選択される。

皮弁の種類	特徴	主な再建部位
遊離腹直筋皮弁 遊離広背筋皮弁	厚く大きな皮弁が必要な再建	舌・口腔底、上顎、頭蓋、四肢、体幹など
遊離前外側大腿皮弁	薄い皮弁が必要な再建	舌、口腔底など
遊離前腕皮弁		
遊離腓骨皮弁	骨が必要な再建	上顎、下顎など
遊離肩甲骨皮弁		

MEMO 血管吻合の例

端-端吻合

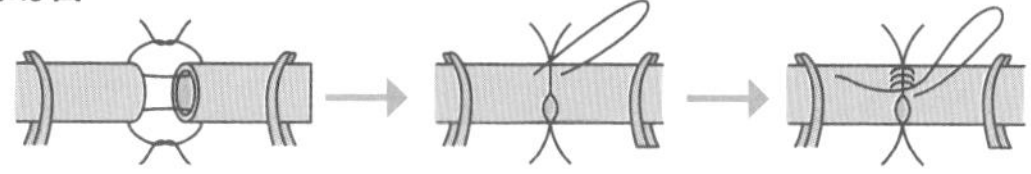

側-端吻合

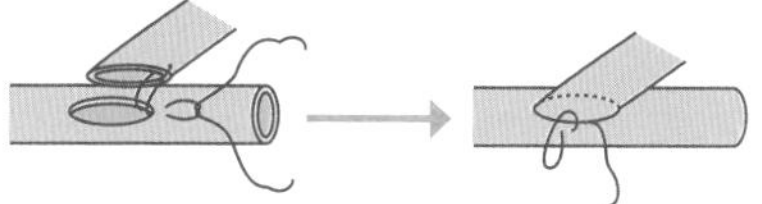

側-側吻合

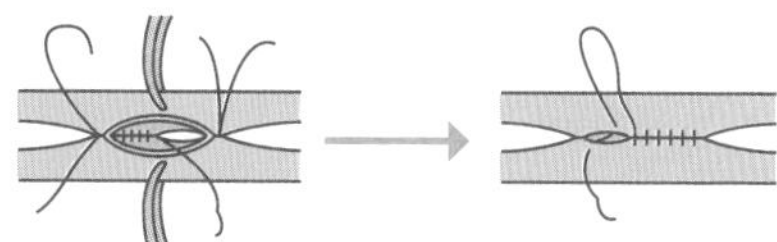

10

口腔外科

口腔外科手術の全体像

手術部位	・口腔は食べ物を摂取するために必要な器官で、**嚥下、咀嚼、味覚**などの役割を担っています。顔面に器官が存在するため、**整容面でも手術により改善を図る**こともあります。患者本人にとって社会生活を行ううえで、重要な器官です。 ・最近では口腔内の清浄を保つことで、他臓器の疾患の予防や、周術期の合併症の予防につながることがわかっています。
手術対象者	・患者は**小児から高齢者まで**幅広いことも特徴です。 ・術式に応じて、一時的に気管孔を造設する場合があります。術前より患者に術後のコミュニケーション方法の説明と訓練を事前に行いましょう。 ・病棟看護師は、対象に合わせて術前から術後の経過を説明し、治療の見通しを立てる支援をする必要があります。
手術の特徴・術式	・顔面に傷口を残さない（整容上）ように**口腔内からアプローチする**ことがほとんどで、とても狭い術野で手術を行っています。 ・口腔内の進行悪性腫瘍に関しては、**頸部のリンパ節郭清**も併用して行います。このような場合は、広範囲な手術範囲となり、欠損した組織に対して**再建手術**を行います。
合併症	・どの術式においても、術後に**腫脹や疼痛**が少なからず発生します。 ・特に口腔内や頸部の腫脹や術後出血では**気道を閉塞させる恐れ**があるため、術直後は注視して観察を行いましょう。 ・一部の手術においては、**開口制限や摂食の制限**など、術後の安静度の制限に患者が苦痛を感じることも少なくありません。

口腔外科の解剖

成人の下顎骨の構造（前外側上面）

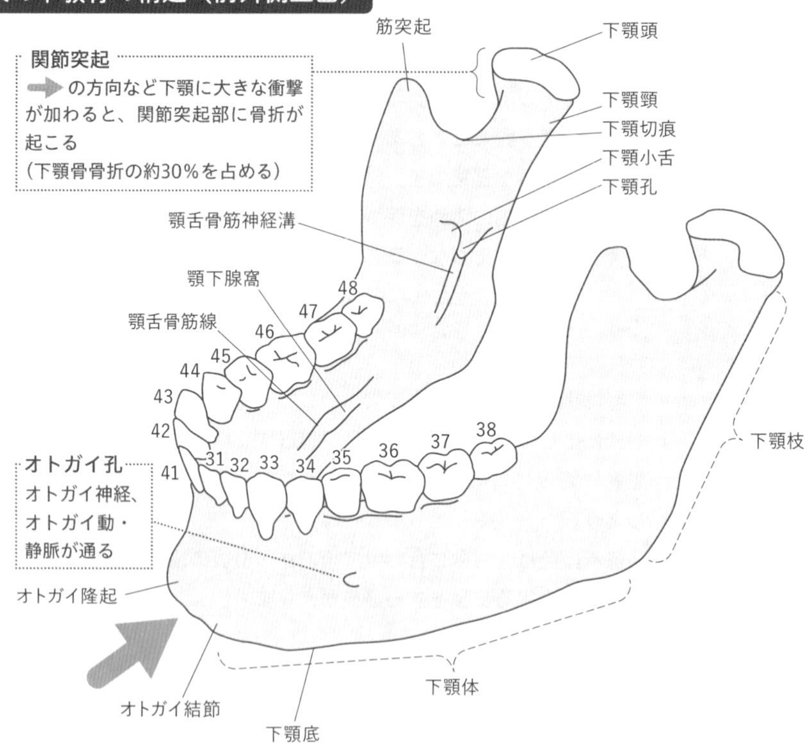
筋突起
下顎頭
関節突起
の方向など下顎に大きな衝撃が加わると、関節突起部に骨折が起こる
（下顎骨骨折の約30％を占める）
下顎頸
下顎切痕
下顎小舌
下顎孔
顎舌骨筋神経溝
顎下腺窩
顎舌骨筋線
48
47
46
45
44
43
42
41
31
32
33
34
35
36
37
38
下顎枝
オトガイ孔
オトガイ神経、オトガイ動・静脈が通る
オトガイ隆起
オトガイ結節
下顎底
下顎体

口腔と歯

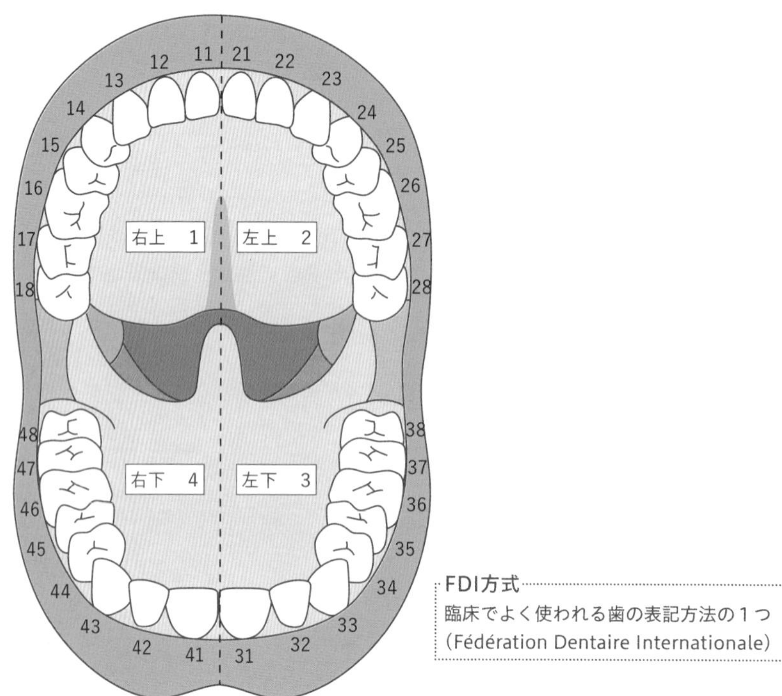
11
12
13
14
15
16
17
18
21
22
23
24
25
26
27
28
右上 1
左上 2
右下 4
左下 3
48
47
46
45
44
43
42
41
31
32
33
34
35
36
37
38
FDI方式
臨床でよく使われる歯の表記方法の１つ
（Fédération Dentaire Internationale）

歯の構造

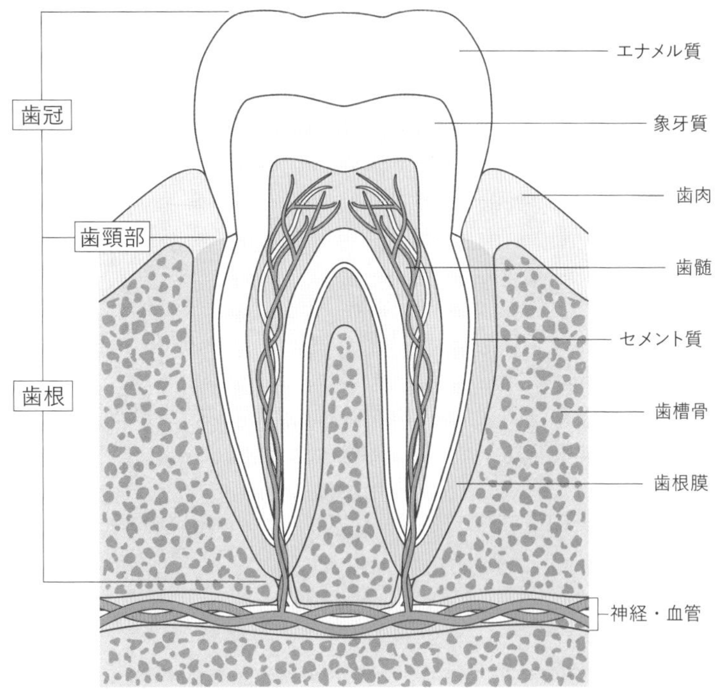

頸部リンパ節のレベル分類

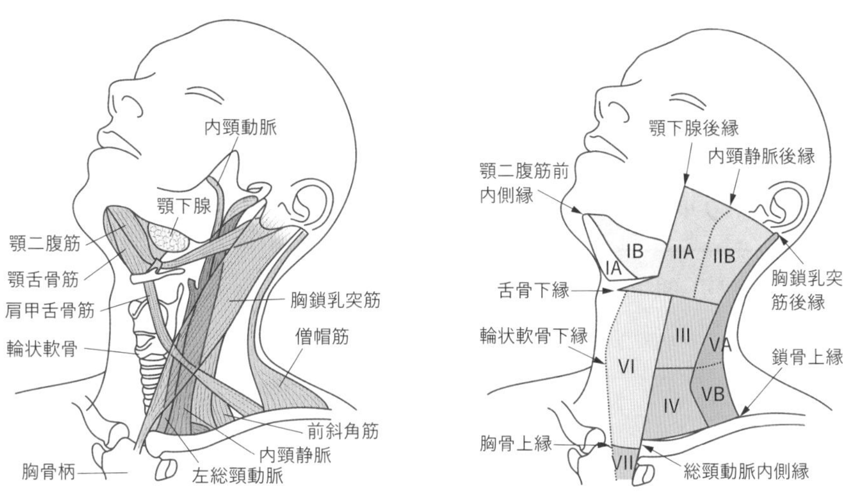

［口腔外科(p.255～263)］参考文献

1)野間弘康，瀬戸皖一監修，内山健志，近藤壽郎，久保田英朗編：標準口腔外科学 第4版．医学書院，東京，2015.

82 抜歯術

適応疾患・手術適応

- 高度の齲歯で歯冠修復が不可能な歯
- 歯内治療や歯根尖切除術によっても保存不可能な歯
- 歯根吸収が著明で動揺の著しい歯
- 高度の歯周疾患で動揺の著しい歯
- 歯冠および歯根破折で保存が困難な歯
- 隣在する健全歯や歯周組織に障害を及ぼしたり、感染の原因となったりする可能性がある歯

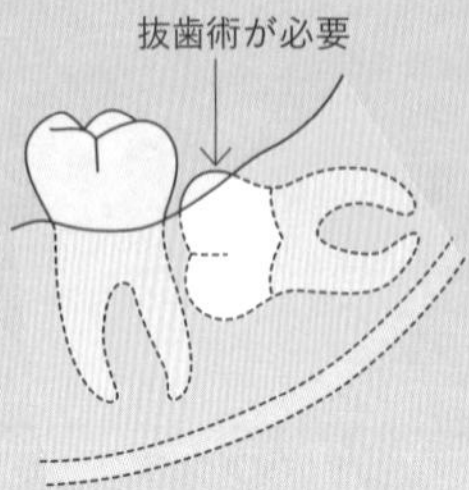

- 骨折線上にあって骨折の治癒の妨げとなる歯
- 補綴(ほてつ)治療のために抜歯が必要な歯
- 矯正治療のために抜歯が必要な歯
- 永久歯の萌出の妨げとなっている晩期残存歯
- 歯性顎炎の原因歯で再発の恐れがある歯
- 悪性腫瘍に接してそれを刺激している歯
- 放射線治療の妨げとなる歯

★抜歯は適応とされた歯を、歯周靭帯から脱臼運動で離断させ、歯槽窩から抜去する行為。
抜歯は最終処置であるため、その適応は十分に検討が必要である。

手術の概要

鉗子、挺子(棒上の先の尖ったもの)を使用し抜歯を行う。それが困難な場合はドリルを使用し歯を分割して抜歯を行う。

麻酔方法	• 局所麻酔(歯科用リドカイン塩酸塩・アドレナリン注射剤カートリッジ) • 全身麻酔(年齢、既往歴、全身状態を考慮し選択)
手術体位	仰臥位(両手体側：体位写真２)
手術時間	20～30分(下顎水平埋伏智歯１本あたり)
術後合併症	❶ 術後出血 ❶ 術後疼痛 ❶ ドライソケット ❶ 術後感染 ❶ 下歯槽神経麻痺 ❶ 口腔上顎洞瘻 ❶ 舌神経麻痺

手術のココに注意！

- 手術適応が多様なため、患者年齢も、乳児から高齢者まで幅広く、対象に合わせたかかわりが必要になります。
- 手術終了時は、局所麻酔の効果があるため痛みはありませんが、手術後に**疼痛と腫脹**が現れ、患者にとっては苦痛に感じます。あらかじめ術後の経過を説明し、患者に**イメージをもってもらう**ことが重要になります。

手術手順　下顎水平埋伏智歯抜歯術の場合

❶ 局所麻酔

歯科用リドカイン塩酸塩・アドレナリン注射剤カートリッジで局所麻酔を行う。

★止血目的でアドレナリン注射剤が添加されている製剤を使用。

❷ 切開

メスで歯肉を切開する。

❸ 骨膜剥離

頬側の骨膜剥離を行う。

❹ 歯冠除去

歯冠の一部を確認し、歯冠の最大豊隆部を露出するように歯冠を覆う骨を骨ノミやドリルで除去する。

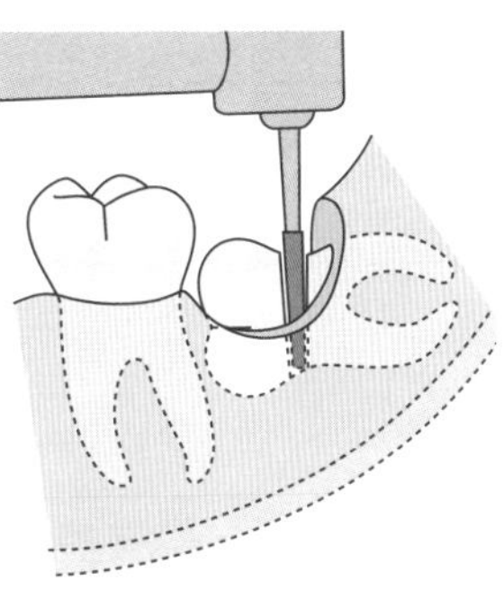

歯冠を分割し除去する。

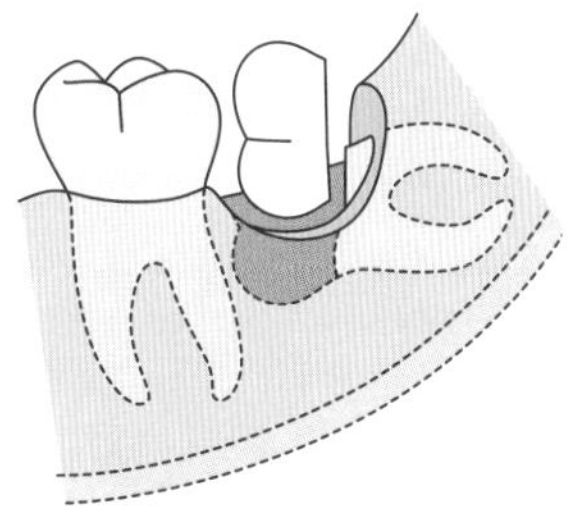

❺ 歯根除去

挺子で歯根を除去する。

困難な場合はドリルで分割し除去する。

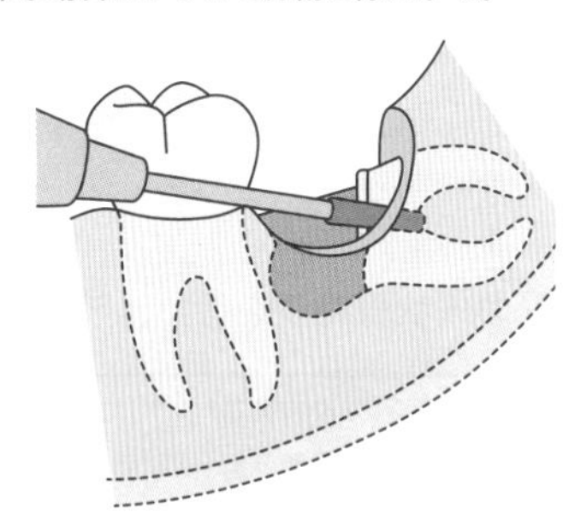

❻ 洗浄、止血

創部を洗浄し、止血を確認する。

必要に応じて、ペンローズドレーンを留置する。

❼ 閉創

創部を縫合し手術終了。

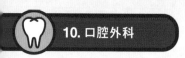

83 下顎枝矢状分割術 [SSRO]

適応疾患・手術適応

顎顔面変形症

- 治療目的は正常な咬合関係の確立と顔面形態の美的改善の両立で、咀嚼機能を回復し、顔貌変形による心理的悪影響を除去すること。
- 術前に矯正歯科医と連携し、術前矯正治療を行う。

手術の概要

下顎骨の矢状骨切りを行い、咬合を確認しプレートにて固定する。

麻酔方法	●全身麻酔 ●局所麻酔(歯科用リドカイン塩酸塩・アドレナリン注射剤カートリッジ)	
手術体位	仰臥位(両手体側：体位写真２)	
手術時間	２～５時間	
術後合併症	術後出血 気道閉塞 知覚障害	術後感染 骨癒合不全 顔面神経麻痺

手術のバリエーション

- **上顎前方歯槽部骨切り、Le Fort I 型骨切り術**：上顎
- **下顎前方歯槽部骨切り、下顎枝垂直骨切り術(IVRO)**：下顎
- **オトガイ形成術**：オトガイ

咬合関係の確立と顔面形態の美的改善を目的に手術を行うため、上顎、下顎、オトガイも形成が必要な場合がある。いずれにおいても骨切りを行い、プレートで固定する。

手術のココに注意！

- 骨切りを行うため、**ある程度の出血を予測して事前に準備を行う**必要があります。場合によっては自己血の貯血を行う場合もあります。
- 出血量をコントロールするため、**低血圧麻酔**を行う場合もあります。

手術手順

❶ 局所麻酔

歯科用リドカイン塩酸塩・アドレナリン注射剤カートリッジで局所麻酔を行う。

★出血軽減の目的でアドレナリン注射剤が添加されている製剤を使用。

❷ 頬粘膜、下顎枝前縁の粘膜骨膜切開、骨膜剥離

下顎枝前縁に沿って頬粘膜切開し、下顎枝前縁の骨膜を切開し剥離する。

❸ 内側、外側、矢状骨切り

ドリルやサジタルソー（鋸状の刃）、超音波骨メスを用いて骨切りを行う。

★翼突筋静脈叢、下顎後静脈、顔面動脈の損傷の場合は大量出血の可能性がある。

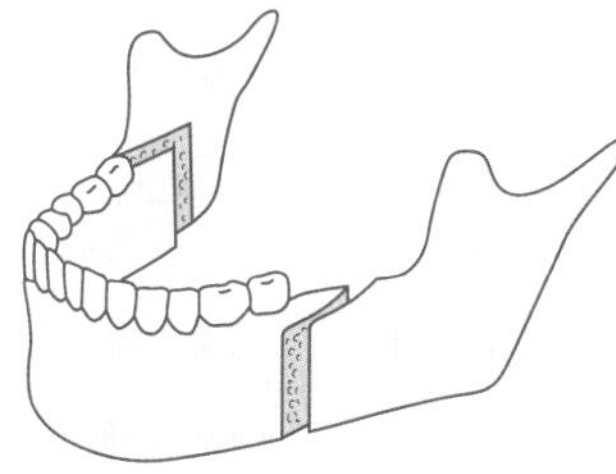

❹ 矢状分割

骨ノミを用い、骨切りした下顎骨の骨片の間を開くように分割する。

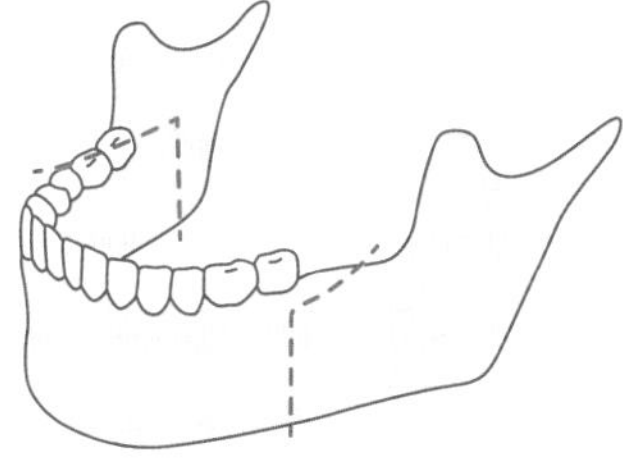

❺ 骨片の移動、プレート固定

オクル―ザルスプリントを噛ませ顎間固定を行い、骨片の移動位置を決定する。

プレートとスクリューで骨片を固定する。

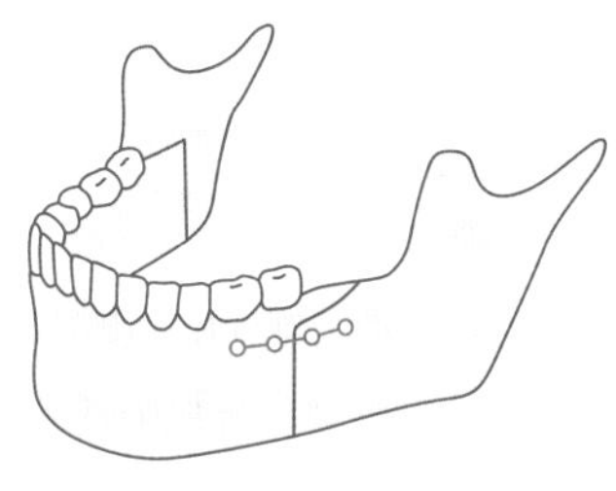

❻ 洗浄、止血、ドレーン留置

洗浄、止血を確認し閉鎖式持続吸引ドレーンを留置する。

❼ 閉創

骨膜、粘膜縫合を行う。

84 舌悪性腫瘍に対する手術

舌悪性腫瘍切除術＋頸部郭清術＋遊離皮弁による再建術

適応疾患・手術適応

舌癌は口腔癌の約半数を占め、口腔癌の中では最も発生頻度が高い。
好発部位は舌縁あるいは舌下面で、特に舌縁中央部から後方部にかけての症例が多い。

★外科的治療が主体である。

手術の概要

舌悪性腫瘍に対して切除し、単純縫縮を行う。場合により頸部郭清を同時に行う(術式詳細は「72　頸部郭清術」参照)。単純縫縮が困難な場合は、人工材料による再建、植皮術による再建(詳細はp.252～253参照)、皮弁による再建を行う。

原発巣の切除方法は、腫瘍の進展範囲などに応じて、舌部分切除、舌可動部半側切除、舌可動部(亜)全摘出、舌半側切除、舌(亜)全摘出が行われる。

★切除後の欠損が半側切除以上であれば即時再建手術が必要となる。

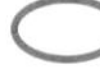 切除範囲　 腫瘍

舌部分切除術

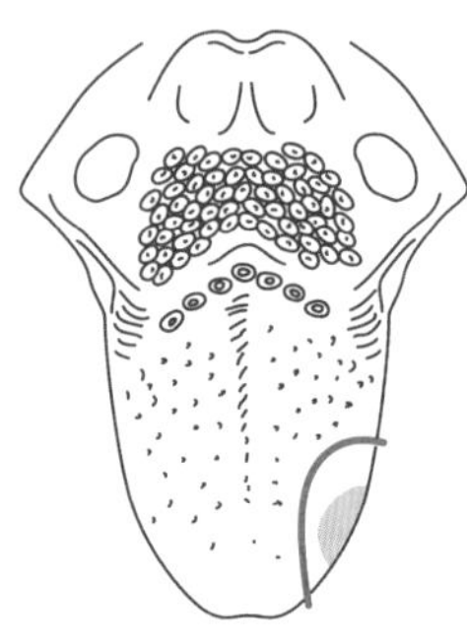

舌可動部の半側に満たない切除

舌可動部半側切除術

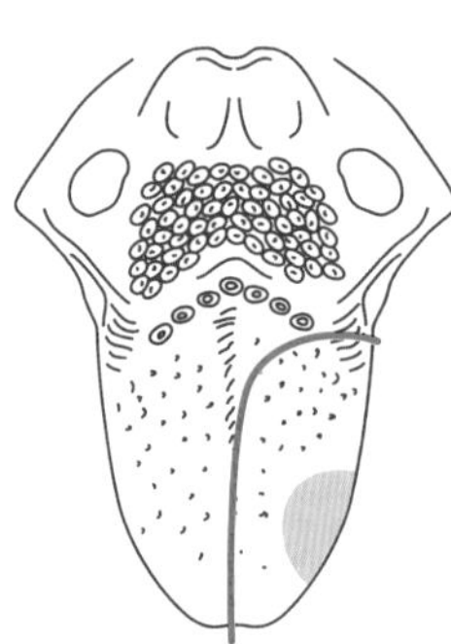

舌可動部のみの半側切除

舌可動部(亜)全摘出術

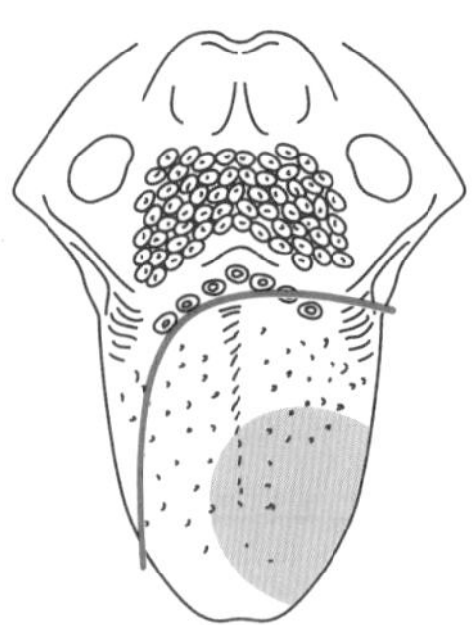

舌可動部の半側を超えた(亜全摘)、あるいは全部の切除

舌半側切除術

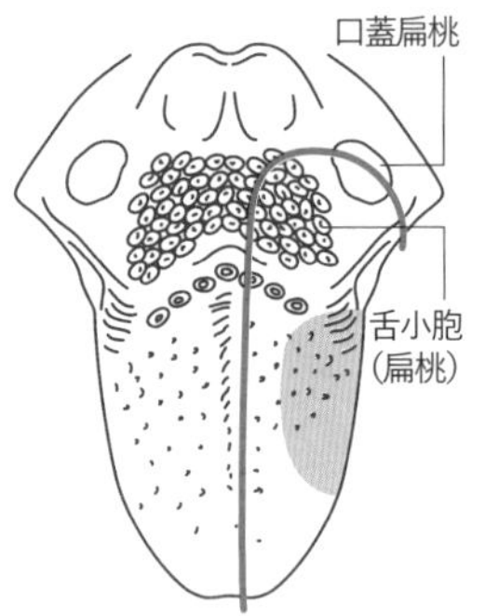

舌根部を含めた半側切除

麻酔方法	●全身麻酔 ●局所麻酔(歯科用リドカイン塩酸塩・アドレナリン注射剤カートリッジ)
手術体位	仰臥位(両手体側：体位写真２)
手術時間	１～３時間(頸部郭清術の場合。遊離皮弁による再建含まず)
術後合併症	● 創部感染　● 嚥下、咀嚼、発声などの機能の低下 ● 術後出血　● 気道閉塞

手術のココに注意！

- 舌腫瘍は切除範囲により術後の嚥下、咀嚼、発声などの機能低下の程度が変わります。術前に患者と術後にどのような影響が出るのか、追加治療の有無（放射線療法や化学療法）などをしっかり理解してもらう必要があります。
- 手術中の再建方法により術後の看護も変わるため、情報を共有しましょう。

手術のバリエーション

頸部郭清術（術式詳細は「72 頸部郭清術」p.230参照）

上内頸静脈および顎下リンパ節、時に中内頸静脈リンパ節にも転移し、両側のリンパ節に転移することも少なくない。このような場合は、原発巣の切除と頸部郭清を同時に行う。

皮弁による再建術

切除後の欠損が半側切除以上ある場合は、欠損部位の大きさに合わせて、皮弁による再建術（下記参照）を行う。

手術手順　舌部分切除術の場合

❶ デッサン、牽引糸

切除範囲をデッサンする。
舌先端に牽引糸をかけ舌をある程度牽引できるようにする。

❷ 局所麻酔

歯科用リドカイン塩酸塩・アドレナリン注射剤カートリッジで局所麻酔を行う。

❸ 切開

デッサンを基にメスで切開を行う。
周囲に異型上皮を伴うことが多く、ヨード染色の不染域を含めた切除が必要になることがある。

❹ 切離

電気メスで切開しながら、切離を進める。
★術中の血管性の出血に注意する。

❺ 舌腫瘍切除、止血

舌腫瘍を切除し、止血を確認する。
術中迅速診断で切除断端を確認することが多い。

❻ 単純縫縮もしくは再建

切除範囲によって単純縫縮もしくは再建を行う。

［再建パターン］

ⓐ 単純縫縮
欠損が小さい場合、切除部位を縫縮する。

ⓑ コラーゲン使用人工真皮による再建
切除範囲に人工真皮による再建とタイ・オーバー（p.239参照）を行う。

ⓒ 全層植皮による再建
鼠径部などから採皮を行い移植する。

ⓓ ポリグリコール酸シートとフィブリン糊による再建
切除部位にポリグリコール酸シートを当て、フィブリン糊をスプレーする。

ⓔ 遊離皮弁による再建
術式の詳細は「81 遊離皮弁移植術」p.252～253参照。

❼ 手術終了

牽引糸を抜去し手術終了。

11

整形外科

整形外科手術の全体像

手術対象となる部位

- **体幹と四肢の運動に関与するすべての器官**を運動器（locomotive organs）といいます。
- 運動器には脊柱、骨盤、各関節、手、足などの器官があり、骨、軟骨、靭帯、筋、腱、血管、皮下組織に加えて脊髄および末梢神経などの組織が含まれます。
- 運動器の役割は体幹や四肢の機能を健全に保ち、生活の質（quality of life：QOL）を維持することです。

手術対象となる疾患

- 対象となる疾患は、**上肢・下肢・脊椎の外傷・変性疾患**など、多岐にわたります。
- 先天性疾患を有する小児から、不慮の事故による受傷、高齢者の骨折まで、患者の**年齢層は幅広い**です。

手術の特徴

- 疼痛緩和や神経症状の改善などを目的にさまざまな手術が行われます。
- 手術方法にはインプラント（スクリュー〔ねじ〕やプレート、人工関節）などの**特殊な器械を使用する手術**が多く、各種のアプローチ法や麻酔方法、手術体位が存在します。

術後管理

- 術後は**疼痛管理**が重要です。手術を受けた患者の多くは低下したQOL改善のために、手術後の疼痛があるなかでも**早期のリハビリテーション**が必要となります。
- リハビリテーションは長期に及ぶこともあり、継続的に精神的な援助が必要です。
- 感染や神経麻痺によりインプラントを抜去しなければならないこともあるため、**感染徴候や神経麻痺の有無の観察**が重要です。

整形外科の解剖

脊柱

- 脊柱は、身体の支柱の役割を果たします。中枢神経である脊髄を収納し、頸椎（cervical spine：C）・胸椎（thoracic spine：T）・腰椎（lumbar spine：L）および仙椎（sacrum：S）と尾骨（coccyx）より構成されています。
- 椎骨は椎体、椎弓根、上・下関節突起、椎弓および棘突起で構成されています。

全身の骨格

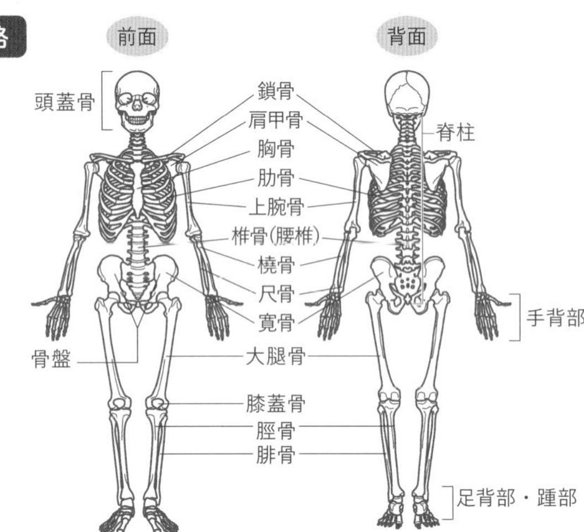

頸椎

- 頸椎は脊椎の頭側に位置し、頭蓋骨に続いて7つの椎骨からなる構造体です。頸部の支持と可動性を担うとともに、脊髄を保護する役割も果たしています。
- 頸椎の椎骨は、頭蓋骨の下から第1頸椎（C1）～第7頸椎（C7）までの名称がついており、解剖学的特徴から第1頸椎（C1）は環状をなす環椎、第2頸椎（C2）は軸椎、第7頸椎（C7）は隆椎という別名があります。第1・第2頸椎は上位頸椎と呼ばれ、椎間板はなく滑膜関節となります。第3頸椎以下は中下位頸椎と呼ばれ、上下の椎骨は、前方中央の椎間板と後方左右の椎間関節の3点で連結されています。
- 頸椎の正常可動域は、屈曲は60°、伸展は50°、側屈が左右それぞれ50°、回旋が60°です。

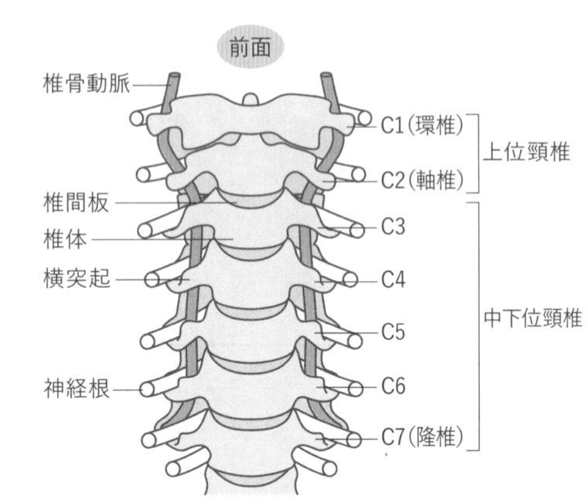

胸椎

- 胸椎は肋骨や胸骨と強固に固定され胸郭を形成しているため、前後屈と側屈の可動域は小さく、力学的には安定しています。

腰椎

- 腰椎は可動性が最も大きく、体幹運動の大部分を担い、体幹の支持性も要求されるため、腰椎周囲の筋は発達しています。
- 脊髄や馬尾神経を保護する役割も果たしています。
- 胸腰椎の正常可動域は、屈曲（前屈）は45°、伸展（後屈）は30°、側屈は左右それぞれ40°、回旋は40°です。

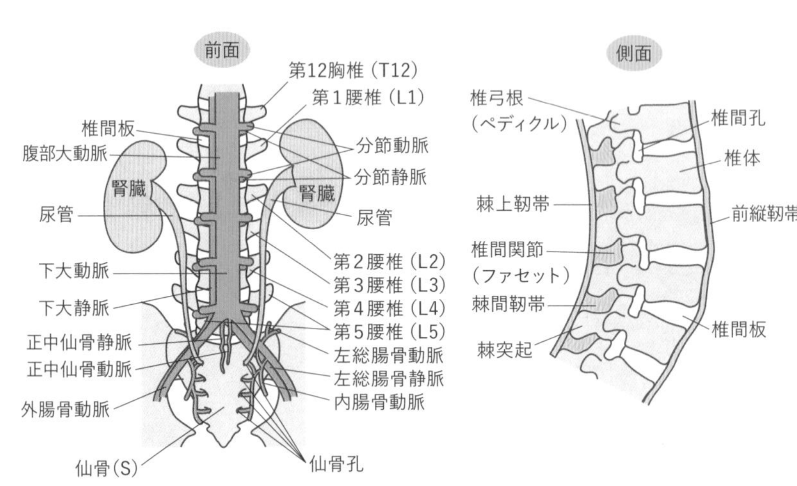

前腕～手

- 片手（前腕から指先まで）だけでも29個の骨があり、関節の複雑な構成により手の精密な運動が可能です。
- 手の重要な機能は、つまみ（pinch：指と指との間での把持）と握り（grasp：指と手掌との間の把持）です。
- 指の感覚は人体で最も鋭敏であり、繊細な作業（fine work）と丈夫な無毛皮膚により、重量物の挙上など重作業（heavy duty）も行うことができます。

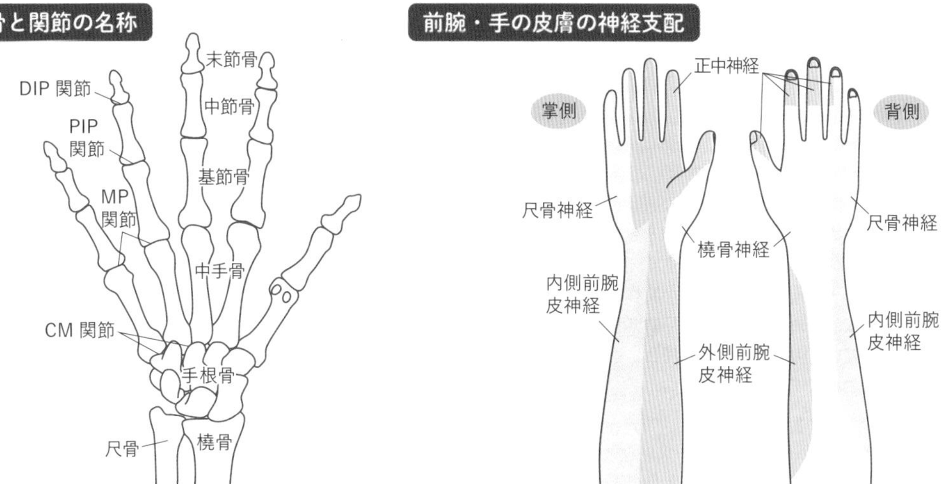

肩～肘

- 肩から肘周辺を構成する骨は、鎖骨、肩甲骨、上腕骨、橈骨、尺骨であり、肘関節は上腕骨、橈骨、尺骨で構成されます。
- 肩は３つの解剖学的関節（胸鎖関節、肩鎖関節、肩甲上腕関節）と２つの機能的関節（肩峰下関節、肩甲胸郭関節）からなり、総称して肩関節（shoulder joint）と呼ばれます。
- 肘関節（elbow joint）は、上腕骨遠位端と橈骨および尺骨近位端からなります。
- 肩周辺を構成する筋は、大きくアウターマッスルとインナーマッスルに分けられ、アウターマッスルは関節外の大きな筋で、インナーマッスルは腱板と呼ばれます。肘周囲筋は内側の屈筋と外側の伸筋、後方の上腕三頭筋に大きく分けられます。
- 肩から肘の神経は、頸椎第５～８神経と胸椎第１脊髄神経からなる腕神経叢から起こり、肩甲上・下神経、腋窩神経、筋皮神経、橈骨神経、正中神経、尺骨神経に分かれます。

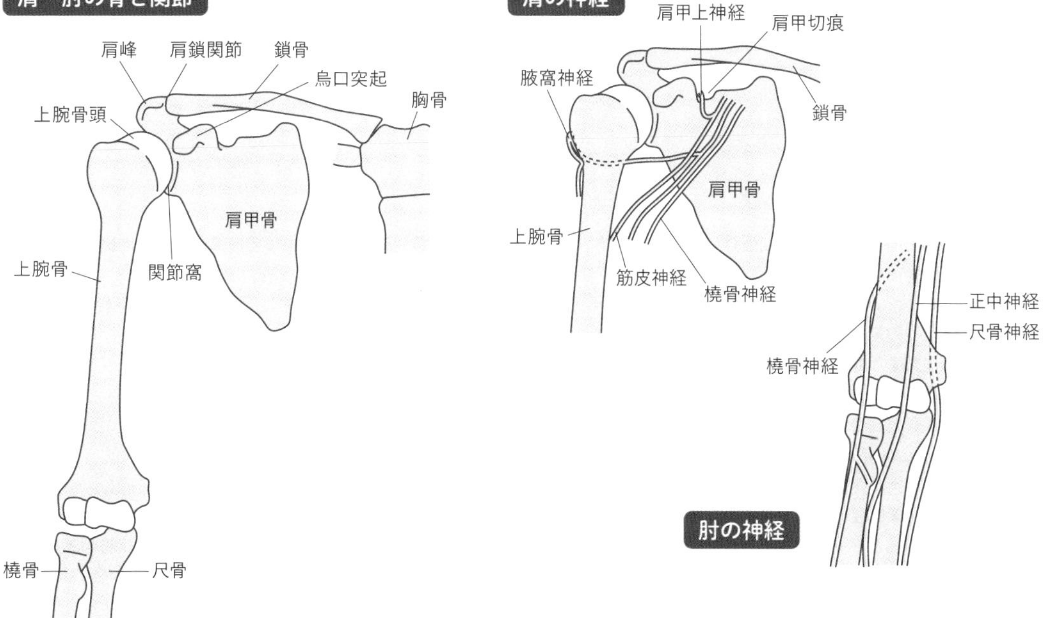

股関節～大腿

- 股関節は、大腿骨近位部の丸い大腿骨頭と骨盤の受け皿（寛骨臼）で形成されるボール＆ソケット構造です。
- 骨盤側の関節部分は臼状になっており、寛骨臼（acetabulum）と呼ばれ、大腿骨側は球状であり、大腿骨頭（femoral head）と呼ばれる球関節で、屈曲・伸展・内転・外転・内旋・外旋の３軸周りに動きます。
- 骨盤は大腿骨頭の中心を支点に自由に回転することができるため、股関節の周囲を多くの筋肉が取り囲んでいます。また骨頭が脱臼しないよう、寛骨臼が深く骨頭を包み込み、強大な靭帯が存在しています。
- 股関節のボール＆ソケット構造が崩れると関節の機能は失われ、痛みや可動域制限、脚短縮などの症状が生じた場合、手術が検討されます。

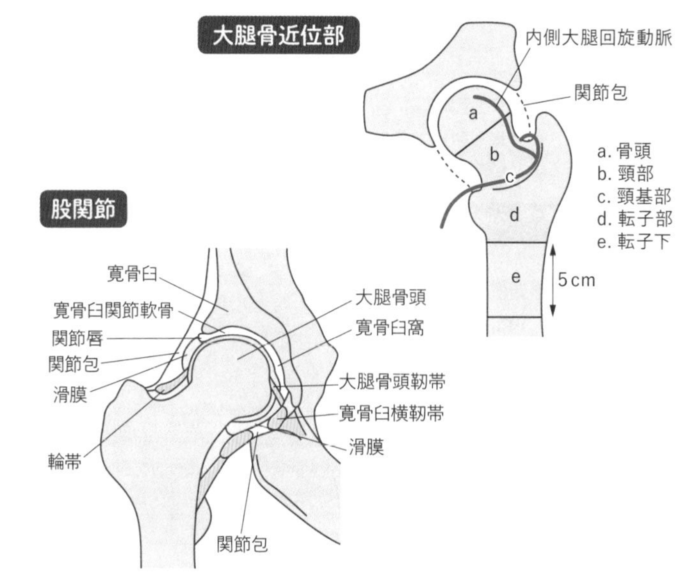

膝

- 膝関節は人体で最も大きな関節です。大腿骨（femur）と脛骨（tibia）の間の大腿脛骨関節（femorotibial joint：FTJ）、膝蓋骨（patella）と大腿骨との間の膝蓋大腿関節（patellofemoral joint：PFJ）に関節面をもち、FTJはさらに内側コンパートメントと外側コンパートメントに分かれます。
- 安定性のほとんどを関節間のクッションである軟骨や半月板、靭帯、大腿四頭筋と屈筋群で構成されています。
- 膝は常に大きな負荷がかかっており、歩行時には大腿骨と脛骨の間に体重の２～３倍の荷重がかかります。軟骨や半月板が摩耗し、変形性関節症にいたる頻度が最も多い関節です。

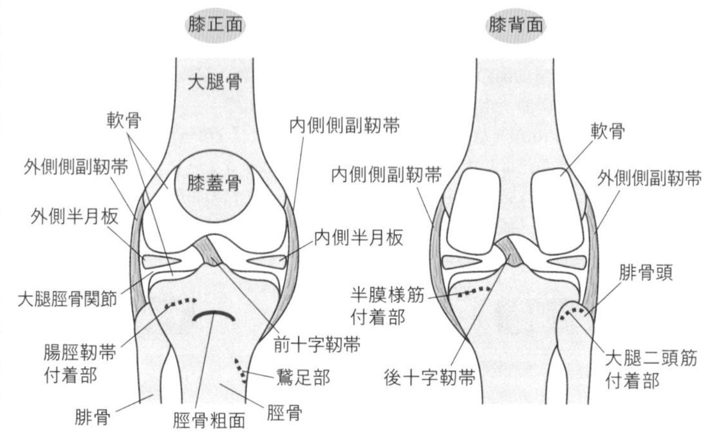

下腿～足

- 足関節（距腿関節）は主に底背屈運動にはたらきます。脛骨、腓骨の遠位脛腓靭帯結合によって形成される果間関節窩（ほぞあな）に距骨滑車部（ほぞ）がはまり込む「ほぞ接ぎ構造」を呈します。
- 足部は距骨・踵骨からなる後足部と舟状骨・立方骨・楔状骨（内側、中間、外側）からなる中足部、第１～５中足骨、趾節骨・種子骨からなる前足部の28個の骨が組み合わさって構成されています。
- 後足部と中足部をつなぐ関節をショパール関節（横足根関節）、中足部と前足部をつなぐ関節がリスフラン関節（足根中足関節）といいます。
- 後足部には距骨と踵骨からなる距骨下関節（距踵関節）があります。足関節との動きにより下腿に対して足底面の角度を自由に調整することで凹凸のある路面でも安定した歩行が可能となります。
- 二足歩行するうえで足のアーチ構造は重要です。内側縦アーチ、外側縦アーチ、横アーチという立体構造を形成し、歩行時の推進力発生や衝撃吸収など力の伝達の調整に役立っています。
- 足関節、足部運動とアーチ構造維持を筋が担っており、後脛骨筋など主に下腿部に存在する外在筋と、母趾外転筋など足部に存在する内在筋に分けられます。

足の骨と関節

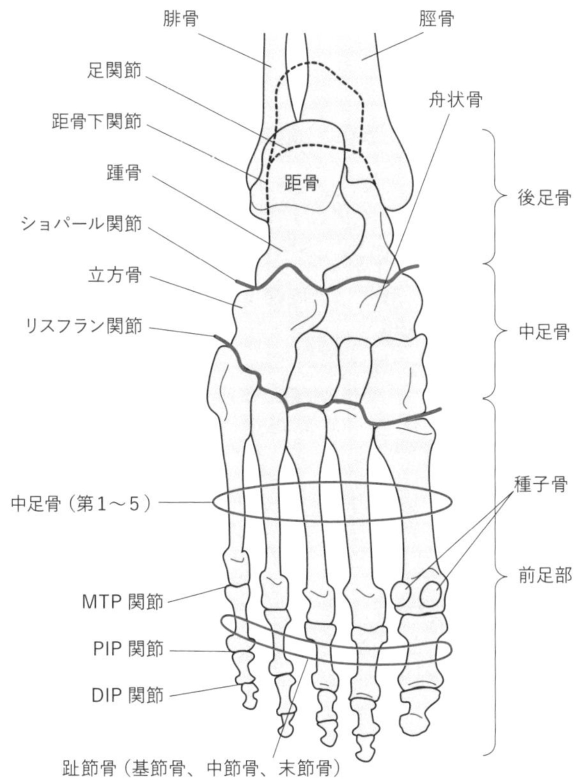

足の皮神経

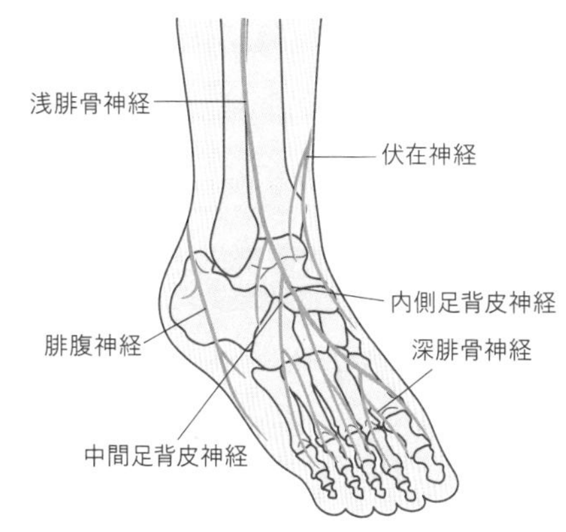

足の筋腱

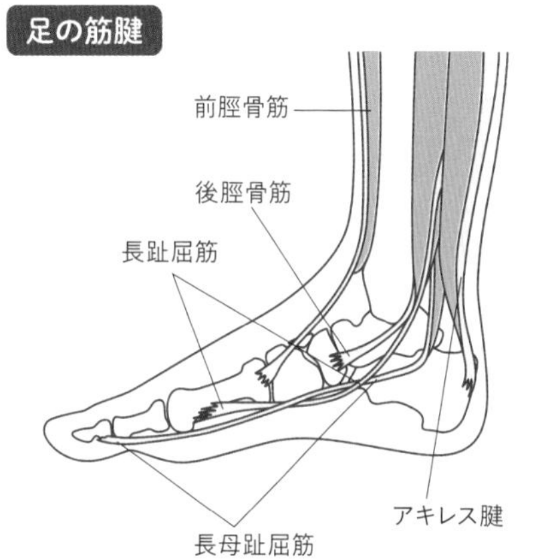

［整形外科(p.266～301)］引用・参考文献

1）井樋栄二，吉川秀樹，津村弘，他編：標準整形外科学 第14版．医学書院，東京，2020．
2）高橋邦泰，芳賀信彦編：整形外科学テキスト 改訂第4版．南江堂，東京，2017．
3）坂井建雄，岡田隆夫：人体の構造と機能１ 解剖生理学 第10版．医学書院，東京，2018．
4）大江隆史，竹下克志：整形外科 器械出し・外回り 最強マニュアル 上肢・脊椎編．オペナーシング2019年秋季増刊，メディカ出版，大阪，2019．
5）今田光一：整形外科 器械出し・外回り 最強マニュアル 下肢編．オペナーシング2020年春季増刊，メディカ出版，大阪，2020．
6）斎藤直美：先輩ナースが書いた手術看護ノート．照林社，東京，2020．
7）日本骨折治療学会ホームページ．
https://www.jsfr.jp/（2023.2.20アクセス）
8）整形外科のいろいろ 整形外科領域の新人医師や理学療法士のための整形外科知識，THA手術の概要，TKA手術の概要．
HYPERLINK "https://seikeigekagaku.info/ichiran/" https://seikeigekagaku.info/ichiran/（2023.2.20アクセス）
9）中溝寛之：鏡視下腱板修復術後再断裂症例の検討．肩関節 2010；34(2)：475-478．
10）村木孝行：肩関節周囲炎 理学療法診療ガイドライン（連載第13回）．理学療法学 2016；43(1)：67-72．
11）大西和友，菅谷啓之，高橋憲正，他：中高年の反復性肩関節前方脱臼の特徴と手術治療成績．肩関節 2014；38(2)：456-459．
12）日本整形外科学会：症状・病気をしらべる 腱板断裂．
https://www.joa.or.jp/public/sick/condition/rotator_cuff_tear.html（2023.2.20アクセス）

85 合指症に対する手術

指(趾)間形成術

適応疾患・手術適応

合指症は、生まれつき、隣り合った指の一部またはすべてがくっついている状態。出生1,000～3,000人に１人の割合で発生するといわれており、指の奇形としては頻度が高い。
手術は１歳前後から２歳までに行われることがほとんどである。

皮膚性合指症
皮膚と筋肉だけがくっついている

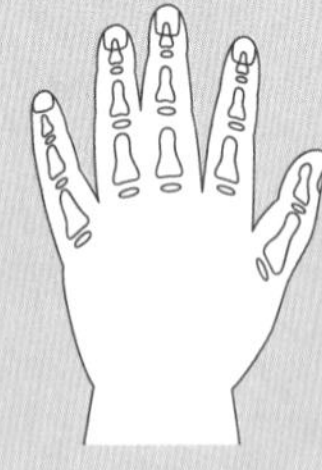
部分型

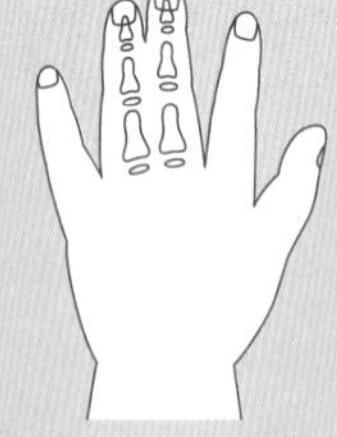
完全型

骨性合指症
骨までくっついている

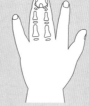

手術の概要

癒合部の分離を行い、水かき部分を皮弁と呼ぶ弁状に起こした皮膚で形成し、指の側面を皮膚移植(植皮術という)で被覆する。
場合により、腱の移行術や、関節を再建する必要がある。

皮膚性合指症(完全型)の場合

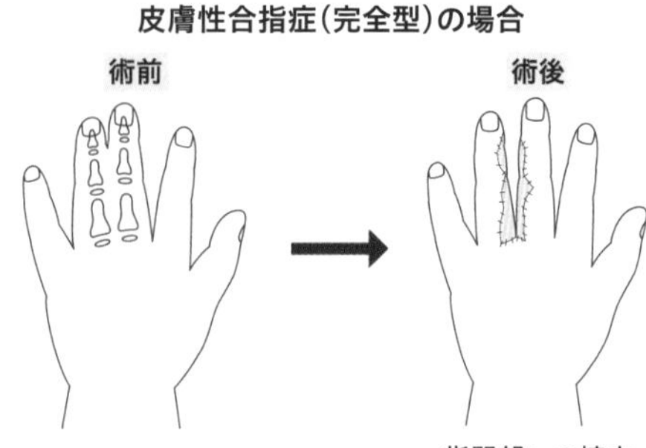

指間部への植皮

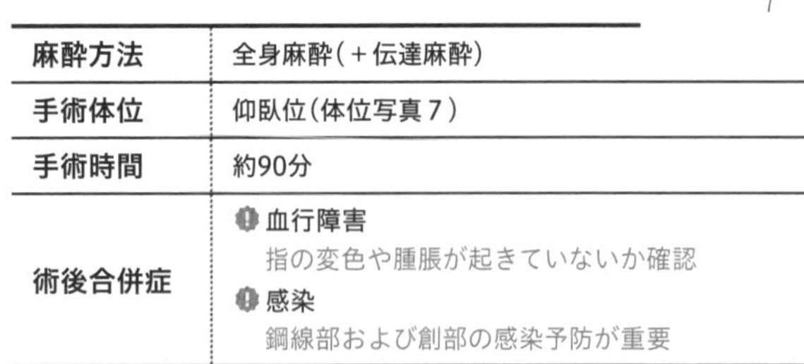

麻酔方法	全身麻酔(＋伝達麻酔)
手術体位	仰臥位(体位写真７)
手術時間	約90分
術後合併症	❗血行障害 指の変色や腫脹が起きていないか確認 ❗感染 鋼線部および創部の感染予防が重要

手術のココに注意！

- 合指症は出生後すぐに指摘されますが、急いで手術するのではなく、症状を把握しながら専門家と相談して決めます。
- 手術をしてもすぐに治療が終了するわけではなく、**機能面改善のためリハビリテーション**も必要です。治療経過は長期にわたるため、しっかりとした医療体制のもと、治療にあたることが重要です。
- 手術の際は、**見た目の問題**に加えて、**正常な指の機能を回復させること**が重要です。
- 小児の手術（全身麻酔を含む）は保護者にとって大きな不安となるため、術前に十分な説明を行い、精神的サポートが必要です。

手術手順

❶ 皮膚切開

創跡や関節機能を考慮してデザインし、皮膚切開する。

★可能な限り、元の皮膚で側面を被覆できるよう切開する。

❷ 筋・腱の剥離・切離と移行

神経や屈筋腱、伸筋腱をていねいに剥離する。
指の機能を考慮して、腱の剥離や切離、移行を行う。

★骨癒合がある場合はマイクロオシレーター*で骨切りも行う。

＊オシレーター：骨切り用ののこぎり

❸ 採皮と採皮部位の閉創

切開した部位の皮膚欠損サイズを計測し、採皮部位のデッサンを行う。
元の皮膚と似た外観・性状をもつ足関節内側の皮膚を採取する。
採皮部分は創跡がわかりにくくなるよう１本線の創にし、ていねいに縫合する。

❹ 植皮

植皮した皮膚が母床にしっかり生着するよう針糸で固定する。

❺ 植皮片の固定

植皮した皮膚が浮いてくるのを防ぐために、軟膏付きトレックスガーゼで包んだ綿花を当て、糸で圧着固定（タイオーバー固定：p.239参照）する。

❻ 患肢固定

皮膚が生着するまで鋼線およびシーネ（ギプス）などで患部を固定する。

❼ 術中Ｘ線撮影

関節を確認するために、造影剤（ウログラフィン）を注射し、Ｘ線撮影を行う場合がある。

MEMO 整形外科系のデバイス：止血器・タニケット

タニケットは、上下肢（腕または脚）に装着した止血帯に接続し、循環の抑制および遠位部への正常血流または遠位部からの正常血流を遮断するための加圧を調整する止血器および止血帯のこと。
術中は出血コントロール目的として、タニケットで四肢の血管を末端から近位へ順に圧迫・駆血し、術野への血流を抑制または遮断する。解除後に駆血部の痛みの発生や、しびれによる歩行障害などの運動器合併症がおき、血栓が生じた場合は生命の危機に至ることもある。皮膚状態や血流状態に注意が必要となる。

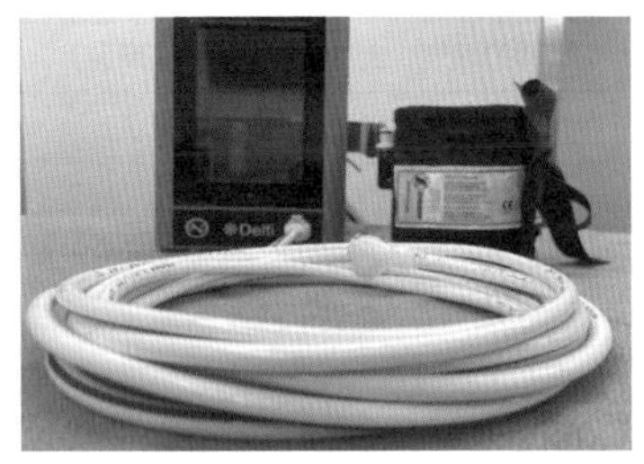

製品の例：タニケットシステム

86 橈骨遠位端骨折に対するプレート固定術

適応疾患・手術適応

- 橈骨遠位端骨折（コレス骨折またはスミス骨折）において骨折部に転位(ずれ)が生じ、保存療法（ギプス固定）で整復位の保持が困難な症例。
- 橈骨遠位端骨折は手のひらをついて転んだり、自転車やバイクに乗っていて転んだりしたときに、前腕の２本の骨のうちの橈骨が手首（遠位端）で折れる骨折。

コレス骨折(背側転位型)

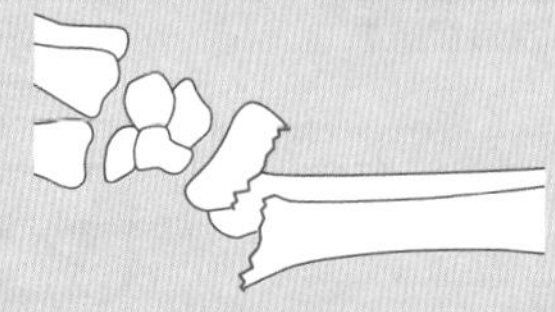

橈骨の骨片が背側へ転位したもの

スミス骨折(掌側転位型)

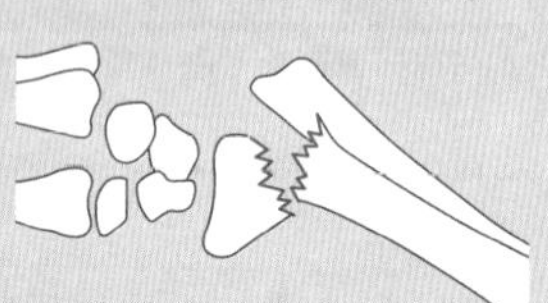

橈骨の骨片が掌側へ転位したもの

★閉経後（中年以降）の女性では骨粗鬆症で骨が脆くなっているため骨折しやすい。
★外科的治療には観血的整復固定術（プレート固定）のほかに整復後経皮ピンニング法・創外固定法がある。
★保存的治療にはギプス固定がある。

手術の概要

橈骨遠位端の骨折に対して、掌側・背側からアプローチして整復・内固定する手術

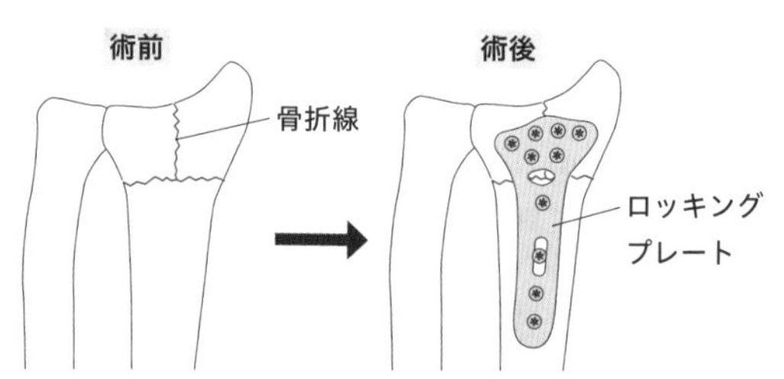

麻酔方法	全身麻酔(＋伝達麻酔)	
手術体位	仰臥位(体位写真７)	
手術時間	約１時間	
合併症	**術中** ❶ 正中神経手掌枝損傷 ❶ 橈骨動脈損傷 ❶ 整復不良 ❶ 関節面へのスクリュー穿破	**術後** ❶ 矯正損失 ❶ 複合性局所疼痛症候群(CRPS) ❶ 長母指屈筋腱断裂❶ ❶ 伸筋腱断裂❷ ❶ 手関節拘縮❸

❶water shed lineよりも遠位にプレートが設置された場合に生じる
❷遠位骨片の背側に突出したスクリューによる
❸矯正が不十分であったり、不適切なリハビリテーション、CRPSの合併などによる

手術のバリエーション

掌側アプローチ：手掌側から皮膚切開・展開する。

背側アプローチ：手背側から皮膚切開・展開する。

手術のココに注意！

- 術前は**手指の運動制限やしびれ、触覚鈍麻の有無**をチェックし、術後の変化に役立てます。
- 術中に長時間タニケットを使用することで、しびれが生じることがあるため、**しびれの有無と部位**に注意が必要です。

手術手順

❶ 皮膚切開

★出血コントロール目的にタニケットを使用するため、駆血時間と圧に注意が必要。

❷ アプローチ

筋や腱の間から骨折部を展開し、血腫を除去する。

❸ 骨折の整復と仮固定

骨折部を直接整復し、Ｋワイヤー*で仮固定する。Ｃアーム*で整復位を確認する。
高齢者で骨欠損がある場合、人工骨を使用する可能性もある。

＊Ｋワイヤー（キルシュナー鋼線）：骨を固定するために使用する鋼線
＊Ｃアーム：手術中に用いるＸ線透視診断装置

❹ プレート設置

ロッキングプレート*を設置する。

★骨折部位を固定するためにさまざまな形のプレートから選択される。

＊ロッキングプレート：p.297同様

❺ ドリリング*

プレートのスクリューホールにドリルガイドを設置し、ドリルで橈骨に穴をあける。穴の深さをデプスゲージで計測する。

＊ドリリング：ドリル（切削工具）を回転させ穴をあけること

❻ スクリューの挿入

スクリューホールにロッキングスクリューを挿入する。

❼ 固定性の確認

プレートの設置位置と固定性をＣアームで確認する。

❽ 閉創

手術部位を洗浄した後、閉創をする。

★手術終了時、タニケット部位の皮膚状態を観察する。

MEMO　整形外科系のインプラント：スクリュー

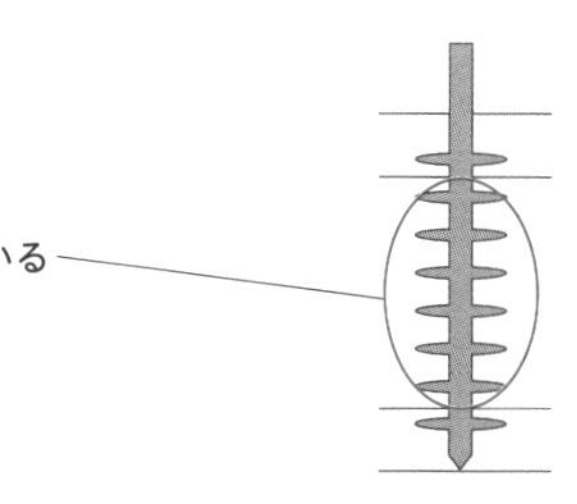

コーティカル・スクリュー
- 骨を貫いてネジ止めする場合など、表層の固い皮質骨部分でネジを効かせたいときに使う
- 骨幹部で使われることが多い

キャンセラス・スクリュー
- 骨内部のやわらかい海綿骨部分でネジ止め効果を効かせたいときに使う
- 骨端部などで使われることが多い

※骨は主に２層構造になっていて、表面の固い部分を皮質骨といい、内部のやわらかいスポンジ状の組織を海綿骨という。

87 肩関節鏡視下手術

関節鏡視下腱板断裂修復術［ARCR］、関節鏡視下バンカート修復術

適応疾患・手術適応

- 腱板断裂
  ★上腕骨と肩甲骨とをつなぐ腱が切れた状態。
- 肩峰下インピンジメント症候群
  ★肩峰下の骨棘と腱板や上腕骨頭の引っかかりが起こる。
- 上方関節唇損傷（SLAP損傷）
  ★上腕二頭筋長頭腱に負荷がかかり、関節唇の付着部がはがれてしまう状態。
- 反復性肩関節脱臼（Bankart損傷）
  ★肩甲骨窩骨折を伴う骨性バンカートでは不安定性が強くなり、脱臼を繰り返す。

手術の概要

- 関節鏡視下腱板断裂修復術（ARCR）：症候性腱板断裂に対して、鏡視下に関節内で腱板を縫合して修復する手術
- 関節鏡視下バンカート修復術：反復性肩関節脱臼に対して、鏡視下に関節唇、関節包靭帯複合体を修復し、肩関節を安定させて再脱臼を防ぐ手術

麻酔方法	全身麻酔（＋伝達麻酔）
手術体位	●側臥位（専用牽引台を使用し上肢を牽引：体位写真20） ●座位（ビーチチェア体位・約60度体を起こす：体位写真32） ★座位に近くなるため脳の潅流圧低下による脳循環障害の懸念がある
手術時間	約2時間
術後合併症	❶疼痛 肩は臥位の姿勢でいるより座位、立位のほうが自然肢位となり、疼痛は緩和される。 ❶感染 頻度は少ないが感染を起こす可能性がある。感染は腋窩部に多いアクネ菌による報告が多い。清潔保持を心がける。 ❶神経損傷 手術時の上肢の牽引等で術後にしびれを生じたり、脱力感を生じることがある。神経症状は一時的なもので、ほとんどが自然軽快する。 ❶術後血腫 術中は潅流圧の影響で出血がみられなくても、術後に血腫を生じることがある。 ❶患肢の腫脹 術中潅流液の使用量に注意する。

手術のバリエーション

関節鏡視下肩峰下除圧、肩峰下滑液包切除

- 肩峰の下には腱板を保護するために滑液の入った袋があり“肩峰下滑液包”と呼ばれる。日常的に繰り返して生じる衝突によって滑液包に炎症が起こり痛みを生じることがある。
- 肩峰下滑液包での衝突を回避するため肩峰下を削ることで間隙を広げ、衝突に関与する烏口肩峰靭帯も切離する。

関節鏡視下関節唇修復術

- 上方関節唇および上腕二頭筋長頭腱の起始部が関節窩から剥離し、上腕二頭筋—関節唇付着部に不安定性が生じる。
- 剥離した上方関節唇を関節窩に縫合し、上腕二頭筋長頭腱基部を安定させるためにスーチャーアンカー（縫合糸がついた小さなビス）を用いた鏡視下関節唇修復術が主流となっている。

手術のココに注意！

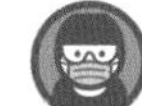

- 術前は、**両側の肩関節可動域、上肢のしびれ、麻痺、むくみ、皮膚トラブルの有無**をチェックし、術後の変化に役立てます。
- 術後の安静を保つため、外転装具を装着し、**確実な患肢固定**を行います。
- 術後は関節周囲が非常に腫れます。**肘下の挙上やクーリングによる腫脹予防**は疼痛緩和のためにも大切です。
- ブロック（伝達麻酔）は薬剤の種類や量にもよりますが、施行後８～12時間は患側上肢に**しびれや運動障害**が生じるため、上肢の位置の確認と患者への説明を行い、不安の軽減を行います。

手術手順　ARCRの場合

❶ 関節鏡の挿入 肩甲上腕関節の観察

後方から皮膚と関節包を切開し、外套管（トロッカー）を入れてから関節鏡を挿入する。
肩甲上腕関節を観察した後に前方ポータルを作製する。

❷ 肩峰下腔の観察

後方から肩峰下腔へ関節鏡を挿入する。
シェーバー*を用いて肩峰下滑液包を郭清。
前外側、後外側ポータルを作製する。
＊シェーバー：骨および組織を切断、切除、穿孔または切削することができるデバイスのこと

❸ 肩峰下除圧術

肩峰下の骨棘をアブレーダー*で切除する。
＊アブレーダー：組織の切開、凝固に用いる電極のこと

❹ 腱板断裂部の観察

腱板断裂部の視野を確保する。
腱板が修復できるように周囲を剥離する。

❺ 内側列アンカー挿入

大結節部の表面を削り、修復腱板の生着を促す。

アンカー挿入用のポータルを作製し、アンカーを挿入する。

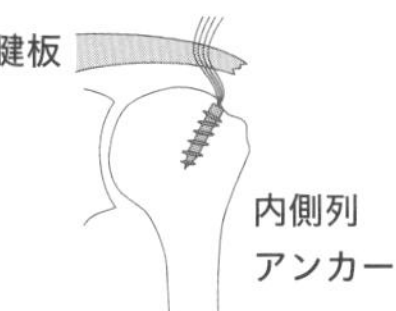

❻ アンカー糸を腱板に縫合

鉗子で腱板を牽引して、緊張をかけながらアンカー糸を縫合していく（通していく）。

❼ 外側列アンカー挿入 （suture bridging techniqueでの修復）

腱板に通したアンカー糸を外側列アンカーに通して、上腕骨に打ち込む。

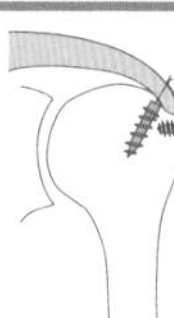

❽ 洗浄・止血確認

洗浄し、止血を確認する。

❾ ドレーン挿入・閉創

腱板の修復状態を関節内から確認。
ドレーンの挿入後にポータル孔を閉創する。

MEMO 肩外転装具の装着姿勢

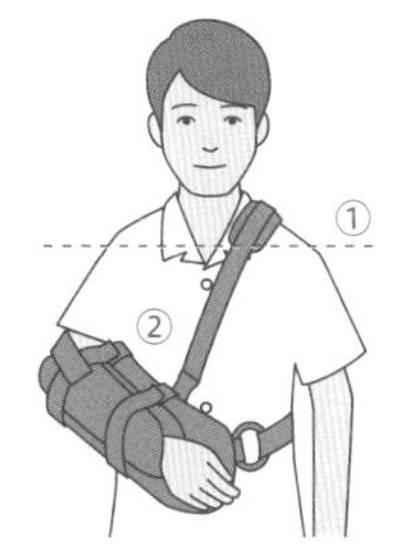

①肩は左右同じ高さにする
②腋を開いて肩は外転する

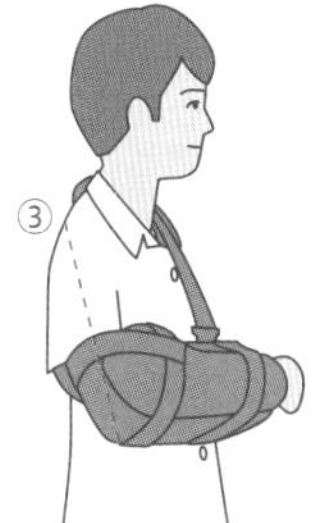

③肩は軽度屈曲位とする

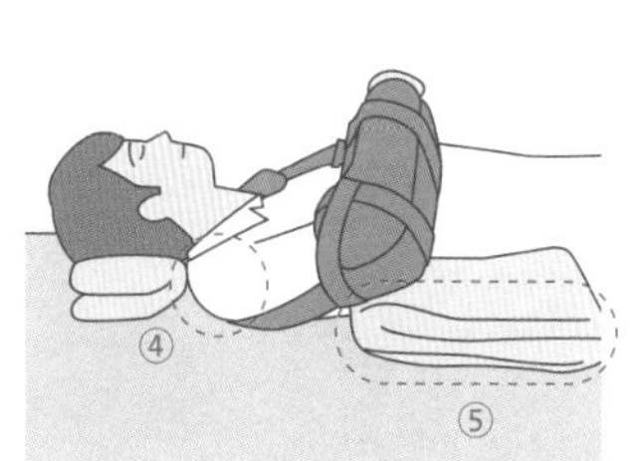

④肩はベッドから浮きすぎないようにする
⑤肘の下にタオルを入れて肘を上げる

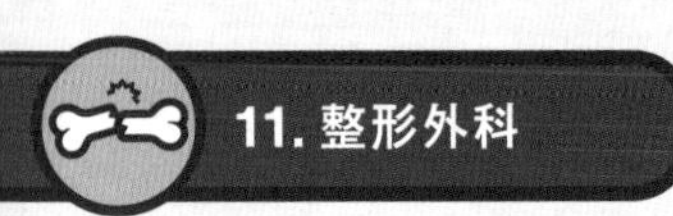

88 上腕骨骨折に対する髄内釘固定術

適応疾患・手術適応

- 上腕骨近位端骨折
- 上腕骨骨幹部骨折

★上腕骨近位とは、肩関節近くの部分のこと。骨幹部とは、骨の中央部分のこと。
★上腕骨近位骨折は、最大4つの部分に分かれて転位する。

手術の概要

上腕骨近位端や上腕骨骨幹部骨折に対して、髄内に太い釘を挿入し、上下を数本の横止めスクリューで固定する骨折観血的手術

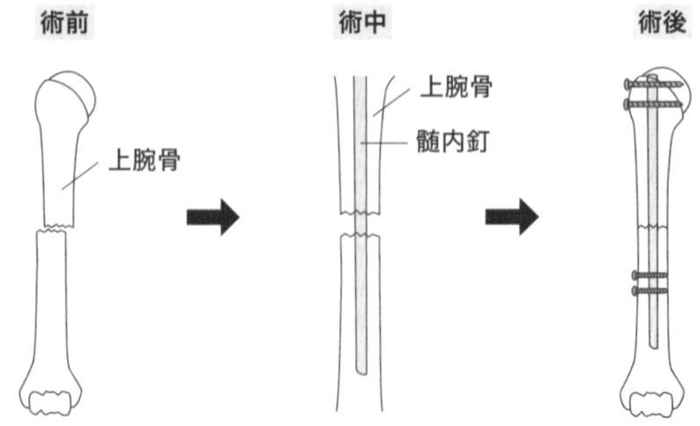

麻酔方法	全身麻酔（＋伝達麻酔）
手術体位	ビーチチェア体位（約60度体を起こす：体位写真32） ★座位に近く、脳の潅流圧低下による脳循環障害の懸念がある。
手術時間	90分
術後合併症	疼痛 神経麻痺 感染

手術のココに注意！

- 上腕骨骨折において、保存療法では機能障害を残す可能性が高い**転位した骨折型**や、**骨癒合が得にくい骨折型**に対して手術を行います。
- 保存療法は、患肢の安静（三角巾・バストバンド固定）を長期間要するため、早期回復を目的として髄内釘固定術を行う場合もあります。
- 骨折部は展開せず、X線透視装置で整復を行うため、**整復不良**が生じる場合があり、**骨癒合不全**や**変形治癒**が生じる恐れがあります。
- 近位・遠位スクリュー固定のドリリングの際に神経を損傷する可能性があり、注意が必要です。

手術手順

❶ 皮膚切開とアプローチ

肩の外側を切開し、三角筋を割き、腱板を切開して上腕骨頭を露出する。

❷ 髄内釘刺入部の骨孔作製

Cアームで確認しながら、髄内釘刺入部の骨孔をリーマーで作製する。

❸ ガイドワイヤーの挿入

Cアームで確認しながら、骨折部を整復し、上腕骨頭からガイドワイヤーを挿入する。

❹ リーミング

ガイドワイヤー越しにリーミング*を行う。徐々にリーミング径を太くし、髄内釘のサイズを決定する。

＊リーミング：リーマー（工具）を用いて髄腔に穴を掘ること

❺ 髄内釘の挿入

ターゲットデバイスを連結した髄内釘を挿入する。

❻ 横止めスクリュー固定

近位横止めスクリューはターゲットデバイス越しに挿入する。遠位横止めスクリューは、ラジオルーセントドリル（p.289参照）やフリーハンドテクニックでスクリューホールを作製し、挿入する。

❼ エンドキャップの挿入

髄内釘の近位先端にエンドキャップ*を挿入する。

＊エンドキャップ：ねじ込みキャップのこと

❽ 閉創

洗浄後に腱板を修復し、閉創する。

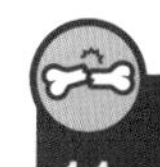

89 頸部脊柱管拡大術（椎弓形成術）

適応疾患・手術適応

進行性の頸椎症性脊髄症（手のしびれや巧緻運動障害*、歩行障害が生じている病態）。
症状が軽微でも、MRI所見で圧迫が著明であり、脊髄髄内輝度変化がある場合は手術適応となる。

＊巧緻運動障害：箸が使いにくい、書字が下手になった、ボタンが留めにくいなど。細やかな作業ができにくくなる状態のこと。

手術の概要

脊髄や頸部神経根などの神経組織が圧迫されているときに、後方から除圧するための手術。

麻酔方法	全身麻酔	
手術体位	腹臥位（頸椎は中間位か、やや前屈位：体位写真28） ★頭部固定は頭部3点固定器によるヘッドピン（3点固定）やプロンビューを使用する。	
手術時間	2時間	
合併症	術中 ❶ 硬膜損傷 ❶ 髄液漏	術後 ❶ 神経麻痺 神経症状が増悪した場合、術後血腫やC5麻痺などの合併症が生じている可能性がある ❶ 皮膚障害 頸椎カラー装着中は皮膚観察と清潔ケアが大切

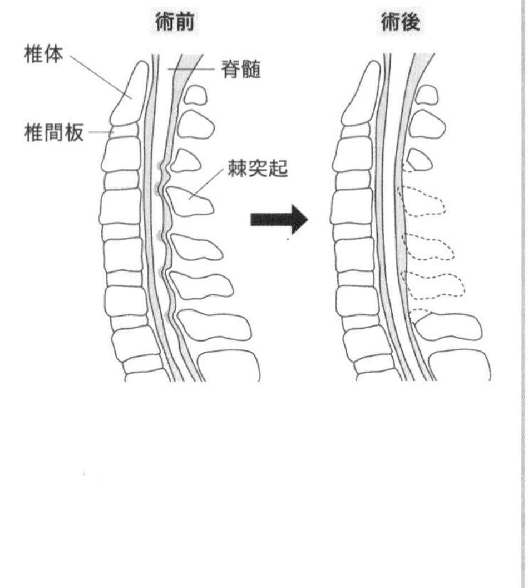

手術のバリエーション

片開き式椎弓形成術
椎弓を片方から開く。

両開き式椎弓形成術（棘突起縦割法）
椎弓を正中から開く。

手術のココに注意！

- 術後は頸椎カラーで固定のうえ床上安静となるため、ベッドアップの可否などの指示に注意が必要となります。
- **遅発性の血腫やC5麻痺による神経障害、深部静脈血栓症、肺塞栓症**が生じる恐れがあるため、術後のリハビリテーション実施時は留意します。

手術手順

❶ 皮膚切開とアプローチ

40〜50万倍ボスミン入り生理食塩水を皮膚切開部に局所注射する。
皮膚切開の後、項靭帯を縦切して、筋群を左右に分けていく。
棘突起から筋を剥離し、椎弓を椎間関節縁まで展開する。
★筋間に切り込まなければ出血も少量であるが、C7棘突起側方の静脈叢などから出血することがある。

❷ 棘突起縦割（両開き式椎弓形成術）

棘突起剪刀で棘突起の先端を部分切除する。
軟部組織を守谷パンチやケリソンパンチで切除する。
2 mm径スチールバーを用いて棘突起を内板手前まで縦割後、2 mm径ダイヤモンドバーを用いて最終縦割する。
縦割面から出血があれば骨蝋で止血する。

❸ 側溝の掘削

術前計画に従って、メジャーを用いて左右の側溝幅を決定し、マーキングする。
2 mmまたは3 mm径のスチールバーを用いて側溝を掘削する。
側溝は内板を完全に切離せず、椎弓が弾力性をもって開大する深さまで掘削する。
★側溝から出血するため、こよりのように細長く練った骨蝋を用いる。

❹ 椎弓の開大

スプレッダーを用いて縦割した椎弓を開大する。
椎弓の開きが悪ければ側溝を追加掘削する。
硬膜外静脈叢から出血があればバイポーラを用いて止血する。
★すべての椎弓が開大されたらトライアルを用いて、適切なスペーサーのサイズを選択する。

❺ スペーサー留置

止血を十分に確認し、洗浄する。
2 mm径スチールバーを用いて棘突起に孔をあける。
スペーサーに通した糸を棘突起の孔に通し、スペーサーを設置して糸で締結する。

❻ ドレーン留置・閉創

ドレーンを筋層下に留置し、各筋層を縫合して閉創する。

MEMO 整形外科系のデバイス：頭部用固定具

製品の例：頭部用体位固定具

- 腹臥位の手術中に使用される。
- クッション・ミラー・ヘルメットで構成される。

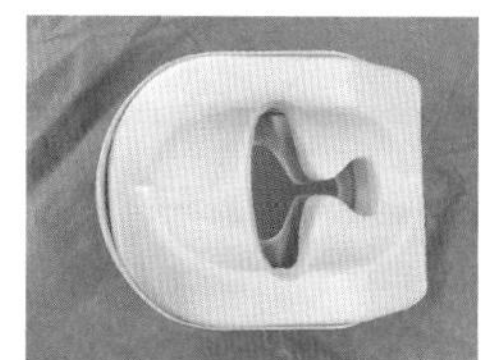

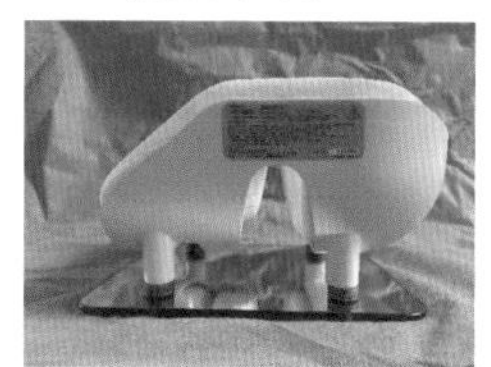

製品の例：頭部3点固定器

- 頭部にヘッドピン（3点）を挿して固定する。

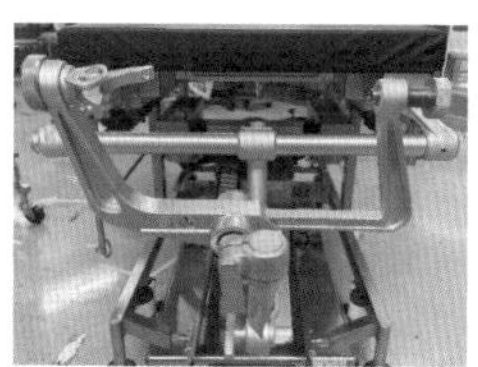

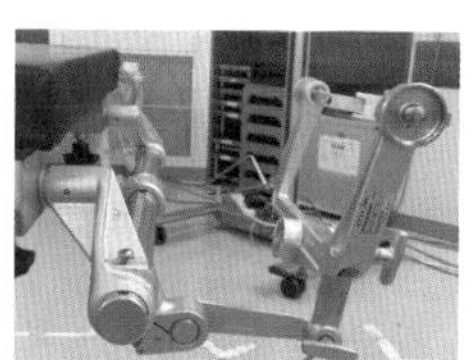

90 腰部後方椎体間固定術

適応疾患・手術適応

- 腰椎変性すべり症や分離すべり症
- 不安定性を伴う腰部脊柱管狭窄症や腰椎椎間板ヘルニア
- 椎間関節切除などにより脊柱支持性が失われる場合（腰椎椎間孔狭窄の除圧操作に伴う）

手術の概要

腰椎不安定症を伴う馬尾や神経根の圧迫がある症例に対して、神経の除圧および固定を行う手術。

麻酔方法	全身麻酔	
手術体位	腹臥位（4点支持器使用：体位写真27）	
手術時間	2時間～	
合併症	**術中** ❶ 腹臥位による圧迫障害（神経、眼、皮膚） ❶ 大量出血 ❶ 硬膜損傷 ❶ 神経損傷 ❶ 骨折	**術後** ❶ 血腫麻痺 ❶ 髄液漏 ❶ 深部静脈血栓症・肺塞栓症 ❶ 手術部位感染症 ❶ 神経障害 手術当日～翌日にかけて血腫による麻痺（下肢麻痺、しびれ、疼痛の増悪など）の出現に留意する。 ❶ 皮膚障害 腹臥位による皮膚障害や圧迫性神経障害（腕神経叢、尺骨神経、外側大腿皮神経）が起こっていないか確認する。

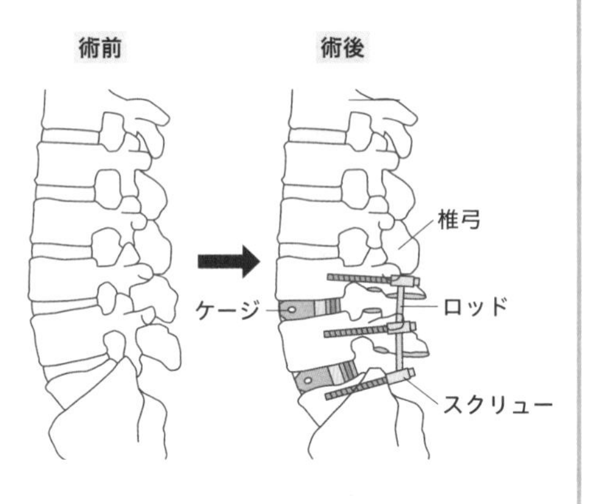

手術のバリエーション

後方進入椎体間固定術（PLIF）

椎間板を摘出し、そのあと固定術を行う。

経椎間（片側進入）的腰椎椎体間固定術（TLIF）

片側の椎間関節を切除することで椎間孔を広げて椎間板に侵入し椎間板を切除する。

手術のココに注意！

- 術前・術後の変化を評価するため、しびれ、痛みの部位、皮膚の脆弱性やテープかぶれ、膀胱直腸障害の有無などを確認します。
- 腹臥位での手術のため、全身の関節可動域と拘縮の有無（特に上肢は挙上して固定されるため、動きをチェックする）を確認しておきます。また、腹臥位により胸郭の動きが制限され、腹圧上昇や横隔膜の運動制限によるガス喚起障害をきたす可能性があるため、BMIと体型を確認します。
- 人工物を挿入するため、術前の清潔保持と感染徴候、消毒薬アレルギーの有無を把握しておく必要があります。

手術手順

❶ 皮膚切開・アプローチ

腰部の正中に縦皮膚切開を行う。筋層を展開し、椎弓、椎間関節を露出する。

❷ スクリュー挿入

スクリュー孔をドリルし、椎弓根スクリューを挿入する。

★施設によっては椎体間固定後に行うこともある。

❸ 除圧（椎弓、椎間関節切除）

椎弓や椎間関節を切除し、神経を除圧する。

❹ 椎体間固定・ケージ挿入

椎間板を切除し、椎体の間にケージ*を挿入、固定する。

＊ケージ：椎体間を充填するもの

❺ ロッド設置

椎弓根スクリューの間にロッド*を設置し、最終固定する。

＊ロッド：スクリューに装着し、脊柱を支える棒のこと

❻ 骨移植

皮質骨を掘削し、椎間関節の切除部に骨移植する。

★腸骨から採骨することもある。

❼ ドレーン留置・閉創

洗浄後、筋層下にドレーンを留置し、筋層、皮下、皮膚の各層を縫合する。

MEMO 整形外科系のデバイス：4点支持器

製品の例：脊椎外科用手術フレーム

脊椎（頸椎・胸椎・腰椎）手術など、腹臥位のポジショニングが可能な手術フレームのこと。

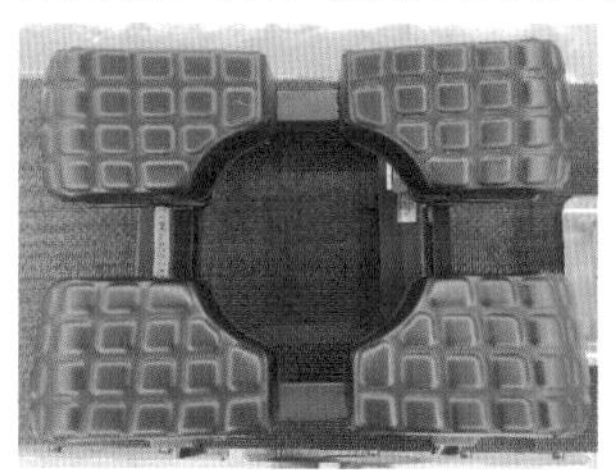

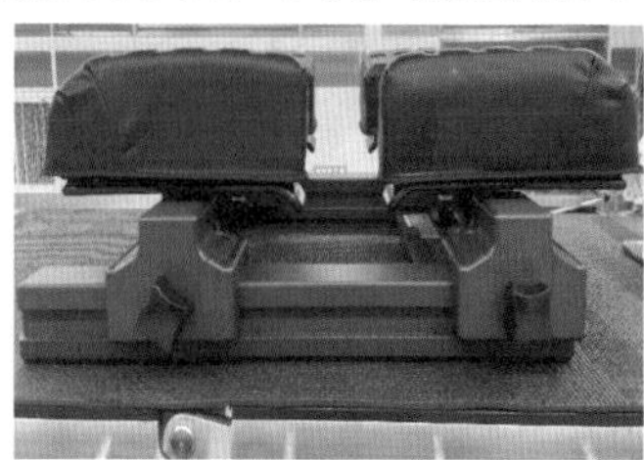

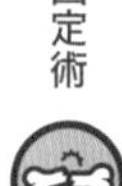

91 内視鏡下腰椎椎間板摘出術
[MED]

適応疾患・手術適応

腰椎椎間板ヘルニア

★椎間板は線維輪と髄核でできており、脊椎をつなぎ、クッションの役目をしている。椎間板が加齢などにより変性し断裂して一部が突出し、神経を圧迫することで症状が出現する。

手術の概要

腰椎椎間板ヘルニアの低侵襲手術の１つ。小皮膚切開下に後方から内視鏡を椎弓上に設置し、ヘルニアを摘出して神経根・馬尾の圧迫を解除する。

麻酔方法	全身麻酔		
手術体位	腹臥位（４点支持器を使用：体位写真27）		
手術時間	約１時間		
合併症	**術中** ❶硬膜損傷 ❶腹臥位による圧迫障害（神経、眼、皮膚） ❶神経損傷	**術後** ❶硬膜外血腫（急激な痛みや麻痺、膀胱直腸障害の発生） ❶神経障害 手術当日～翌日にかけて血腫による麻痺（下肢麻痺、しびれ、疼痛の増悪など）の出現に留意する。	❶髄液漏 ドレーン排液の性状や量を確認する。 ❶皮膚障害 腹臥位による皮膚障害や圧迫性神経障害（腕神経叢、尺骨神経、外側大腿皮神経）が起こっていないか確認する。

手術のバリエーション

MED法 ★現在は内視鏡技術の進歩により、新しい手術方法が開発されて広まっている。

約２cmの皮膚切開から内視鏡を挿入して、モニターで見ながら部分的に骨切除を行い、神経をよけてヘルニアを摘出する。

メリット	・傷が小さい ・術後の痛みが少ない ・入院期間が短い
デメリット	・熟練した手術手技を要する ・手術部位の状況によっては、従来法のように創を広げ、処置をしなければならないことがあり得る

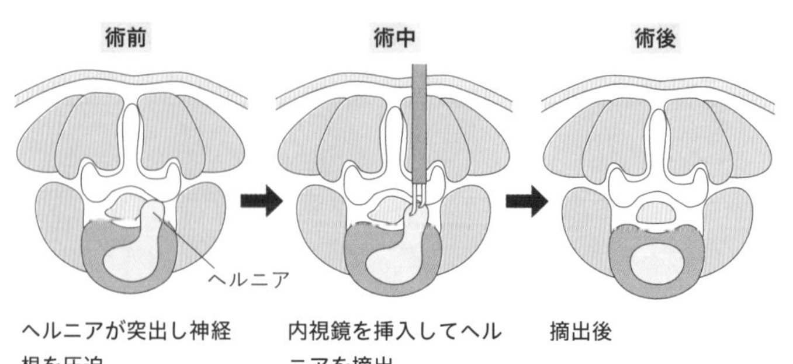

ヘルニアが突出し神経根を圧迫　内視鏡を挿入してヘルニアを摘出　摘出後

手術のココに注意！

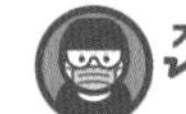

- 内視鏡下手術は通常の脊椎手術と異なり片側進入であるため、**左右確認**が必要です。また、通常の脊椎手術と同様に**高位の確認**も必要です。
- 術前・術後の変化を評価するため、**徒手筋力テスト（MMT）、感覚障害の範囲、膀胱直腸障害の有無**を確認します。

LOVE法　**従来の方法**

皮膚を5～6 cm切開後に筋肉を骨からはがして、神経を確認し、その奥にあるヘルニアを摘出する。

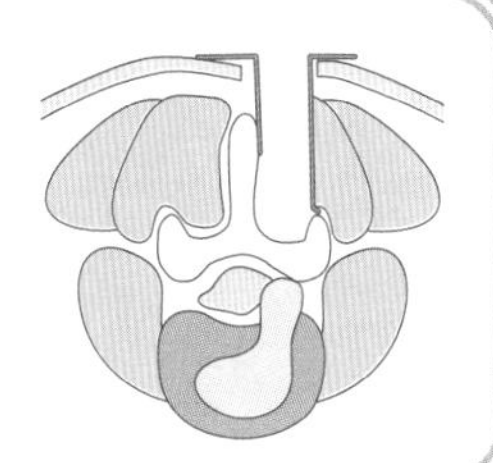

手術手順

❶ 皮膚切開

正中から1 cm程度外側に約2 cmの皮膚切開を加える（筋膜も切開する）。

❷ 内視鏡の挿入

ダイレーターを挿入して経路を拡大し、内視鏡を椎弓に向けて挿入する。

❸ 軟部組織除去・椎弓の露出

視野内の筋組織を鉗子で切除し、バイポーラで焼灼する。椎弓を露出する。

❹ 椎弓部分切除

ノミまたはドリルを用いて椎弓を部分切除する。

❺ 黄色靭帯切除

椎弓や上関節突起を部分切除し、付着する黄色靭帯もともに摘出するか、鋭匙などで付着部から剥離して黄色靭帯を切除する。
硬膜と黄色靭帯の癒着をていねいに剥離しながら行う。

❻ 後縦靭帯切開

硬膜管・神経根を正中側に避けて保護し、後縦靭帯を切開して椎間板に達する。

❼ ヘルニア摘出

椎間板ヘルニアを摘出する。

❽ 閉創

洗浄。バイポーラで止血する。内視鏡を抜去し、ドレーンを留置する。
皮下縫合。

92 大腿骨頸部／転子部骨折に対する骨接合術

ヒップスクリュー［DHS/CHS］、髄内釘［PFNA/TFNA］、ハンソンピン

適応疾患・手術適応

大腿骨近位部骨折は、関節包内骨折である頸部骨折（内側骨折）と、頸基部/転子部骨折（外側骨折）に分けられる。

★高齢でかつ骨粗鬆症例に多い骨折。
★頸部骨折で転位のあるものは、人工骨頭置換術が行われることが多いが、転位のないものや若年者で整復可能なものはハンソンピンやキャニュレイテッドスクリューを用いた骨接合術が行われることもある。
★頸基部/転子部骨折は、骨折型に応じてCHSなどのスライディングヒップスクリュータイプ、ガンマネイルやPFNA /TFNAなどの髄内釘タイプを用いた骨接合術が行われる。

大腿骨頸部骨折

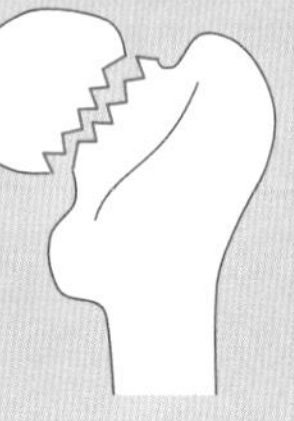

大腿骨転子部骨折

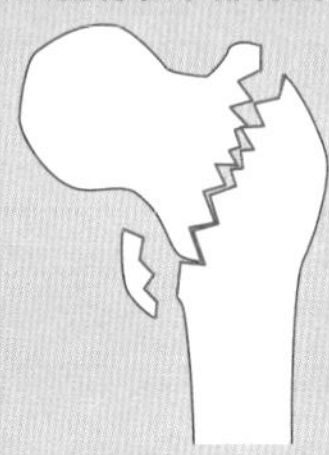

手術の概要

	頸部骨折	転子部骨折	
術式	骨接合（ハンソンピン、キャニュレイテッドスクリュー）	髄内釘（ガンマネイル/PFNA/TFNA）	ヒップスクリュー（DHS/CHS）
適応	非転位型	不安定型の骨折	安定型の骨折
概要	大腿骨の外側から骨頭にむけてハンソンピン２本を挿入する。	骨折部を整復して、大腿骨の近位部から髄内釘を挿入する。骨頭にラグスクリュー骨幹部をロッキングスクリューで固定する。	大腿骨頭にラグスクリューを挿入し、プレートを大腿骨外側にあてる。

麻酔方法	全身麻酔or脊髄くも膜下麻酔
手術体位	トラクションテーブル(牽引手術台)を用いた仰臥位（患肢はやや外転位とする：体位写真４）
手術時間	約45分
術後合併症	❶偽関節 ❶骨折部の転位 ❶骨頭壊死

手術手順　ハンソンピンの場合

❶ 皮膚切開

大転子部より遠位に皮膚切開を加える。

❷ アプローチ

大腿筋膜を切開し、鈍的に筋実質を分けて大腿骨に達する。

手術のココに注意！

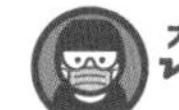

- 受傷すると歩行ができず寝返りなど床上の体動時でさえも**強い疼痛**が生じ、患者にとっては大きな苦痛となります。
- **心肺機能の低下**、**下肢血栓塞栓症の発症**など、さまざまなリスクが高くなることが予想されるため、できるだけ受傷後早期に手術をすることが肝要です。
- 手術操作や術中の体位により陰部や足部、上肢や胸部に**皮膚トラブル**が生じることがあり、手術前後の観察が必要です。
- 離床困難時、下肢深部静脈血栓症、肺塞栓症の予防のために、床上での**積極的な下肢自動運動**を勧めます。
- 術後の全身状態およびせん妄や認知症の悪化に注意します。

❸ ガイドピン刺入、ドリリング

Cアームで確認しながら、大腿骨頭に向けてガイドピンを刺入する。ガイドピンをオーバードリリングする。

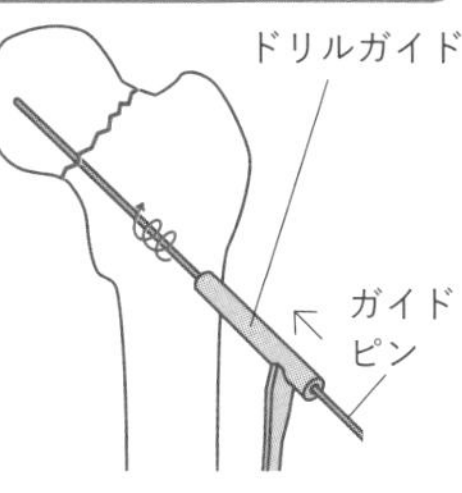

❹ インプラント挿入

ハンソンピンを挿入する。

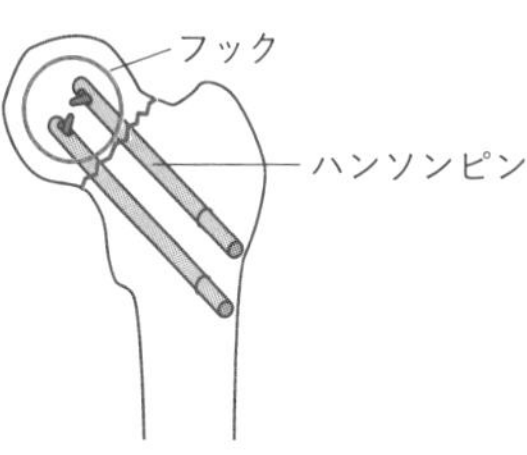

❺ 閉創

創部を洗浄する。
筋膜、皮下、皮膚と順に縫合する。

手術手順　髄内釘（ガンマネイル/PFNA/TFNA）の場合

❶ 皮膚切開・アプローチ

大転子近位部を約3cm皮膚切開し、大腿筋膜を切開して、大転子先端にアプローチする。

❷ エントリーホールの作成

Cアームで確認しながら大転子頂部にガイドワイヤーを挿入し、リーマーで骨孔をあける。

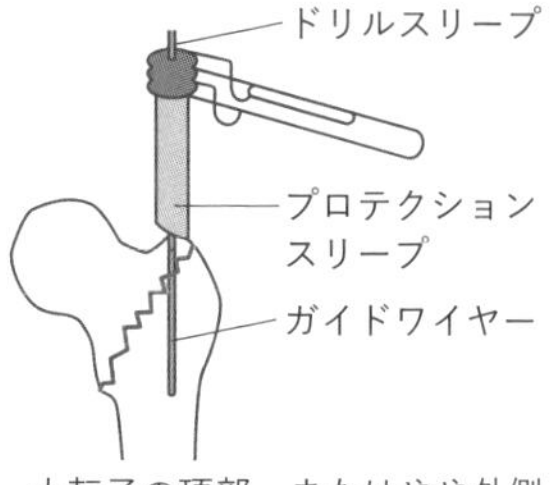

大転子の頂部、またはやや外側方ガイドワイヤーを刺入する。

❸ ネイルの挿入

ターゲットデバイスを連結したネイルを徒手に挿入する。

❹ ガイドワイヤーの挿入

大腿骨頭に向けてガイドワイヤーを挿入し、デプスゲージで深さを計測する。

❺ ブレードの挿入

大転子の外側皮質をリーマーで開窓し、ブレードを挿入する。

❻ ネイル遠位部のロッキングスクリュー固定

ターゲットデバイスにスリーブを挿入してドリリングし、遠位スクリューを挿入する。

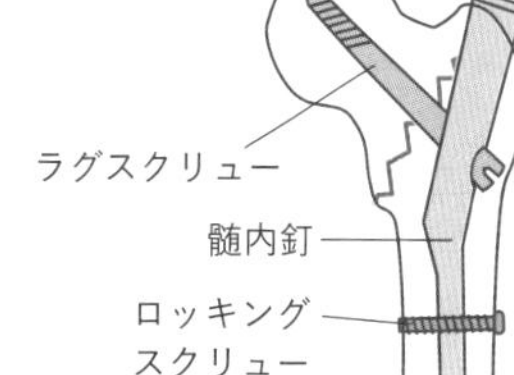

❼ エンドキャップの挿入

ネイルの近位にエンドキャップを挿入する。

❽ 閉創

洗浄後に筋膜・皮下を縫合して閉創する。

93 人工股関節置換術 [THA]

適応疾患・手術適応

- 幼少期からの股関節形成不全に伴い徐々に進行する二次性の変形性股関節症が多くを占め、軟骨の摩耗のみの進行期や、完全に軟骨が消失した末期の股関節症が手術適応となる。
- 高齢化、加齢により軟骨の摩耗が生じる一次性の変形性股関節症も適応となる。
- ステロイドの全身投与やアルコール多飲が要因と考えられる特発性大腿骨頭壊死症や、大腿骨頸部骨折後に生じる場合がある骨頭壊死も適応となる。

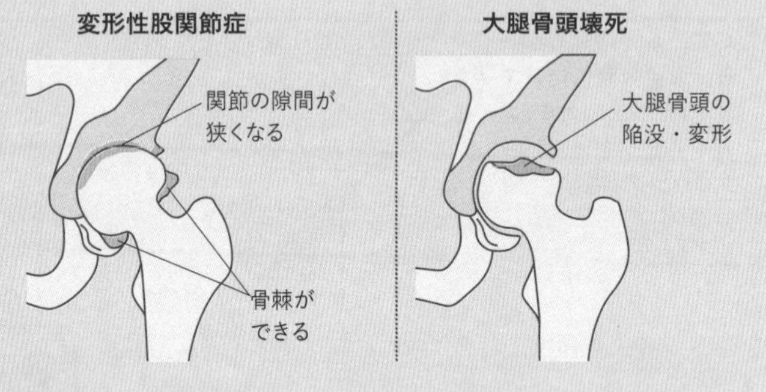

手術の概要

大腿骨・骨盤の一部を金属やポリエチレン・セラミックなどの人工材料(インプラント)に置き換える手術。
臼蓋側を半球状に骨を削って、臼蓋カップを設置し、大腿骨側は骨頭を切除して、髄腔を削って、大腿骨ステムを挿入する。

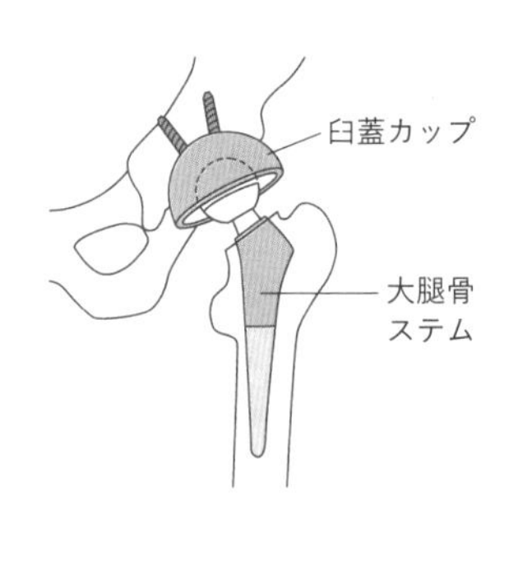

麻酔方法	全身麻酔or脊椎くも膜下麻酔(＋硬膜外麻酔or伝達麻酔)
手術体位	側臥位(体位写真24)
手術時間	2時間
術後合併症	❶脱臼 臥床時は外転枕を使用する

手術のバリエーション

前側方(AL：anterio lateral)アプローチ

- 大腿の前外側を切開し、中殿筋と大腿筋膜張筋の間を切開する股関節の前からアプローチする方法
- 手術スペースが狭くなってしまうため、難易度が高い
- 筋肉や靭帯を温存でき、脱臼リスクを減らすことができる

後側方(PL：postero lateral)アプローチ

- 殿部から大腿の外側を切開し、後方の筋肉(短外旋筋群)を切って股関節の後ろからアプローチする方法
- 手術スペースが広く確保され、従来から行われている一般的なアプローチ
- 短外旋筋群といわれる後方の筋肉を切離する必要があり、股関節を深く曲げると後方へ脱臼を起こすことがある

手術のココに注意！

- 術後の脱臼は中殿筋を切離する後方アプローチに多くみられます（股関節周囲の組織や筋肉が回復するまでの術後3か月以内が多い）。股関節の屈曲、内転、内旋は特に脱臼しやすいため、低い椅子への立ち座り動作やトイレ動作、しゃがみこみ動作、更衣動作、体育座り、横座り、足を組むなどに注意します。
- 骨の脆弱性やインプラントの不適合によりインプラント周囲を骨折することがあります。

手術手順

❶ 皮膚切開～アプローチ（筋膜切開、関節包切開）

アプローチによって皮膚切開や筋の処置が異なる。

❷ 大腿骨頸部骨切りと大腿骨頭切除

大腿骨頸部を骨切りし、大腿骨頭を切除する。

❸ 臼蓋リーミング～臼蓋インプラント設置

臼蓋の軟部組織を切除し、リーミングする。臼蓋側のインプラントを打ち込む。

★インプラント設置前に術野を洗浄する。

❹ 大腿骨ラスピング

大腿骨周囲の軟部組織を剥離し、大腿骨髄腔をラスピング*する。

*ラスピング：組織や骨内を平らに削ること

❺ 大腿骨インプラントのトライアル挿入

大腿骨インプラントのトライアルを挿入する。

★インプラント設置前に術野を洗浄する。

❻ 試験整復～脱臼テスト

カップ、ヘッド、ネックのトライアルを設置し、試験整復して脚長や安定性を確認する。

❼ カップ、ヘッド、大腿骨インプラントの挿入

トライアルで決定したインプラントを挿入、整復。

★インプラント設置前に術野を洗浄する。

❽ 閉創

術野を洗浄後、関節内にドレーンを留置する。関節包、筋膜、皮下組織、皮膚の順に縫合する。

★必要な場合はドレーンのチューブからトラネキサム酸などの止血剤を注入する。

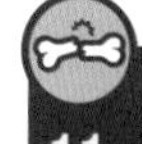
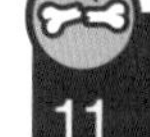

MEMO 整形外科系のデバイス：人工股関節のパーツ

①臼蓋カップ（シェル）
- セメントタイプ：骨セメントで固定される。
- セメントレスタイプ：スクリューで固定される。

②臼蓋カップ（ライナー）
- ポリエチレン製：超高分子ポリエチレンを材料とする。近年は摩耗耐久性能が上がっている。

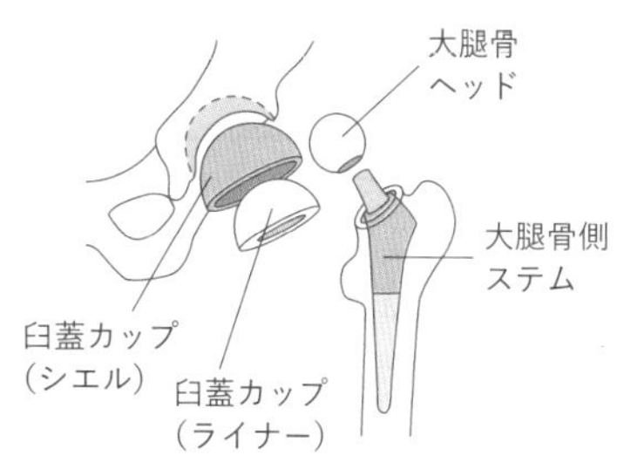

③大腿骨ヘッド
- 金属製、セラミック製：ライナーと同径である。ヘッドネックの長さを選んで安定性を調整する。

④大腿骨側ステム
- セメントタイプ：骨セメントで固定される。
- セメントレスタイプ：時間をかけてインプラントの表面に骨が入り込んで固定される。

94 大腿骨骨幹部骨折に対する髄内釘固定術

適応疾患・手術適応

大腿骨骨幹部骨折のほぼすべてが適応である。
骨変形や極端な髄腔狭小、インプラント周囲骨折など髄内釘が挿入困難な例は適応外となる。

重症度：AO/OTA分類

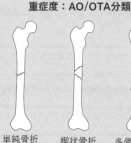

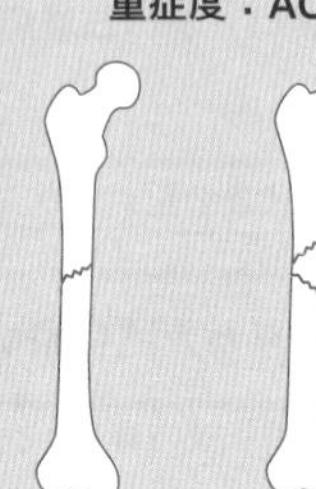

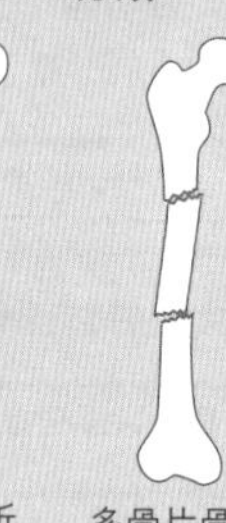

重症度はAO/OTA分類が一般的で、単純骨折(Type A)、楔状骨折(Type B)、多骨片骨折(Type C)となる。

手術の概要

牽引台を使用し、透視下に大転子部を開窓して挿入孔を作成、ガイドワイヤーを髄内へ挿入(骨折部は徒手的操作や整復用器械を使用し、整復が必要)し、髄内リーミングを小さい径から段階的に大きい径へと進める。
内径と長さを計測し、決定された髄内釘を徒手的に挿入。整復位を確認後、近位と遠位に横止めスクリューを挿入、最後にエンドキャップを挿入して固定する。

★下肢機能障害だけでなく全身状態への影響も大きい大腿骨骨幹部骨折に対して、低侵襲で強固な固定を可能とする。

麻酔方法	全身麻酔or脊髄くも膜下麻酔
手術体位	トラクションテーブル(牽引手術台)を用いた仰臥位(患肢はやや外転位とする：体位写真4)
手術時間	約90分
術後合併症	❶整復困難 特に筋肉量が多い若年男性で多い ❶術中骨折 無理な挿入操作による ❶アライメント不良(外反変形、回旋変形など) ❶血管損傷 ❶神経損傷

手術のバリエーション

順行性
- 大腿骨近位より挿入する
- 一般的には順行性が選択される

逆行性
- 大腿骨顆部より挿入する
- 大腿骨遠位部骨折では逆行性が選択される
- 膝関節の切開が必要となる

手術のココに注意！

- 転位した骨折部の整復、強固な固定により、**早期離床**および**運動療法**を開始して下肢機能を再建します。
- 骨折によって出血するため、**貧血**の有無を確認し、**輸血の準備**をします。
- 早急な手術が必要となります。

手術手順

※p.276～277「上腕骨骨折に対する髄内釘固定術」参照

❶ 皮膚切開

大転子より近位で皮膚切開、中殿筋膜を切開して鈍的に展開する。

❷ 髄内釘の挿入孔作製

Cアームで確認のうえ、大腿骨大転子頂部にガイドピンを挿入する。リーマーを用いて髄内釘の挿入孔を作製する。

❸ 骨折部の整復とガイドワイヤーの挿入

近位からガイドワイヤーを徒手的に挿入。
骨折部を整復し、ガイドワイヤーを通して、遠位骨片に挿入する。

❹ 髄内リーミング

ガイドワイヤー越しにリーミングを行う。径を拡大し、挿入予定の髄内釘径より1mmほど太くリーミングする。

❺ 髄内釘挿入

髄内釘の長さを確認のうえ、髄内釘を挿入する。

❻ 遠位横止めスクリュー挿入

Cアームを用いてラジオルーセントドリルでスクリュー孔を作製し、横止めスクリューを挿入する（通常は2本）。

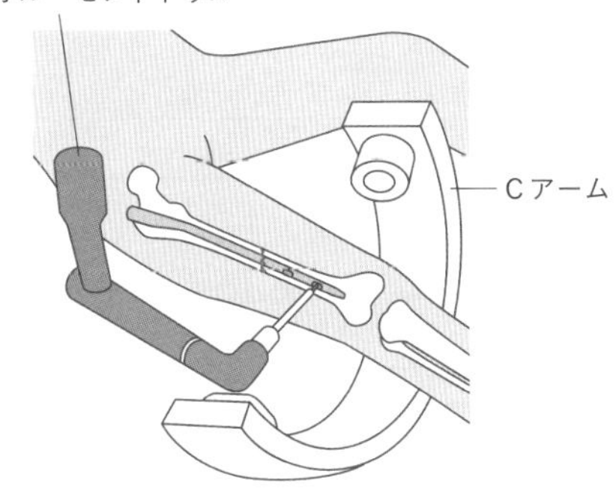

❼ 近位横止めスクリュー

髄内釘に連結したドリルガイドを用いてスクリュー孔を作製し、横止めスクリューを2本挿入する。

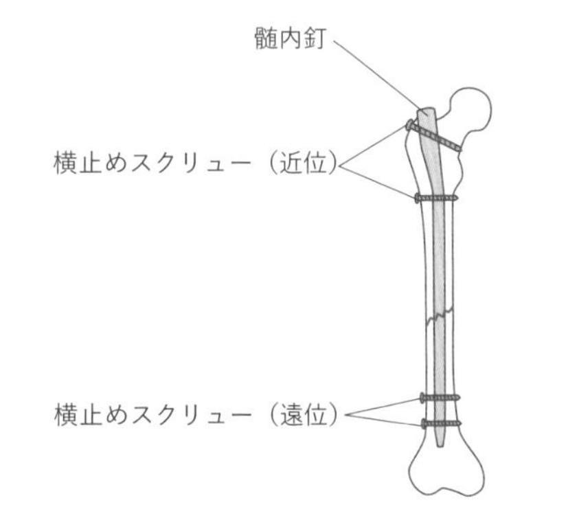

❽ エンドキャップ挿入

髄内釘の近位端にエンドキャップを挿入する。

❾ 閉創

洗浄後に筋膜と皮下を縫合する。

95 膝関節鏡視下半月板切除 / 縫合術

適応疾患・手術適応

半月板のイメージ

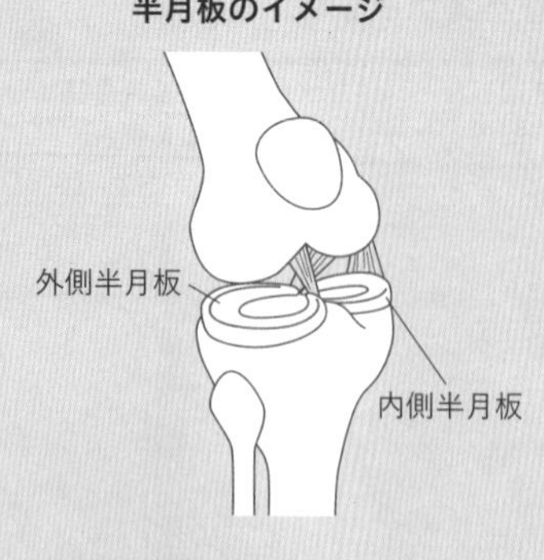

半月板損傷の分類

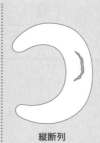

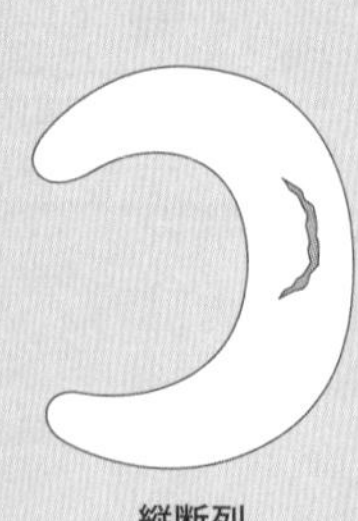
縦断列

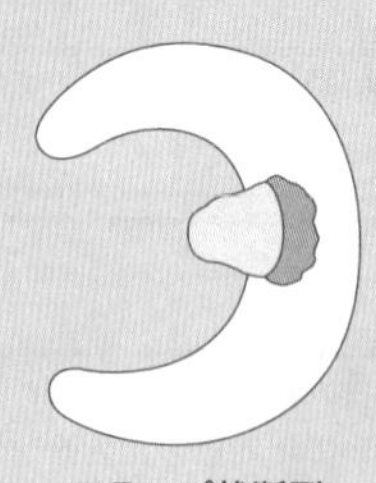
フラップ状断裂

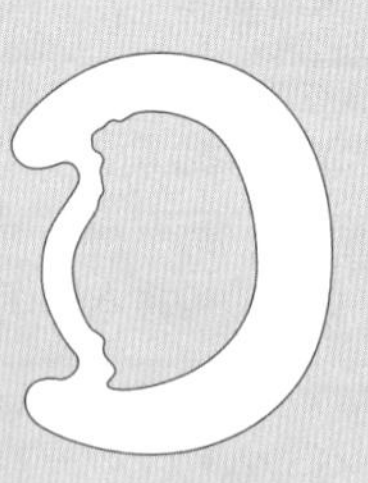
バケツ柄状断裂

半月板切除術

- 半月板体部には外縁を除いて血行が存在しないため、変性したフラップを部分的に切除することがある。
- 半月板切除術後に変形性膝関節症の発症頻度が高くなるため、できるだけ温存をめざす。

半月板縫合術

- 半月板の外縁10～25%には血行が存在するので、この部位での断裂は縫合によって治癒する。
- 縦断裂のみならず水平断裂や横断裂であっても、縫合術を第一に考える。

手術の概要

半月板切除術

変性した半月板のフラップを部分切除する。

半月板縫合術

半月縫合糸やオールインサイドデバイスを用いて縫合する。

左膝内側半月板縦断裂の場合

術前

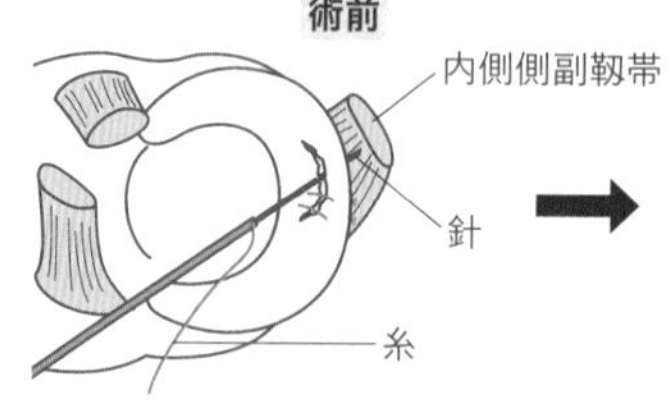

術後

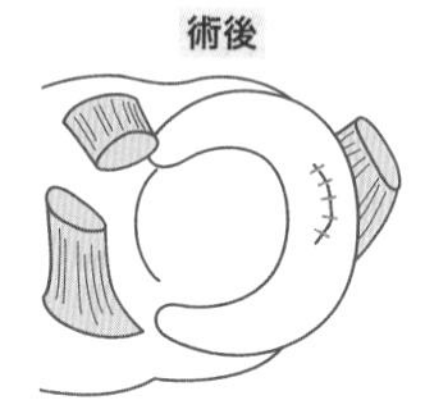

麻酔方法	全身麻酔
手術体位	仰臥位(体位写真1) ★膝関節を内外反しやすいようにしておく。大腿外側に側板（支持器）を当てておくと外反するのが容易になる。
手術時間	約1時間
合併症	**術前**（関節内外組織の損傷として） ❗関節軟骨損傷 ❗膝窩動静脈損傷 ❗腓骨神経損傷 特に外側半月板縫合術で注意する。 **術後** ❗神経麻痺 足趾の運動（特に母趾の背屈）を確認し、腓骨神経麻痺の有無を確認する。 ❗静脈血栓症

手術のココに注意！

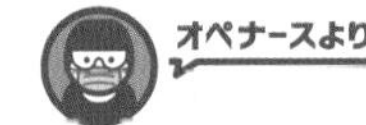

- 半月板断裂を生じると、運動痛、引っ掛かり感、嵌頓症状を呈します。切除もしくは縫合術によって症状を緩和させることが目的となります。
- MRIで断裂がみられても無症状であれば、手術をしなくて問題ありません。
- 術中は、切除術、縫合術にかかわらず、関節内外組織の損傷として**関節軟骨損傷**、**膝窩動静脈損傷**、特に外側半月板縫合術では**腓骨神経損傷**が起こる可能性があります。

手術手順 半月板縫合術の場合

❶ 皮膚切開

膝関節内に生理食塩水を注射する。
外側膝蓋下に5～6 mmの切開を加える。

❷ 関節鏡挿入

外套管を用いて膝関節内に関節鏡を挿入する。

❸ 関節内評価

半月板を評価するとともに、手術器械挿入のための内側膝蓋下にも切開を加える。

❹ プロービング*

半月板を鏡視し、プローブ*で触診し、断裂部が縫合可能か否かを検討する。

＊プロービング：プローブを用いて探査、精査すること
＊プローブ：病巣の評価に使用する探り棒

❺ 断裂部の新鮮化

断裂部および周辺をラスピングして出血を促し新鮮化する。

★断裂部、および周辺をラスピングして出血を促す。

❻ 縫合のための皮膚切開

外側では、腸脛靭帯下縁と大腿二頭筋の間に（内側では内側側副靭帯後方）縦切開を加える。

❼ レトラクターの挿入

大腿二頭筋とともに腓骨神経を後方に保護する。レトラクター*を挿入する（内側では内側側副靭帯後方）。

＊レトラクター：手術スペースを確保する際に筋肉や組織を傷つけないよう避けるために使用する器械のこと。

❽ 半月縫合針の刺入

半月縫合針を内側膝蓋下ポータルから外側半月板に刺入し、後方関節包まで穿刺する。助手がレトラクター内で針先を受け取る。

❾ 縫合と結紮

関節包の表面で糸が軟部組織に絡んでいないことを確認し縫合、結紮する。

❿ 閉創

切開部を皮膚縫合する。

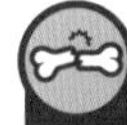

96 膝関節鏡視下前十字靭帯再建術

適応疾患・手術適応

膝前十字靭帯（ACL）損傷を放置すると、膝くずれなどの症状に加え、二次的に半月板損傷や軟骨損傷を引き起こすため、再建術の適応となる。

手術の概要

ACLの代用腱として、半腱様筋腱(ST)または膝蓋腱の1/3を骨付き(BTB)で採取して関節鏡下で移植する。

麻酔方法	全身麻酔(＋持続硬膜外麻酔or伝達麻酔)
手術体位	仰臥位(体位写真８) ★下肢は下腿を手術台から垂らすか、もしくは手術台上で膝関節を約80度屈曲する。
手術時間	約90分
術後合併症	腓骨神経麻痺 麻痺症状（足趾の動き）の有無を確認

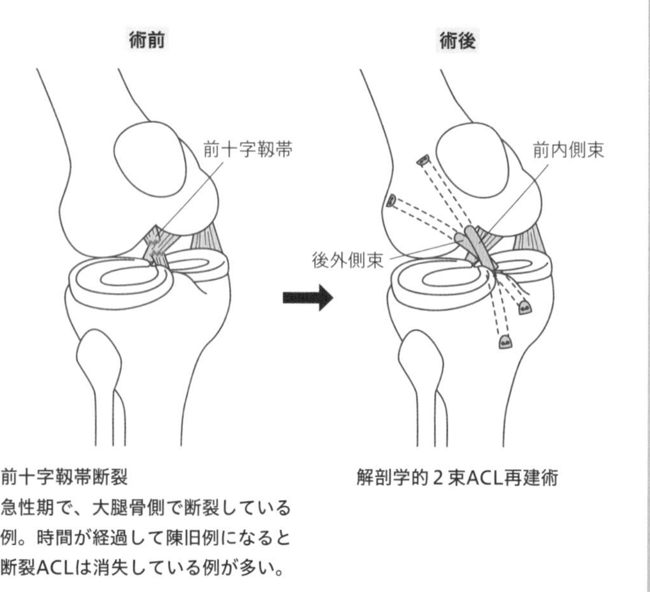

前十字靭帯断裂
急性期で、大腿骨側で断裂している例。時間が経過して陳旧例になると断裂ACLは消失している例が多い。

解剖学的２束ACL再建術

手術のバリエーション

ST(STG)

内側ハムストリングの半腱様筋腱(ST)のみ、あるいはSTと薄筋腱(G)を再建材料として、骨トンネルに通す。

BTB

膝蓋腱の1/3を骨付きで採取してスクリューで固定する。

★BTBが選択される場合
- 競技特性上ハムストリング筋の低下を避けたい症例
- 確実な膝安定性の獲得が望まれる症例
- 再度の再建術の症例

★半月板が損傷している場合は半月板縫合術を併せて行う。

手術のココに注意！

- 膝前十字靭帯（ACL）断裂は**保存的に治癒しないため**、自家腱を採取してACLの代用腱をつくり、移植する手術が必要となります。
- 術後感染の頻度は0.5％未満と少ないですが、いったん感染すると移植腱を抜去せざるを得ない例は約50％と多いので、注意が必要です。

手術手順　STの場合

❶ 皮膚切開

脛骨粗面の内側、遠位に約3cmの斜皮膚切開を加える。

❷ 移植腱（STまたはBTB）の採取

〈STの場合〉
STを同定し、テンドンハーベスターで採取する。
〈BTBの場合〉
膝蓋骨、脛骨両端から幅10mm、長さ20mmの骨を付けた膝蓋腱を採取する。

❸ 関節鏡の挿入、遺残靭帯の郭清と骨孔の位置決め

膝関節鏡を挿入し、靭帯遺残組織を郭清し、靭帯付着部を同定する。

❹ 大腿骨骨孔の作成

鏡視下に、ACLガイドを用いて大腿骨骨孔をあける。

❺ 脛骨骨孔の作成

脛骨用ACLガイドを用いて脛骨骨孔をあける。

❻ 移植腱の形成

腱を2分し、各々2重束とし、端々を糸で束ねる。
★術者が骨孔作成中に助手が行うことが多い。

❼ 移植腱の関節内導入と固定

移植腱導入糸を関節内に挿入し、脛骨側から大腿骨側へ移植腱を骨孔に導く。

❽ 移植腱の骨への固定

大腿骨側はエンドボタンCL、脛骨側は適切な張力でダブルスパイク（プレートやステープルを用いて）固定する。

❾ 閉創

ドレーン留置後、関節鏡挿入部、脛骨側靭帯固定部を閉創する。

97 人工膝関節置換術 [TKA]

適応疾患・手術適応

- 変形性膝関節症
- 関節リウマチ
- 大腿骨顆部骨壊死

適応のめやす

人工膝関節全置換術［TKA］ 膝関節全体の軟骨摩耗と変形が進行している症例	人工膝関節単顆置換術［UKA］ 膝関節のすり減りが「内側だけ」または「外側だけ」の症例 ★ほとんどの場合、「内側」に起こる
・可動域制限が強い症例 ・O脚やX脚の程度が強い症例 ・靭帯機能不全 ・関節リウマチなどの炎症性疾患	・可動域制限が少ない症例 ・O脚やX脚の程度が軽い症例 ・高度の肥満でない症例 ・骨壊死の範囲が人工関節の固定力に影響を及ぼさない程度である ・反対側の関節面が保たれている ・靭帯機能が十分に保たれている

手術の概要

膝関節は、関節の内側と外側、そして前方にある膝蓋骨の3か所で体重を支えている。
大腿骨、脛骨、膝蓋骨の表面を適切な量だけ骨切りした後、金属やポリエチレンでできている人工関節に置き換える手術。

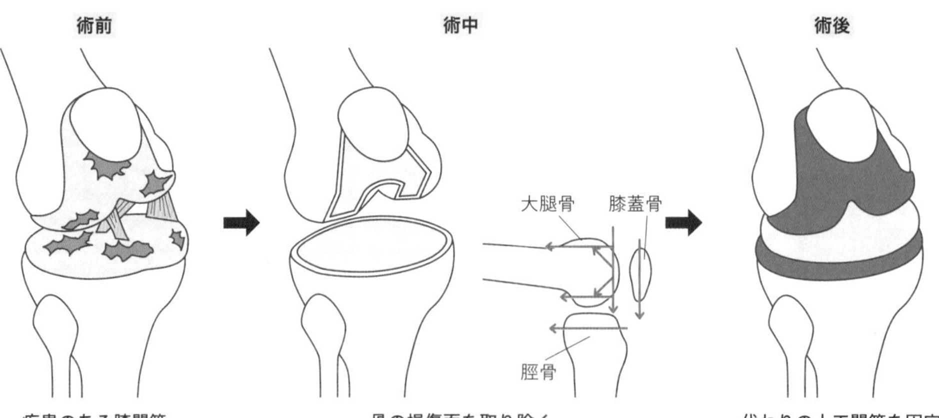

麻酔方法	全身麻酔（＋伝達麻酔）
手術体位	仰臥位（体位写真１）
手術時間	約２時間
術後合併症	❶感染　❶静脈血栓症 ❶タニケット後の皮膚トラブル、疼痛　❶神経・血管損傷

手術のココに注意！

- 人工膝関節置換術は、ほかの手術に比較して**血栓症や塞栓症の合併症リスクが高い**です。肺塞栓症は発症すると死亡率がきわめて高いので、予防が重要となります（歩行訓練開始時の肺塞栓症が多い）。
- 術中の細菌感染が原因の**早期感染**と、術後ほかの疾患が原因で免疫機能が落ちたときに起こる**晩期感染**があり、**重症例は人工関節抜去**が必要となります。

手術手順　TKAの場合

❶ 皮膚切開・関節展開

膝関節の前面に縦皮膚切開する。膝蓋骨を外側に脱臼させて関節を展開する。

❷ 大腿骨遠位骨切り

大腿骨遠位カットガイドを設置し、大腿骨遠位骨切りを行う。

❸ 大腿骨前後面の骨切り

サイジングガイド*を用いて大腿骨前後径を計測し、大腿骨前後骨切り量を決定する。適合する大腿骨カットガイド*を設置して、大腿骨前後面の骨切りを行う。

＊サイジングガイド・カットガイド：骨を切るときの厚さや大きさを調整するために指標となる

❹ 脛骨骨切り

脛骨カットガイドを設置する。脛骨後方に存在する血管や神経を損傷しないように、レトラクターで保護しながら脛骨近位骨切りを行う。

骨切り終了後、大腿骨と脛骨の間のスペースやバランス、角度をチェックする。

❺ 膝蓋骨骨切り

膝蓋骨の厚さを計測した後、膝蓋骨関節面の骨切りを行う。

❻ 試整復

大腿骨、脛骨、膝蓋骨それぞれのトライアル*設置した後、仮のインサートを挿入して試整復を行う。

インプラント設置前に術野を洗浄し、関節包にカクテル注射する。

＊トライアル：設置するインプラントの仮模型

★カクテル（術後鎮痛のための麻酔薬やステロイドなど混合薬）を注入する場合、インプラントを設置する前に行う。

❼ インプラントの設置・固定

脛骨、大腿骨、膝蓋骨の順に各インプラントを骨に固定する。

最後に脛骨インサート*を設置する。

＊インサート：軟骨の代わりとなるポリエチレン製インプラント

★セメントタイプの場合はセント固定を行う。

❽ 閉創

術野を洗浄後、必要な場合（術後出血リスクが高いなど）はドレーンを留置、関節包、皮下組織、皮膚の順に縫合する。

★必要な場合はドレーンのチューブからトラネキサム酸などの止血剤を注入する。

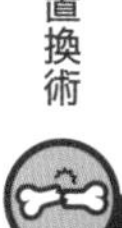

98 脛骨骨折に対するプレート固定術

適応疾患・手術適応

- 骨幹部骨折や関節内骨折を合併した症例
- 髄腔が狭く髄内釘挿入が困難な症例、髄内釘刺入部に傷がある症例
- 人工膝関節施行例、創外固定装着期間が長くなり髄内釘では感染リスクが高くなっている症例

手術の概要

脛骨骨幹部の骨折に対する骨接合術であり、骨折部を整復し、内固定材(プレートとスクリュー)を用いて固定を行う。

単純骨折の場合

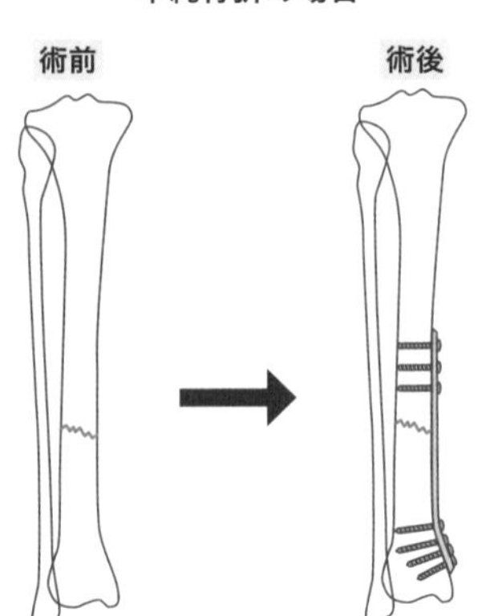

直接的に骨折部の解剖学的整復を行う

粉砕骨折の場合

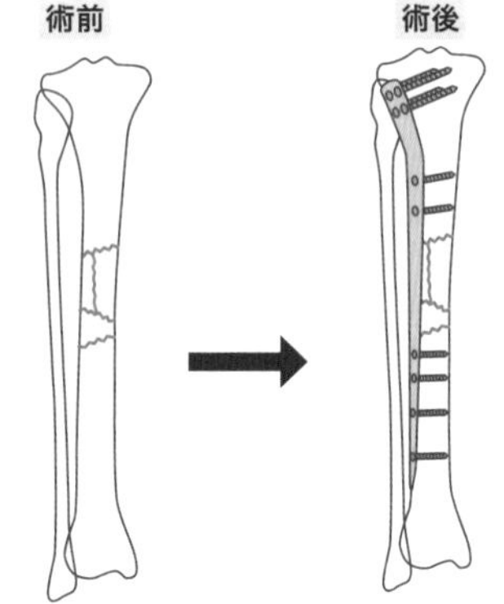

骨折部の侵襲を避け主骨片どうしを整復して固定する

麻酔方法	全身麻酔or脊髄くも膜下麻酔
手術体位	仰臥位(体位写真1)
手術時間	約2時間
術後合併症	❶ 骨癒合遅延 脛骨は、周囲の血流に乏しく、骨癒合しにくい。 ❶ 骨折部の神経や血管の損傷 足のしびれや皮膚の冷感がある場合は要注意となる。 ❶ コンパートメント症候群 骨折が生じると、内出血や筋肉の腫脹によってコンパートメント圧が上昇し、血管や神経が圧迫され、血流障害や神経麻痺が発生することがある。 ※コンパートメント（筋区画）：筋肉は血管や神経とともに、骨と筋膜（筋肉の外側の膜）と骨間膜（脛骨と腓骨の間にある膜）で囲まれる。 症状は疼痛、皮膚蒼白、脈拍消失（足の脈が触れなくなる)、しびれ、麻痺など。 ❶ 感染 脛骨は、開放骨折になりやすい。開放骨折は感染の危険性が強く、骨髄炎になると治療が非常に困難となる。

手術のココに注意！

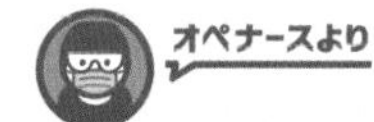

- 脛骨の骨折の中でも**脛骨遠位端**は交通事故やスポーツ、転倒などにより骨折しやすい部位で、幅広い年代にみられます。
- 比較的太い骨なので、強い衝撃が加わった場合に骨折することが多く、**複雑に骨折したり、骨周辺の軟部組織（筋肉、神経など）も強く損傷しているケースが多くみられます。**

手術のバリエーション

絶対的安定性による固定（単純骨折）

- 直接的に解剖学的整復をし、プレート固定で全体を支え、骨片間にスクリューで圧迫力を加えてしっかり固定する。

相対的安定性による固定（粉砕骨折）

- 粉砕骨片に整復操作を行うと骨に供給される大切な血流を障害するため、粉砕骨片には触らない。
- 軸と長さ、回旋を整えて膝関節と足関節の位置関係の再建をめざして膝側と足側の大きな主骨片のみを整復し、プレートでそれぞれ固定する。

手術手順

❶ 皮膚切開

骨折部を中心に、皮膚切開する。
術前計画で予定したプレートが設置できる範囲の長さとする。

❷ アプローチ

血行温存に留意し、骨膜の剥離は骨折部位のみにとどめておく。

❸ 骨折部の整復

牽引などを加えて骨折部を解剖学的に直接整復する。

❹ 骨折部の仮固定

整復鉗子で整復位の保持が困難な場合にはＫワイヤーを挿入して仮固定を行う。

❺ 圧迫スクリュー固定

斜骨折やらせん骨折の場合には骨片間の圧迫スクリュー（ラグスクリュー*）を挿入する。

＊ラグスクリュー：整復部位に適度な圧迫をかけることで骨癒合を促す役割ができるネジのこと

❻ プレートの固定

術前計画で予定したプレートを設置する。
ロッキングプレート*の場合は厳密なベンディングは必要ないが、必要に応じてベンディング*を行う。
プレートに順次スクリューを挿入する。

＊ロッキングプレート：プレートのスクリューホールとスクリューヘッドに「ねじの山と溝」があり、プレートとスクリューがロックされるプレートのこと。プレートとスクリューが一体になるため固定力が強くなる
＊ベンディング：プレートを骨にあわせて曲げること

❼ 閉創

洗浄し、ドレーンを留置後、筋膜、皮下、皮膚を縫合する。

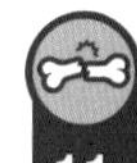

99 アキレス腱縫合術

適応疾患・手術適応

アキレス腱断裂

- アキレス腱とは、腓腹筋とヒラメ筋(下腿三頭筋)を踵骨につなぐ身体で最も大きく強い腱であり、断裂により爪先立ち(足関節底屈)の肢位が困難となり、歩行時の推進力を著しく失う。
- 陳旧例は靭帯補強術や再建術の適応となることが多い。

手術の概要

断裂したアキレス腱を糸で縫合し、強固かつ確実に修復する手術
腱断端やパラテノン(腱上膜)を確実に修復できる。

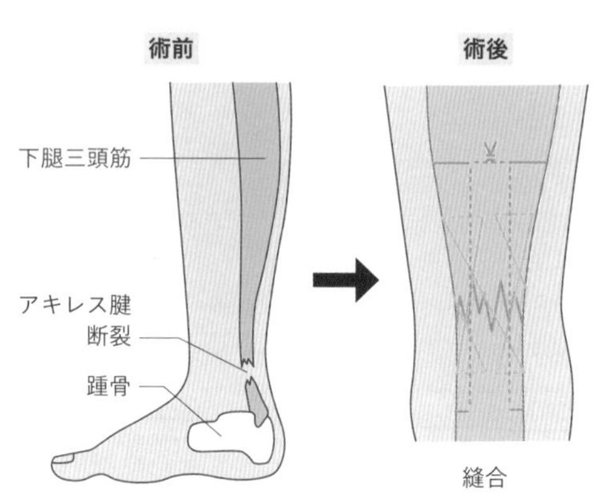

麻酔方法	全身麻酔or脊髄くも膜下麻酔(＋伝達麻酔)
手術体位	腹臥位(足枕などが必要：体位写真26)
手術時間	約45分
術後合併症	❗皮膚縫合不全 皮下脂肪が薄く、皮下組織の直下に腱が存在するため ❗感染 ❗再断裂(約１～２％) ❗腓腹神経損傷 皮膚切開が外側に寄りすぎる場合

手術のココに注意！

- 術後の再断裂防止、早期リハビリテーションのため、ギプスや装具を使用し、**足関節を固定**します。アキレス腱断裂をしても歩けることもあるため、見逃さないよう注意が必要です。
- 手術をせず、尖足位で一定期間固定（ギプス固定）する保存方法もあります。

手術手順

❶ 皮膚切開

アキレス腱上に皮膚切開を加え、皮下を剥離する。

❷ 筋膜切開、パラテノン切開

筋膜を切開し、断裂部を確認し、血腫を除去する。

★パラテノンをそれぞれ愛護的に剥離する。

❸ 中心縫合

断裂部の中心縫合を行う。

★健側を参考に、膝屈曲90度で足関節が底屈位になるよう中心縫合の緊張を決める。

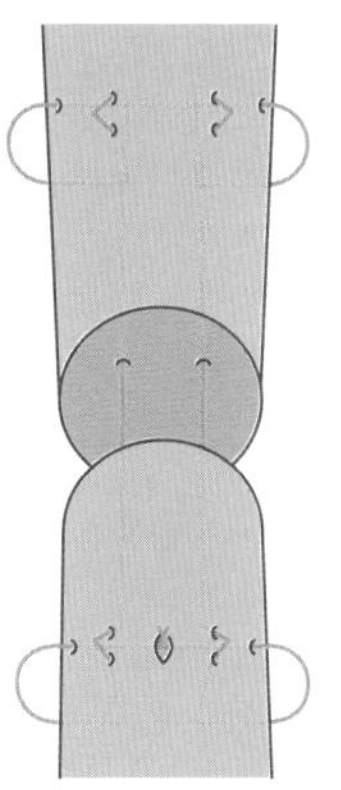

❹ 断裂縫合

断端が接触するよう近位・遠位の線維を可及的に追加縫合する。

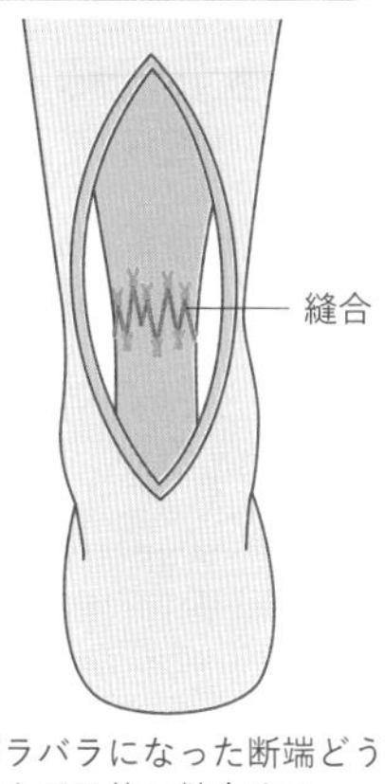

バラバラになった断端どうしを可及的に縫合する

❺ 周囲縫合

周囲縫合を行う。

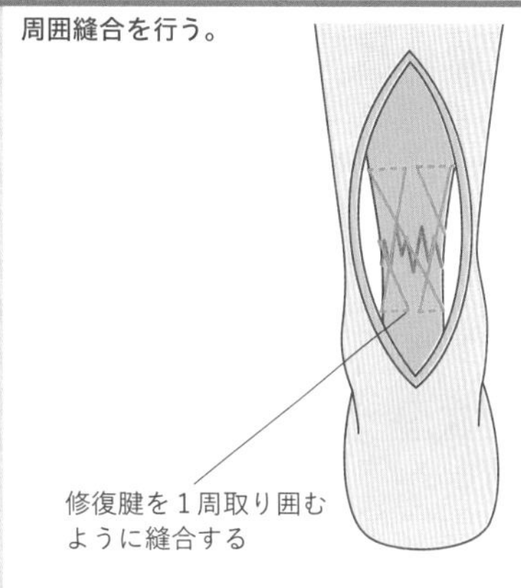

修復腱を1周取り囲むように縫合する

❻ パラテノン縫合

パラテノンを修復する。

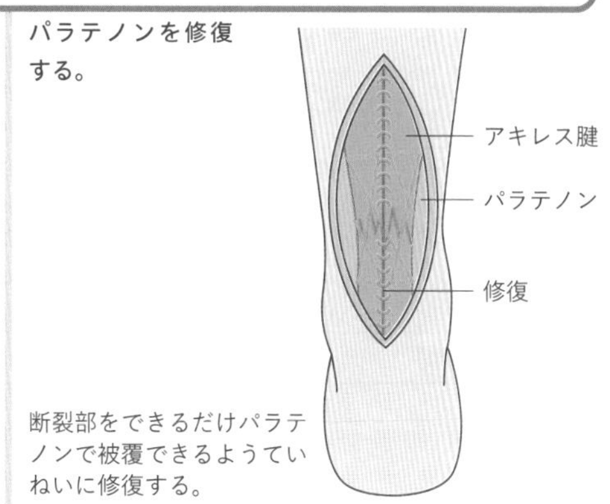

断裂部をできるだけパラテノンで被覆できるようていねいに修復する。

❼ 修復状態の確認

足関節を底背屈し、強固に縫合できたか確認。

膝関節90度屈曲で、トンプソンテスト*を行い、縫合部の緊張を確認する。

＊トンプソンテスト：腹臥位で膝を直角に曲げた状態でふくらはぎを強くつまむと、正常では足関節は底屈する

❽ 洗浄・閉創

洗浄し、筋膜、皮下、皮膚を縫合する。

100 四肢切断術

適応疾患・手術適応

- 四肢の血栓、栓塞、糖尿病、外傷など高度の挫滅による壊死の場合
- 四肢の悪性腫瘍、ガス壊疽や慢性の難治性骨髄炎で排膿が継続する場合など生命に危険を及ぼす疾患の場合、あるいは奇形があるとき

手術の概要

四肢をある部位で切断し、それより末梢を切り離す。関節で四肢を切断することを関節離断術という。

★切断部位は、その後の生活や職業にとって影響があるので、十分に検討して決定されるが、最近は義肢および義肢作製技術の進歩に伴い、できるだけ切断端を長くするのが原則となっている。

★切断端は、義肢の装着がうまくできるように軟部組織で十分に覆われていること、断端に疼痛がないこと、浮腫などの血行障害がないこと、皮膚の癒着がないことなどが要求される。

下腿切断の例

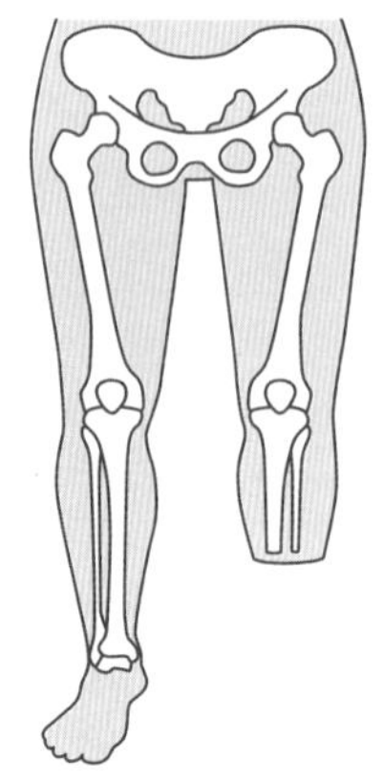

大腿切断の例

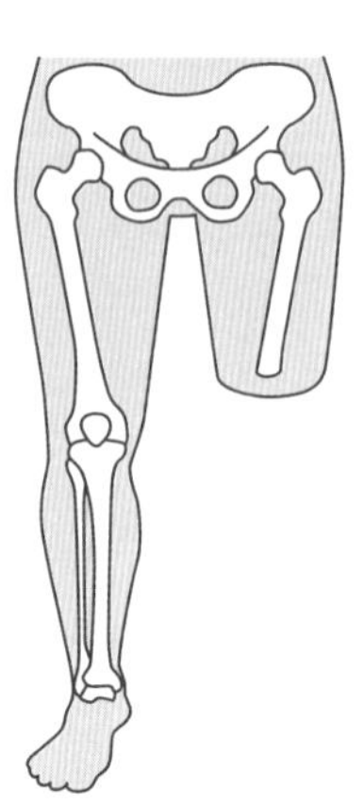

麻酔方法	全身麻酔or脊髄くも膜下麻酔(＋硬膜外麻酔or末梢神経ブロック)		
手術体位	仰臥位(体位写真１)		
手術時間	約１時間		
術後合併症	❶術後感染 ❶幻肢痛 ❶皮膚障害、壊死 切断の原因が循環障害の場合は特に、血流不良により壊死が起こる可能性がある。切断部の皮膚観察を十分に行い、皮膚に暗紫色や冷感あれば医師へ報告が必要となる。義足部の湿疹、擦り傷、水虫、接触などの皮膚障害に注意する。	❶精神的合併症 喪失感、社会・在宅復帰への不安から、うつ病を発症する場合がある。 一般的に、切断直後よりも、数日経過してから喪失感が強くなり、時間の経過とともに事実を受け入れることができるようになる、といわれている。	❶浮腫 筋組織、神経組織、骨すべてを断裂するため、血流障害が起こりやすい。術直後から弾性包帯を巻き、血流を促す。

手術のココに注意！

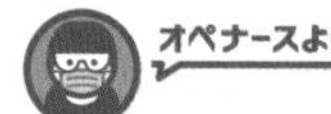

- 浮腫が軽減しない間に義足を作ると切断部の形が整わず、症状が落ち着いたころ、義足と皮膚の間に隙間ができてしまい、**皮膚損傷や疼痛**の原因となります。
- さまざまな側面から精神的サポートをすることが大切です。社会復帰や在宅復帰に向けて、看護師だけではなく臨床心理士や理学療法士、作業療法士、ケースワーカーなど、さまざまな職種がかかわります。
- **義肢の装着指導と術後のリハビリテーション介助が重要です。**

手術手順　大腿切断の場合

❶ 皮膚切開

前方と後方の皮弁はほぼ同じ長さでデザインする。

★皮弁の長さは、切断高位の大腿の前後径の最低1.5倍にする。

❷ 前後方の皮弁作成

大腿内側の骨切りラインから皮膚切開を開始し、ゆるやかなカーブを描いて前方の皮弁先端まで皮膚切開し、同様に外側は骨切りラインまで切開する。

後方皮弁も同じく作成する。

❸ 皮下・筋膜の皮弁作成

皮下組織、筋を切開し、骨切りラインまで筋皮弁を近位に反転させる。

❹ 血管処理と大腿骨の切断

大腿内側の大腿動脈、大腿静脈を同定し、結紮・切離する。

全周性に大腿骨骨膜を切開する。大腿骨を切断し、骨切断面をなめらかにする。

★切断面の前外側を平らにすることにより、骨と軟部組織の間の圧を減らす。

❺ 神経の処理

坐骨神経を同定し、骨切りラインより近位で結紮する。

❻ 洗浄

断端部を洗浄する。

❼ 断端部の縫合

大腿骨にドリルで小孔をあけ、筋を縫着する。

四頭筋エプロンで骨断端を覆う。

前方と後方の筋膜を縫合する。

★余分な筋肉や筋膜をトリミングする。

❽ 閉創

ドレーンを筋膜下に留置し、閉創する。

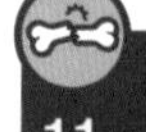

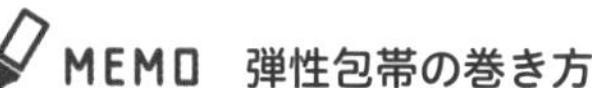

MEMO 弾性包帯の巻き方

- 弾性包帯は、反復巻きで巻き上げる。強く巻きすぎると血流障害が起きてしまい、弱すぎると効果を発揮できない可能性がある。
- 大腿部の切断では包帯を腰部まで巻き上げると、ゆるくなったときに下に落ちづらくなる。

大腿切断の場合

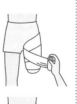

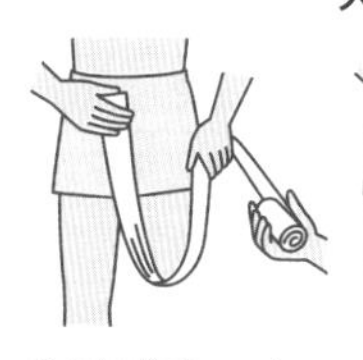

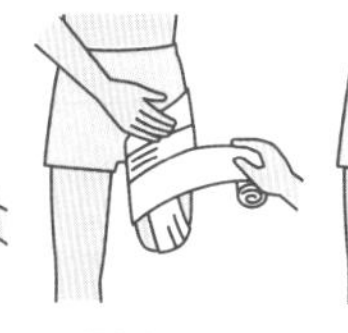

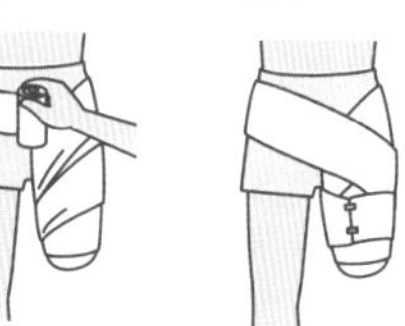

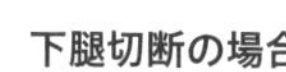

下腿切断の場合

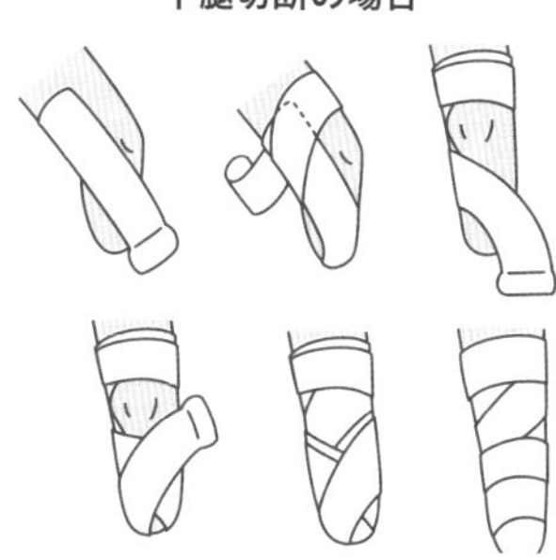

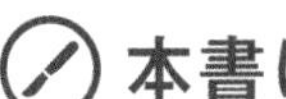

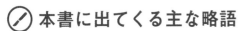

本書に出てくる主な略語

略語	フルスペル	和訳
A AAA	abdominal aortic aneurysm	腹部大動脈瘤
AAR	ascending aortic replacement	上行大動脈置換術
ABR	auditory brainstem response	聴性脳幹反応
ACA	anterior cerebral artery	前大脳動脈
ACL	anterior cruciate ligament	膝前十字靭帯再建術
Acom	anterior communicating artery	前交通動脈
ACT	activated clotting time	活性化凝固時間
AF	atrial fibrillation	心房細動
AFL	atrial flutter	心房粗動
AHA	American Heart Association	アメリカ心臓協会
AICA	anterior inferior cerebellar artery	前下小脳動脈
AIHA	autoimmune hemolytic anemia	自己免疫性溶血性貧血
AL	anterio lateral	前側方アプローチ
AMR	abnormal muscle response	顔面の異常筋電反応
AR	aortic regurgitation	大動脈弁閉鎖不全症
ARCR	arthroscopic rotator cuff repair	関節鏡視下腱板断裂修復術
ARDS	acute respiratory distress syndrome	急性呼吸窮迫症候群
AS	aortic stenosis	大動脈弁狭窄症
AT	abdominal total hysterectomy	単純子宮全摘出術（腹式）
AVB	atrioventricular block	房室ブロック
AVP	aortic valvuloplasty	大動脈弁形成術
AVR	aortic valve replacement	大動脈弁置換術
B BA	basilar artery	脳底動脈
BBG	brilliant blue G	ブリリアントブルーG
BCC	basal cell carcinoma	基底細胞癌
BMI	body mass index	肥満指数
BTB	bone-tendon-bone	膝蓋骨-膝蓋腱-脛骨（骨付き筋腱）
C C	cervical spine	頸椎
CABG	coronary artery bypass grafting	冠動脈バイパス術
CAS	carotid artery stenting	頸動脈ステント留置
CCC	contonuous curvilinear capsulorrhexis	前嚢切開
CEA	carotid endarterectomy	頸動脈内膜剥離術
COPD	chronic obstructive pulmonary disease	慢性閉塞性肺疾患
CRPS	complex regional pain syndrome	複合性局所疼痛症候群
CVP	central venous pressure	中心静脈圧
D DBS	deep brain stimulation	脳深部刺激療法
DHS/CHS	dynamic hip screw /compression hip screw	ヒップスクリュー
DST	double stapling technique	—
E ECA	external carotid artery	外頸動脈
ECCE	extracapsular cataract extracton	水晶体嚢外摘出術
EMR	endoscopic mucosal resection	内視鏡的粘膜切除術
EPP	extrapleural pneumonectomy	胸膜肺全摘出術
ESD	endoscopic submucosal dissection	内視鏡的粘膜下層剥離術

	略語	フルスペル	和訳
	ESS	endoscopic sinus surgery	内視鏡下鼻内副鼻腔手術
	EVAR	endovascular aortic repair	腹部ステントグラフト留置術
F	FA	facial artery	顔面動脈
	FTJ	femorotibial joint	大腿脛骨関節
G	GIST	gastrointestinal stromal tumor	消化管間質腫瘍
H	HIT	heparin-induced thrombocytopenia	ヘパリン起因性血小板減少症
	HS	hereditary spherocytosis	遺伝性球状赤血球症
I	ICA	internal carotid artery	内頸動脈
	ICCE	intracapsular cataract extraction	水晶体嚢内摘出術
	ICG	indocyanine green	インドシアニングリーン
	IE	infective endocarditis	感染性心内膜炎
	IOL	intraocular lens	眼内レンズ挿入
	IPG	implantable pulse generator	完全埋没型刺激発生装置
	ISR	inter sphincteric resection	括約筋間切除術
	ITP	idiopathic thrombocytopenic purpura	特発性血小板減少性紫斑病
	IVRO	intraoral vertical ramus osteotomy	下顎枝垂直骨切り術
L	L	lumbar spine	腰椎
	LA	laparoscopic appendectomy	腹腔鏡下虫垂切除術
	LAM	laparoscopically assisted myomectomy	腹腔鏡補助下子宮筋腫核出術
	LAPR	laparoscopic abdominoperineal resection	腹腔鏡下直腸切断術
	LAVH	laparoscopically assisted vaginal hysterectomy	腹腔鏡下膣式子宮全出摘術
	LC	laparoscopic cholecystectomy	腹腔鏡下胆嚢摘出術
	LDG	laparoscopic distal gastrectomy	腹腔鏡下幽門側胃切除術
	LDP	laparoscopic distal pancreatectomy	腹腔鏡下膵体尾部切除術
	LH	laparoscopic hepatectomy	腹腔鏡下肝切除術
	LICR	laparoscopic ileocecal resection	腹腔鏡下回盲部切除術
	LITA	left internal thoracic artery	内胸動脈（左）
	LPG	laparoscopic proximal gastrectomy	腹腔鏡下噴門側胃切除術
	LRHC	laparoscopic right hemicolectomy	腹腔鏡下結腸右半切除術
	LS	laparoscopic sigmoidectomy	腹腔鏡下S状結腸切除術
	LS	laparoscopic splenectomy	腹腔鏡下脾臓摘出術
	LTC	laparoscopic transverse colectomy	腹腔鏡下横行結腸切除術
	LTG	laparoscopic total gastrectomy	腹腔鏡下胃全摘出術
M	MA	maxillary artery	顎動脈
	MAP	mitral annuloplasty	僧帽弁輪形成術
	MCA	middle cerebral artery	中大脳動脈
	MDRPU	medical device related pressure ulcer	医療関連機器圧迫創傷
	MED	micro endoscopic discectomy	内視鏡下腰椎後方椎間板摘出術
	MEP	motor evoked potential	運動誘発電位
	MER	microelec- trode recording	微小電極記録
	MG	myasthenia gravis	重症筋無力症
	MICS	minimally invasive cardiac surgery	低侵襲心臓手術
	MIDCAB	minimally invasive direct coronary artery bypass grafting	低侵襲冠動脈バイパス術

	略語	フルスペル	和訳
	MM	muscularis mucosae	粘膜筋板
	MMT	manual muscle testing	徒手筋力テスト
	MR	mitral regurgitation	僧帽弁閉鎖不全症
	mRH	modified radical hysterectomy	準広汎子宮全摘出術
	MS	mitral stenosis	僧帽弁狭窄症
	MST	multiple subpial transection	軟膜下皮質多切術
	MVP	mitral valvuloplasty	僧帽弁形成術
	MVR	mitral valve replacement	僧帽弁置換術
N	NSAIDs	non-steroidal anti-inflammatory drugs	非ステロイド性抗炎症薬
O	OA	occipital artery	後頭動脈
	OPCAB	off-pump coronary artery bypass grafting	心拍動下冠動脈バイパス術
	OPSI	overwhelming postplenectomy infection	脾摘後重症感染症
P	P/D	pleurectomy/decortication	胸膜切除／肺剥皮術
	$PaCO_2$	partial pressure of arterial carbon dioxide	動脈血二酸化炭素分圧
	PAR	partial arch replacement	上行弓部部分置換
	PCA	patient-controlled analgesia	患者自己調節鎮痛
	PCA	posterior cerebral artery	後大脳動脈
	PCI	percutaneous coronary intervention	経皮的冠動脈形成術
	Pcom	posterior communicating artery	後交通動脈
	PCPS	percutaneous cardio pulmonary support	経皮的心肺補助装置
	PD	pancreatoduodenectomy	膵頭十二指腸切除術
	PEA	phacoemulsification and aspiration	超音波水晶体乳化吸引術
	PFJ	patellofemoral joint	膝蓋大腿関節
	PFNA/ TFNA	proximal femoral nail-antirotation/trochanteric fixation nail-advanced	髄内釘
	PICA	posterior inferior cerebellar artery	後下小脳動脈
	PL	postero lateral	後側方アプローチ
	PLIF	posterior lumbar interbody fusion	後方進入椎体間固定術
	PONV	postoperative nausea and vomiting	術後悪心・嘔吐
	PPPD	pylorus preserving pancreatoduodenectomy	幽門輪温存膵頭十二指腸切除
	PUL	prostatic urethral lift	経尿道的前立腺つり上げ術
	PVC	premature ventricular contraction	心室期外収縮
	PVP	photoselective vaporization of the prostate	経尿道的前立腺レーザー蒸散術
Q	QOL	quality of life	生活の質
R	RA	radial artery	橈骨動脈
	RAPN	robot assisted partial nephrectomy	ロボット支援下腎部分切除術
	RARC	robot assisted radical cystectomy	ロボット支援下根治的膀胱全摘除術
	RARP	robot assisted radical prostatectomy	ロボット支援下前立腺摘除術
	RASH	robot assisted simple hysterectomy	ロボット支援下子宮全摘出術
	RATS	robotic assisted thoracic surgery	ロボット支援下手術
	RDG	robotic distal gastrectomy	ロボット支援下幽門側胃切除術
	RDP	robotic distal pancreatectomy	ロボット支援下膵体尾部切除術
	rGEA	right gastroepiploic artery	右胃大網動脈

略語	フルスペル	和訳
RH	radical hysterectomy	広汎子宮全摘出術
RITA	right internal thoracic artery	内胸動脈（右）
RPG	robotic proximal gastrectomy	ロボット支援下噴門側胃切除術
rSO_2	regional cerebral oxygen saturation	経頭蓋局所脳酸素飽和度
RTG	robotic total gastrectomy	ロボット支援下胃全摘出術
[S] S	sacrum	仙椎
SAM	systolic anterior motion	僧帽弁収縮期前方運動
SCA	superior cerebelar artery	上小脳動脈
SCC	squamous cell carcinoma	有棘細胞癌
SEP	somatosensory evoked potentials	体性感覚誘発電位
SM	submucosa	粘膜下層
SpO_2	saturation of percutaneous oxygen	経皮的動脈血酸素飽和度
SSI	surgical site infection	手術部位感染
SSPPD	subtotal stomach preserving pancreatoduodenectomy	亜全胃温存膵頭十二指腸切除
SSRO	sagital split ramus osteotomy	下顎枝矢状分割術
ST	semitendinosus-tendon	半腱様筋（ハムストリング）
STA	superficial temporal artery	浅側頭動脈
STA-MCA	superficial temporal artery-middle cerebral artery	浅側頭動脈-中大脳動脈バイパス術
SVG	saphenous vein graft	大伏在静脈
[T] T	thoracic spine	胸椎
TA	transapical	経心尖
TAMIS	transanal minimally invasive surgery	経肛門的内視鏡下手術
TAo	transaortic	経上行大動脈
TAPP	transabdominal preperitoneal repair	腹腔内到達法
TAR	total arch replacement	全弓部大動脈置換術
TAVI	transcatheter aortic valve implantation	経皮的大動脈弁留置術
TCR	trans cervical resection	子宮鏡下手術
TEE	transesophageal echocardiography	経食道心エコー
TEES	transcanal endoscopic ear surgery	経外耳道的内視鏡下耳科手術
TEP	totally extraperitoneal preperitoneal repair	腹膜前到達法
TEVAR	thoracic endovascular aortic repair	胸部ステントグラフト留置術
TF	transfemoral	経大腿動脈
THA	total hip arthroplasty	人工股関節置換術
TIVA	total intravenous anesthesia	全静脈麻酔
TKA	total knee arthroplasty	人工膝関節全置換術
TLA	total laparoscopic adnexectomy	腹腔鏡下付属器切除術
TLC	total laparoscopic cystectomy	腹腔鏡下卵巣腫瘍摘出術
TLH	total laparoscopic hysterectomy	腹腔鏡下子宮全摘出術
TLIF	transforaminal lumbar interbody fusion	片側進入腰椎後方椎体間固定術
TLM	total laparoscopic myomectomy	腹腔鏡下子宮筋腫核出術
TLRH	total laparoscopic radical hysterectomy	腹腔鏡下広汎子宮全出摘術
TORS	transoral robotic surgery	経口的ロボット支援下手術
TOVS	transoral videolaryngoscopic surgery	内視鏡下経口的咽喉頭部分切除術

略語	フルスペル	和訳
TS	transsubclavian	経鎖骨下動脈
TUR-BT	transurethral resection of bladder tumor	経尿道的膀胱腫瘍切除術
TUR-P	transurethral resection of the prostate	経尿道的前立腺切除術
U UKA	unicompartmental knee arthroplasty	人工膝単顆置換術（または片側置換型人工膝関節）
V VA	vertebral artery	椎骨動脈
VANS	video assisted neck surgery	内視鏡下甲状腺手術
VATS	video assisted thoracic surgery	胸腔鏡下手術
VATS-E	video-assisted thoracoscopic esophagectomy	胸腔鏡下食道切除術
VF	ventricular fibrillation	心室細動
VNS	vagus nerve stimulation	迷走神経刺激
VT	vaginal total hysterectomy	単純子宮全摘出術（腟式）
VT	ventricular tachycardia	心室頻拍

索引

和文

あ

アキレス腱縫合術 298
悪性胸膜中皮腫 56
アデノイド 220

い

胃 96
胃癌 98
意識の喪失 5
維持輸液 9
萎縮腎 132
移植腎 144
遺伝性球状赤血球症 106
咽喉頭嚢胞 216

う

ウィリス動脈輪 151

え

エアリーク 43, 48
腋窩リンパ節郭清 127
S状結腸癌 116
S状結腸憩室炎 116
S状結腸捻転症 116
エンドリーク 87

お

オピオイド 18

か

開頭手術 152
開頭頭蓋内腫瘍摘出術 156
開頭脳動脈瘤クリッピング術 152
下咽頭喉頭全摘出術 232
下顎骨 256
下顎枝矢状分割術 260
顎顔面変形症 260
覚醒 5
覚醒下焦点切除術 158
下行大動脈瘤 86
下垂体腫瘍 164
肩 267
下腿 268
顎下腺腫瘍摘出術 226
合併症 7
カテーテル 88
カテーテル治療 152
カニューレ 64
下部胆管癌 108
カロー三角 113
眼窩 196
換気 10
眼球 197
眼瞼下垂 248
患者自己調節鎮痛（PCA） 19
関節リウマチ 294
感染性心内膜炎 80, 82
肝臓 96
肝臓癌 105
眼底 197
冠動脈 63
冠動脈バイパス術 76
嵌頓ヘルニア 120
顔面骨骨折整復固定術 240
肝予備能 105

き

気管支 42
気管支嚢腫 50
気管切開術 222
気胸 48
気道狭窄 222
気腹 38
急性胆嚢炎 112
急性虫垂炎 114
吸入麻酔 4
仰臥位 24
胸腔鏡下縦隔腫瘍摘出術 50
胸腔鏡下食道切除術 100
胸腔鏡下肺区域切除術 46
胸腔鏡下肺嚢胞切除術 48
胸腔鏡下肺葉切除術 44
胸腔鏡補助下胸骨挙上術 58
胸腔ドレーン 43
凝固術 166
胸骨正中切開 54
鏡視下手術 36
狭心症 76
胸腺全摘出術 54
胸腺嚢胞 50
胸椎 266
胸腹部大動脈人工血管置換術 74
胸腹部大動脈瘤 74
胸部食道癌 100
胸部ステントグラフト留置術 86
胸部大動脈人工血管置換術 70
胸部大動脈破裂 70
胸膜切除術 56
虚血性大腸炎 116
筋弛緩 5

く

区域麻酔 4
グラフト 76
クリッピング術 152

け

経肛門的内視鏡下手術 124
脛骨 296
脛骨骨折に対するプレート固定術 296
経食道心エコー 65
頸椎 266
頸椎症性脊髄症 278
頸動脈狭窄症 162
頸動脈内膜剥離術 162
経尿道的手術 146
経皮的左心耳閉鎖術 92
経皮的心肺補助装置 64
経皮的僧帽弁クリップ術 90
経皮的大動脈弁留置術 88
頸部郭清術 230
頸部脊柱管拡大術 278
頸部リンパ節 230, 257
血圧 6
血液悪性疾患 106
血管処理 116
血管バイパス術 154
血管吻合 253
血気胸 48
結腸癌 114
肩関節 274
肩関節鏡視下手術 274

限局性皮質異形成 158
腱板断裂 274
肩峰下インピンジメント症候群 274

こ

コイル塞栓術 152
口蓋形成術 242
口蓋扁桃腺摘出術 220
口蓋裂 242
後眼房 196
口腔 211, 256
高血圧 7
合指症に対する手術 270
甲状腺腫瘍 50
甲状腺（腫瘍）摘出術 228
喉頭微細手術 216
硬膜外麻酔 4, 18
肛門癌 118
誤嚥性肺炎 222
股関節 268
呼吸管理 10
鼓室形成術 212
鼓室硬化症 212
骨突出 21
骨盤 174

さ

座位 32
再建 104, 250
砕石位 26
再分布性低体温 15
左室駆出率 90
左心耳 92
産科麻酔 179
酸素化 10

し

耳介形成術 244
耳下腺腫瘍摘出術 224
子宮 174, 192
子宮悪性腫瘍 192
子宮下垂 182
子宮鏡下手術 180
子宮筋腫 182, 188
子宮頸癌 184
子宮頸部上皮内病変 182
子宮体癌 184
子宮脱 182
子宮内腔癒着症 180
子宮内膜症 182
子宮内膜ポリープ 180
子宮粘膜下筋腫 180
子宮・付属器悪性腫瘍に対する手術 184
子宮良性腫瘍 192
刺激伝導系 62
自己血管 76
自己免疫性溶血性貧血 106
四肢切断術 300
耳小骨奇形 212
ジストニア 166
自然気胸 48
膝関節 290
膝関節鏡視下前十字靭帯再建術 292
膝関節鏡視下半月板切除/縫合術 290
膝前十字靭帯損傷 292
斜視に対する手術 206
シャント術 168
縦隔腫瘍 54
縦隔変位 53
縦隔リンパ節 42
習慣性扁桃炎 220
周術期合併症 7
重症筋無力症 50, 54
重症肺炎 222
十二指腸 96
手術体位 20, 34
術後悪心・嘔吐（PONV） 12
術後呼吸器合併症 11
術後鎮痛 18
術中大量出血 9
循環管理 6
消化管間質腫瘍 98
上行結腸憩室炎 114
症候性ヘルニア 120
小耳症 244
硝子体 202
硝子体切除術 202
上縦隔腫瘍 54
小脳 150
上皮型中皮腫 56
上方関節唇損傷 274
上腕骨 276
上腕骨骨折に対する髄内釘固定術 276
褥瘡好発部位 24, 26, 28, 30, 32
褥瘡発生要因 21
食道癌 100
女性生殖器 174
自律神経 185
痔瘻癌 118
腎移植術 132, 144
腎盂癌 132
心筋虚血 8
心筋梗塞 76
神経筋疾患 222
神経血管圧迫症候群 160
神経原性腫瘍 50
神経叢ブロック 4
神経ブロック 18
人工血管 68, 71
人工股関節 286
人工股関節置換術 286
人工呼吸管理 222
人工膝関節 294
人工膝関節置換術 294
人工心肺 80, 82
人工心肺装置 63
進行性感音難聴 214
人工内耳挿入術 214
人工弁 80, 82, 85, 88
真珠腫性中耳炎 212
腎腫瘍 132, 138
浸潤性膀胱癌 140
浸潤麻酔 4
振戦 166
心臓 62
腎臓 131
靭帯 174
腎尿管腫瘍 134

深部温 …… 15
心膜嚢腫 …… 50

す
水晶体 …… 198
水腎症 …… 132
膵臓癌 …… 110
膵頭十二指腸切除術 …… 108
膵頭部癌 …… 108
膵内分泌腫瘍 …… 110
膵嚢胞性疾患 …… 110
睡眠時無呼吸症候群 …… 220
スキン - テア …… 23
ステントグラフト …… 71, 86
ストーマ …… 119, 143

せ
正常圧水頭症 …… 168
生殖器 …… 130
声帯結節 …… 216
声帯ポリープ …… 216
脊柱 …… 266
脊椎くも膜下麻酔 …… 4, 18
舌悪性腫瘍 …… 252
舌悪性腫瘍に対する手術 …… 262
前眼房 …… 196
全静脈麻酔（TIVA） …… 4, 13
全身ヘパリン化 …… 65
全身麻酔 …… 4
センチネルリンパ節生検 …… 126
先天性聾 …… 214
穿頭術 …… 170
前立腺 …… 131
前立腺癌 …… 136
前立腺肥大症 …… 146
前腕 …… 267

そ
僧帽弁 …… 82
僧帽弁狭窄症 …… 82
僧帽弁形成術 …… 82
僧帽弁置換術 …… 82
僧帽弁閉鎖不全症 …… 82, 90
側臥位 …… 28

た
体位 …… 20
体液分画 …… 8
体温管理 …… 14
体温調節閾値 …… 15
大血管 …… 62
胎児 …… 176
退室基準 …… 5
大腿 …… 268
大腿骨 …… 288
大腿骨壊死 …… 286
大腿骨頸部/転子部骨折に対する骨接合術 …… 284
大腿骨骨幹部骨折に対する髄内釘固定術 …… 288
大動脈解離 …… 86
大動脈損傷 …… 86
大動脈弁 …… 80
大動脈弁狭窄症 …… 80, 88
大動脈弁置換術 …… 80
大動脈弁閉鎖不全症 …… 80
大動脈瘤 …… 70, 86
大脳 …… 150
単純子宮全摘術 …… 182
胆嚢結石症 …… 112
胆嚢腺筋腫症 …… 112
胆嚢ポリープ …… 112

ち
中咽頭 …… 211
中耳 …… 212
中枢温 …… 15
腸管 …… 97
腸重積 …… 116
直腸カルチノイド …… 116
直腸癌 …… 116, 118
直腸腫瘍 …… 124
鎮痛 …… 5

つ
椎間板 …… 282
椎弓 …… 278
椎体 …… 280

て
手 …… 267
定位脳手術 …… 166
帝王切開術 …… 176
低血圧 …… 7
低酸素血症 …… 10
低体温 …… 14
デブリードマン …… 238
伝音経路 …… 211
てんかん発作 …… 158

と
頭頸部 …… 210
頭頸部悪性腫瘍 …… 252
橈骨 …… 272
橈骨遠位端骨折 …… 272
疼痛管理 …… 18
頭低位 …… 38
動脈瘤 …… 152
特発性血小板減少性紫斑病 …… 106
突発性難聴 …… 214
ドナー …… 132
ドレッシング材 …… 23
ドレナージ …… 48
ドレーン抜去 …… 43

な
内耳炎 …… 214
内視鏡下経鼻的腫瘍摘出術 …… 164
内視鏡下鼻内副鼻腔手術 …… 218
内視鏡下腰椎椎間板摘出術 …… 282
ナビゲーションシステム …… 165
難治性てんかん発作 …… 158

に
乳癌 …… 126, 250
乳腺線維腺腫 …… 126
乳房再建術 …… 250
乳房切除術 …… 126
尿管癌 …… 134
尿道 …… 131, 146
尿路再建 …… 142

ね
熱傷治療 …… 238

索引

の

脳幹 150
脳室内出血 170
脳腫瘍 156, 158
脳神経 160
脳深部刺激療法 166
脳動脈 151
脳動脈瘤 152, 154

は

歯 256
肺 42
肺悪性腫瘍 52
排液 43
肺癌 44
胚細胞腫瘍 50
肺腺上皮性腫瘍 50
肺全摘出術 52
肺動脈カテーテル 66
肺嚢胞 48
肺剥皮術 56
バイパス 77, 154
パーキンソン病 166
白内障に対する手術 198
抜管 5
バックリング手術 204
抜歯術 258
鼻 210
半月板 290
半月板損傷 290
反復性肩関節脱臼 274

ひ

脾機能亢進症 106
鼻腔腫瘍 218
膝 268
肘 267
脾腫 106
脾腫瘍 106
微小神経血管減圧術 160
脾臓 96, 106
鼻中隔彎曲症 218
泌尿器 130
皮膚 236
皮膚皮下腫瘍切除術 246
皮膚裂傷 23
皮弁 236, 252
非弁膜症性心房細動 92
表面麻酔 4

ふ

腹臥位 30
腹腔鏡下胃切除術 98
腹腔鏡下胃全摘出術 98
腹腔鏡下S状結腸切除術 116
腹腔鏡下肝切除術 102
腹腔鏡下結腸右半切除術 114
腹腔鏡下子宮筋腫核出術 188
腹腔鏡下子宮全摘術 186
腹腔鏡下手術 36
腹腔鏡下腎摘除術 132
腹腔鏡下腎尿管全摘除術 134
腹腔鏡下膵体尾部切除術 110
腹腔鏡下鼠径ヘルニア根治術 120
腹腔鏡下胆嚢摘出術 112
腹腔鏡下脾臓摘出術 106
腹腔鏡下卵巣腫瘍摘出術 190
腹腔鏡下直腸切除術 116
腹腔鏡下直腸切断術 118
副鼻腔 210
副鼻腔嚢胞 218
腹部ステントグラフト留置術 86
腹部大動脈人工血管置換術 68
腹部大動脈瘤 86
腹部大動脈瘤破裂 86
不整脈 8
プレウォーミング 16
プレート固定術 296
吻合 115

へ

ヘパリン化 65
ヘルニア嚢 120
変形性股関節症 286
扁桃病巣感染症 220

ほ

膀胱 131
膀胱癌 140
膀胱腫瘍 146
母体 176

ま

麻酔 4
麻酔導入 5
末梢温 15
末梢神経ブロック 19
マルファン症候群 70
慢性硬膜下血腫 170
慢性呼吸不全 222
慢性腎不全 144
慢性膵炎 110
慢性中耳炎 212
慢性副鼻腔炎 218

み

脈拍 6

め

メニエール病 214

も

網膜 205
網膜穿孔 204
網膜内陥術 204
網膜復位術 204
もやもや病 154

ゆ

遊離皮弁移植術 252
輸液管理 8
輸血 9
癒着胎盤 178

よ

葉状腫瘍 126
腰椎 266
腰椎椎間板ヘルニア 280, 282
腰椎変性すべり症 280
腰部後方椎体間固定術 280
腰部脊柱管狭窄症 280

ら

ラリンゴマイクロサージャリー 216
卵管 190

卵管癌 184
卵巣 190
卵巣癌 184
卵巣良性腫瘍 190
ランディングゾーン 86

り

両側声帯麻痺 222
緑内障に対する手術 200
リンパ節 42, 175, 230, 257
リンパ節郭清 42, 97, 114, 116

ろ

漏斗胸 58
ロボット支援下根治的膀胱全摘除術 140
ロボット支援下子宮全摘出術 192
ロボット支援下手術 38
ロボット支援下腎部分切除術 138
ロボット支援下前立腺摘除術 136
ロボット支援下直腸切除術 122

欧文・略語

ASA-PS分類 4
Crawford分類 74
GIST 98
PCA 19
PCPS 64
PONV 13
TEE 65

※その他略語はp.302～306をご覧ください。

術式と術前～術中～術後を見わたす

手術の見取図

2023年7月24日　第1版第1刷発行
2024年4月10日　第1版第3刷発行

編　著　齋藤　直美
著　札幌医科大学附属病院 手術部門

発行者　有賀　洋文
発行所　株式会社　照林社
〒112-0002
東京都文京区小石川2丁目3-23
電話　03-3815-4921(編集)
　　　03-5689-7377(営業)
https://www.shorinsha.co.jp/
印刷所　株式会社シナノ パブリッシング プレス

検印省略（定価はカバーに表示してあります）
ISBN978-4-7965-2593-0